THE Big FAT Surprise

Why
Butter, Meat and Cheese
Belong in a
Healthy Diet

Nina
Teicholz

脂肪

令人大感意外的——為什麼奶油、肉類、乳酪應該是健康飲食

妮娜・泰柯茲——著
王奕婷——譯

佳評讚譽

二〇一五年時，美國心臟協會推翻了自己多年來的論述，宣布「食物中」的膽固醇不再是危害人體的東西，洗刷了蛋黃多年的污名，改變了我們對健康飲食的觀念。

作者投入多年的時間，把這段營養醫學史做了深入的調查，告訴了我們為什麼科學界會犯下這樣的錯誤。從這本書中，我們了解到只要是人，就會犯錯，知道了科學的無奈、人性的取捨、政治的選擇，還得到營養學的知識。這本書是歷史書、是醫學書、是營養書，更是一本偵探推理小說。

——**洪惠風** 新光醫院教學研究部副部長暨心臟內科主治醫師

基斯用七國研究誤導全世界遠離飽和脂肪的例子，足可證明人心經常會陷入盲從、隨波逐流的境地，等到幡然覺醒時，往往已蹉跎了數十年光陰，甚至犧牲了無數寶貴生命。

本書是我近年來推薦的科普書籍中極為精彩的一本。它彷彿是黑暗世界中的一盞明燈，指引我們正確的方向，細細讀來，我們不但能發掘真相，更可以訓練明辨是非的能力。我強力推薦此書給所有想要健康的人，尤其是營養師、廚師、生機達人，以及醫護人員，因為這些專業人員必須先導正觀念，全民健康才有懸崖勒馬的機會。我從二〇〇六年開始即不斷呼籲「多吃好油、少吃壞油」，看完此書，你就知道好油有多重要、多麼需要被認清了！

——**陳俊旭** 美國自然醫學博士、台灣全民健康促進協會理事長能吃食物、享受食物，意涵著幸福與藝術，但也可能與健康或疾病劃上等號。食物本來就無罪，是人類的認知與行為，讓食物背上罪名。例如本書中提到數十年來美國流行低脂飲食，以為可因此更健康，卻導致肥胖率節節上升，肇因乃是吃入更多的碳水化合物。一般人由於對動物性食物（奶油、蛋及肉類）內含飽和脂肪的恐懼，改以攝取更多碳水化合物做為心理補償，再加以花俏的商業宣傳推波助瀾，反而錯失了原本想要健康的目的。本書內容深入淺出，提醒讀者不要因偏頗的飲食觀念，捨棄動物性油脂，而吃下更多不健康的替代品。身為營養師，我也鼓勵大家多增加正確的營養知識，維持飲食的均衡與多樣化，所有食物適當即好，過量就是危害。無論如何，我們都應該讓進食用餐成為生活的享受，使身心愉悅。

——**蔡玲貞** 彰化基督教醫院血管醫學防治中心主任暨營養師

顛覆性的全新作品，泰柯茲花了九年追踪所有資訊，揭露低脂飲食建議乃是植基於薄弱而無法取信的證據，這其實是既得利益集團的偏執共識，並獲得溫順的新聞媒體大加倡議。

——**《泰晤士報》**

對於想力行健康飲食的人們，本書堪稱是令人激賞、可讀性極高的佳作。泰柯茲揭示出，對於脂肪的誹謗中傷，根本禁不起進一步的檢驗論證；她同時也直指許多知名營養科學研究的漏洞與問題，點明其操作方法的缺失或刻意被忽略的結果。

——**《經濟學人》**

泰柯茲極具天賦，能將龐雜繁瑣的數據轉譯成引人入勝的論辯。這不只是關乎食品、健康甚或是傲慢人心的作品，更是對於公衛當局的沉痛指控，揭示了這個資訊時代的一場悲劇。打從一開始，我們就有各種統計工具可以探求真相，也有諸多先知研究者提出警告，但這些反駁的力量卻刻意被漠視、怒斥與鎮壓。以前我們攝取萬惡的脂肪，往後也將如此。

——《華爾街日報》

值得一讀。對於某些我們已視為事實、並長久抱持的營養迷思，本書進行了振聾發聵的剖析與檢討。

——《今日心理學》

論證堅實、完整詳盡的科學報導，泰柯茲追溯了一項飲食假說是如何在缺乏數據支持下變形成了保健真理。

——《柯克斯書評》

在美國人長期與肥胖、糖尿病和心血管疾病戰鬥之際，這本魅力十足的作品提出了發人深省的重要議題。

——《圖書館期刊》

「每一位營養學家、科學家都應該細讀的一本書！」

——《美國臨床營養學期刊》

令人讚嘆的作品，挑戰我們自以為理解的一切知識，並加以嚴格檢驗。

——**露絲．萊希爾** 前《美食家》雜誌總編輯泰柯茲敍述了採樣統計是如何挑肥揀瘦以符合營養假設，再加上政治界的虛妄詐欺和偽科學的橫行霸道，使得我們掉進一個健康與營養的巨大陷阱，破除了低脂飲食有益心臟的神話。

——**威廉．戴維斯** 醫學博士、冠軍暢銷書《小麥完全真相》作者

泰柯茲揭示出，一種被錯植誤導的飲食建議已深深滲透現代社會，成為令人不安的頑固根基，甚至導致美國人民的整體健康每下愈況。但這個奇妙的研究故事也提供了全面的驗證，使讀者重拾自主的判斷力，重新歡迎健康的脂肪回到餐桌上，同時也為減重、健康和長壽鋪好了成功坦途。

——**大衛．博瑪特** 醫學博士、冠軍暢銷書《無麩質飲食，讓你不生病！》作者

關於這些身體所需的香甜美食，我們終於有了真正的理解與認識！

——**克莉絲蒂安．諾斯拉普** 醫學博士、暢銷書《更年期的智慧》作者

這本經由嚴謹研究而寫成的作品，徹底拆解了當前將脂肪——尤其是飽和脂肪——視為有害之物的飲食教條。妮娜鮮活地描繪了相關領域中的各個關鍵人物，同時揭示營養科學犯下了多大錯誤。

——**麥可．伊德斯** 醫學博士、暢銷書《蛋白質力量》作者

Contenes 目錄

導論

還原「脂肪」的真實面貌

我仍清楚記得自己不再擔心吃進多少脂肪的那一天——那是在我為了寫這本書，開始閱讀數以千計的科學研究與進行上百個專訪之前。跟大多數的美國人一樣，我始終遵循美國農業部「飲食金字塔」所設定的低脂飲食建議；一九九〇年代「地中海飲食」被引進之後，我在飲食中加入了橄欖油並且多吃魚，而紅肉則吃得更少了。我依循著這些飲食指南，以為這是能為自己的心臟和腰圍所採取的最佳措施，因為這麼多年來，官方機構一直告訴我們，最理想的飲食是瘦肉、蔬菜、水果和五穀雜糧，最健康的脂肪來自於植物油。少攝取飽和脂肪，尤其是在動物性食品內能找到的脂肪，似乎是為了擁有健康最必要的關鍵之舉。

二〇〇〇年左右，我搬到了紐約市，開始幫一家小報撰寫評論美食餐廳的專欄。報社沒有預算支付餐點費用，所以經常是餐廳主廚端出什麼招待我，我就吃什麼。忽然間，我吃著超大份量的餐點，裡面有各種以往我絕不容許通過自己雙唇間的食物——肉泥、以各種想像得到的方式烹調的各部位牛肉料理、奶油白醬汁、奶油濃湯、鵝肝醬等等——全都是我以前避之唯恐不及的食物。

這些卡路里高又豐盛的餐點，給了我一個啟示。這些食物組成繁複、讓人深感飽足，我毫無忌憚地吃，但很奇怪的，我發現自己的體重反而變輕了，一下就掉了多年來始終減不掉的十磅，而且我的醫生告訴我，我的膽固醇指數正常。

之後，要不是《美食家》（*Gourmet*）雜誌的編輯邀我撰寫一篇關於反式脂肪（trans fats）的文章，我可能也不會再想起這件事。當時反式脂肪還鮮為人知，自然也不似今日這樣惡名昭彰，我那篇文章因而獲得了許多關注，也讓我簽下了一本書的出版合約。

然而，當我越深入鑽研，就更加相信其中所隱含牽涉的問題，遠比反式脂肪更廣、更複雜；反式脂肪似乎只是這個國家健康問題的最新代罪羔羊。

一旦繼續探究，我就越發領悟到，一切我們所知關於脂肪的飲食建議——這個過去六十年來健康主管當局最念茲在茲的營養成分——不是只有輕微的偏差，而是全盤錯誤。今日，我們對於脂質的普遍認知，尤其是對於飽和脂肪，幾乎鮮少是正確的。

我從此耗費了九年時間，一心一意地尋找真相。我閱讀了數以千計的科學論文、參加學術研討會、研習錯綜複雜的食品科學，並採訪了幾乎每一位仍然健在的美國營養學專家，其中有幾位甚至採訪了好幾次，還有數十位海外的專家。我也採訪了數十家食品公司的經理人，以了解食品工業如何影響營養科學。然後，我得到了驚人的結論。

一般常以為追求營利的食品工業，必定是當今所有飲食問題的根源，彷彿這些食品公司應為不當的飲食建議負責。的確，食品公司並非善類，在植物油含反式脂肪的秘辛當中，也確實有一段是食品公司為了保護業界某種重要的食品成分，而掩蓋了相關科學的真實論證。

但我也發覺，大體而言，營養科學的誤區並不能全怪罪到這些邪惡的食品企業頭上。就某些方面來說，不當飲食建議的源起根據似乎更令人惶恐，因為問題看來是出自某些專家學者，而他們任職的地方，都是我們最信賴、並以公眾福祉為致力目標的幾個機構。

這其中有個不難理解的部分，那就是研究者都會始料未及地遭遇到營養科學長久存在的一個問題——許多研究到後來，都會有站不住腳的情況。我們的飲食建議，絕大部分是植基於測量人們的飲食，再追蹤多年以評估其健康狀態的研究。想當然耳，要追蹤飲食內的某一個特定元素，是否與多年後發作的疾病有直接關連，是極度困難的，因為這當中還受到生活型態及其他變數的影響。這些研究所取得的資料，是薄弱且表面的，但在亟欲對抗心臟病（及後來的肥胖與糖尿病）的動力驅使下，也只好以這些資料充數。研究者這樣的妥協，似乎導致了許多營養政策的失誤；用心良苦的專家們，因急於處理慢性病的擴增、氾濫，而過度詮釋了研究資料。

過去五十年來，營養科學走過了這樣一段紛擾的歷史：心臟病在一九〇〇年只有少數病例，一九五〇年已成為威脅生命的頭號殺手，科學家為因應心臟病病例的暴增，而假設了膳食脂肪，尤其是飽和脂肪（因其富含膽固醇），就是罪魁禍首。這個假設在尚未充足驗證之前，就被視為真理，而公衛官員也加以採納並奉為圭臬。於是它就這樣在龐大的公衛機構中永垂不朽。科學在正常狀況下，會具有自我修正機制，不斷地挑戰自己的信念，但在此卻失能了。好的科學應該經得起質疑和自我懷疑，但營養學領域卻經常遭到近乎狂熱的理念左右，使整個檢測體系完全失去了作用。

當官方機構開始採納這些關於脂質和膽固醇的觀念之後，就算是領域中的重要專家，也很難再提出異議。有機化學家大衛·克瑞契夫斯基（David Kritchevsky），是二十世紀最受敬重的營養科學家，三十年前他在美國國家科學院的一場座談會中，建議放寬膳食脂肪的上限，就發現了這樣的現實。

「我們被痛批！」他告訴我，「人們簡直是唾棄我們！現在已經很難想像當時的場面有多麼慷慨激昂。我們彷彿是褻瀆了美國國旗一般；我們對於美國心臟協會和國家衛生研究院的飲食建議抱持不同的看法，讓他們非常憤怒。」

所有批評過主流膳食脂肪觀點的專家們，都曾遭遇同樣的反彈，反對意見十分有效率地被消了音。堅持繼續挑戰的研究者，會發現自己拿不到研究經費，無法在專業領域裡爬升，收不到研討會邀請，找不到願意刊登論文的期刊。他們沒有影響力，觀點也見不了光。因此，這麼多年來，對於脂肪這個議題，大眾看到的始終是一面倒的科學共識表象，尤其是在飽和脂肪這方面，目前所呈現出的意見一致，其實是排除反對意見之後所達成的結果。

美國人並不知道自己得到的飲食建議是建立在薄弱的科學基礎上，一直努力追隨著這些準則。根據政府本身提供的資料，從一九七〇年代開始，我們已成功將蔬果攝取量占每日所需卡路里的比例提升到十七%，五穀雜糧類提升到二十九%，並將脂肪類從四十%減少到三十三%或更低，飽和脂肪在總脂肪攝取量中所占的比例也繼續下修。少吃脂肪就等於多吃碳水化合物，諸如五穀雜糧、米飯、麵，以及水果。舉個例來說，一頓沒有蛋或培根的早餐，經常就是吃穀麥片或燕麥粥。低脂優格也是常見的早餐選擇，而其所含的碳水化合物比全脂優格還高，因為將脂肪從食物中抽掉，就必須添加以碳水化合物為基底的「脂肪替代品」，才能彌補口感上的不足。而放棄動物性脂肪也代表改用植物油，過去一個世紀以來，美國人從植物油獲取卡路里的比例，已從零成長到八%，可謂是百年間飲食型態的最大變化。

這段期間，美國社會的健康問題顯著地惡化。當美國心臟協會於一九六一年首度正式向大眾提出低脂低膽固醇飲食建議時，大約每七個美國成年人當中，就有一名肥胖症者。（令人痛心的是，聯邦政府於一九九〇年代中期擬定的「健康人民」（Healthy People）計畫，其二〇一〇年設定的目標，竟只是將國民肥胖程度回復到一九六〇年代的標準，結果卻還無法達標。）而在這數十年裡，我們也看見糖尿病比例遽增，罹患的成年人由低於一%成長到高於十一%，同時心臟病也仍是男性與女性的頭號致死原因。總而言之，這個國家，根據政府所言，已忠實地遵守官方飲食建議多年，得到的卻是一片慘況。既然我們都認為自己做對了，那或許可以合理地質疑，為何我們的健康成績單如此難看？

如此便可設想，過去半世紀以來的低脂、幾乎全素的飲食，根本就是一場以全美人口進行、沒有對照組的實驗，不但大幅改變了我們傳統的飲食方式，並造成了意想不到的後果。我的主張聽起來很戲劇性，原本連我自己也不相信，但在整個研究過程中，我驚訝地發現在政府推動低脂飲食、而我們也把這種飲食的優點視為理所當然的這三十年間，低脂飲食從未通過大規模的正式科學驗證。一直到一九九三年，「婦女健康倡導計畫」終於針對四萬九千名女性進行實驗，期望藉此證實低脂飲食的功效。但在多吃蔬菜水果全穀類、少吃肉類和脂肪的生活歷經了十年後，這些女性不僅體重未減，罹患心血管疾病或任何常見癌症的風險也沒有降低。婦女健康倡導計畫堪稱是史上規模最大、也是最長期的低脂飲食實驗，結果卻只顯示低脂飲食成效不彰。

如今到了二〇一四年，有越來越多的專家們開始面對現實，承認過去六十年來以低脂飲食為營養建議的中心思想，可能不是個好主意。即便如此，政府還是未提出解決國民健康問題的新思維，我們得到的飲食建議，仍是多吃蔬菜水果和全穀類，配上少量的瘦肉和低脂乳製品，紅肉還是幾乎不太能碰，其他像全脂牛奶、乳酪、鮮奶油、奶油和稍獲鬆綁的蛋類，也是如此。

近來，烹飪書作者和美食家們提出了一種認可全脂動物性食品的論點，他們不相信這些祖父母以前吃的食物真的那麼有害。近來，還有一群所謂「舊石器時代飲食者」（Paleo eaters）的人士，他們透過網路部落格交換資訊，表明自己除了紅肉外，很少吃其他的東西。這群提倡動物性食品的人士，有不少是受到一位醫生的啟發，而他的名字——羅伯特．阿金（Robert C. Atkins），則幾乎等同於高脂飲食。我們之後會提到，他的主張出人意料地始終屹立不搖，而且在近年來成為許多學術和科學研究探討的主題。然而，報紙上的警世頭條，仍是紅肉如何導致癌症和心臟疾病；大部分的營養學專家還是告訴你，絕對要避開飽和脂肪。

身為具備科學思維的外部觀察者，我不屬於任何機構、也不必跟任何已有定見的機關申請經費，因此在撰寫此書時，我得以藉由距離上的優勢，去思索這個領域的相關問題。我回顧了整個營養科學領域從一九四〇年發軔迄今的歷程，試圖找出以下問題的答案——我們為何要避開膳食脂肪？這是個好主意嗎？以植物油代替飽和脂肪有什麼健康效益嗎？橄欖油真的是防病長壽之鑰？禁止食物裡含有反式脂肪，就會改善健康嗎？本書並不提供任何食譜、或特定的飲食建議，但是關於什麼樣的健康飲食最能均衡地攝取巨量營養素（macronutrients），我則有些大致的結論。

在我的研究中，我特地避免仰賴綜合摘要，因為這種報告經常會流於沿襲定見，就如我們之後會看到的，可能不智地延續了壞科學。反之，我回過頭閱讀所有的原始研究，甚至去追蹤一些研究裡原本不想公諸於世的晦澀資料。因此，這本書中有不少全新而令人警醒的揭示，呈現出營養學建碁研究裡的缺失、以及各種誤讀誤用這些研究的情況。

讓人難以置信的是，我發現不只限制脂肪攝取是個錯誤，而且我們對於動物性食品（奶油、蛋及肉類）中所含脂肪的恐懼，也沒有扎實的科學可以作為根據。只是先前出現了一種對這些食物的偏見，後來竟變得根深柢固，但支持此論點的證據卻未曾具備足夠的說服力，而且已開始崩解。

本書將以科學的論證說明，在飲食中攝取充裕的脂肪為何能讓我們擁有最健康的身體，以及這樣的飲食型態為何應該把肉類、蛋、奶油，以及其他富含飽和脂肪的動物性食品囊括在內。《令人大感意外的脂肪》將帶領讀者經歷過去五十年間，營養科學發展中的各種戲劇性轉折、並提出佐證，讓讀者能完整地認識這些證據，以理解我們是如何形塑出今日的認知。本書是一份科學研究調查，但也是一個故事，述說幾位性格鮮明而強勢的人物，如何使同僚相信他們的想法。這幾位野心勃勃、抱著聖戰精神的研究者，讓整個美國、以致於全世界的人們，開始奉行低脂且近乎全素的飲食，但諷刺的是，這樣的飲食方式卻可能更惡化了其所意欲解決的問題。

對於我們這些花費許久生命相信且奉行低脂飲食的所有人來說，了解是哪裡出錯、如何出錯，又可以從何處重新出發，是非常重要的。

不同種類脂肪的主要來源

飽和脂肪

- 可可脂
- 乳製品（乳酪、牛奶、鮮奶油）
- 蛋
- 棕櫚油
- 肉類

不飽和脂肪

單元不飽和脂肪

- 橄欖油
- 豬油
- 雞油和鴨油

化學製成

- 氫化植物油（反式脂肪）

多元不飽和脂肪「omega-6」

- 玉米油
- 棉花籽油
- 大豆油
- 紅花籽油
- 花生油
- 芥花籽油

「omega 3」

- 魚油
- 亞麻仁油

1.

「脂肪矛盾」：高脂飲食吃出健康

The Fat Paradox: Good Health on a High-Fat Diet

一九〇六年，畢業於哈佛大學的冰島裔人類學家維海默．斯德凡森（Vilhjalmur Stefansson），決定到加拿大極地區與因紐特人同住。居住於麥肯錫河流域的因紐特人，從未見過和他一樣的白人，他們教他如何狩獵與釣魚。斯德凡森刻意完全依循因紐特人的生活方式，整年幾乎都只吃肉類和魚類。他們大約有六到九個月的時間只吃麋鹿肉，然後接連幾個月只吃鮭魚，到了春天時則吃上一個月的蛋。觀察家估計，他們的飲食中，約有七、八十%的卡路里來自於脂肪。

斯德凡森很清楚，他所訪察的因紐特人，認為脂肪是最美味也最珍貴的食物。其中，麋鹿眼睛後方和下巴周圍囤積的肥油，是最寶貴的珍饈；再來是鹿首的其他部分、心臟、腎臟，以及肩胛肉；至於瘦肉較多的部位，比方說里肌肉，則拿去餵狗。

「大多數的因紐特人，饑荒時才吃蔬食。」斯德凡森在其頗受爭議、出版於一九四九年的《不單靠麵包》（*Not By Bread Alone*）一書中寫道。斯德凡森自知此言驚人，於是補充道：「假使肉類要配上碳水化合物、以及添加其他蔬菜，才算有完整營養，那可憐的愛斯基摩人算是吃得不健康。」更糟糕的是，在幾乎全黑的冬季裡，他們懶散度日、無法狩獵，「沒有真正的活」可做，他如此觀察道。「他們應該處於悲慘的狀態……但相反地，他們可說是我見過最健康的人。」他並未觀察到任何肥胖症或疾病問題。

二十世紀早期的營養學專家們，並不如今日一般那麼強調水果和蔬菜的重要性，但即便是在斯德凡森的年代，他的論點仍然令人很難置信。他從北極返家後，為了證明自己的發現，設計了一個非常極端的實驗。一九二八年，在一個資歷優異的科學家團隊監督下，他和一位同事住進了紐約貝爾維尤醫院（Bellevue Hospital），誓言在一年的時間內只進食肉類和水。

兩人入院時，面臨了一場抗議風暴。斯德凡森寫道：「我們的朋友齊聲認為，吃生肉會讓我們被逐出社會。」（事實上，他們所食用的肉類皆經過烹調。）其他人則是擔憂斯德凡森和他的同事必定喪命。

全肉飲食期間，醫院不斷地為他們做各種測試，約莫經過三週之後，仍然健康的兩人出院返家，並接受嚴密的監督。往後的一年裡，斯德凡森只生過一次病——就在實驗主持者鼓勵他只吃不帶油的瘦肉時。「貝爾維尤醫院的不完整肉類飲食（限食不帶油的瘦肉）所引發的症狀」來得很快，他憶及「腹瀉以及一種難受的不適感」在吃完一餐肥滋滋的沙朗牛排和培根油炸牛腦之後，很快就痊癒了。[1]在一年期限結束之前，兩人感到狀態極佳，檢查也確認兩人的健康完全正常。監督實驗的科學委員會發表了六篇論文，記錄了科學家們在兩人身上找不出什麼毛病。一般預測他們起碼會得壞血病，因為熟肉不含維生素C，但這種狀況並未發生，有可能是因為他們採取了全動物吃法——他們並非只吃肉，而是包括了骨頭、肝臟和腦，這些部位已知含有維生素C。他們咀嚼骨頭攝取鈣質，一如因紐特人的吃法。斯德凡森不僅在這為期一年的實驗期間依循這樣的飲食，之後的大半輩子也都這麼吃；直到他八十二歲去世之前，他都始終保持運動，而且健康狀態良好。

半個世紀之後，在地球的另一邊，喬治．曼恩（George V. Mann），一位曾行腳到非洲的醫生和生化學教授，也有類似的不尋常經驗。就在曼恩醫生的美國同事一一支持「動物性脂肪會造成心臟

1. 三份肥肉對一份瘦肉似乎是最理想的比例，斯德凡森的一年實驗正是按照這個比例公式進行。因此「全肉」是個誤稱，實際上大部分都是食用肥肉。

病」這個日趨普及的假設時，他在非洲看到了完全不同的生活實況。他和他的范德堡大學研究團隊，在一九六〇年代組成了一個行動實驗室，到肯亞研究馬賽族人（Masai）。曼恩醫生聽說馬賽族人只吃肉類、血和奶——一種有如因紐特人的飲食方式，絕大多數的食物成分是脂肪——他們認為蔬菜和水果只適合讓乳牛食用。

曼恩的研究是建立在薛培醫生（A. Gerald Shaper）的研究之上。薛培醫生任職於烏干達大學，他曾北上研究另一個有類似飲食習慣的部落——山布魯族（Samburu）。一個年輕的山布魯族男人，視季節而定，每日約飲用二到七公升的奶，平均下來所攝取的乳脂遠超過一磅。他每日攝入的膽固醇量可謂漫天高，尤其是在他每天除了喝奶之外，還多吃了二到四磅肉的期間。曼恩發現，馬賽族人的飲食也是如此——戰士們每日吃兩餐，飲用三到五公升的奶。旱季牛奶供應量低時，他們會在奶水中混入牛血。他們不怕吃肉，時常吃嫩羊肉、山羊肉和牛肉，特別節慶或市集期間屠宰牛群時，每人會吃四到十磅的肥牛肉。這兩族人都以脂肪為六十%以上的卡路里來源，而且所有脂肪都源自於動物，這表示大部分都是飽和脂肪。曼恩指出，屬於「戰士」（murran）階級的年輕人「不吃任何蔬菜」。

即便如此，馬賽族人和山布魯族人的血壓與體重，比同齡的美國人低了五十%，而且不會隨著年齡增加。「這些發現重重敲了我一記。」薛培說。這迫使他體認到，膽固醇、血壓以及其他健康指標，並不像每個美國人所認為的，會自然而然隨著老化退步。事實上，曾有人回顧二十六篇研究不同民族和社群的論文，取得這樣的結論——對於仍過著原始生活、不太與外界接觸的少數民族來說，血壓增高並非是正常老化過程的一部分。那麼，是否有這樣的可能——其實生活在西方世界的我們才是異常的，是我們飲食裡的某個部分、或是現代的生活方式，提高了我們的血壓、破壞了我們的健康？

沒錯，馬賽族人不像其他比較「文明」國家的人民，受情緒和競爭壓力啃食——有些人認為這些壓力會促成心臟疾病。馬賽族人也比總是坐在桌子前的西方人有著更大的運動量——這些又高又瘦的牧人，每天都跟著牛群走很多哩路，尋找食物和水。曼恩認為可能是這樣的運動量使馬賽族人免於心臟病的威脅[2]，但他也承認，這樣的生存方式「輕鬆自在」且「不太勞心勞力」，而「似乎常久坐」的馬賽族長者們，也未因罹患心臟病而致死。

假使我們現今看待動物性脂肪的理念是正確的，那麼，這些部落族人所吃的肉類和乳製品，應已在肯亞引起廣泛的心臟病。然而，曼恩卻發現事實恰巧相反——他完全找不到任何心臟病例；他曾幫四百名男性照心電圖，卻找不到任何心臟病跡象。（薛培同樣測試了一百位山布魯族人，只找到兩位「可能」有心臟病前兆。）曼恩解剖了五十具馬賽族男性大體，只發現一位「明確」有心肌梗塞跡象。馬賽族人也沒有其他慢性病，比如癌症或糖尿病。

表面上看來，這些來自非洲與極地（及紐約市）的故事，與我們以為的動物性脂肪與心臟病突發之間的關連，似乎有所牴觸。依據主流共識，動物性脂肪——尤其是來自於紅肉的脂肪，會引發冠狀動脈疾病、還可能導致癌症，健康與大量食用動物性脂肪應該只能二選一。這些觀念是如此地深植人心，幾乎讓人以為是不證自明的道理。

2. 曼恩是最早研究運動可能預防心臟病的研究者之一。跑步的好處無庸置疑，但著名的跑步運動推手吉姆·費克斯（Jim Fixx），卻於一九八四年在跑步時死於心臟病突發。而古希臘傳說中的英雄菲迪皮德斯（Pheidippides），據說在跑了史上第一場馬拉松、將馬拉松戰役勝利的消息告知雅典人後，當場死去。

根據我們過去幾十年裡獲得的飲食忠告，我們應該多吃植物，而非動物性產品——幾近全素食的吃法才是最健康的飲食。美國心臟協會和美國農業部，以及幾乎是地球上所有的專家團隊，都建議要從蔬菜、水果和全穀類中攝取大部分的每日所需卡路里，並減少攝取任何種類的動物性脂肪。紅肉是不被推薦的。如《紐約時報》的首席美食專欄作家馬克．畢特曼（Mark Bittman）所言：「大家都知道……要吃得『更健康』的關鍵是：多蔬食。」美國農業部的飲食指南第一條即是：「增加攝取蔬菜水果。」或如麥可．波倫（Michael Pollan）在其超級暢銷書《食物無罪》（*In Defense of Food*）開宗明義宣示：「吃食物，以植物為主，別吃太多。」

那麼，我們又應該如何看待因紐特人和馬賽族人——他們採行高脂飲食、幾乎不太吃植物，卻似乎非常健康？觀察這兩族人的斯德凡森和曼恩，都是極受敬重的研究者，遵照科學標準行事，也曾在知名的期刊發表過論文；他們不是刻意利用怪誕原始人的邊緣研究者，他們只是觀察到了一些不合常理的現象有待釐清。

好的科學做法，是在取得某些不符合假設的觀察時，仍多少將其納入考量。這些觀察本身是否有什麼錯誤瑕疵？如果沒有，是否應該修正一下原先的假設，以容納這些異數？斯德凡森和曼恩所做的近距離觀察，是無法被撇開或忽視的——雖然當年其他的研究者就是這麼做的。批判者就是無法想像這些記述有可能是真的。

半個世紀以來，營養學專家們一直信奉的假說是，脂肪會引起心臟疾病（以及肥胖症、癌症），尤其是飽和脂肪。任何反對的證據，就算不是毫無機會，要得到專家的認可也是難如登天——儘管這些證據已為數眾多。事實上，仔細檢視關於飲食與健康的大量科學觀察資料，就會發現一個令人訝異且出乎意料的現象，讓人似乎無法支持怪罪飽和脂肪的論點。

這樣的「逆說悖論」為數眾多，斯德凡森和曼恩只是我們可以舉出的其中兩個代表。歷史上有不少族群都以動物性食物為主食，而且仍健康至今。

要舉例並非難事，比方說，一九〇〇年代早期，麥克瑞森爵士（Sir Robert McCarrison）是英國政府在印度醫療署的營養研究主持人，也可能是二十世紀上半最重要的營養學家，他曾寫到他「對此地幾個種族的健康與活力，印象非常深刻。尤其是錫克教徒和罕薩族人（Hunza），完全無人罹患西方國家常見的主要疾病，比如癌症、消化性潰瘍、盲腸炎和齲齒」。這些印度北部的族人，大多很長壽且「體格良好」，他們的健康活力，與印度南部其他族群的高死亡率「對比鮮明」，後者以米為主食，只吃極少的肉類與乳製品。麥克瑞森相信，會造成此種差異，除了營養之外再無其他因素，因為他發現，給實驗室裡的白老鼠低奶低肉飲食時，即能複製出同樣程度的不健康。麥克瑞森所觀察的健康族人會吃些肉，但大部分是吃「大量的」奶和乳製品，例如奶油與乳酪，亦即他們的飲食中有大部分的脂肪種類，多是飽和脂肪。

在此同時，從醫生轉行成為人類學家的艾列斯．賀德列卡（Aleš Hrdlička），於一八九八到一九〇五年間，在美國西南部訪察美洲原住民，之後將其觀察寫成四百六十頁的報告，呈交給史密森尼學會（Smithsonian Institute）。他探訪的美洲原住民長者，在佚失傳統生活方式之前，看起來從小都是吃肉長大的——大多是水牛肉，然而就如賀德列卡觀察到的，他們似乎非常健康、也相當長壽。根據一九〇〇年的全美人口普查，在美洲原住民當中，百歲人瑞的比例為每百萬男性中有二百二十四位，每百萬女性中有二百五十四位；相較之下，在每百萬的白人男性與女性當中，只有三到六名百歲人瑞。雖然賀德列卡曾指出這些數據可能並不完全準確，但他也寫道：「這種百歲以上人口比例的懸殊差距，是無庸置疑的。」而在他遇見過的九十歲以上原住民中，「沒有人是失智或不能自理的」。

讓賀德列卡更訝異的是，在整個原住民人口當中，完全沒有慢性病。「惡性疾病，」他寫道，「假使存在的話——蠻難懷疑有其存在——也是極其罕見的。」他曾聽說有「腫瘤」案例，並見過幾個肌瘤病例，但沒有任何癌症。賀德列卡提到，在他檢查過的二千多名美洲原住民中，只看到三個心臟病病例，且「不見任何確診的」動脈粥狀硬化（atherosclerosis, 動脈中斑塊沉積）案例，靜脈曲張也極罕見。他也未觀察到任何盲腸炎、腹膜炎、胃潰瘍，或任何「嚴重的」腎臟病變。即使我們無法假定肉食是他們健康和長壽的原因，卻可合理地推斷，對肉食的依賴並不會損害健康。

在非洲和亞洲，二十世紀早期來到這裡的探險家、殖民者與傳教士，便不時訝異於在他們所見這些與世隔絕的族群中，並無退化性疾病的存在。《英國醫學期刊》（*British Medical Journal*）經常會刊登殖民地醫生的記述報告，這些醫生以往在國內診斷癌症的經驗老到，但在海外的非洲殖民地卻很少碰上。能確診的病例太少了，以致於「有些人似乎推論癌症並不存在」——喬治．普林提斯（George Prentice）這樣寫道，他於一九二三年在中南非行醫。假使這些人對癌症有某種相對來說的免疫力，絕對不是因為他們少吃肉。普林提斯寫道：

> 當非洲黑人有肉吃時，他們攝取肉類的分量遠超過白人。他們吃肉不限種類或環境，有些人則認為應該也不限量。他們只在沒有其他東西可吃時才吃素。……從田鼠到大象都是佳餚。

或許這都是真的，但是每個對心臟疾病有所認識的研究者，在閱讀這些歷史記述時，心底都會升起一項標準且合理的質疑，就是現代畜產肉類遠比百年前漫遊於原野的野生動物，含有更多的脂肪——且絕大部分是飽和脂肪。專家們指出，野生動物的肉含有較高比例的多元不飽和脂肪，正是植物油與魚類所含的脂肪型態。[3]按此主張，若野生動物含有較少的飽和脂肪，以肉食為主的原始人，其所吃進的飽和脂肪，就應該比今日吃畜產肉類的現代人少。

以飼料餵養的美國牛牛肉，與從原野狩獵而來的野牛牛肉，確實含有不同脂肪酸。一九六八年，英國生化學家麥克·克勞佛（Michael Crawford）首度仔細檢視了這個問題。他請烏干達狩獵與漁獲部門寄送數種外來動物的肌肉部位，這些動物包括巨羚、狷羚、轉角牛羚、疣豬，以及長頸鹿和其他動物。他將這些肉與英國畜牧動物如牛、雞、豬的肉做比較，指出野生動物肉類所含的不飽和脂肪，遠超過畜產肉類十倍多。表面上看來，他的論文似乎再次證實了現代人不該以為畜產肉類會像狩獵而得的野肉般健康。克勞佛的論文在過去四十年間時常被引用，形成了對這項議題的普遍觀點。

但克勞佛沒有公開的數據是，野生動物與畜產動物肉類所含的飽和脂肪量，幾乎沒有差別。換句話說，導致紅肉可能危害人體健康的因子，在英國牛肉或豬肉裡的含量，和來自烏干達的野肉差不多，但畜產肉類所含的單元不飽和脂肪卻較高，而這正是能在橄欖油裡大量找到的脂肪種類。因此，

3. 這項質疑反映了一項關於肉類的事實，那就是肉類含有各式不同的脂肪。以一塊典型的牛肉為例，有一半的脂肪是不飽和脂肪，而且大部分都和橄欖油裡所含有的脂肪同類（單元不飽和脂肪）。雞肉脂肪中有一半是不飽和脂肪，豬油裡也有六十%是不飽和脂肪。（因為飽和脂肪的主要來源是動物性食品，所以一般會將動物性脂肪簡化等同於飽和脂肪，基於篇幅有限，我在本書中也使用這種簡化概念。）

不管野生動物和畜產動物的肉有什麼不同，飽和脂肪的部分並不是重點。

這些研究的另一個瑕疵，是假設原始人主要食用的是動物的肌肉，就和現代人一樣。所謂的「肉」，對研究者來說是指動物的肌肉，包括腰肉、排骨肉、脇腹肉、肩胛肌等等。但是，只食用肌肉部位，似乎是相當晚近才有的現象。在有關此議題的每份歷史敍述中，都有證據顯示原始人偏愛肥肉和臟器（又稱下水或內臟肉）更勝於肌肉部位。斯德凡森發現因紐特人小心翼翼地保存肥肉和內臟供人食用，卻把瘦肉給狗吃。就此來看，古早人類的飲食方式，類似於其他大型肉食哺乳動物。比方說，獅子和老虎會先吃食其所殺獵物的血、心臟、腎臟、肝臟和腦，把肌肉留給禿鷹。而臟器通常含有較多脂肪，特別是飽和脂肪。（比方說，鹿腎中有一半的脂肪都是飽和脂肪。）

見諸人類歷史上的狩獵模式，似乎一致偏好食用動物身上最肥的部位，而且會挑選處於生命週期最肥美時刻的動物。舉例而言，研究者發現，肥肉是澳大利亞西北部巴迪族（Bardi）人在獵捕魚、海龜和帶殼海鮮時的「決定因素」。研究者稱他們「嗜肥成痴」，因為他們發展出一套關於時節與狩獵技巧的卓越學問，有本事在夜間根據綠蠵龜浮上水面呼吸時的氣味，偵測出牠的肥美程度。沒有肥油的肉被他們認為「乾柴無味」，「棄之如敝屣」。

食肉不食肥，常被認為會導致身體虛弱。就如同一位觀察者寫到的，因紐特人會避免多吃兔肉，因為「假使人們只吃兔肉……他們可能會餓死，因為這些動物太瘦了」。一八七五年冬，有一群人在探測奧瑞岡州的克拉瑪斯河（Klamath River）時受困，「他們吃了馬肉、小雄馬肉和騾肉，這些動物當時都處於挨餓狀態，吃起來當然並不軟嫩多汁。」這群人吃了大量的肉，平均每個人每天吃了五到六磅，但他們「仍日漸衰弱與消瘦」，直到十二天後，「我們才有辦法做點小活，而且一直想吃肥肉。」

美國探險家路易斯與克拉克（Lewis and Clark），也在一八〇五年的旅程中提及這個問題：克拉克從一場狩獵中返回營地，帶回四十隻鹿、三頭野牛和十六隻加拿大馬鹿，但這批獵物卻被視為令人失望，因為大部分的獵獲「太瘦了，沒什麼用」。這代表肌肉雖然很多，但沒有足夠的肥肉。

在歷史與人類學田野調查記錄中，滿載著這樣的敍述——人類持續發展狩獵技術，以便在動物最肥美的季節捕獲牠們、享用其最肥美的部分。

但是，我們今日卻只吃瘦肉——還切除周圍的肥肉。這些故事對活在現代的我們來說，幾乎像是來自化外，也難以置信；我們對健康飲食的觀念很難容下這些思考。一個以當代標準看來飲食完全不健康的部族，如此倚靠我們認為會致病的元兇物質，怎麼可能不罹患那些如此折煞現代人的疾病？營養學專家不太可能忽視這些關於飲食與心臟疾病的資訊，但那些撐持起當今飲食建議的科學文獻卻從不試圖處理這些資訊。

因此，我們不得不認為，對於這個不知怎麼一直被忽視的矛盾現象，應該要有所解釋。畢竟，現代的先進知識都是奠基於嚴謹的科學，有全世界最具權威性、影響力的機關與政府部門背書和倡導——不是嗎？半個世紀多以來所獲得的科學「證據」，不可能是錯的——對吧？

2.

我們何以認為
飽和脂肪不健康

Why We Think
Saturated Fat Is Unhealthy

飽和脂肪不健康的觀念，是如此長久地深植於我們國家的言論中，以致於我們傾向將此觀念當成「常識」，而不是個科學假設。但是，就如同我們所相信的任何飲食與疾病之間的關連，這個觀念一開始也只是一個概念，由一群研究者在某個時刻提出。

飽和脂肪導致心臟病的假設，是在一九五〇年代初，由安塞·基斯（Ancel Benjamin Keys）發展出來的。基斯是明尼蘇達大學的生物學與病理學家，他在實驗室裡做實驗找尋疾病的早期徵兆，而在一九五〇年代，似乎沒有其他健康議題比心臟病問題更為迫切，美國人覺得自己有如置身一場嚴重的瘟疫之中。在高爾夫球場上或是辦公室裡，胸前突然一緊，就讓人英年早逝，而醫生們卻沒有答案。這疾病似乎突然不知從哪兒蹦出來，迅速成為全美頭號致死原因。[1]

因此，當基斯首度提出他對膳食脂肪的概念時，人們正處於緊張又充滿恐懼的氛圍，渴求有解。當時，主流的見解認為人類的動脈會無可避免地伴隨老化慢慢變窄，而且現代醫藥能做的有限。基斯卻反其道而行，認為心臟病是可能避免的，因為此疾之前從未如此普遍。就此看來，他與曼恩在思維上是一致的，曼恩於數十年後在非洲觀察馬賽族，使他理解到心臟病並非人類經驗無可避免的一部分。基斯呼籲美國公共衛生服務局（US Public Health Service）應該拓展其自身責任，不只是要控制肺結核等疾病的擴散，也應該在事前預防疾病。藉由提出一個可行的解決方案，基斯企求擺脫「對心臟病坐以待斃的態度」。[2]

基斯是個堅持不隨俗的人，他出生於一九〇四年，在加州柏克萊長大，從小就極度獨立。青少年時，他一路從柏克萊搭便車到亞歷桑納州，打了三個月的工，在一個洞穴裡為一家肥料公司採收蝙蝠糞便。他只上了一年大學，就因感到不耐而離開學校，並上了一艘航往中國的船當粗工。他在明尼蘇達大學最親近的同事亨利・柏萊本（Henry Blackburn），形容他是「直接到魯直的程度、批判到尖銳的程度，並且擁有非常敏捷聰穎的智能」；而人們對基斯的印象則是擁有打不倒的意志力，會為一個理念辯到「至死方休」。（不那麼欣賞他的同事稱他「傲慢」與「不留情面」。）他只花了三年時間，就拿到柏克萊的生物學博士，接著又在倫敦國王學院拿了生理學博士。

一九三三年，基斯在安地斯山高原度過十天，測量高海拔對他的血液有何作用，而那些天改變了他的生命。在觀察稀薄的空氣如何影響他的身體功能運作時，他發現了自己對人類生理學的熱忱。後來他對營養如何影響人體產生興趣，在第二次世界大戰期間展開了一些對於飢餓的研究，並開發出給軍人食用的「K口糧」（K rations）。K就是基斯名字的縮寫。

基斯接著將其強大的意志和雄心，投注於心臟疾病研究；他後來會在這個領域造成革命，一點都不令人意外。

從一開始，在心臟病的討論中，膽固醇就是一個主要因素；那黃色蠟般的物質，是身體所有組織中的必要成分。膽固醇是組成每個細胞膜的重要元素，控制有什麼東西進出細胞，也負責性荷爾蒙的代謝，最集中之處在大腦。然而，除了這些重要角色之外，研究者也發現膽固醇是動脈粥狀硬化斑

1. 心臟病的死亡率已從一九六〇年代晚期開始下降，可能是因為醫療照護進步的關係。然而，無法確知的則是數據下隱含的心臟病發生率是否也下降。心臟病仍是美國男性與女性的主要死因，每年約有六十萬人死於心臟病。（Lloyd-Jones et al. 2009）
2. 心臟病是一個概稱，用來描述各種與心臟相關的疾病，比方說臟器血液供給量不足（缺血性心臟病）、心肌病變（心肌症）、心肌發炎（發炎性心臟病），以及高血壓導致血液循環系統退化（高血壓性心臟病）。這時期研究者所關注的心臟疾病主要是動脈粥狀硬化，是由動脈中斑塊沉積所引起。

塊的主要成分，因此就想當然耳地認為膽固醇是造成冠狀動脈疾病的禍首。斑塊的累積，被理解成會讓動脈變窄直到切斷血流，在當時被視為是心臟病突發的主要成因。

雖然心臟病的形成在日後被證明極其複雜，但早期這個說服力甚強的膽固醇積累印象，讓膽固醇成為公共衛生這片天上最明亮的禍星。如傑若麥·史戴姆勒（Jeremiah Stamler）——該領域最具原創性和影響力的研究者，就曾寫道：膽固醇是種「生物性的鏽」，會「擴散到堵塞或減緩（血液）流動，如同水管內部的積鏽使得水龍頭只能流出細流」。誠然，我們談到膽固醇，仍視其「阻塞動脈血管」，就像把熱油脂倒入冰冷的水管一樣。這種生動鮮明且近乎直覺式的觀念，一直長存人心，就算科學已經顯示這樣的描述是把問題過度簡化、甚至偏誤呈現的說法。

第一批貌似指涉膽固醇引起心臟病的論述，出現於十九世紀末的一些研究報告，這些報告指出血液內膽固醇（稱為「血清膽固醇」）遠超過正常量的兒童，會有頗高的風險發生心臟問題。（根據一份早期的研究，有個女孩心臟病發作且病逝於十一歲之前。）這些孩子的手上或腳踝上，都有大塊脂肪沉積物，稱為「黃色瘤」（xanthomas）。

及至一九四〇年代初期，研究者才確認這些兒童所罹患的是一種罕見遺傳疾病，與他們的飲食沒有關連。然而，血清膽固醇高的年長者，也會出現黃色瘤，尤其好發於眼瞼；這事實讓研究者相信，高血清膽固醇終究可能還是形成這些皮膚底下蠟狀累積的因素。研究者的推論是，在身體外部可見的沉積，必定與動脈壁內部那些看不見的、陰險的沉積一樣，而且這些沉積必定會導致心臟病發作。說真的，這些都是基於盲信的跳躍式推論，但還算說得過去。雖然，並不是每個人都會同意這串推理（有個顯而易見的反對論點，就是兒童遺傳疾病的運作機制，與長期發展的慢性疾病並不相同），但這些考量並不足以妨礙這種膽固醇假設的繼續進展。

早期隱約將膽固醇連結到心臟疾病的證據，也來自於動物身上。一九一三年，俄國病理學家尼可拉．阿尼契科（Nikolaj Anitschkow）曾經提出，餵食兔子巨量膽固醇，即能在兔子身上造成動脈粥狀硬化式的損害。這個實驗之後變得相當知名，且被廣泛複製到各種動物身上，包括貓、羊、牛群以及馬，因而導致飲食中的膽固醇——可在蛋、紅肉和貝類海鮮中找到的——會引起動脈粥狀硬化的觀點廣為流傳。現代研究則是指出，兔子以及後續實驗中的其他動物，都是草食類，牠們平常不吃動物性食物，在生理設計上也無法代謝肉食；相對來說，將此實驗複製到狗身上（與人類一樣食肉），即顯示牠們具有調節和排泄多餘膽固醇的能力。以犬類做類比模型似乎較適用於人類，但原本的兔子實驗已經震撼了心臟疾病的研究者，膽固醇就此成為引起心臟疾病的主要嫌疑犯。[3]

及至一九五〇年，血清膽固醇增高已被廣泛視為心臟病的可能成因，許多專家相信任何血液中有高膽固醇的人，都應該試圖將其降低比較安全。

在早期，對於如何降低膽固醇，人們的觀念之一就是減少攝取。飲食中的膽固醇會直接轉換成血液中膽固醇的概念，直覺上似乎是那麼合理，而且是由兩位哥倫比亞大學的生化學家於一九三七年所提出。這個假定就是，如果我們能避免攝取蛋黃及其同類食物，即可以預防膽固醇在身體內累積。這個觀念目前仍常駐人心——確實，看看有多少吃早午餐的客人只要一看到一盤烤蛋，不都會碎唸著

---

3. 研究者後來發現許多這類的實驗有誤，因為當時的研究者不知道如何防範餵食給動物的膽固醇會氧化的問題。（膽固醇一旦氧化，就更容易產生斑塊。）（Smith 1980）

「膽固醇太高啦」。

基斯正是認定此觀念不足採信的第一人。雖然他在一九五二年陳述有「壓倒性的證據」支持此理論，但他後來發現，不論餵給研究中的志願受試者多少膽固醇，他們血液中的膽固醇卻始終未曾改變。他發現，即使將「極大」劑量的膽固醇加入每日飲食中——及至每日三千毫克（一個較大的蛋，膽固醇含量只在二百毫克以下）——也只有很「微不足道」的效果。到了一九五五年，他已經認定「此論點無需再做進一步的討論」。

許多其他研究，也強化了這個結論。其中一個案例，就是一個瑞典醫生鄔非．洛凡斯科夫（Uffe Ravnskov），他將自己每日的雞蛋攝取量從一個增加到八個時（大約一千六百毫克的膽固醇），一週後有了非凡的發現——他的總膽固醇值下降了。他後來將此發現記錄在一本書的章節中，題為「一個存疑的瑞典醫生與他的蛋攝取量和膽固醇值」。事實上，對大多數的人而言，就算長期每日食用兩到三個蛋，也從未顯示對血清膽固醇有任何影響。而且我們必須記得的是，曼恩後來發現馬賽族人的平均血清膽固醇值極低，儘管其飲食完全由奶、肉與血所組成。一九九二年，此議題裡最全方位的分析之一，提出了綜合性結論：大多數的人都能透過減低人體自身生產的膽固醇量，來反制飲食中甚至更大量的膽固醇。[4]換句話說，身體會試圖維持內在狀態的恆常。就像身體會出汗以降低體溫，體內平衡的過程就在於不斷地將內在狀態——包括膽固醇值——回歸到各生理系統得以運作的最佳狀況。

為因應此研究結論，英國與大部分的歐洲國家，近年已廢止了對膽固醇攝取上限的建議。然而，美國卻仍持續建議健康者每天膽固醇的攝取量為三百毫克（等同於一個半的雞蛋）。此外，美國食品藥物管理局（Food and Drug Administration, FDA）也繼續准許食品在廣告中標榜本身為「零膽固醇」，因此，當消費者在超市中置身於零膽固醇奇力歐圈圈餅（Cheerios）和零膽固醇沙拉醬汁之間，很容易就會有這樣的印象——飲食中的膽固醇是長久存在的健康問題。

然而，假使高膽固醇食物並不會引起有些人經驗中的高血清膽固醇，那到底是什麼引起的？在決定「不考慮」飲食中的膽固醇可能是個成因後，基斯建議研究者聚焦於飲食中的其他因子。一九五〇年代初期，就有好幾位科學家開始研究不同的營養素如何對膽固醇及血液化學的其他面向造成影響。更早前幾年時，心臟病研究的焦點一直在於蛋白質與碳水化合物，但因多種分離脂肪酸方法的出現，尤其是一九五二年氣相層析法的發明，使得測試不同種類脂肪（又稱脂質）及其對人類生理的作用成為可能。「脂質研究這沉睡的古老領域，突然朝著月球突飛猛進。」紐約市洛克斐勒大學的E．H．「彼特」．艾仁斯（E. H. "Pete" Ahrens）如此寫道，他是當年頂尖的「脂質研究家」之一。於是，研究者一窩蜂地進入這個領域，研究經費每年上漲，而且就如艾仁斯所描述的，「脂質研究進入黃金時代」。

一九五〇年代，艾仁斯在美國成立氣相層析法（gas-liquid chromatography）實驗室，做了一些先驅式的實驗，以檢視各種膳食脂肪。

脂肪基本上是由氫原子圍繞著碳原子組成的碳氫鏈，有一端含有一個羧基。這些鏈可以是各種長度，將其連結起來的化學鍵也有不同型態，而鍵結的型態則決定脂肪酸是「飽和」或「不飽和」。「化學鍵」（bond）是個化學名詞，指兩個原子連結在一起的方式。雙鍵就有如原子之間雙手交握，

4. 這個研究首度更正了過去研究裡的方法學問題，比如說欠缺基線膽固醇得分而無法適當地衡量變化。

有兩種實質意涵：其一，鍵結較不穩定，因為其中有一隻手可隨時空出來抓取更多原子；其二，此種鍵結會導致碳原子鏈緊揪扭結，因此碳原子不會整齊地與鄰居並排。這些彎彎曲曲內含雙鍵的分子，組合鬆散，形成了油。碳氫鏈裡只有一個雙鍵的為「單元不飽和」脂肪酸，是橄欖油內可找到的主要種類；有一個雙鍵以上的為「多元不飽和」脂肪，是「植物」油的特徵，包括芥花籽油、紅花籽油、葵花油、花生油、玉米油、棉花籽油和大豆油。

相較之下，飽和脂肪酸則不含任何雙鍵，只有單鍵；分子無法取得任何新原子，因為它們已經被氫原子所「飽和」。這類脂肪也是直鏈且組合稠密——因而在室溫下呈現固態，比方說奶油、豬油、板油和牛脂皆是。

一九五〇年代的脂質科學家，極度聚焦於這些不同種類的脂肪如何影響血液運作的各種面向，尤其是吃進這些脂肪時的膽固醇值。譬如在加州奧克蘭市的新陳代謝研究中心，研究者於一九五二年首次發現以植物脂肪取代動物脂肪，能戲劇性地降低總膽固醇。哈佛大學的一個團隊發現，不吃奶蛋類製品的素食者，血清膽固醇值比吃奶蛋素的人低；荷蘭的一個素食者研究也有同樣的發現。

洛克斐勒大學的艾仁斯，是個特別注重細節的研究者，他進行了各式努力，以控制其所做試驗的各個面向。他將病人留置在新陳代謝科病房，並給予液態配方飲食，以避免真食物帶來的複雜營養問題。他發現奶油與椰子油中的飽和脂肪，比其他任何脂肪更易提升血清膽固醇，其次是棕櫚油、豬油、可可脂和橄欖油。在他的受試者當中，血清膽固醇最低者是花生油、棉花籽油、玉米油和紅花籽油的食用者。後來，艾仁斯使用了更先進的技術，發現膽固醇並不會隨著攝入不同的膳食脂肪而持續升降，而是比他原先所以為的有著更多異質性。就如艾仁斯在他的專業生涯結束時所寫的，發現了這

脂肪酸是一條氫原子圍繞著碳原子的碳氫鏈
一端含有一個羧基

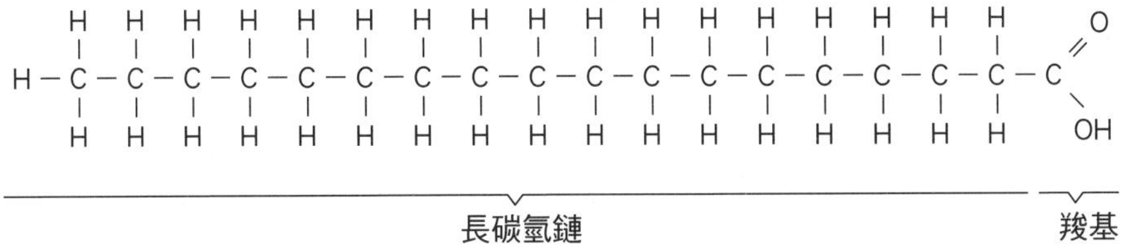

脂肪酸種類

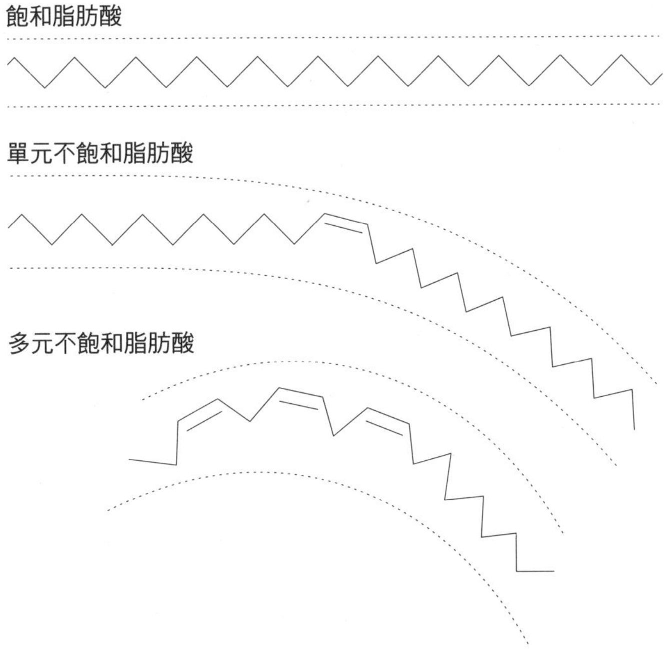

項人體反應的「異質性」，是他本身對這個領域「最志得意滿的貢獻」之一。但是在一九五〇年代，研究者已深信膽固醇反應是極為單一的，他們聚焦於飽和脂肪，認為這是最容易讓膽固醇值攀高的脂肪。

雖然基斯將成為飲食與疾病領域中最具影響力的研究者，他卻是有些晚才加入這個分離各脂肪類型的遊戲。事實上，他比較認同的是這些研究者的觀點——比起個別種類的脂肪，膳食脂肪的總量更能取決心臟病風險。基斯自己曾針對這個題目進行研究，以鄰近明尼蘇達州一家醫院裡的男性精神分裂症病患，做了具有道德爭議性的實驗。他給予受試者一種脂肪含量從九到二十四%的飲食，發現較低脂的飲食對降低膽固醇的表現稍佳。這些實驗不太具有決定性，是一系列二到九週的測試，總共只實驗了六十六個人。[5] 而且，基斯很快就改變了自己對這些發現的想法。然而，以那預示著基斯將如何攀上營養學界頂峰的行事風格，他還是向外推廣這些嘗試性的初期結果，彷彿其中已鮮少有質疑的餘地。「在此生活模式中，除了飲食內的脂肪卡路里之外，已知沒有其他變因能顯示出，與冠狀動脈或退化性心臟疾病之死亡率有這麼穩定的關連。」他在一九五四年一場討論動脈硬化症的聚會中，這樣告訴他的同事。

基斯自信滿滿地從飲食中的脂肪，到血液中的血清膽固醇，再到心臟病之間，畫了一條有因果關係的直線。一九五二年在紐約西奈山醫院（Mt. Sinai）的一場簡報中（隨後即發表為一篇引起廣大關注的論文），基斯正式提出這套觀念，並將其稱為他的「飲食—心臟假說」。他的圖表顯示了在六個國家當中，脂肪攝取量與心臟病死亡率之間有著緊密關連。[6]

那是一道完美的上揚曲線，有如兒童的生長曲線圖般。基斯的圖暗示著，假使將這道曲線往回延展到脂肪零攝取的狀態，罹患心臟病的風險會幾近消失。

安塞·基斯於一九五二年提出的圖表：
脂肪卡路里 VS. 退化性心臟病死亡人數

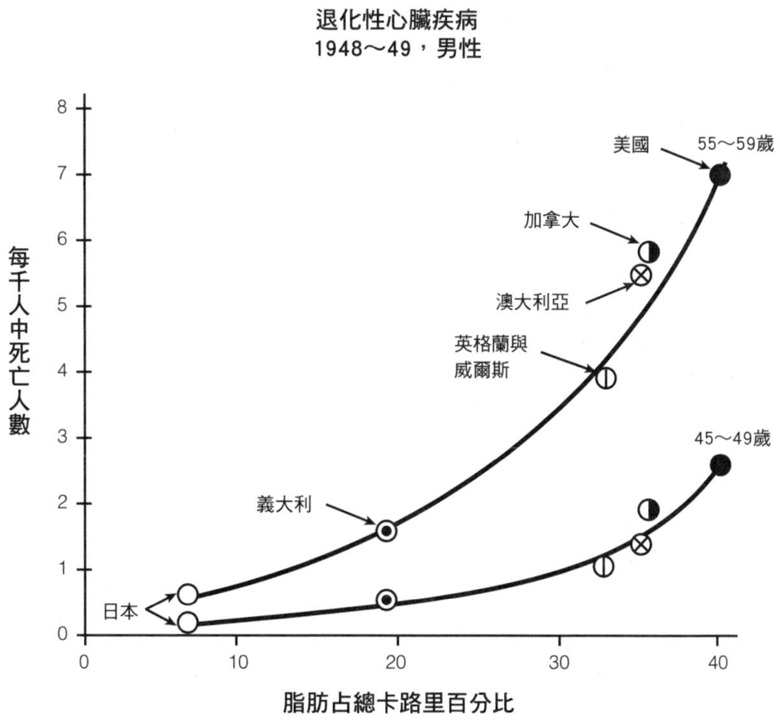

資料來源：Ancel keys, "Atherosclerosis: A Problem in Newer Public Health," *Journal of Mt. Sinai Hospital, New York* 20, no.2 (July-Angust 1953):134.

基斯在一九五二年時用以主張膳食脂肪引起心臟疾病的說明圖表

5. 基斯並沒有提出這些實驗的細節，比方說涉及幾人、以及每個醫療介入為期多久，偏離了正常的科學標準。

6. 基斯在早期為他的「飲食—心臟假說」提出的另一個論點，則是攝取膳食脂肪的趨勢似乎是德國、挪威和美國心臟病成長氾濫的寫照。

一九五二年的這個連連看練習，就是那顆橡樹果實，之後便開枝散葉，長成我們今日不信任脂肪的巨大橡樹。所有數十年來被認為與攝取脂肪有關的各種病痛——不只是心臟病，還有肥胖、癌症、糖尿病，以及更多——都植基於基斯種下的這個營養觀念，以及他持續不懈的提倡。如今，當你吃生菜沙拉和瘦雞胸肉當午餐、拿義大利麵而非牛排當晚餐時，這些選擇都可以回溯到基斯身上。基斯對營養學領域的影響力，無與倫比。

脂肪真的使人肥嗎？

除了引起動脈粥狀硬化之外，基斯還認為脂肪必定使人肥胖。由於每公克脂肪含有稍高於九卡的熱量，而蛋白質與碳水化合物每公克只含約四卡，因此長久以來，營養學專家的推論就是——低脂飲食因含較低卡路里而能減輕體重。[7]換句話說，只要我們攝取脂肪，就會變胖。

對於脂肪的主流態度，或許沒人比喜劇演員傑里．賽恩菲爾德（Jerry Seinfield）有更好的詮釋。他這樣描述在超市的情境：「你正在讀內容成分標籤，『脂肪含量……』，大家都只看脂肪含量，『這含ㄓ—ㄓ—ㄓ—脂肪！這裡面有脂肪。會跑到ㄨ—ㄨ—ㄨ—我我我我我身上！』」

還有比這更不幸的同義詞嗎？一個詞指涉了兩種非常不同的意義——我們吃的脂肪和我們身體內的脂肪。要讓我們的頭腦完全理解這是兩種完全不同的脂肪，著實非常困難。對於膳食脂肪使人肥的潛在恐懼，可回溯到一九二〇年代的美國，當時維持苗條是中產階級嶄新時尚和生活方式的重要部分，終身壽險公司也開始依人們的身高和體重決定保費。減少卡路里是當時相互較勁的數個減重理論之一，而既然脂肪含有較多的卡路里，很多醫生便建議病人減少攝取。從那時起，應該避免攝取各種型態的脂肪就成為大眾普遍的認知。雖然早已有許多實驗證明，限制脂肪量的攝取並無法讓人瘦下來（實際上剛好相反），但可能有「讓人瘦的脂肪」存在，這種概念總是讓人覺得有些矛盾。

關於膳食脂肪與心臟病，基斯早知道世界上的各種案例會對他的假說造成嚴重威脅，因此在早期的論文裡，他花了不少篇幅反駁全球各種無助於此假說的證據——非洲的馬賽族、北極圈的愛斯基摩人（Eskimos），甚至在他自己國家裡的美洲原住民納瓦伙族（Navajo）。他掌握了來自幾個國家的初步報告，比方說芬蘭和日本，這些國家的數據似乎與他的想法吻合。而他很早就絕頂聰明地意識到，可以有效運用這類國際性證據來支撐自己的想法。於是，當他的對手還在大學實驗室裡埋頭苦幹時，基斯已想出遊歷四方的方法，並帶回整批讓人懾服的全球性數據。

基斯從一九五〇年代初期開始到世界各地旅行，和妻子瑪格麗特前往南非、薩丁尼亞、瑞典、西班牙和義大利。每到一個地方，他們就測量當地人的膽固醇值，並估算他們飲食中的脂肪含量。這對夫妻造訪了一個芬蘭境內的偏遠伐木營地，心臟病在當地的年輕男性之間甚為猖獗。在日本，他們測量偏鄉地區漁夫和農夫的膽固醇值，又對檀香山市和洛杉磯的日本移民也做了相同檢測。

基斯對地中海周邊的國家尤其著迷，因為他聽說這個區域居民罹患心臟病的機率特別低。一九五三年，他首次來到那不勒斯，再到馬德里；在為一小群男性受試者測量血清膽固醇、照過心電圖之後，

7. 然而，基斯從不關心肥胖問題，並認為肥胖與心臟病的生成無關，雖然兩者之間已被證實有相當緊密的關連。（Keys in *Symposium on Atherosclerosis*, 1954, 182-184）

他發現這些城市罹患心臟病的機率，確實遠比一般美國城市低。更廣泛地說，基斯推論，由於冠狀動脈疾病的死亡率隨國別不同而有極大的差別，因此無法歸因於遺傳、甚或是自然的老化過程，於是他斷定必然是因為飲食。後來曼恩在觀察馬賽族戰士後，也做出了相同的結論，但對於要究責飲食中的哪個部分，基斯的想法卻是大相逕庭。「目前只有脂肪因素看來是最緊要的」，他如此寫道。

美國人的動脈之所以布滿斑塊，乃是「長期受富含脂肪的飲食模式、以及那不計其數滿載脂肪的餐點影響所致」，基斯於一九五七年這樣說道。為了提出證明，他舉了年輕的芬蘭伐木工人為例——他們的點心是「在麵包大小的乳酪上塗奶油……然後配啤酒沖下肚。這是冠狀動脈問題的實例借鑒」。

雖然，基斯在先前各旅程中觀察的只是一小群男性，而且並沒有用特別的方法去衡量他們的飲食，卻很確信地寫出總脂肪量「顯然」是心臟病生成的「主要因素」。這當然是他一直在追求的，所以他會發現這個結論也是意料中事。

旅行中，基斯在全世界與專家們串連結盟，並說服研究者測試他的理念。這些同事後來蒐集了從南非到瑞典的數據，而所有他們匯集的證據，似乎都確認了他的假說——高脂肪飲食與相對來說較高的血清膽固醇是緊密相隨的。接受觀察的人數依然極少，但基斯熟練地將這些來自四面八方的微薄數據，編織成一幅看起來頗具說服力的圖像。

之後，基斯為他的假說找到了更多的彈藥。他觀察二次世界大戰期間的歐洲，發現戰時全歐的心臟病死亡率戲劇性地驟降，之後卻很快又回升，於是推測糧食短缺——尤其是肉類、蛋類和乳製品——可能是箇中原因。然而，其實還可能有其他解釋，例如戰時也缺糖與麵粉；汽油短缺讓人少吸進汽車廢氣，而且人們以腳踏車和徒步往返各處，運動量較高。其他科學家曾提出這些令心臟疾病死亡率降低的其他解釋，但全然不被基斯接受。

及至一九五〇年代中期，基斯開始對總脂肪量是引起心臟病主因的說法有所保留，即使他並沒有明白地公開承認，但他的論文已開始談論何種膳食脂肪種類是提升膽固醇的關鍵因素。一九五七和一九五八年，明尼蘇達州一家醫院以同一批精神分裂病患，做了幾個小型且短期的實驗，最後基斯得到這樣的結論——他發現血清膽固醇在人們攝取飽和脂肪後升高，在食用植物油後降低，正如艾仁斯與其他人早先的發現。

就這樣，基斯在一九五七年於各頂尖醫學期刊中發表了眾多論文，宣告：[8] 減少攝取飽和脂肪可降低總血清膽固醇。基斯非常確信自己的發現——自信到他還發表了一個特定的數學公式，宣稱可藉由這個公式，依照飽和脂肪、多元不飽和脂肪與膽固醇攝取量，計算出一群人口中血清膽固醇精確的升降狀況。這就是著名的「基斯等式」（Keys equation），對營養學研究領域影響重大——或許是因為對求解之人來說，能有個標準公式是種解脫。相較於基斯，艾仁斯反而規勸同事們在浩瀚複雜的人類生物學面前，必須對其所知謙卑（而且如我們所見，艾仁斯最終是支持生物反應多樣性的）。基斯習慣將複雜的科學化約成一個確切且自信滿滿的解釋，他仍相信人們在總量上不該食用太多脂肪，因此一旦他歸結出飽和脂肪才是飲食中的真正之惡後，便開始擁護這個理論勝過於其他。要是人們不再吃蛋、乳製品、肉類，以及所有看得見的脂肪，他論道，心臟病將「變得罕見」。基斯建議「急遽減量」攝取膳食脂肪，尤其是那些天然存在於動物性食品中的脂肪，並以植物油取代。

8. 基斯在一九五七和一九五八兩年期間，於各頂尖科學期刊中發表了不下二十篇論文以堅持這些主張。

多元不飽和脂肪總統：艾森豪的心臟病突發

一九五五年九月二十三日，基斯的理念成為全美焦點，因為艾森豪總統（Dwight D. Eisenhower）的心臟病首次發作。當時，總統的私人醫生保羅．道德理．懷特（Paul Dudley White）緊急飛到總統位於科羅拉多州丹佛市的病榻前。懷特是心臟科醫生，也是心臟病在一九〇〇年代初期開始氾濫時，最具獨到見解的觀察家之一，著有探討心臟病的經典教科書（一九三一年），而且是美國心臟協會的六位創始人之一。他與杜魯門總統（President Harry Truman）緊密合作，於一九四八年設立了國家心臟研究所（National Heart Institute, NHI），隸屬於國家衛生研究院（National Insitutes of Health, NIH）。而懷特當時已是知名的哈佛大學教授，在領域內的影響力幾近無遠弗屆。

基斯頗有結交權勢的才幹，當年為了贏得知名K口糧的開發工作，他在一九三九到一九四三年間曾爭取到國防部長特別助理的職位。懷特顯然是另一位基斯認為值得擁有的同路人，他曾說服懷特加入他和瑪格麗特的國際旅程，以測量脂肪與膽固醇。無庸置疑，必定是在那些旅程中——前往夏威夷、日本、俄國與義大利——懷特開始相信基斯的理念。

在艾森豪心臟病發後一天，懷特召開記者會，向全美民眾進行了一場明確且具權威性、關於心臟病的演講，並提出心臟病的預防措施——戒菸、減壓，同時在飲食上減少攝取飽和脂肪與膽固醇。接下來的幾個月，懷特持續在記者會和《紐約時報》向全國報告總統的健康狀態。在《紐約時報》一篇懷特受邀執筆的頭版文章裡，基斯是他唯一提及姓名的研究者（懷特稱基斯的研究「傑出」），他的理論也是唯一被大量引用的飲食理論。假使一個美國中年男子只能從這次總統病發事件中學到一件事，那就是——國內最頂級的名醫們相信，大眾應減少攝取膳食脂肪。艾森豪變得緊盯自己的血膽固醇值，並虔誠地避吃任何含有飽和脂肪的食物；他改吃不飽和人造奶油——人造奶油於一九五八年上市，並且吃梅爾巴吐司脆片（melba toast）當早餐，直到他在一九六九年死於心臟病。[9]

在此同時，基斯正忙著向全世界的科學大眾推廣自己的圖表，以及其他明確顯示心臟病致死與食用脂肪關連的數據。「富含脂肪的飲食模式，以及那不計其數滿載脂肪的餐點」，是「大多數」冠狀動脈疾病病例生成的「極可能」成因，他於一九五七年這樣寫道。

基斯引導出相當數量的營養學同儕追隨者，但在他的聽眾當中，起碼還有一位科學家雅各·耶路撒米（Jacob Yerushalmy）並未被打動。耶路撒米創建了加州大學柏克萊分校生物統計系，他在一九五五年日內瓦的世界衛生組織（World Health Organization, WHO）大會聽到基斯的演講。耶路撒米認為基斯的數據似乎有點問題，比方說，就在日內瓦，當地人食用大量的脂肪——動物性脂肪，卻不常見有人死於心臟病；就如所謂的「法國矛盾」（French paradox，那些吃法式煎蛋餅的人，卻出乎意料地健康），這裡也可觀察到「瑞士矛盾」。事實上，假使檢視一九五五年可取得的二十二個國家的全國性數據，這種「矛盾」還存在於西德、瑞典、挪威和丹麥；這顯然不是什麼矛盾，而是需另做解釋的數據點（data points）。

9. 艾森豪之前每日抽四包菸，這可能是造成心臟病的原因，雖然他已在首次心臟病發的五年前戒菸。

耶路撒米對基斯的質疑，在於他似乎只選擇了與其假設相符的某幾個國家，而耶路撒米主張，還有其他因素，同樣也可以解釋這幾個國家的心臟病發展趨勢。在一篇一九五七年發表的論文中，耶路撒米列出了其中一些，比如人均汽車銷售量、香菸銷售量、蛋白質食用量及用糖量，而這些全都與一個共同因素有關——財富。所以任何伴隨著世紀中進步繁榮而來的事物，包括肉類、糖、汽車廢氣和人造奶油，都可能引起心臟病。

至於脂肪，耶路撒米與其同事赫曼·E·席樂伯（Herman E. Hilleboe），則繪製了含有二十二國數據的圖表，而非只有基斯挑選的六國，呈現出各國五十五～五十九歲男性的冠狀動脈粥狀硬化與退化性心臟病死亡率，以及其脂肪攝取量在總卡路里中所占比例，結果他們觀察到基斯提出的相互關連性幾近消失，只剩下如美國抽象畫家傑克遜·波洛克式的濺潑般隨機數據點。這些凌亂的數據點，讓基斯相當不悅。

「我記得當時那份研究出來時，實驗室裡的氣氛。」亨利·柏萊本說。他是基斯長期的得力助手，當我訪問他時，他已從明尼蘇達大學退休。

「氣氛……不好嗎？」我問道。

「嗯——」柏萊本說，之後是一陣長久的沉默。[10]

此時，基斯已有了一票批評者，包括喬治·V·曼恩，他將進行馬賽族的觀察研究。曼恩寫道，他希望耶路撒米的質問，會給基斯的脂肪與心臟病理論「壓倒性的一擊」。但是基斯全力反擊，在《慢性病期刊》（*Journal of Chronic Diseases*）回應道，耶路撒米和席樂伯的數據有嚴重錯誤，因為國家統計資料不太可靠，尤其是歐洲各國政府在不穩定的戰後時期所蒐集的資料更是如此。此言甚是！

即便沒有戰禍肆虐，醫生在死亡證書上寫下「心臟病」為死因的頻率有多高，在各國之間也有極大的差異，而這類差異總是讓人對此種國際性對比有諸多疑慮。就舉一九六四年的一個研究為例，此研究發現，在與歐洲醫生面對一樣的病歷記錄時，美國醫生診斷為心臟病的機率要比英國醫生高出三十三%、比挪威醫生高出五十%。基斯清楚意識到有這個問題，卻未避免在自己的圖表上使用一樣的國家統計資料——因為不管對錯與否，也沒有其他數據可取得了。然而，這時並沒有人質疑他的雙重標準。

在反駁席樂伯時，基斯也控訴席樂伯懷有偏見，較支持「負面甚於正面結論」。「我懷疑席樂伯醫生真的相信自己有足夠的證據，得以說明膳食脂肪與冠狀動脈粥狀硬化的形成，一點因果關係都沒有。」基斯寫道。

換句話說，基斯希望自己的理論在未被證實錯誤之前，會被假定是對的。然而——這一點很重要——科學並不是司法系統。相較於美國人在未被證實有罪之前應被視為無罪，科學知識卻正好相反——一個假設絕對不能被假定是對的，即使往後出現了大批深具意義的證據加以支持，也永遠無法完全確定。唯一真正可說的，就是有優越的證據傾向支持此理念甚於他者。然而，即便仍在形成階段，

10. 柏萊本隨後宣稱，耶路撒米和其他批評者在基斯所提出支持其理論的證據中，只針對這個六國圖表，有失公允。然而，在一九五七年耶路撒米發表其批判時，基斯提供的證據只有對二次世界大戰時期歐洲心臟病發生比例銳減（有其他可能成因）的觀察，以及一些在芬蘭人和日本人身上蒐集到的未發表數據。在他一九五七年提出的主要論文裡，比起進一步佐證充實自己的理論，基斯反而花了好幾頁篇幅攻擊與其競逐的其他理論，比如蛋白質、缺乏運動或飲食中的膽固醇導致心臟病的可能性。（Blackburn and Labarthe 2012, 1072; Keys 1957, 552-559）

甚至面臨相衝突的證據時，基斯仍對自己的假說堅信不移，這也意味著他傾向於脫離科學原則，以捍衛自己的想法。

不論如何，很清楚的是，研究同儕在一九五五年世界衛生組織日內瓦大會上的質疑反應，對基斯而言，乃是一個受辱但卻重要的時刻；柏萊本在回憶時形容說，這是「基斯人生中的關鍵時刻」。在日內瓦的交鋒之後，「（基斯）被擊倒後又站了起來，並且說：『我會證明給這些人看』……然後他就設計了七國研究」。

七國研究

不同於基斯與瑪格麗特同遊時的國際採樣，七國研究是史上第一宗多國流行病學研究大業。[11]基斯將數據蒐集標準化，並對採樣人口進行田野調查，意欲匯整出詳盡正確而能夠跨國比較的數據——有別於那些不可靠的國家統計數字——並以此一勞永逸地底定飲食與冠狀動脈疾病的相關論辯。

在基斯獲得美國公共衛生服務局二十萬美元的年度研究補助金之後，這項研究於一九五六年開始進行。這筆補助金在當時對單一研究計畫來說，可是一筆龐大的款項。基斯計畫詳細追蹤一萬二千七百名中年男性，大多是義大利、希臘、南斯拉夫、芬蘭、荷蘭、日本與美國的偏鄉人口。

數位評論者曾指出，假使基斯真把耶路撒米的批判聽進去了，或許可以選一個歐洲國家挑戰自己的脂肪假說，比方說瑞士或法國（或德國、挪威、瑞典），但他卻（根據國家統計數據）只選了那些似乎可能證實其假說的國家。

二十世紀初期，研究者就已知應該隨機選擇受試者以避免偏誤（bias）；這稱為「隨機化」（randomization），亦即研究者應依標準程序做到隨機取樣。但基斯的遴選條件無法稱為隨機，相反地，就如他所寫道，他選擇的是他認為在飲食和死亡率之間顯現某些對比的地方，而且更重要的是「他能獲得熱忱協助之處」，也就是有人力與資源可進行研究的地方，柏萊本如此對我描述。柏萊本試圖解釋為何基斯不找那些對其理念較有挑戰性的國家，他說：「基斯自己就不太喜歡待在法國和瑞士。」

而研究期間這七國所處的歷史階段，也是一個問題。這項研究從一九五八年進行到一九六四年，這時地中海區域正處於過渡期——希臘、義大利和南斯拉夫正從二次大戰的破壞中恢復，戰爭帶來極度的貧窮，甚至接近飢荒；義大利更是正試圖要從法西斯政府統治二十五年的苦難中重新站起。艱困的生活導致四百萬的義大利人逃離自己的國家，至少十五萬的希臘人離開家園。

這些事實應該足以讓研究者止步深思。基斯或許該問自己，在一九六〇年代的歐洲，他所探究而得的是否只是異常現象。他研究的人們正處於匱乏時刻，他們可能在戰前的童年時期有更豐盛的飲食，就如同他們的母親在孕期時一般。由於有些研究者相信，心臟病的幼苗可能在子宮裡就已種下、或是經由終生習慣的積累，因此，一份在一九六〇年代所做的採樣，確實是不盡可靠的，顯然無法成為更大現實的寫照。

---

11. 在「流行病學」或「觀察性」研究裡，會找出一群受試者（比如測量他們的飲食和抽菸習慣），接著觀察他們一段時間。受試者最好是較年長的，這樣不用經過長期等待，即能觀察到健康上的結果，比如心臟病發、癌症或死亡。接著再將這些結果與原先測量的變數做連結，讓研究者得以檢視兩者之間是否有關連性，比方說抽菸與肺癌。

雖然受限於這些可疑的選擇，這個研究仍企圖達到最高標準。在基斯選擇的國家中，他的研究團隊造訪偏鄉村落，並挑選中年男性勞工，為他們測量體重、血壓和膽固醇值，調查這些男性的飲食與抽菸習慣。這群男性中有一個小組，其一週飲食的樣本在經過蒐集後，被送到實驗室做化學分析。

七國研究的結果，最初是以二百一十一頁的專論單行本出現，由美國心臟協會在一九七〇年發行，隨後由哈佛大學出版社出版成書。接著，原研究團隊的各成員也發表了七本書和六百多篇論文。到了二〇〇四年，據統計，七國研究在醫學文獻裡被引用了將近一百萬次。

基斯所發現的，就如他所希冀的一樣，是食用飽和脂肪與心臟病致死之間有強烈的關連。在芬蘭北卡勒里阿省（North Karelia, Finland），男性伐木工人辛勤工作，農人們的飲食中含有高量的乳製品及肉類，而且心臟病死亡率很高——十年中，每一萬名男性就有九百九十二名死於心臟病。在希臘克里特島（Crete）與科孚島（Cofu），飲食中有許多橄欖油和很少的肉類，因心臟病致死的數據則是荒謬地低，只有九人；在義大利是二百九十人，而美國鐵路工人是五百七十人。

由於基斯將各國心臟病發的診斷和冠狀動脈疾病的表現謹慎地標準化，使得七國研究資料最大的成就之一，就是顯示出住在不同國家的人們，心臟病發作率真是天差地別。因此，柏萊本說，這個研究率先顯示了：「心臟病突發是可以預防的……這並非自然老化現象、由遺傳決定，或是上帝的作為。」

研究結果似乎顯示，雖然芬蘭伐木工人和希臘農夫食用的總脂肪量大略相同，但重點是在於脂肪的種類。根據研究結果，一個人吃越多飽和脂肪，心臟病突發的風險就越大。飽和脂肪只占克里特島居民飲食卡路里的八%，相較於芬蘭人的二十二%。這些發現看來是足以作結，並且似乎能給基斯的批評者一個確切的回答。

但果真如此嗎？儘管研究結果廣為人知，其中還是有些傷腦筋的問題，有些數據點無法支持假設。比如，東芬蘭人死於心臟病的機率是西芬蘭人的三倍以上，但是他們的生活方式與飲食，按照基斯的資料，實際上是一樣的。還有，希臘的科孚島民要比克里特島民食用更少的飽和脂肪，但科孚島民的心臟病發生率要高過許多。由此看來，在同一個國家內，飽和脂肪與心臟病之間的相互關連根本就無法成立。

十五年後的一九八四年，基斯追蹤了這七個國家內的這些人口，並且發現結果又變得更矛盾了。這時，食用飽和脂肪已完全無法解釋心臟病發生機率的差異，所有死亡人口中也只有三分之一是死於心臟病；於是，基斯採取了合理的步驟，檢視所有的死亡原因，而不只是看心臟病致死部分。這不就是我們想知道的嗎？不只是能做什麼以預防心臟病突發，而是能做什麼讓自己更長壽？（比方說，假使低脂飲食能讓人們倖免於心臟病突發，卻帶來癌症，那還算有效嗎？）

令基斯挫折的是，七國研究顯示，雖然低飽和脂肪飲食看來與減少心臟病致死有關（起碼在這些國家之中），這項優點卻無法擴及影響到死亡總數。低飽和脂肪飲食者與大啖肥油的對照組，死亡率都是一樣高。肉食極簡主義者，只不過是死於其他原因。在這個研究中，總體上存活最久的人，住在希臘與美國，但他們的長壽顯示與脂肪或飽和脂肪攝取量無關，也與他們血液中的膽固醇值無關。

營養數據也很難成立。假使仔細研讀基斯的實驗設計，會發現在一萬二千七百七十名參加者當中，只有四百九十九人的飲食接受評量，占三點九%。而且，各國之間蒐集營養資料的方式也不盡相同——在美國，有一點五%的男性只做一日的記錄取樣；但在其他國家，資料採集則上達七天。有些食物樣本採集時已煮熟，有些是未烹調之前，有些則是生食熟食兩者混合。

我進一步仔細檢視了希臘的飲食數據，因為這已變成地中海飲食的典範（見第七章），結果發現了一項讓人最為震驚及憂心的錯誤。在這個國家，基斯曾不只一次在克里特島和科孚島採樣，而且還是在不同的季節前往，以掌握飲食上的變化。然而，其中卻有個讓人訝異的疏忽——在克里特島的三次調查研究中，有一次恰逢當地為期四十八天的「四旬節」（Lent）守齋期間。這在飲食上有什麼影響呢？「希臘東正教齋戒嚴格，亦即避食任何來自動物的食物，包括魚、乳酪、蛋及奶油。」一位當代觀察家寫道。（在義大利，pari corajisima 一詞〔他／她看似守齋中〕長久以來皆意指醜陋、令人不愉快、因營養不良而瘦弱的人。）由於在四旬節避食之物為飽和脂肪的主要來源，這時期的飲食取樣顯然會把這種營養素低估了。一項於二〇〇〇和二〇〇一年間在克里特島所做的研究顯示，飽和脂肪食用量在四旬節期間減少了一半。

基斯的確曾在其單行本專論中提及這個問題，但他也立即辯解：「嚴格信守（四旬期）的人不多。」之後在他談論希臘飲食的主要論文中，也未提供進一步的詳情，甚至完全沒有提及這一點。後來，當兩名克里特島大學的研究者，追詢到七國研究中希臘部分的主持人時，他們被告知在克里特島的研究人口中，有六十%在調查時正處於齋戒期，而且研究裡「並未做任何嘗試」以區分守齋者和非守齋者。這是個「顯著且棘手的疏漏」，兩位研究者將其發表在二〇〇五年的《公衛營養學》（*Public Health Nutrition*）期刊上，但要更正這項研究的原始效果，卻已遲了四十年。

這發現令我訝異又驚心，我於是致電達恩．廓奧特（Dan Kromhout），他當時負責主持七國研究的營養學部分，目前在荷蘭擔任公共衛生研究教授，也是荷蘭政府衛生政策資深顧問。他顯然對這個四旬期失誤有些許懊惱，但他也強調當時對於食品取樣所知不多，以及他們是如何在摸索中邁進這個全新領域。「在理想狀態下，我們不該那麼做。」他承認，「但你不可能隨時都達到理想狀態。」這個解釋似乎還算公允——假使克里特島的數據沒有變成過去半世紀全民飲食建議的基礎。

基斯似乎不太熱中於提出他的飲食數據，以致有些部分我實在難以追查。他並沒有在他發表大多數七國研究論文的主流英美刊物上論及此點，而是在一本荷蘭期刊《營養學》（*Voeding*）上發表大部分的數據，因為他知道這本期刊不會被注意到[12]。讀者須從字裡行間讀出言外之意，才能意會到基斯面臨的所有技術性困難。光是在希臘，用來分析食物樣本中脂肪的化學方法就有三種，而且所得結果各有出入。（如他所說，「不太可能得知哪一個系統提供的結果最正確」。）

但在七國研究報告中，卻完全沒提到數據錯誤的可能，而且大體來說，幾十年來這項研究已獲得該領域研究者的認可。當我在追查各篇論文時，越發清楚基斯對此研究滿懷野心，因此傾盡全力壓下當中的問題——這些問題是如此重大，假若當時即為人所知，七國研究可能就不會有發表之日。

除了這些數據問題之外，七國研究還有一個結構上的重大限制——這是一個流行病學研究，因此能顯示的只有關連性，而非因果關係。換句話說，它只能顯現有兩件事同時發生，而無法確立彼此之間有任何關係。因此，基斯的研究最多只能在低動物性脂肪飲食與最低心臟病罹患率之間建立連結，卻無法說明是否是這種飲食使人們免於此疾。飲食型態與生活方式的其他面向，也可能跟基斯研究中所見的低心臟病發生率相互關連，且無法加以排除。

12. 基斯曾提及他對更早之前於《營養學》上發表的一篇文章深感挫折，他說「得不到國際關注」，因為這本期刊雖受敬重，但「在荷蘭之外鮮少流通，即使在荷蘭，主要的讀者也是營養學家」。（Keys in Kromhout, Menotti, and Blackburn 1994, 17）

糖：另一種可能的解釋？

一九九九年，七國研究的義大利主要研究者亞力山卓・曼諾提（Alesandro Menotti），在二十五年後又回頭檢視研究中一萬二千七百七十名受試者的資料，注意到一個有趣的事實——與冠狀動脈疾病死亡率最具關連性的食物類別是甜食。他所謂的「甜食」，是指含糖食品和西點麵包。他發現甜食與冠狀動脈疾病死亡率的相關係數為零點八二一（完全相關係數為一點零），而且這個數字可能更高——假使曼諾提將巧克力、冰淇淋和碳酸飲料都納入他的「甜食」類別。但這些當時是屬於另一個類別，而曼諾提也解釋說重新編碼「太過麻煩」。相較之下，「動物性食品」（奶油、肉類、蛋、人造奶油、豬油、牛奶和乳酪）的相關係數是零點七九八，而且這個數字可能更低——假使曼諾提排除人造奶油的話。（人造奶油通常由植物性脂肪製成，但因為看起來非常像奶油，研究者當時就與動物性食品歸在同類。）

糖可能是另一個引發心臟病的飲食來源，這個想法讓安塞・基斯深感警覺，所以從一九五〇年代晚期到一九七〇年代初期，他就持續在科學文獻上與約翰・亞欽（John Yudkin）論辯。亞欽是倫敦大學伊莉莎白女王學院的生理學教授，當時就是他提出糖類假說。「基斯非常反對關於糖的想法。」廓奧特在一個訪談中憶及，雖然他說不出為什麼。科學哲學家們會說科學家的職守就是盡可能懷疑自己的想法，但基斯顯然正好相反。「他十分相信脂肪酸就是與冠狀動脈硬化有關的那個東西，他會從那個角度看待每件事。」廓奧特說，「他是個很積極的人，而且有自己的見解。」對於其他人的觀點，基斯會強勢地蔑視——亞欽認為糖引起心臟病的理念是「一派胡言」，這是他於《冠狀動脈硬化》（*Atherosclerosis*）期刊上一篇共有九頁的批判文章中所做的結語。「亞欽和他的商業金主並沒有被事實遏止，他們繼續唱著那已被推翻的老調。」他後來寫道。

基斯尤其捍衛他的七國研究，以對抗糖或許能部分解釋他所觀察到的死亡率差異。在回應一九七一年一名瑞典研究者的來信提問時，基斯做了些回歸分析，顯示脂肪攝取量本身即可完美地與心臟病發生率的變異建立起關連性，糖並未造成額外的衝擊。但他並沒有反算回去，探尋糖是否也會獨自建立起類似的相關性（如曼諾提所為）。基斯是在一封回信中發表了他的數字，而不是一篇（須經過同儕審查）的論文；他也沒有提供原始數字，因此他人無從檢驗他的計算方式。

「糖從未在我們（七國研究的主要研究群）之間被好好討論過。」曼諾提告訴我，「我們不知道如何處理。我們回報事實，並且感到要解釋這項發現有些困難。」

到底是糖還是脂肪？即使能夠確切地測量飲食，流行病學家也永遠無法確知是哪種特定食品或其他物質，引發了多年後所觀察到的心臟病。流行病學是一門用以研究傳染病的科學，傳染病是突然發生的，並且可以追蹤到某個源頭，比方說給水。相較而言，慢性病則是長期發展而成的，我們幾乎不可能從一個人人生中的幾千種因素裡，去測量出哪一個可能導致幾十年後的病情。流行病學在解析慢性病的歷程中，最偉大的貢獻就是發現吸菸導致肺癌。然而在這個案例中，吸菸與不吸菸人口之間的差異甚鉅，足足有三十倍，而基斯研究的飽和脂肪差異只有兩倍。[13]再者，基斯觀察到的致病效應並未隨著飽和脂肪消耗量同步上揚，這是另一個證據薄弱的警訊，畢竟流行病學家認為「劑量—反應關係」，在建立可靠的關連性時具有關鍵的重要性。

儘管營養流行病學經常遭受此類問題困擾，但決策者依然將這些發現當成「證明」，純粹是因為這些常是唯一可得的資料。臨床實驗雖可以建立成因，卻是更為複雜且昂貴的浩大工程，因此較少被施行。在欠缺實驗數據的情況下，就如我們過去五十年來在營養學歷史中一再看到的，流行病學式的證據一直被拿來充數。就算因其本質而無法宣稱有因果關係，這樣的操作方式也仍然被重複施行。基斯正是將流行病學證據當成官方飲食指南基礎的開路先鋒，且其動機並不難理解。在一個研究者追蹤了一批人口十到十五年之後，可以想見他渴望把這項發現的影響力極大化，擴及到公共衛生領域，再頂著這些桂冠贏得喝采、也拿到更多隨之而來的研究經費。

基斯身為營養流行病學的始祖之一，自然熱切地想博取這些讚譽。他極力掩蓋對這些數據或其內在侷限的不安，強勢地反覆闡明他在這項研究中「挑出來突顯」的論點——攝取飽和脂肪導致高膽固醇，而高膽固醇導致心臟病。如今，有七國研究看似支撐其主張，基斯也更有優勢捍衛他的想法。就如《時代雜誌》曾報導一個費城的醫生說過，「每次你問基斯問題，他就說『我有五千個案例，你有幾個』？」當時的科學家，當然知道關連性無法證明因果關係，但基斯研究中匯集的資料量之大，尤其是在一個只做過很少研究的領域裡，使他被授予了異常崇高的地位，而他也一點都不猶疑地收割了這特殊地位所帶來的各種好處。

當然，也並非一路都無人質疑基斯，懷疑者其實不少，其中也包含受人敬重、有影響力的科學家。還記得瑞典的雞蛋醫生鄔菲·洛凡斯科夫嗎？在我為此書展開研究而走訪整個營養學界的旅程中，他是我第一個遇見的「懷疑者」。曾經有一大群素負名望的科學家反對基斯和他的假說，但絕大多數都在一九八〇年代末期消失了。洛凡斯科夫後來拾起了這些前人的知識之光，於二〇〇〇年出版了《膽固醇迷思》（*Cholestrol Myths*）這本書。

在二〇〇五年哥本哈根一場我們兩人都參與的會議上，他顯得獨樹一幟，只因為他願意面對一群頂尖的營養學專家，對那些早已被認定的結論提出質疑。

「這一整個途徑，由飲食中的膽固醇，到血液裡的膽固醇，再到心臟病——這個途徑真的有被證實過嗎？」在其中一天的論文發表結束後，他以確切的反問語氣，起身發問。

「噓！噓！噓！」上百位科學家一致地搖起頭來。

「下一個問題？」惱怒的會議主持人說。

在我看來，這個事件說明了營養學研究社群最特異的地方，就是他們容納另類觀點的空間竟是如此驚人地狹隘。當我剛開始做研究時，曾期待找到一群能優雅辯論的科學家，結果我看到的卻是如洛凡斯科夫一般的研究者——他承認自己已成為企圖挑戰傳統智慧的獨立思考研究者應該警惕的訓誡案例。他的前驅者從一九六〇年代開始，就未曾被膽固醇的正統理論說服，他們只是被消音、感到厭倦或退休了。在基斯的理念廣為散播且獲得重要權力機構採用時，那些挑戰他的人，就面臨了一場困難——有些人或許會說是沒有贏面——的戰役。身為如此重要論辯的落敗一方，他們的專業生涯也陷入困頓，很多人失業，喪失研究經費、演講機會，以及所有因學術聲望帶來的好事。即使在這些飲食—心臟假說的反對者當中，也包括了一些該領域的佼佼者，尤其是《美國醫學學會期刊》（*Journal of the*

13. 流行病學家以「效應值」來表達這些差異，而如基斯所發現的極低數值，迄今仍是大部分營養流行病學研究結果中出現的常態，其中包括二〇一二年時一個令人警覺的發現，將慢性病與紅肉連結。（Pan et al, 2012）

American Medical Association, JAMA）的一位編輯，他們也同樣得不到會議邀請，無法在聲望崇高的期刊發表研究。他們發現，含有異議結果的研究不但不能提出來論辯，反而被完全排除或忽略；遭受毀謗或奚落，甚至是這些飲食－心臟假說反對者常有的經驗。簡而言之，他們發現自己再也無法對本身的領域做出貢獻——這卻是每個科學家的夢想與壯志裡最自然、基本的元素。

令人驚訝的是，營養科學的故事，其實並非如我們所期待的，是由冷靜清醒的研究者踏著審慎度量、賢明果斷的步伐開拓邁進，反而是符合了歷史上的「偉人」理論，由強人們以個人的魅力、才智、聰穎或機敏操控著事件的發展。而在營養學的歷史上，安塞·基斯，顯然就是那個最有力量的「偉人」。

3.

低脂飲食在全美引起風潮

The Low-Fat Diet Is Introduced to America

一九六一年對安塞．基斯和他的飲食—心臟假說來說，是重要的一年，他在三個地方完成了奪權壯舉——一是在美國心臟協會（American Heart Association, AHA），這是美國史上最具權勢的心臟病組織；另一是在《時代雜誌》封面，這是當時最具影響力的雜誌；其三是在國家衛生研究院，這個機構不但是地表上領導科學的權威，也是擁有最多研究經費的地方。這三組人馬是營養學界裡最重要的推手，有利於飲食—心臟假說的「偏見」一旦進駐這三個地方，三者的運作即有如職業摔角組合般，將基斯的理念制度化，並在未來幾十年繼續往前和往上傳遞。

美國心臟協會就有如一艘遠洋渡輪，冒著飲食—心臟假說的蒸汽前進。美國心臟協會創始於心臟病氾濫之初的一九二四年，是由心臟病學家們組成的科學學會，試圖對這種新疾病增進了解。有好幾十年，美國心臟協會始終規模很小，而且欠缺經費，一點收入都沒有。後來，在一九四八年，它走運了，寶鹼公司（Procter & Gamble）指定這個團體獲得旗下「答對或處罰」（Truth or Consequences）廣播遊戲節目中的所有獎金，募集了一百七十四萬美元，現今價值約一千七百萬美元。在一個午餐會中，寶鹼公司的主管們將支票呈給美國心臟協會主席，於是，「金庫突然滿了，有資金可供研究、推動公衛進步並發展地方團體——所有夢想中的事物！」

寶鹼的支票成為「開展」這個團體的「鉅款推進器」。果然，一年後，此團體在全國開設了七個分會，並收到二百六十五萬美元的募款。及至一九六〇年，分會已達三百多個，每年募款超過三千萬美元。挾著寶鹼公司與其他大型食品企業的持續贊助，美國心臟協會迅速成為全美最首要的心臟病團體，也是全美不分類別的最大非營利組織。

一九四八年挹注的新資金，也使該團體得以聘任第一位專業理事，他是美國聖經協會的前任募款人，隨即就在全美展開前所未見的募款活動，上遍綜藝節目、時尚節目、問答節目、拍賣會，在電影院前募捐，企圖集資並讓美國人認識心臟病是這個國家的頭號殺手。及至一九六〇年代，美國心臟協會已在研究上投資數億，成為大眾、政府機關、專業人士與媒體心目中最權威的心臟病資訊來源。

由於飲食被認為可能引起心臟病，美國心臟協會在一九五〇年代末，成立了一個專家委員會，發展出一套關於中年男性應如何防範心臟病的飲食建議。艾森豪總統也在美國心臟協會創始人保羅·懷特的監督下，遵行一套「護心」飲食，以對抗自己的病情。懷特的照護，讓艾森豪得以重返橢圓形辦公室工作。這件事實對美國心臟協會意義重大，因為這顯示了此團體的建議值得依循，同時也促進了募款。艾森豪的心臟病突發，讓美國心臟協會得到了比前一年多出四十%的捐款。[1]

新成立的美國心臟協會營養委員會明白，當時一般醫生都面臨著極大壓力，必須要有所作為——「人們想知道他們是否正逐漸吃出心臟病。」該委員會寫道。但這個委員會卻得以抗拒這種壓力，發表了一份審慎的報告。報告裡陳述，沒有證據能可靠地說明，任何人身上的高膽固醇，是否必定會導致心臟病突發，因此要建議美國人為此做任何「激烈的」飲食改變，仍然過早。（不過，這個委員會確實建議肥胖者將脂肪攝取量減少至二十五到三十%之間，因為這是減少卡路里的良方。）委員會甚至狠狠打擊如基斯般的飲食—心臟假說支持者，因為他們採取「無可妥協的立場，而這種立場乃是植基於

1. 艾森豪在總統任內非常支持美國心臟協會。他在橢圓形辦公室頒發該協會的「年度之心獎」，在白宮舉辦該協會的「護心基金募款」（Heart Fund Campaign）開幕式，出席美國心臟協會理事會議，並擔任美國心臟協會未來榮譽主席一職，他的閣員也任職於美國心臟協會。美國心臟協會的歷史這樣記載：「因此，美國政府高層領導人士是活躍的心臟運動人士。」（Moore, 1983, 85）

無法通過批判性檢視而成立的證據」。他們認為那些證據，並不足以讓人固守如此「僵硬的立場」。[2]

然而，美國心臟協會的政策卻在幾年後大為轉向──也就是在基斯與傑若麥．史戴姆勒進入委員會之後。傑若麥．史戴姆勒是一位來自芝加哥的醫生，也是基斯的盟友。儘管有些批評者指出，基斯或史戴姆勒皆未受過營養科學、流行病學或心臟病學的訓練；而且繼上次美國心臟協會發表那份營養立場聲明之後，並無任何更有力的證據支持基斯的論點，但這兩人仍極力說服其他委員會成員，應該將飲食—心臟假說普及化。於是，美國心臟協會委員會轉而支持他們的觀點，在一九六一年的報告中指出，「當今可得的最佳科學證據」建議，美國人可藉由減少飲食中的飽和脂肪與膽固醇，以降低心臟病突發與中風的風險。

這份報告也建議以多元不飽和脂肪──如玉米油或大豆油，「理智地取代」飽和脂肪。不過，這套所謂的「護心飲食」，總脂肪量仍相當高。事實上，美國心臟協會起初並未強調要減少總脂肪量，而是直到一九七〇年，史戴姆勒才將此團體帶往這個方向。不過，在第一個十年裡，該協會所致力的主要工作即是減少食用肉類、乳酪、全脂奶和其他乳製品中含有的飽和脂肪。一九六一年的美國心臟協會報告，是世界上第一次有國家級組織發出正式聲明，建議採取低飽和脂肪飲食以預防心臟病。一言以蔽之，這也就是基斯的假說。

這對基斯來說，不論在個人層次、專業地位和意識型態上都是一次巨大的勝利。美國心臟協會在心臟病議題上的影響力，從以前到現在都是無與倫比。這個領域的科學家，有誰不嚮往能為美國心臟協會營養委員會服務，而且從一開始，這個委員會公布的飲食指南，就一直被奉為營養建議的圭臬，其影響力甚至擴及全世界。因此，基斯能將他個人的假說夾帶進這些飲食指南，就有如編輯了此機構的DNA，設定出美國心臟協會的成長走向。而隨著組織成長，這個團體在過去半世紀中，也順勢成為基斯的飲食—心臟假說這艘大船的船舵與動力引擎。

基斯本人認為他幫忙撰寫的一九六一年美國心臟協會報告，「有些過於謹慎」，因為這個報告只規範了高風險人口的飲食，而非全美人口。但他大可不必太過抱怨，因為兩週後，《時代雜誌》即以五十七歲的基斯作為封面專題人物，封面上的他戴著眼鏡、身著白袍，背景是一幅心臟插畫，有靜脈與動脈接連從中冒出。《時代雜誌》稱他為「膽固醇先生」，並引用他的建議——將膳食脂肪從當時占總卡路里攝取量的四十%，減少到嚴苛的十五%。基斯更對飽和脂肪攝取量提出嚴峻的建議——從十七%降到四%。他說，這些措施是避免高膽固醇的「唯一確切方法」。

這篇文章花了很長的篇幅談論飲食—心臟假說，以及基斯的個人生平——他被描述成不受羈絆且尖銳，但又帶著某種權威，認為良藥苦口。「人們應該知道事實，」他說，「他們要是想把自己吃上黃泉路，就由他們去吧。」根據此文，基斯本人似乎不太依循自己的飲食建議——他與瑪格麗特在家配著「柔和的布拉姆斯」所享用的「例行」燭光晚餐，就包含了肉類——牛排、豬排和燒肉——而且一週至多三次。（某次，有個同事還曾在一個會議上，見到他與史戴姆勒將炒蛋囫圇吞下肚。）「沒人想只吃粥泥。」基斯解釋說。在《時代雜誌》的這篇文章裡，只有一處簡短提及，基斯的觀點實際上「仍受到」「一些」對冠狀動脈疾病成因有衝突看法的「科學家」所「質疑」。

2. 當時的主流科學家，嚴肅地認為心臟病的成因有各種不同可能，包括維他命B6缺乏、肥胖、欠缺運動、高血壓與神經緊繃等。（Mann 1959, 922）

而讓飲食—心臟假說這艘大船往前行駛的另一具引擎，就是媒體。當時大部分的報章雜誌很早就被基斯的觀點說服。比方說，《紐約時報》在給保羅．懷特頭版版面時，早已接受了基斯的觀點（一九五九年有一則頭條是「醫囑中年男性須慎防脂肪」）。就如同研究界一樣，媒體也在尋找心臟病氾濫的答案，而膳食脂肪加膽固醇聽起來還頗有道理。

基斯不僅有公關天分，他的語言強烈、解答聽起來有終極性，比起其他科學家的新聞稿，顯然對記者更具吸引力——比方說洛克斐勒醫學研究中心的艾仁斯，他就曾冷靜地誡示，必須注意這項假說欠缺適當的科學證據。媒體也以美國心臟協會馬首是瞻，所以在該團體公布其「護心飲食」的建議方針之後，《紐約時報》即報導此觀點獲得「頂尖科學組織予以權威性的」肯定——減少或改變個人飲食中的脂肪成分，可預防心臟病。

一年後，《紐約時報》報導這些新飲食模式時，明顯採用了一種勢不可擋的語氣——「雖然以往人們認為乳製品與健康、活力有關，但現在已有許多人將乳製品與膽固醇、心臟疾病連結起來。」有篇題為「不再神聖？牛奶對美國人的吸引力減退」的文章如此陳述。媒體對於基斯的假說，幾乎是一致認同。報章雜誌的報導，讓全美國都認識了基斯的飲食建議，女性雜誌同時也將這種飲食帶入廚房，提供減脂與少肉食譜。具有影響力的健康專欄作家，也幫忙傳播訊息——哈佛大學的營養學教授尚．麥爾（Jean Mayer），為一個全美連載的專欄執筆，每週兩次刊登於全美最大的一百家報紙，總發行量有三千五百萬份。（一九六五年時，他稱低碳水化合物飲食為「大型謀殺」。）自一九七〇年代開始，《紐約時報》的健康專欄作家珍．布洛迪（Jane Brody），便成為飲食—心臟假說的最大推手；她忠實地報導美國心臟協會的公告，以及任何將脂肪與膽固醇連結到心臟病和癌症的新研究。

一九八五年，她寫了一篇題為「美利堅走向更健康飲食」的文章，在一開頭就以吉米·強生這個人物為例進行描述——他「向來聞著鍋裡的培根味起床」，他太太還會記得將培根油留起來煎蛋；如今，就如強生先生說，「只是帶了點惋惜：『早餐裡不再有那個味道了，但我們都因此更健康了。』」

記者可以描繪出生動的畫面觸及廣大的讀者，但他們所講的還是跟衛生官員的建議如出一轍。對媒體和營養學專家而言，基斯所提出的一連串因果關係似乎合理至極——膳食脂肪導致膽固醇升高，最終則會使血管硬化而導致心臟病突發。這套邏輯是如此簡單，彷彿是不證自明。但就算低脂與護心飲食廣為流傳，仍沒有足夠的證據加以支持，而且是從來就沒有。結果就是，這一連串事件中的每一個步驟都未經實證——未曾有證據顯示，飽和脂肪會導致最具破壞性的膽固醇值上升；也未曾有證據顯示，總膽固醇量對大多數人而言，會升高心臟病突發風險；即使是血管通道變窄，也無法證明可藉此預測心臟病突發。

但是在一九六〇年代，這些真相還要再過十年才會被揭露，當時的官方機構與媒體，都熱情地追隨基斯那極具吸引力的簡單概念。他們似乎已被說服，也都看不見反對的證據。

事實上，值得一看的反而是那些遭他們忽略的證據。雖然有某些科學觀察——最負盛名的就是七國研究——似乎支持飲食—心臟假說，但早期即有不少的研究，已令人訝異地不隨這股勢力起舞。以下我們將介紹其中幾個。

不符基斯假說的早期研究

一九五〇年代，在美國公共衛生服務局的指示下，研究者威廉．祖克爾（William Zukel）曾到北達科他州東北角，針對因心臟病突發或冠心症致死的人們進行研究。在一年內，他的團隊指認出二百二十八個此型案例，並取得其中一百六十二人的飲食細節與生活方式歷程。發現心臟病患較可能是吸菸者；但除此之外，祖克爾並無法以飽和脂肪、不飽和脂肪或總卡路里攝取量來區分兩個群組之間有何差別。[3]

在愛爾蘭，則有研究者針對一百名六十歲以下、曾經心臟病突發的男性分析其飲食，並且將其與同年紀、同性別的控制組進行數年的比較。結果，研究者無法找到這兩個群組在脂肪攝取量或型態上的差異。一年後，同一組研究團隊又以五十名中年女性做了類似研究，也獲得一樣的結果。這些研究者將他們的發現發表在廣被閱讀的《美國臨床營養學期刊》（*American Journal of Clinical Nutrition, AJCN*）上，指出基斯雖然（基於當時的國際統計數據）提出了飽和脂肪與心臟病之間的連結，但他們的研究「無法支持」此結論。

馬賀札（S. L. Malhotra）是孟買鐵路西部幹線的醫藥主任，他確實曾在有／無心臟病的男性之間發現飲食差異，卻無助於飲食—心臟假說。馬賀札曾以一九六〇年代中期任職於印度鐵路的逾百萬名男性雇員為對象，進行為期五年的心臟病研究，他發現印度南部金奈（Madras）的鐵路清掃員，其心臟病罹患率要比北邊旁遮普（Punjabi）的鐵路清掃員高出七倍之多——即使後者的脂肪食用量是前者的八到十九倍（大部分來自於乳製品）。印度南方人很少吃脂肪，他們吃的是不飽和的花生油，但平均而言，他們要比在北方的對應人口短少十二年的壽命。馬賀札論文的建議是「多吃發酵乳類食品，比方說優酪乳、優酪乳雪酪和奶油」。馬賀札曾將此發現發表於流行病學最重要的期刊之一，卻從未被評論，也幾乎不曾被引用。

在此同時，也有其他研究者前往賓州的羅塞托（Roseto），探究以義大利裔居民為主的此地，心臟病的死亡率為何「顯著偏低」——不到鄰近城鎮死亡率的一半。研究者很快就發現，這並不是因為欠缺脂肪——當地飲食含有大量動物性脂肪，包括邊緣有厚達一吋肥油的燻火腿肉，且大部分的餐點都以豬油烹調。接受觀察的一百七十九名羅塞托男性，食量多半都很大，而且喝很多酒。他們大多超重，但從一九五五到一九六一年的研究期間，沒有任何一個五十五歲以下的人死於心臟病突發。

這個特別的研究，在一九六四年發表於另一份廣被閱讀的刊物《美國醫學學會期刊》，並遭基斯嫌惡地形容為「浮誇的國際宣傳，而且顯然在某些醫學圈獲得立即採納」；他覺得必須有所回應，因此提出三頁洋洋灑灑的批判，於一九六六年同樣刊登在《美國醫學學會期刊》。這種狀況並不常見，因為對於一項研究的質疑，通常會被侷限於只能以簡短的「讀者投書」表達，因此，該期刊給基斯的篇幅，無疑反映出他在此領域過度放大的崇高地位。基斯觀察到，研究的參與者是自願的（因此並非

3. 此種以詢問回溯病人飲食的研究，稱為「病例對照」研究（case-control study）。一般理解此種研究會有「回憶偏差」的缺失，病人可能無法正確記得過去的飲食。以心臟病患為例，一旦確診，醫生通常會建議減少飲食中的飽和脂肪量（也可能是總脂肪量），因此這些病人就可能會出現傾向於遵守醫囑的回憶偏差。再者，既然所有美國人自一九六〇年代起就被建議採取低脂飲食，對照組可能也有一樣的偏差。不過祖克爾在一九五〇年代的研究，不太可能受到這些問題左右，因為直到一九六〇年代之前，大部分執業醫生並未建議心臟病患採取低脂飲食。

隨機抽樣），且其蒐集到的飲食數據，無法正確反映其中許多義大利男性移民的終身飲食模式。[4]就算這些研究者的方法符合當時標準，基斯還是論定，羅塞托的數據「當然無法證明飲食裡的卡路里與脂肪並不重要」。他的回應看來的確成功地將此研究邊緣化——從此之後，這個研究就很少再被提起。

這類顯示脂肪的食用量難以與心臟病風險相互連結的發現，顯然對基斯的假說造成問題，卻仍不斷出現在世界各地。一九六四年，日內瓦世界衛生組織的一名醫官魯溫斯坦（F. W. Lowenstein），蒐集了每一個他能找到的零心臟疾病人口研究，做出了這樣的結論——這些人的脂肪食用量差異很大，從聖本篤修會修士及日本人只占總卡路里的七%，到索馬利亞人的六十五%，在這兩端之間還有各種數值——馬雅人（Mayans）是二十六%，菲律賓人是十四%，加蓬人（Gabonese）是十八%，聖基茨島（St. Kitts）上的黑奴是十七%。脂肪的類型也是各式各樣，從佛教和尚食用的棉花籽油與芝麻油（植物性脂肪），到馬賽族人喝的整加侖牛奶（全是動物性脂肪），以及植物性脂肪與動物性脂肪混吃的大部分其他族群。而從這些發現中唯一能得到的結論，就是膳食脂肪與心臟病之間的連結，充其量只是薄弱且不牢靠的。

這些研究幾乎都發表在知名的科學期刊上，其中有些曾經引起討論與爭辯——這些研究也是營養學「對話」的一部分——但飲食—心臟假說的支持者卻總是找藉口排除它們，說這些研究一定有錯誤詮釋、無關緊要，不然就是數據基礎不可靠。

大致而言，一個研究者可以自行決定要挑選或排除哪些研究，以形成一個假設。在這個過程中，最難克服的就是這種人性的本能——我們會只挑選那些順勢支持自己假設的觀察，同時排除那些表明反對的研究。有大量的心理學研究顯示，人們會以能證明自己先前信仰的方式，來回應科學或技術性證據。所謂的「選擇偏誤」（selection bias），就是指人們過於執著自己的假說或信仰體系時所造成的危險。

十七世紀的偉大理論家法蘭西斯．培根（Francis Bacon），稱此種偏誤為「心靈的偶像」（idols of the mind），而抗拒「心靈的偶像」，正是科學方法試著要做到的。科學家應不斷嘗試反駁自己的假設，或者如二十世紀偉大的科學哲學家之一卡爾．波普爾（Karl Popper）所描述，「科學方法是一種大膽的臆測，同時也要以精巧與嚴謹的嘗試去反駁這些臆測」。[5]

看到這些由賓州羅塞托到北達科他州的早期研究如此遭到忽視與排除，作為一個研讀飲食—心臟假說歷史的學生，很難不認定這是種選擇偏誤，而且已這樣持續運作了幾十年。有眾多的實驗不是被遺忘、就是被扭曲，我們在此回顧的，只是早期且相當少數的部分。就如我們之後將看到的，這些被忽略、或刻意被錯誤詮釋的研究，其實是在營養科學史上，對飲食與疾病所做過、最大且最具雄心壯志的實驗。

---

4. 此處基斯明顯有雙重標準，因為他的七國研究所採集的資料，也是來自因二次大戰而大幅改變飲食模式的人們。
5. 美國科學促進協會（American Association for the Advancement of Science）主席暨知名地質學家張伯倫（T. C. Chamberlin），曾於一八九七年以詩意的眼光，寫下要對自我理念保持客觀的困難度。當自己投入某個觀點的那一刻起，一個「智識之子迸然出世」，從此即很難保持中立。心靈「樂於」在可支撐其理論的事實上流連，並對那些不表認同者自然地冷淡，他寫道。（Chamberlin, [1897] 1965）

其他理念與反對意見

選擇偏誤的特點之一，即是人們——包括受過訓練的科學家——經常未認知到自身可能受此所苦。在飲食—心臟假說形成的這些年間，眾多研究者究竟是受何左右，這算是其中一個合理單純的解釋。然而，我們的確有理由說，基斯並未提防自身的偏見，他認為證明的責任是在反對者身上。他未曾如波普爾所倡議的，企圖去反駁自己的想法，而是毫不猶疑地宣導著「自己心中的偶像」。看來基斯及其同事顯然認為，他的假說不只該被接受，甚至也該於全美宣導，因為以他們看來，這有許多潛在的健康益處。而且，他們難以想像降低膳食脂肪會造成什麼出乎意料的後果。

不過，倒是有一個人能預見這些後果，那就是彼特．艾仁斯。艾仁斯從一開始就強調，基斯的想法——先是總脂肪量，再來是飽和脂肪——是非常不確切的，而且心臟病成因還有其他可能的解釋。（艾仁斯早於一九五七年就提出異議：「將未經證實的假設熱切地宣告為事實時，應該要適時反省觀察中的現象是否還有其他解釋的可能性。」）艾仁斯的研究打開了另一條路線，暗示在穀麥片、五穀類、麵粉與糖中可找到的碳水化合物，即使非實際成因，也可能直接促成肥胖與疾病。他並正確預言，減脂飲食只會提高我們對這些食物的食用量。

正當絕大多數人都一窩蜂執迷於血清膽固醇時，艾仁斯反而對三酸甘油脂有興趣；三酸甘油脂是由在血液中循環的脂肪酸組成的分子。科學中常見新科技推動領域進步，而艾仁斯即是使用矽酸薄層層析法（silic acid chromatography）從血液樣本中分離出三酸甘油脂的先驅。他在一九五一到一九六四年間，進行了嚴密控制的液態配方餵食實驗，而結果持續顯示，每當以碳水化合物取代飲食中的脂肪時，三酸甘油脂就飆高。（以穀麥片取代蛋和培根當早餐，就是最好的例子。）

艾仁斯與耶魯大學的一個年輕醫生瑪格麗特・歐彬克（Margaret Albrink）合作，比較了紐哈芬醫院內的心臟病患與附近美國鋼鐵線纜公司（American Steel and Wire）健康員工的三酸甘油脂和膽固醇值。他們發現，在冠心病患者身上，高三酸甘油脂比高膽固醇更常見。因此，他們斷定三酸甘油脂——而非總膽固醇，是更理想的心臟病檢測指數。雖然這在當時並非主流研究路線，但在下一個十年間，卻有一些研究者證實了他的基礎發現。

艾仁斯發現三酸甘油脂產生了一種乳白色液體讓血液混濁，這在試管中清晰可見，他通常都會在演講時展示給聽眾看，然後再吐露出驚人的一句：這混濁的血液是屬於高碳水化合物飲食者；而另一瓶清澈的血漿，則是屬於高脂飲食者。在少數案例中，會有相反的情況發生，但艾仁斯相信這些人有罕見的遺傳疾病。大部分病人的血液都呈乳白混濁狀，因為這是「在每個高碳飲食者身上都會發生的正常化學程序」，艾仁斯寫道。艾仁斯也發現，血液會在減少攝取碳水化合物後變得澄清，但限制總卡路里也有同樣的效果。艾仁斯認為，第二項低卡路里效應，或許能解釋戰後日本偏鄉窮人為何有著低三酸甘油脂值，即使他們吃很多米。

由於高三酸甘油脂也常見於糖尿病患，而糖尿病患也有較高的心臟病風險，因此歐彬克勾勒出一個情境，就是這兩種疾病有個共同的成因是——體重過重。不管是什麼使人肥胖，都會使其體內的三酸甘油脂激增，並導致心臟病與糖尿病。而導致肥胖的成因，歐彬克認為可能是碳水化合物。這是個恐怖的景象，如今已有越來越多的實據可以佐證，但歐彬克與艾仁斯在一九六〇年代初期首度提出此說時，卻是非常新穎的理念。

這種飲食意涵，完全與基斯的主張相反。依照艾仁斯的模式——碳水化合物，而非脂肪，才是引起心臟病的原因，由於低脂飲食無可避免地會成為高碳水化合物飲食（減少肉類與奶製品，會使人們吃下更多穀類與蔬菜，因為沒有其他選擇），於是兩個假設便互相牴觸。

艾仁斯擔心，若建議大眾採取低脂飲食，會令人們的三酸甘油脂值惡化，且使得肥胖與慢性病問題更加嚴重。然而，艾仁斯在營養學界，就有如希羅神話中預言不為人信的卡珊卓拉（Cassandra），未曾獲得勝利，即使他還是領域中最受敬重的科學家之一，也是諸多具影響力的研究者會洗耳恭聽的對象。他不厭其煩地指出低脂飲食需要有更多、更好的證據支撐，也持續提醒同事們別驟下結論，但他或許就只是不夠強勢。

而基斯及其親近的同事在提倡他們的假說時，則獲得廣泛的成功，因為他們極力擁護自己的觀點。他們還採用了另一個策略，就是無情地詆毀反對人士。事實上，他們的作為或許可以被稱為營養科學界的血腥運動。以意志力剷平反對者或許不是基斯與史戴姆勒的發明，但他們確實是運用此策略最有效率的佼佼者之一。

強悍排外的營養科學家

傑若麥．史戴姆勒是芝加哥西北大學的心臟疾病專家，而且從一九五〇年代晚期開始成為基斯的重要同事。當我在二〇〇九年見到他時，他向我生動地重現這場血腥運動的實況。他當時八十九歲，仍相當活躍。我向他問起建立飲食—心臟假說的關鍵研究——史戴姆勒主掌其中大多數的研究，也是美國心臟協會和國家衛生研究院的重要人物。本書將在之後討論史戴姆勒的貢獻本質，此處則只是指出他在談話中很快就轉而攻擊諸多反對者，明顯反映出營養科學界就有如某種政治戰場。

「那我們就來談彼特．艾仁斯吧。」他主動提起，「彼特．艾仁斯！他總是像個大路障般擋住每件事！我以前常和彼特有熱烈的討論。」

史戴姆勒開始以嘲諷的方式，模仿艾仁斯講話：「不，我們正在研究這個，給我們五年的時間。我們必須做平衡的研究。我們必須弄清楚。我們並不知道。」相較之下，史戴姆勒與基斯則是企圖盡快往前邁進，提出概括式的公衛建議。他們代表的是營養學領域核心論辯議題的其中一方——流行病學研究所發現的關連性，是否就足以作為飲食建議的基礎？基斯與史戴姆勒相信答案是肯定的。這絕非是因為他們覺得會有完美的證據，而是他們認為在一個要做出各種困難權衡選擇的世界裡，有流行病學證據就已足夠。等待一個大型臨床實驗得出結果，要花上十年或更久，而在此同時，人們卻一直死於心臟病突發。

因此，艾仁斯的戒慎冷靜語氣很令史戴姆勒惱怒。「他總是反對任何聲明。我會說，『彼特，你是說目前的美式飲食就是你能為全美國人的健康想出的最佳飲食嗎？』『不！不！』『但是彼特，拜託，想想這邏輯！』總之，他現在已經死了，不在了。」

聽史戴姆勒講話，我幾乎可以想見他當時的唇槍舌劍。「還有亞欽！」一提到那位倡議糖類假說的英國醫生，史戴姆勒幾乎是對我咆哮起來，「我也曾加入駁倒他的行列！」還有麥可．奧立佛（Michael Oliver），一位重要的英國心臟病醫生和飲食—心臟假說的批評者，史戴姆勒反覆稱他是個「壞蛋」。

如同史戴姆勒，基斯也完全不留任何辯論空間，對於那些膽敢與他意見不同者，他的反應讀來真是驚人。一九七三年，德州農工大學教授雷蒙・雷瑟（Raymond Reiser）在《美國臨床營養學期刊》中針對飽和脂肪假說發表了一篇完整且嚴謹的批判，而基斯以二十四頁對此回應的文章則在一開頭就說，雷瑟的分析「讓人想起鄉鎮園遊會裡妙妙屋中的扭曲哈哈鏡」，而且從頭到尾，基斯的語氣都是無情的嘲諷——「這是典型的扭曲」，他寫道，而且「在一個十六字的句子裡恐怕難以再塞進更多偏誤」；「雷瑟的陳述誇大……」「他完全忽略了……」「顯然，雷瑟並不懂。」

跟許多批評者一樣，雷瑟也曾重新檢視多項以飲食—心臟假說為基礎的重要研究。而他有些重要的觀察近來又重見天日——他列舉了許多早期研究在方法學上的潛在問題，並指出某些類型的飽和脂肪酸——例如硬脂酸（stearic acid），這種肉類含有的主要脂肪酸，完全沒有提升膽固醇之效。基斯的回應也包括了對各項特定質疑的反駁，雖然他同意硬脂酸屬「中性」，但他堅持其他類型的脂肪酸有提升膽固醇的化學性質。雷瑟寫了一篇簡短的讀者投書到期刊回應基斯——他不太情願地說，「有人指控我抹黑那些我曾探討其論文的科學家、並且蓄意說謊，我想我必須對此做些反駁。」

不論歧見為何——科學的複雜就代表總會有某些歧見存在——基斯與史戴姆勒採取的強勢作風遠甚於常態，很少有人能望其項背，而且與時俱進。於是，飲食—心臟假說有了越來越多的追隨者，以及更多體制上的正統性，漸漸少有人膽敢再企圖挑戰。

喬治・V・曼恩

除了艾仁斯和雷瑟，少數曾經公開表達質疑的優秀科學家，還有喬治・曼恩——他是范德堡大學的生化學家，曾經到非洲研究馬賽族人。曼恩的研究生涯，在早期即不時有卓越表現——他是首先提出反式脂肪警訊的科學家之一，時為一九五五年；而且他推測，血管內的斑塊突然斷裂，必定是心臟病突發的重要因素，更甚於緩慢的血管堵塞。他的這項說法後來被證實是對的，雖然是在幾十年後。

在非洲，曼恩見到人們靠著肉類、血與奶的飲食活得好好的，總膽固醇值是全世界最低且無人得心臟病——而且很明顯地，也沒有其他慢性病。

這些發現是如此不利於飲食—心臟假說，以致營養學研究者必須拿出實際作為，才能將其推翻。於是，幾個美國大學組成了一個科學團隊，到肯亞去尋找曼恩的數據漏洞。然而，令他們懊惱的是，最後他們還是不情願地證實了曼恩的發現。後來，為了替這些不符預期的數據找個解釋，有一組研究者提議，或許是歷經數千年後，馬賽族人發展出了可降低血膽固醇的特殊基因。但是，這個理論很快就由一群遷居到鄰近奈洛比的馬賽族人推翻，因為他們的膽固醇值比住在偏鄉的族人高出整整四分之一；也就是說比起故鄉的族人，他們更像西方人。因此，環境顯然比基因更具優勢——如果真有特殊基因的話。

可想而知，基斯必定企圖將曼恩的研究貶到邊緣。「那些原始遊牧民族的特異之處，與理解其他人口的心臟病無甚關連。」他寫道。在做七國研究時，基斯曾藉由比較世界各地的人口，以找尋關於飲食的真相，但如他後來強調的，這些都是歐洲人，因為他認為歐洲人比較能作為美國人的參照。

另外，基斯也用一樣輕蔑的論證，以排除對北極圈內因紐特人的觀察成果。如同曼恩，斯德凡森也親身見證了健康如何能與高脂飲食並行。因紐特人的飲食如前述所言，起碼有五十%是脂肪；而且，斯德凡森甚至親身在一九二九年進行了一年的實驗，只吃肉類與脂肪。他很樂觀地期待這些作為能令其他研究者喝采讚嘆，「同聲擁戴高脂飲食」，而對聲名掃地毫無準備。「摔得好重啊！」他寫道，「空中第一片雲不過一人之手般大小，事實上是比安塞．基斯博士一封簡短友善的私人信柬還小。」此為一九五四年。

很快地，基斯就公開揚棄斯德凡森的研究有如曼恩的冒險事業，是異域之事且與大眾無關——雖然「他們怪異的生活方式可刺激想像力」，尤其是「廣為流傳的愛斯基摩人……高興地狼吞虎嚥肥脂的畫面」，「沒有任何基礎」可以支持因紐特人的案例「有任何貢獻」，而且此例「並不足以構成脂肪—飲食冠心病假說的例外」。

過度的善意也可能造成傷害，這是費卓克．J．史戴爾（Fredrick J. Stare）對斯德凡森研究所表現的態度。史戴爾是基斯的擁護者和哈佛大學公衛學院營養系主任，也是斯德凡森的朋友，曾為他所寫的一本談論因紐特人的書寫過導讀。但是，史戴爾卻小看了斯德凡森的研究所提出的重大問題，未多加鼓勵讀者認真思索。「這對你是好或壞？」他試著問道，「當然，如果我們都開始多吃肉，很快就會供不應求，尤其是那些『上等的部位』。」[6]史戴爾繼續輕鬆地笑談此書，未曾努力思索斯德凡森這項科學研究的潛在含意，甚至在結尾說要推薦這本「具有娛樂性」的書給讀者。

在這本書出版的八年後，斯德凡森於一九六二年辭世，而他的觀點也從營養學主流中消失。

佛瑞明罕研究

在一九六〇年代初進入這個領域的喬治．曼恩，在因為研究馬賽族人而使自己陷入泥淖前，已締造相當程度的成就。事實上，他曾經是有史以來最富盛名的心臟病研究之一——「佛瑞明罕心臟研究」（Framingham Heart Study）——的副主持人。佛瑞明罕是靠近波士頓、位於麻薩諸塞州的一個小城，從一九四八年以來，簡直就有如心臟病研究的培養皿，受試者如今已延續到第三代。研究開始時，約有五千名中年男性與女性受試者，這項調查旨在檢驗所有研究者思考所及、可能影響心臟病發展的各種因素。受試者必須每兩年做一次完整的健康檢查、面談與追蹤檢驗。這個研究是首度大規模的嘗試，企圖找出吸菸、高血壓與基因等風險因素，是否能可靠預測足以致死的心臟病突發。

在經過六年的研究之後，佛瑞明罕研究群在一九六一年宣布了第一個重大發現——高的總膽固醇值能可靠地預測心臟病。這被認為是心臟病研究史上最重要的發現，因為在此之前，即使專家們已認為血清膽固醇有害，也只有間接的證明。

這項資訊牽連甚廣。首先，這解決了一個始終困擾著心臟病研究的問題，就是研究者必須在病患死亡前取得某種可測量的數據，以評估心臟病突發的風險。這聽來頗為冷酷無情，但在試圖偵測疾病成因時，死亡是研究的理想終點。研究者希望能追蹤受試者，檢視他們的食物、他們是否吸菸及其

---

6. 斯德凡森承認，作為在新罕布夏州漢諾瓦市唯一垂涎肥肉的人，有個連帶好處是——肥肉是被丟棄的，可自肉販處免費取得；其他顧客認為那些肥肉是雜碎，連餵狗都不值。（Stefansson, 1956, xxxi）

他因素，直到他們死亡。按照研究語彙，死亡是一個「事件」或「硬終點」（hard end point），是毫無爭議的實驗終點數據。（心臟病突發也被視為「硬」終點，但就如我們之前所見，即便如此，這其中仍有些診斷上的不確定性。）從無可否認的死亡事實回溯，研究者便可問：「是因為他們吃了多少培根、或是吸了多少菸，還是有其他原因？」

然而，等待實驗對象死亡，代表研究者勢必要追蹤一批人口多年，承受相當負擔。因此，在死亡前找一個「中間」或「軟」終點測量，一直是個科學大哉問。假使有個指標能可靠地預測心臟病，研究者就能進行歷時較短的實驗，改而測量這些中間因素即可。佛瑞明罕研究指出總膽固醇值可以做為一個軟終點，因此被視為領域中的一大突破——科學家們現在想必可以做出結論：會提升總膽固醇的食物，也會增加心臟病突發的風險。而醫生們也可藉此幫助病人辨識其冠心病風險。因此，佛瑞明罕研究對於膽固醇的發現極為重要，尤其關鍵的是，它消除了研究者對飲食—心臟假說可能仍抱持的任何疑慮。威廉·肯內（William Kannel）是佛瑞明罕研究的醫學主持人，當地一家報紙曾引用他的話：「血清膽固醇就是以某種方式與冠狀動脈硬化緊密連結，這已不需再有合理的懷疑。」

然而，三十年後，在佛瑞明罕的一個追蹤研究裡——當研究者因為更多受試者死亡而取得更多數據之後——總膽固醇的預估能力，卻變得一點也不如研究領導者原先想像的那樣有效。對於膽固醇值在二百零五到二百六十四 mg/dL（毫克／分升）之間的男性與女性，並無法找到這些數值與心臟病風險之間的關係。事實上，半數以上曾經心臟病突發的人，膽固醇值都在低於二百二十 mg/dL 的「正常」值。對於四十八到五十七歲的男性，膽固醇值居中者（一百八十三到二百二十二 mg/dL），要比膽固醇值更高者（二百二十二到二百六十一 mg/dL）面臨更大的心臟病突發致死風險。結果，總膽固醇值終究仍是一個無法可靠預測心臟病的指標。

由於佛瑞明罕研究的領導者多年來已大力宣揚總膽固醇值是心臟病最可能的風險因素，所以他們並未在一九八〇年代追蹤研究數據出現時，費力宣傳這些較薄弱的數據。（他們很快就將話題轉移到膽固醇的次分類，如為人所知的高密度脂蛋白〔好膽固醇 HDL〕和低密度脂蛋白〔壞膽固醇 LDL〕，如今這些數值都可被測量出來、預測疾病的可靠度也更加提升，但就如我們在第六章與第十章將談到的，這些次分類呈現的結果終究還是令人失望。）

佛瑞明罕研究的數據，也無法顯示降低膽固醇是否有任何作用。在其三十年的追蹤報告中，作者群陳述道：「膽固醇每降一% mg/dL，冠心病和總死亡率就增加十一%。」這是驚人的發現，與官方的降低膽固醇說法正好相反。但佛瑞明罕研究的這個特別發現，卻從未於任何科學評論中被探討，即使有許多其他大型實驗也獲得相同的結果。

佛瑞明罕研究還有其他重要的發現也遭忽視，特別是有關飲食風險因子的部分，而這是由曼恩主持的研究負責檢視。曼恩和一位營養學家花了兩年蒐集一千名實驗對象的食物攝取數據，當他在一九六〇年完成計算時，結果很清楚地顯示，飽和脂肪與心臟病無關。對於冠心病發生率與飲食，報告作者群的結論很簡單：「並未找到其中的關係。」

「這就像是對我在國家衛生研究院的長官潑了冷水一樣，」曼恩告訴我，「這跟他們期望我們獲得的發現完全背道而馳。」國家衛生研究院從一九六〇年代初期開始，大致上也支持飲食—心臟假說，而且「他們不允許我們發表那份數據」，他說。曼恩的研究成果，就這樣在國家衛生研究院地下室躺了將近十年。（隱瞞科學資訊「是一種欺騙」，曼恩感嘆道。）甚至當這些發現在一九六八年終於重見天日時，還由於被深埋在底下，以致於研究者必須挖過二十八本大書冊，才能找到我們無法由血清膽固醇值變化回溯人體攝取了哪種脂肪或多少脂肪的新知。

事實上，一直到一九九二年，佛瑞明罕研究的一位領導者才公開承認此研究對脂肪的發現。「在麻薩諸塞州佛瑞明罕，一個人吃越多飽和脂肪……血清膽固醇就越低……而且（他們的）體重最輕。」威廉．P．卡斯提力（William P. Castelli）這樣寫道，他是佛瑞明罕研究的主持人之一。他並非以發表正式研究發現的形式承認此事，而是以社論的型態發表於一本大部分醫生都不太會讀的期刊。[7]（卡斯提力顯然對此發現難以置信，並且在訪談中堅持，問題一定出在飲食數據中有一部分採集不準確。但曼恩使用的方法學在專業領域裡算是一絲不苟，因此卡斯提力的說法似乎不太可能成立。）

儘管有著其他各種成就，但因在膽固醇論辯中站在不受歡迎的一方，讓喬治．曼恩飽受委屈。一九七〇年代後期，當他快退休之前，論文裡即流露出一股受難語氣。在一篇寫於一九七七年的文章中，他一開頭就寫道，「這一整個世代對飲食—心臟問題的研究，是以凌亂不堪做結」，而且稱飲食—心臟假說是一種「受誤導且徒勞的執迷」。

我最後一次與曼恩談話時，高齡九十的他（他於二〇一二年辭世），雖然記憶已不完整，但似乎完全記得，他自認是因為與基斯對立而受到迫害。「這對我的事業打擊很大。」他說。例如，要找到願意刊登他論文的期刊越來越難，而且在他公開反對飲食—心臟假說之後，就幾乎被美國心臟協會的重要期刊如《循環》（*Circulation*）等排除在外。曼恩也相信基斯在國家衛生研究院的重大影響力，導致他長年的研究經費被取消。「有一天，」曼恩憶及，「擔任學術審查會秘書的女士把我叫到走廊，她說：『你這樣反對基斯，會讓你失去研究經費的。』結果她是對的。」

一個人的想法怎麼可能這樣控制整個領域？曼恩解釋道：「你要了解基斯是一個多麼辯才無礙又有說服力的人，他可以跟你聊一整個小時，而且你會完全相信他所說的一切。」

飲食—心臟假說成為王道

曼恩被美國心臟協會和國家衛生研究院邊緣化的故事，說明了一個更重大的事實，那就是飲食—心臟假說是如何在整個領域的專家之間，被僵化為營養學教條。基斯當然是飲食—心臟假說最具影響力的倡議者，但若以為在科學領域裡霸凌幾個人，就能橫掃領域中所有聰明且客觀的學術研究者，那就太過天真了。事實是，在美國心臟協會與國家衛生研究院採納飲食—心臟假說之後，基斯的偏見就進入了體制，這兩個機構訂定整個領域的研究方向，並掌管大部分的研究經費，不想落得如曼恩般下場的科學家，就得跟隨美國心臟協會與國家衛生研究院的研究方向。

美國心臟協會與國家衛生研究院，從一開始就是交叉並行的勢力。一九四八年，當美國心臟協會以志工經營的全國性團體起步時，首要任務之一即是在華盛頓特區設立「心臟遊說組織」（heart Lobby），以說服總統設置國家心臟研究所（National Heart Institute）——他們也在一九四八年完成目標。多年來，國家心臟研究所已蛻變成今日的國家心肺及血管研究所（National Heart, Lung, and Blood

7.《內科檔案》（*Archives of Internal Medicine*）是一份頗受敬重的期刊，但負責全國最大心臟病風險因素研究的卡斯提力，大可在任何地方發表他的文章，包括醫生們較常閱讀的《新英格蘭醫學期刊》（*The New England Journal of Medicine*）。

Institutie, NHLBI），這個新機構的每一步，都與其近親手足美國心臟協會的走向同步共鳴。例如，一九五〇年，兩者在華盛頓特區聯合召開了第一次全國心臟病會議；一九五九年，他們則一起「向全國」提出〈心血管疾病防治十年進展〉報告；一九六四年，這兩個機構又共同在華盛頓舉辦了第二次全國心臟病會議。一九六五年，美國心臟協會主席與國會密切合作，在國家衛生研究院之下建立了地區醫療計畫服務（Regional Medical Program Service），該計畫透過與美國心臟協會簽訂契約，以積密精細的程序在全國建立起心血管照護標準。一九七八年，國家心肺及血管研究所，還與美國心臟協會一起慶祝成立三十週年。

在兩者合作期間，國家心肺及血管研究所不但與美國心臟協會定期發表聯合報告，並共同舉辦會議、成立工作小組，加上其他頂尖心臟病學會的活動，共同寫成了心臟病研究的官方歷史。換句話說，從一九五〇年代初開始，任何不是由美國心臟協會、國家心肺及血管研究所或其他幾個學會召集的活動，幾乎無力左右心臟病學界。

領導這幾個團體的控制核心，是一小群責任重疊的專家。這群營養學菁英為數不多，所以他們都相熟到能不帶姓地以名直呼彼此，而且幾乎控制了每一個關於飲食與疾病的大型臨床實驗。湯瑪斯．J．穆爾（Thomas J. Moore）稱這些人是營養學界的「貴族」——穆爾是個記者，在一九八九年針對膽固醇假說寫了爆炸性的批判文章。[8]這些人是來自醫學院、教學醫院與研究機構的學者專家，主要分布在東岸，但也有人在芝加哥。（之後隨著機票越來越便宜，來自加州與德州的專家也得以加入。）這幾乎清一色是男性的群組，與美國心臟協會和國家心肺及血管研究所密切合作。這群學術上流社會的成員，被指派到各官方委員會和專家小組，合力發表具影響力的文章，擔任主要科學期刊的編輯委員，同儕審查彼此的論文，並且參加與主導主要的專業會議。

在此情境下，同樣的名字不斷地出現。比如說，美國心臟協會創始人保羅・懷特也被杜魯門總統（Harry S. Truman）任命為國家心臟病諮詢理事會（National Heart Advisory Council）的首任主持人，此機構指導所有國家衛生研究院關於心血管疾病的活動。懷特後來又成立了好幾個美國心臟協會暨國家衛生研究院的聯合科學委員會，其中包括社區服務與教育委員會——這個委員會是由他親自主持，後來則移交給基斯。而根據美國心臟協會官方歷史所述，美國心臟協會主席「幾乎例行性地」主持國家心臟病諮詢理事會或擔任其理事。美國心臟協會的領導階層也主導著各專業醫學學會。懷特協助創辦了國際心臟病學學會（International Society for Cardiology），還與基斯共同主持其中的研究委員會。然後在一九六一年，美國心臟協會與國家衛生研究院開始共同策劃超大型的「全國飲食與心臟研究」（National Diet Heart Study），這是有史以來規模最大、用以測試飲食—心臟假說的研究，其執行委員會名單，讀起來有如營養科學名人榜，當然，基斯與史戴姆勒也名列其中。

美國心臟協會與國家心肺及血管研究所，也一起掌管所有心血管疾病研究的多數龐大經費。及至一九九〇年代中期，國家心肺及血管研究所的年度預算達十五億美元，其中大部分投入心臟病研究；在此同時，美國心臟協會每年也會投入一億美元，用以開發原創研究。這兩桶金支配了整個領

---

8. 穆爾的原作是一九八九年《大西洋雜誌》（*The Atlantic*）的一篇封面故事，而且那一期的銷量是該雜誌有史以來最高。之後在同一年，穆爾又出版了以此為題的專書。此外，這篇報導也促使國會舉辦了聽證會，以探討國家衛生研究院建議上百萬美國人服用降膽固醇藥物的方案是否必要。（Moore,"The Cholesterol Myth," 1989; Moore, *Heart Failure*, 1989; Anon, Associated Press,1989）

域，國家衛生研究院或美國心臟協會幾乎資助了我們將在本書中談到的所有美國領導性的研究。除此之外，其他唯一有力的研究經費來源，是來自於食品與藥物工業界，而獲此資助的研究者，通常會企圖避開明顯或看似有利益衝突的因素。如喬治．曼恩於一九九一年寫道，他曾經聚集持另類觀點的研究者舉辦了一場小型會議，「這是個艱鉅的任務，因為我們拿不到聯邦補助，也無法接受食品工業界的經費，以免被視為是為既得利益者代言」。

最後，每當美國心臟協會與國家心肺及血管研究所多花一百萬，企圖去證明飲食—心臟假說時，就越難讓研究者反轉路線或抱持其他觀點。即使做飲食—心臟假說的研究有驚人的高失敗率，也必須找藉口合理化、輕忽，或扭曲這些結果，就因為這項假說已經在體制裡變得具有可信度。[9]

不同的聲音逐漸消失了。「數量多到幾乎令人難堪的研究者跳上了『膽固醇列車』。」《美國醫學學會期刊》的編輯群在一九六七年這樣嘆息著，提及因為那狹隘的、「對於膽固醇的狂熱信仰」，以致於「排除」了其他可能引起心臟病的生化過程。艾仁斯與曼恩，在同情他們的科學期刊中，持續地對飲食—心臟假說發出無效的呼喊，但他們無力對抗那群菁英。就如同喬治．曼恩在一九七八年事業生涯終了時所寫的，一群「心臟黑手黨」「擁護著教條」，把持了研究經費，他宣告著：「有一個世代之久，心臟病研究與其說是科學，更像是政治。」

9. 如今，這些互相連結的系統仍以相同方式運作，除了幾位公開的質疑者，如彼特．艾仁斯與麥可．奧立佛。他們在一九七〇與八〇年代早期仍被囊括在專家小組中，因為他們從此領域肇始時就已參與，但如今卻難以被見容。由於他們已經退休，也再無營養學菁英成員對飲食—心臟假說發表全面性的批判。

4.

飽和脂肪 VS. 不飽和脂肪的錯誤科學

The Flawed Science of Saturated versus Polyunsaturated Fats

雖然基斯表現得七國研究好像已證實了他的飲食—心臟假說，但在他的論文中，還是小心地提醒他的研究只顯示有某種關連性，「並非主張有因果關係」，這是反映流行病學內在侷限的必要陳述。要建立任何可靠的因果關係，研究者幾乎都必須做一種類型的研究，稱為臨床實驗。

臨床營養實驗是一種控制實驗，受試者會在一段時間內實際被授予某種特定飲食，而非只是被詢問既有的飲食內容。在最佳（「控制最好的」）的實驗中，研究者會準備或提供食物給受試者，以準確控制他們的飲食。有時受試者會被邀請到某個特別的食堂吃飯，或者有時研究者也會進一步地送餐到府——即使這些做法所費不貲。在控制較不嚴謹的實驗中，受試者則只會得到一些飲食建議，可能還會拿到一本飲食手冊回家。

理想上，採取特別飲食的人，會與另一組條件相似但飲食不變的「對照」組（也稱為「控制組」）做比較，如此才能區別出介入的效應。假使研究母體夠大，理論上應可設定隨機分成的兩組在各有意義的面向上都是完全相同的。他們應有相同的年齡分布、有相同的吸菸與運動習慣，即便是其餘一千種研究者可能從未想要測量的條件因素，也都是一樣的。在臨床實驗中，兩組之間的唯一差異，應該就是所做的介入，不管是藥物或飲食。從兩個相同的群組開始，讓兩者之間出現的任何差異，都能被合理地歸因於是介入所引起。

這就是臨床實驗很大的優點——不同於流行病學研究，研究者必須試著思考並測量各種可能造成疾病的因素，臨床實驗因其設計的本質，會將所有因素都視為常數，不論研究者是否已想到要計入這些項目。

這類型的飲食—心臟假說臨床實驗，始於一九五〇年代末期。把它們呈現出來很重要，這樣讀者才能親眼目睹，讓我們以為飽和脂肪有害的科學起源和基斯所提倡的飲食，有哪些讓人意外的副作用。這些實驗並非是低脂實驗——避免所有類型脂肪的觀念，還要幾十年後才變得普及。在世紀中的這幾年，讓研究者執迷的，是基斯以為採行低飽和脂肪與低膽固醇飲食，可以預防心臟病的觀點。因此，這些創始實驗中的總脂肪量，以今日的標準來看仍然相當高，只是脂肪種類不同。

早期有一個知名的實驗，名為「防冠心病社團」（Anti-Coronary Club），是由紐約市衛生局主任諾曼．喬立夫（Norman Jolliffe）於一九五七年開辦。喬立夫在當時是備受敬重的權威，著有暢銷飲食書《減重又不復胖的護心飲食》（*Reduce and Stay Reduced on the Prudent Diet*），書中介紹的就是連艾森豪總統都採行過的護心飲食。喬立夫也讀過基斯的研究，並決定測試這些主張一段時間。他簽下一千一百名男性加入防冠心病社團，並教導他們少吃牛肉、羊肉或豬肉等紅肉，一週不超過四次，（以今日的標準看來，算是很多了！）同時依個人所好，盡情地吃魚肉與雞肉；蛋和乳製品則限量，並且每天最少喝兩大匙的多元不飽和植物油。整體而言，脂肪攝取量在這套飲食中占了三十%，但多元不飽和脂肪（大部分是植物油）與飽和脂肪的比例約是一般美國人飲食習慣的四倍。喬立夫也另外招募了一批遵循一般美國飲食的男性作為控制組，據估計脂肪攝取量占四十%——雖然喬立夫並沒有記錄控制組的飲食內容。

「飲食與減少心臟病突發有關」，當第一批實驗成果開始出現時，《紐約時報》於一九六二年這樣報導。當時的實驗顯示，採行護心飲食的男性，膽固醇與血壓皆降低，體重也減輕。他們罹患心臟病的風險似乎是急速逆轉，這個結果看起來足以穩穩地譴責飽和脂肪的害處。然而，在實驗進行了十年後，研究者發現「有些不尋常」的結果——社團裡有二十六名成員在實驗進行中死亡，相較於控制組裡只有六人死亡；其中八名社員死於心臟病突發，但控制組裡無人死於心臟病。在最終報告的討論中，作者群（喬立夫已不在其中，因他已於一九六一年死於心臟病突發）強調飲食社團中男性的風險因素有所改善，卻忽視了這些風險因素顯然無法預測出——社員有著較高的死亡率。這個結果被隱藏在研究報告裡，而且作者群避談了最關鍵的問題——遵循「護心」飲食的人能活得更久嗎？防冠心病社團給出的答案顯然是否定的。

這一點都不反常，而且此類發現也不斷地再三出現，對飲食—心臟假說倡議者而言，有如芒刺在背——人們吃越少脂肪，尤其是越少的飽和脂肪，似乎並未因此延年益壽。即使他們的膽固醇值不可避免地降低了，但他們的死亡風險卻沒有。打從基斯第一次在七國研究裡察覺到這個令人不悅的結果之後，相同的結果即一直困擾著整個領域，同時也被其他研究所證實——但研究主持人大多決定忽略這個細節。

儘管有其科學上的弱點，防冠心病社團實驗還是成為低飽和脂肪飲食能防範心臟病的創始研究之一。我將再提幾個這種常被科學家引用為飲食—心臟假說證明基礎的研究。有一次，我跟一位專家聊天——她曾在聲望極高的美國心臟協會營養委員會擔任三年的主席，她順口就以引用書目的格式列出這些研究，有如牧師將聖經經文背得滾瓜爛熟：「《刺絡針》期刊，一九六五年，頁五〇一～五〇四，戴頓於《循環》期刊，一九六九年，第六十期，副刊二，頁一百一十一……」我根本趕不上她的速度。

領域裡的每個人都知道這些研究，幾乎每篇探討飲食與動脈粥狀硬化的論文，都會加以引用；但是這些實驗只要一被檢視，就似乎充斥著與防冠心病社團實驗類似的缺點與矛盾。直到最近才有研究者開始重新檢視這些研究，果然發現細節有些驚人之處，就像是發現了海砂做成的地基。

那位美國心臟協會專家提及的第一個研究，是「洛杉磯榮民實驗」（Los Angeles Veterans Trial）。這個實驗是由加州大學洛杉磯分校的醫學教授西蒙・戴頓（Seymour Dayton）主持，於一九六〇年代研究將近八百五十位居住在當地榮民之家（VA home）的男性老榮民。有六年的時間，戴頓讓半數榮民食用玉米油、大豆油、紅花籽油和棉花籽油，以取代奶油、牛奶、冰淇淋與乳酪等飽和脂肪飲食。另一半榮民則是照常飲食的對照組。結果顯示，第一組的膽固醇值幾乎比對照組降了十三%，更讓人印象深刻的是，只有四十八位採行此飲食的男性在實驗中死於心臟病，相對於採行一般飲食的十七位。

這看來似乎是個超級好消息，除了——兩組中綜合所有死因而算出的總死亡率是一樣的。然而，令人憂心的是，有三十位採行植物油飲食的男性死於癌症，相較於控制組只有十七位。

戴頓顯然很在意癌症部分的發現，並對此著墨甚多。誠然，一開始要做這個研究的理由，就是想要知道含高量植物油的飲食模式有何未知後果——「是否有可能，」他問道，「含高量不飽和脂肪的飲食，在採用多年之後會造成傷害？這樣的飲食模式，畢竟是，十分稀有。」這是個奇怪的新現實：植物油是到一九二〇年代才進入食物供應系統，卻突然被推薦成有如仙丹妙藥。事實上，植物油食用量的上揚曲線，恰巧與二十世紀上半心臟病的上升趨勢完美吻合，但那時的研究者與醫生幾乎沒人談論這個巧合。當然，這只是一種關連性，而且那時美國人的生活還發生了許多其他的改變（包括如我們所見的，汽車的擁有和精製碳水化合物的出現）。

由於這個領域的研究者所關注的是飽和脂肪在心臟病中扮演的角色，所以當戴頓的研究在一九六九年公布時，於全美受到盛大熱情的歡迎。對大部分的專家而言，關鍵就只是護心飲食降低了心臟病風險，不過還是有一批歐洲的科學家持懷疑態度，英國歷史最悠久也最有名望的醫學期刊《刺絡針》（*The Lancet*）的編輯群還寫了一篇頗具殺傷力的批判文章。他們列舉出一些問題，比如對照組的重度菸癮率為實驗組的兩倍[1]，而且採行特別飲食者在醫院吃的食物，只占他們全天所吃食物的一半（他們在外的飲食內容，研究者則一無所知）。尤有甚者，就如戴頓自己承認的，在六年研究期間，實驗組裡只有一半的人成功維持這套飲食模式。實驗結果也有偏差，因為男性榮民常有復原後就離開榮民醫學中心而從實驗中消失的傾向。戴頓在《刺絡針》的一封投書中捍衛自己的研究，堅守他的結論——「護心」飲食可以降低心臟病風險。洛杉磯榮民實驗從此便常被引用以證實此觀點，而原來圍繞著實驗而生的爭議，則早已被遺忘。

第三個不斷被再三引用的著名研究，是「芬蘭精神病院研究」（Finnish Mental Hospital Study）。我第一次聽到這個研究，是來自於一位頂尖的營養學專家，這位專家跟我保證，這真的是飽和脂肪不健康的「可能最佳證明」。

一九五八年，有一批研究者想比較含高量動物性脂肪的傳統飲食與另一種含高量多元不飽和脂肪的新飲食，他們於是挑選了兩家赫爾辛基附近的精神病院。作為實驗對象，稱其中一家為K院，另一家則為N院。在這項實驗中的前六年，N院病患被給予一種含高量植物油的飲食，普通牛奶被換成脫脂牛奶加上以大豆油做成的乳化劑，且以一種含高量多元不飽和脂肪的特別人造奶油取代傳統奶油。特別飲食中的植物油含量，是一般正常飲食的六倍之高。在此同時，K院的病患則吃一般飲食。接著在第二個六年期間，則將兩院飲食對調，K院病患採行特別飲食，N院病患回到平常飲食。

在特別飲食組，受試者的血清膽固醇降低約十二到十八%，「心臟病」降了一半。這是該研究的主持人馬提・米耶提南（Matti Miettinen）與歐司莫・杜爾沛南（Osmo Turpeinen）自行得出的結論，也是這個研究受到矚目的原因。他們說，在一個以中年男性組成的母群體中，含低飽和脂肪的飲食「對冠狀動脈心臟病發揮了實質預防的效應」。

但若再靠近檢視，卻顯現出另一個不同的畫面。心臟病事件（按研究者定義是死亡加上心臟病突發）的發生次數確實在N院的男性中遽減——採行一般飲食的男性中有十六個案例，相對於特別飲食組只有四人。但K院的差異則不明顯。在女性之間也觀察不到任何區別。然而，這項研究最大的問題，就如洛杉磯榮民實驗一樣，是實驗母體不穩定。長年下來，時時有人入院出院，群組成員換了半數。人口變動代表死於心臟病的患者有可能是三天前才入院，於是死因就與其飲食無關；反之亦然，一個患者可能出院不久即逝世，卻不會被記錄在研究中。

基於實驗設計上各種非同小可的問題，有兩位國家衛生研究院高官和一名喬治華盛頓大學的教授，都感到有必要投書《刺絡針》以批評此研究，主張研究者的結論就統計上來說過於薄弱，而無法作為飲食—心臟假說的證據。米耶提南與杜爾沛南承認他們的研究設計「不夠理想」，其中包括研究母體不穩定的問題，但他們也在辯解中聲稱，一個完美的實驗會「非常複雜與昂貴……可能永遠無法執行」。在這段期間，他們的不完美實驗必須成立——「我們並未發現有任何理由，必須改變或修正我們的結論。」他們寫道。之後，研究界便接受了這個「夠好即可」的理由，而芬蘭精神病院研究也

1. 戴頓寫了封回信給《刺絡針》，分析了抽菸者的數據，而且基於某些假定，他聲稱這份數據對實驗結果「毫無淨效」。（Dayton and Pearce, 1970）

因此獲得一席之地，成為飲食—心臟假說的關鍵證據之一。

第四個常被引用以「證實」飲食—心臟假說的飲食實驗，是「奧斯陸研究」（Oslo Study），執行於一九六〇年代初期。

保羅．樂倫（Paul Leren）是挪威奧斯陸的一名醫生，他挑選了四百一十二名曾有過一次心臟病突發經驗的中年男性（奧斯陸的男性心臟病罹患率，於一九四五到一九六一年間暴增），並將實驗對象分成兩組。第一組遵行傳統挪威飲食，根據樂倫描述，其中只有高比例的乳酪、牛奶、肉類和麵包，以及當季蔬果——脂肪總含量占四十%。第二組則採「降膽固醇」飲食，標榜多吃魚和大豆油、少肉，而且忌食全脂牛奶或鮮奶油。整體而言，這兩種飲食所含的脂肪量相同，但「降膽固醇」飲食中有大部分的脂肪是多元不飽和脂肪。

樂倫之所以選擇研究已有一次心臟病突發經驗的男性，有部分原因是這些男性會有較高的動機謹遵醫生交代的飲食。這一點尤其可貴，因為正如樂倫所承認，這些高植物油飲食的接受度「不甚熱烈」，甚至讓幾名男性感到虛弱且噁心。另一個與此族群合作的優點，以及為何此類型實驗總是常以曾經心臟病突發的男性作為受試者，乃是因為這些男性較有可能很快又心臟病復發，研究者將有足夠的「事件」，以得出在統計學上有意義的成果。

這個實驗為期五年，樂倫在一九六六年發表了他的成果。如同其他此類的大型研究，他設計的飲食成功降低了這些男性的血清膽固醇，實驗組比對照組低了約十三%，而飲食實驗計畫組中的心臟病死亡人數也確實降低了——共有十名，相較於對照組有二十三名，這是很令人欽佩的結果。然而，這個實驗中有一個主要問題，因為無人追誤而未被發現，就是對照組吃了大量的人造奶油與氫化魚油，這是當時挪威傳統飲食的主要項目，等於一天幾乎吃了快有半杯分量的反式脂肪。這遠遠超出一般美國人平均攝取量很多倍，而且還是在食品藥物管理局認定反式脂肪有害而須在食品成分標示中註明之前。至於企圖把多元不飽和大豆油最大化的實驗組飲食，並不含反式脂肪，而這是一個可能輕易影響成果的重大差異。此外，實驗組遵照當時的公衛宣導活動，吸菸量比對照組減少了四十五%，這也是一項研究者無法解釋，卻已能單獨說明心臟病突發人數之別的明顯差異。儘管有這些問題，但人們還是只記得奧斯陸實驗中的飲食，成功降低了膽固醇。

研讀文獻中的這些研究，讓人想起傳聲遊戲；可能行列中第一個人說的是：「心臟病突發變少了，但別忘了幾個重要但書。」然而到了二十年後，訊息就只剩：「心臟病突發變少了！」[2]

雖有嚴重的缺陷，但防冠心病社團實驗、洛杉磯榮民實驗、芬蘭精神病院研究和奧斯陸實驗，仍是最常被引用以支持飲食—心臟假說的臨床實驗。就如多少個零相加都不會等於一，這些研究就算全部加在一起，也無法等於一批有信服力的明證，卻還是隨著時間流傳了下來。

這些實驗真正展現的是，要以一種嚴謹、終極性的方式研究營養與心臟病之間的關連，乃是龐大難解的挑戰。就像許多科學家所感嘆的，要長期餵食一群研究人口，並維持所有變數恆常，以獲得一個在統計上有意義的「硬終點」（比方說心臟病突發）數目，幾乎是不可能的事。這也是為何這些早期研究十分可貴的原因——整體而言，這些實驗的受試者是收容人口，理論上相對比較容易控制。

---

2. 德州農工大學的雷蒙·雷瑟，曾於一九七三年正式描述過這個問題：「參考第二手或第三手資訊來源時的實際狀況是，每個人都是憑藉著信念在接收前人的訊息，於是就如實地接受了一個可能並不存在的現象。」（Reiser 1973, 524）

而今日的倫理準則已禁止了此類實驗。然而，如我們所見，即使是住院人口，要維持常數也很困難。其中有件相當反諷而且讓狀況更加複雜的事，就是這些早期研究的研究者，無法防止控制組接收到新興的反動物性脂肪與反吸菸的公衛建議——這也會無可避免地造成其行為的改變。於是，控制組最後看起來就與實驗組沒有兩樣，介入的差異消失了。

這些飲食實驗還有另一個陷阱，亦即不論是研究者或參與者，皆無法對介入真正「視而不見」。一個理想的實驗，設計上應預防任何一方（包括參與者和實驗者）得知某個參與者是被分配到實驗組或控制組，以避免實驗者可能傾向給予實驗組特殊待遇（稱之為「執行效應」的偏誤形式），或是參與者知道自己正接受實驗介入時，會經常不自覺地以正面反應作答（稱之為「安慰劑效應」），而後者即是為何藥物試驗經常會給予控制組安慰劑（placebo）的原因——讓每個人都一樣有吞藥丸的經驗。

然而，就實際上來說，一套含奶油、鮮奶油與肉類的飲食，看起來或吃起來都和沒有這些食物的飲食不同，因此很難進行真正的雙盲飲食試驗。與運動實驗不同的是，運動實驗能比較有運動者與無運動者，同樣的道理卻無法應用在食者和未食者之間，食物必定得選擇性地被排除。每當要從飲食中移除一項食物——就說是飽和脂肪好了——必定得用另一種食品取代。那應該是什麼呢？大豆油？碳水化合物？蔬菜水果？事實上，飲食實驗一定得同時測量兩個部分，亦即拿掉的那一種營養素和加入的另一種；而要整理出兩者各自的效應，就需要多組別實驗（multiarm trials），但這種做法經常過於昂貴而令人卻步。

在史戴姆勒是國家心肺及血管研究所的主要研究者時，曾窮盡最大努力，試圖做出真正的盲目實驗，讓受試者不知不覺地改採一種以植物油為基底的飲食。國家心肺及血管研究所深知飲食試驗一直以來存在的問題，唯有一項控制良好的大型臨床實驗，才能徹底建立起飽和脂肪與心臟病之間的連結。如此的實驗需要數萬名美國人參與，始能獲得在統計上令人滿意的結果，而且需要四十五年的追蹤期。為了評估如此龐大的工程是否可能完成，國家心肺及血管研究所於一九六二年先做了一個可行性研究。這個研究本身即為一項大業，有一千二百多名受試者在五個不同城市進行多步研究——包括巴爾的摩、波士頓、芝加哥、明尼蘇達州雙子城、奧克蘭，以及明尼蘇達州的一家精神病院。

巧合的是，監督這些研究的責任，正落到與這些研究結果最有利害關係的人物身上——基斯與史戴姆勒。史戴姆勒猶記得當時與基斯「徹夜」走在紐約街頭，辯論著該如何設計這個研究，才能讓人們對吃入的食物毫無所覺，保持「盲目」。終於，他們找到一個滿意的解決方案——史威夫特食品公司（Swift & Co.）願意客製各種含不同程度脂肪酸的人造奶油給兩組食用，奶油因此就不成問題。即使如此，這項工程仍令人望而生畏，因為還需要為所有組別各自準備特別食物，以確保每個參與者在味道、質地與烹調方式上的感受都一樣。漢堡肉與熱狗因此有兩種版本：一種含高量植物油，另一種以牛油或豬油做成。實驗組食用的牛奶與乳酪，則以大豆油「充填」。（因當時無法做出擬蛋食品，所以每個人一週都吃兩個蛋。）「一個家庭主婦每週只要向特別為此研究設立的商店訂購一次，就會收到配置給她所屬組別的合適食物。」史戴姆勒說。不論是參與者或研究管理者，都不知道誰吃了何種飲食，以企圖做到「雙盲」研究，這將會是飲食—心臟假說的一個里程碑。先前從未有人達成這樣的雙盲效果，且根據研究者所做的各種確認測試，他們的方法大致上是成功的。「沒人注意到誰吃了何種飲食！一切都非常理想。」史戴姆勒如此主張。

現在回顧起來，讓人困惑的是，當時的科學家們為何沒有質疑這些全新食品竟能讓一群人口回返健康的假設。一套健康的飲食，怎麼可能有賴於這些剛發明出來的食物，像是以大豆油「充填」的牛奶？

的確已有研究顯示，植物油能成功地降低總膽固醇，而這項成效對一批執迷於膽固醇的研究者有很大的吸引力。但是，降低膽固醇只是在這些油的生物過程裡所生成的眾多效應之一，並非所有效應都是有益的。[3]事實上，歷史上從未有人類族群長期以植物油為主要脂肪來源而生存的記錄，直到一九七六年，研究者研究以色列人，得知當時他們有全世界「最高紀錄的」植物油食用量，但心臟病罹患率相對來說卻算高，有違植物油具備保護作用的信念。

當我請教史戴姆勒關於植物油的奇效時，他說他與基斯曾考慮過人類史上欠缺食用這種油的記錄，但這終究不被認為是提倡「護心飲食」的障礙。

植物油如何在廚房中稱王

美國人將植物油看成可能是最健康的油，這是二十世紀我們在飲食態度上較驚人的改變之一。其中，消耗量的改變就已是天差地遠——根據兩個研究估計，一九一〇年之前，這些油幾乎還不太為人所知；到了一九九九年，卻已占美國人總卡路里攝取量的七到八%之間。

這些油脂通常以兩種形式進入美國的食物供應中——瓶裝沙拉拌汁與烹調用油，品牌有威森（Wesson）和瑪佐拉（Mazola）等；更常見的是固態（硬化）油（hardened oil），用途包括人造奶油、克里斯可（Crisco）起酥油、甜餅乾、鹹餅乾、瑪芬蛋糕、麵包、脆片、微波用爆米花、微波快餐、咖啡用奶精、美乃滋和冷凍食品。這些固態油也用在許多自助食堂、餐廳、遊樂園和體育場販售的食物裡；過去四十年來，這些地方任何烤的或炸的食物，都以固態油烹製而成。

這些油對健康的影響，不論是否為硬化固態脂肪，大都仍屬未知，但當它以液態油被食用時，卻可以降低身體內的膽固醇，這也是為何一九六〇年代初以來，健康專家即不斷建議我們提高其食用量（美國心臟協會目前建議美國人總卡路里攝取量的五到十％要來自多元不飽和脂肪）。但這些油也有令人擔憂的副作用——像是導致癌症的潛在可能。早在一九六〇年代初，即有一些實驗顯示，當這些油被加熱時，會顯著縮短白老鼠的壽命。當這些油處於硬化固態形式時，則含有反式脂肪，而美國食品藥物管理局已認定反式脂肪對健康有害，應在食品成分標示上註明。

大約在一九一〇年以前，美國人廚房裡能找到的油脂，毫無例外都來自於動物性脂肪——豬油（來自豬脂）、板油（動物腎臟附近的脂肪）、獸脂（來自牛羊的固態脂肪）、奶油與鮮奶油。有一些棉籽油和芝麻油，由南方農場在地生產（奴隸由非洲帶來芝麻），但兩者皆未有全國性或大量的製造。企圖製造橄欖油的努力也告失敗，因為無法成功種植橄欖樹（儘管如美國總統湯瑪士·傑佛遜這般的大人物也嘗試過）。因此，美國家庭主婦與大半歐洲北部使用的脂肪，都來自於動物，用植物油烹調大致上是個陌生概念。

3. 國家衛生研究院的研究者克里斯多福·蘭斯登（Christopher Ramsden），回溯了一些早期臨床實驗研究，試圖爬梳出植物油的效應，並總結說這些油與更高的死亡率有關——即使他發現的效應很小（而且實驗並未控制得很好，令人存疑）。（Ramsden et al. 2013）。

植物油甚至未被認為是可以食用的，它們不屬於廚房，而是拿來做肥皂、蠟燭、蠟脂、化妝品、亮光漆、油布、樹脂、潤滑劑和燃料——這些東西都在十九世紀隨著都市人口與機械工業化成長而需求日增。自一八二〇年開始，鯨油（whale oil）是製造以上這些用品的主要原料，其產量暴增讓居住在海岸邊兩個世代的新英格蘭人致富，但此產業已在一八六〇年崩解。

南方棉田開發出來的棉花籽油，幫忙填補了這個空缺。美國人此時仍不認為這種植物油可以拿來烹調或烘焙，但這並未阻止有些公司混合這種油與牛油，做成一種「複合酥油」——例如史威夫特公司於一八九三年推出、名為棉板油（Cottonsuet）的產品。消費者不知道的是，廠商也從一八六〇年代開始，將棉花籽油混進奶油中，以降低成本。確實，這就是植物油不敗的魅力所在——它比動物油便宜。自一九三〇年代初，以機械去除棉花籽莢與壓油的技術普及之後，此種油以及其他從種籽或豆類榨出的油，就完全比飼養與宰殺動物便宜許多。

雖然我們以為這些是「蔬菜油」，但實際上是從種籽榨出的油——棉花籽、油菜籽、紅花籽、葵花籽、芝麻、玉米和黃豆。之前已談過，當美國心臟協會在一九六一年為這些油能「護心」背書之後，它們在烹調上的使用就越見普及。有國家最高心臟病醫學權威機構的加持，為這些油大力拉抬了聲勢。「趕上多元不飽和脂肪潮流的一窩蜂現象，已如一場踩踏事件。」業界雜誌《食品加工》（*Food Processing*）在同年這樣滔滔說道。標榜含有「越來越高量多元不飽和脂肪」的新產品大量出現，包括沙拉拌汁、美乃滋和人造奶油；即使是麵包和餐包，也以含這些新油促銷。瑪佐拉就是強力廣告自家油品有益健康的製造商之一，「多元不飽和脂肪讓瑪佐拉更加分。」一九六七年的一則雜誌廣告如此寫道。到了一九七五年，瑪佐拉實際上已將油品當作醫藥產品來推銷。

當基斯與其他人堅信多元不飽和脂肪能降低膽固醇而預防心臟病時，美國心臟協會也收到了製造這些油的食品公司數百萬的捐款。別忘了，美國心臟協會當初壯大成為一個有全國性影響力的團體，仰賴的可是寶鹼公司的「答對或處罰」廣播秀獎金。坎貝爾．摩西（Campbell Moses），美國心臟協會在一九六〇年代後期的醫學主任，甚至在該協會的教育影片中，拿著一瓶克里斯可起酥油擺姿勢。另外值得注意的是，當傑若麥．史戴姆勒於一九六三年出版的《你的心臟有九條命》（*Your Heart Has Nine Lives*）一書再度發行時，是以「專業」紅色皮革版由玉米製品公司（Corn Products Company〔譯註：今日的宜瑞安公司〕）發行，並且免費分贈給數千名醫生。在書中，史戴姆勒同時感謝這家公司以及威森醫學研究基金（Wesson Fund for Medical Research）對研究的「大力」贊助。「公共衛生領域的科學家必須與業界合作。」當我問及這其中關係時，他毫不避諱地這樣告訴我，「這是很困難的決定。」

史戴姆勒說得沒錯，營養學研究花費昂貴，而且經費來源有限（雖然在他的年代取得比較容易），所以長久以來都有賴食品公司填補缺口。但我們可以合理地說，史戴姆勒、基斯和早期其他研究者編造出的關連性，史無前例地大大改變了美國人的飲食路線。以植物油替代飽和脂肪，終究成了「護心飲食」的骨幹，流傳至今。

如我們所見，美國人從一九六〇年代初即開始虔誠地依循著這個飲食建議，但這些油總讓人感到有違和之處——對烹飪或烘焙來說，它們太油膩了，且很容易腐臭，而這解釋了為何人類文明很少出現以某種植物油作為主要烹調油脂的記錄。希臘人使用橄欖油有數千年之久，但橄欖油的脂肪酸為單元不飽和（只有一個雙鍵），因此比較穩定。相較之下，從棉花籽、玉米、大豆、花生、亞麻籽和油菜籽[4]榨出的油，是多元不飽和（有多個雙鍵）；每一個雙鍵皆讓脂肪酸多了一個與空氣起化學變化的機會（如前面所述，多「握手」了一次），因此油會氧化——並很快地腐壞，加熱時尤其不穩定，而且難以長途運送。反之，橄欖油在高溫時則相對安全，而且從古希臘眾多的瓶瓶罐罐可以證實，橄欖油會被運送到帝國各處。[5]

油膩又會腐臭的植物油，不如奶油、牛脂或豬油等持久的固態脂肪好用。但假使液態油能變成固態，將會像變魔術般解決掉這些問題，有如點石成金。這就是為何我們能透過所謂「氫化」的過程（hydrogenation），將多元不飽和脂肪液態油硬化，會是如此重大的發現——將液態油轉成硬式脂肪，使一件相對無用的烹調商品，搖身變成食品工業迄今所知，最重要也最好用的原料。氫化油遠比其以往的液態形式好用，因此被用來製造數千種食品，以及烹煮全國各地的速食快餐。於是，接下來的數十年，氫化油就這樣改變了美國的食品加工景觀。

將油氫化的過程，乃由德國漢諾瓦的一位化學專家所發明，在美國被寶鹼公司採用。寶鹼公司並在一九〇八年為此加工程序申請了兩項專利。寶鹼公司原來是想用此新物質來做肥皂，但這個或白或黃且柔滑綿密的產品，看起來有點像豬油，也讓人覺得可以用於食品。於是，寶鹼在一九一一年發表了最終結果：一種新的、非豬油製的起酥油（shortening），名為「克里斯波！」（Krispo!）。嗯，這麼說吧，是差點就用了這個名字。這個名字後來因註冊商標問題而無法使用，於是寶鹼又用了另一個名字——濟督（Cryst），直到有人指出這名字宗教意涵過於明顯。最後，寶鹼確定將其命名為「克里斯可」（Crisco），取其主要成分晶化棉籽油（crystallized cottonseed oil）各單字中的前幾個英文字母組合而成。

氫化油含反式脂肪酸，而克里斯可正是將這些反式脂肪引進美國食物供應系統的產品。[6] 然而，氫化油裡只有部分是由反式脂肪酸組成，這也是為什麼在食物成分表中常出現的名稱都是「部分氫化油」。製造商小心地控制生產過程，以獲得他們需要的準確氫化程度，油中氫化的部分若越多，就會變得越硬，也含有越多反式脂肪。重度氫化油很適合用來製造包裹糖果的巧克力外衣和硬式蛋糕糖霜；氫化程度較輕的油，則用於液態產品，如醬料或沙拉醬汁，以及如克里斯可起酥油這般的產品。[7]

當然，美國的家庭主婦不會在一夜之間馬上接受全新的烹飪方式，因此，寶鹼進行了盛大的廣告宣傳，以吸引主婦們使用這種新酥油。一九一三年的《克里斯可的故事》（*The Story of Crisco*），是寶鹼為此新產品出版的數本食譜中的第一本，書中很多內容都致力於將克里斯可描述成一種「新」而且「更好」的脂肪，以訴諸家庭主婦想跟上社會腳步的渴望。克里斯可或許對「不像我們出生在這麼先進年代的老一輩來說，是個驚嚇」，書中這麼說，但一個現代婦女會很「高興」放棄奶油與豬油，就如她的「祖母」樂於拋棄「累死人的紡錘輪」一樣。這本食譜也號稱克里斯可比奶油或豬油好消化，而且是在「白色亮漆包覆著金屬檯面」的「亮晶晶房間」中製造的。（最後這一點，企圖將克里斯可

4. 從亞麻籽和油菜籽而來的油，是以基改形式混合製成「芥花」（canola）油。芥花油英文名開頭的can，即是取自其來源處加拿大（Canada）。
5. 北太平洋岸的因紐特人發明了一種使太平洋細齒鮭（oolichan fish）魚油濃稠的方式——將其發酵再沸騰過，以製造能長途運送且終年可用的「脂膏」。（Phinney, Wortman, and Bibus 2008）
6. 「反式」（trans）指的是在脂肪酸鏈上兩個碳原子之間的雙鍵型態。「反式」型態的雙鍵，會造成之字形狀的分子，讓相鄰的脂肪酸得以工整地彼此相靠，並產生一種在室溫下為固態的脂肪。（另一種被稱為「順式」的雙鍵型態，在脂肪酸鏈上則產生U字形的扭曲，這些分子無法靠近在一起，因而形成液態油。）
7. 反式脂肪酸在最重度氫化油中占七十%；輕度氫化的油，約含十到二十%的反式脂肪酸。

與豬油、以及當時豬油是在骯髒環境裡生產的醜聞做出區隔。）而且與豬油不同的是，以克里斯可油炸時，不會弄得家裡都是油煙——「廚房的味道並不適合客廳。」書中建議道。[8]

克里斯可的銷售量在上市四年後上漲了四十倍，吸引了其他名為「極地白」（Polar White）、「白緞」（White Ribbon）和「雪花白」（Flakewhite）等品牌進入市場。在第一次世界大戰期間，政府要求烘焙只能使用全植物起酥油，讓豬油得以外銷到歐洲盟國，為這項產業帶來莫大助力。一旦專業烘焙師傅懂得如何使用植物起酥油之後，就會繼續用下去。

到了一九四〇年代初，全國各地的六十五個工廠，總共生產了十五億磅這種起酥油；植物性起酥油成為銷售量排名第八的食品項目，而克里斯可總是銷售居冠的品牌。「從此，這個國家的食譜被改寫了，刪除掉數以千頁上寫著的『豬油』或『奶油』字眼，並以『克里斯可』一詞取代。」《克里斯可的故事》如此稱頌道。

在此同時，還有另一個開創性的食品也將氫化油傳送給美國人——人造奶油（編註：margarine，另一譯名為瑪琪琳）。[9]與克里斯可相較，人造奶油的接受度比較毀譽參半。首先，它不像克里斯可那樣自成一格，而且不只用於烹調、也可直接食用。人造奶油通常被用來代替奶油，而奶油是美利堅純潔神聖中心地帶的象徵，因此較受質疑。作為第一個廣被製造的替代性食品，人造奶油引出了一個幾乎是形而上的問題——食物的本質究竟為何？為什麼該用奶油替代品？在二十世紀初，人工食品尚未是常態，當時還沒有仿蟹肉、無肉「香腸」或咖啡「奶精」；現在，我們對於用椰子油模仿乳酪沒什麼感覺，但在當時，食物卻是數代未變。因此，人造奶油及其「可憎的同類」被認為是由「邪惡天才以巧藝匠心」創造出來的「工業混合物」——這是明尼蘇達州州長路修斯・斐德烈克・哈寶德（Lucius

Frederick Hubbard）於一八八〇年代的慷慨陳詞。人造奶油製造商常被稱為「騙子」，而他們這行是「仿冒」。[10]

另一方面，人造奶油比奶油便宜，這對家庭主婦是主要的吸引力，使她們漸漸接受了人造奶油。對此，乳品工業反彈激烈，要求將前所未見的課稅和其他限制加諸於人造奶油產業。從一九一七到一九二八年，每個國會會期都有法案企圖保護乳品工業以打壓人造奶油，但大部分皆止於委員會。聯邦政府通過四項關於人造奶油的主要法案，最後一個於一九三一年通過的法案，幾乎完全禁止銷售黃色人造奶油（非仿效奶油的白色人造奶油，被認為較可忍受）。各州政府也各自通過法案，對人造奶油的銷售加諸不同程度的限制。為了表達這些法案有多荒唐，《美食家》雜誌的漫畫描繪出一位衣著優雅的女士，站立於已就座的晚宴賓客前，宣告「根據本州法令第八章第八節第六條，我欲在此宣布我使用的是起酥瑪琪琳（oleomargarine）。」報紙也常敘述家庭主婦一起搭車越過州界，到法律較為

---

8. 寶鹼還進一步體認到克里斯可對猶太飲食需求的特殊吸引力，其食譜引述紐約猶太教會拉比馬戈利斯（Rabbi Margolies）的話：「希伯來族等了克里斯可四千年。」克里斯可「符合猶太人嚴格的飲食戒律。在希伯來語中稱為『parava』，一種中性的脂肪」。「不同於乳類脂肪，克里斯可能與 milchig 和 fleichig（奶類和肉類）同時並用。」這位拉比說。特別包裝版的克里斯可，外有拉比馬戈利斯和辛辛那提的拉比李福惜（Rabbi Lifsitz）的封印，專門銷售給猶太行號。美國猶太人因此比其他美國人吃進更多此類以植物為基底的脂肪，以便於維持猶太潔淨食物的齋律（Kosher）（P&G 1913, 10）。

9. 人造奶油原先是以豬油製成，某些品牌則以椰子油製造，但到了一九五〇年代，主要是以部分氫化植物油組成。

10. 馬克．吐溫的《密西西比河上的生活》（*Life on the Missisippi*）一書中，即有個知名的段落說明此事：「『現在，關於此文，』（推銷員）說，『看看它——聞聞看——嚐嚐看……是奶油，對不對？天差地遠——這是起酥瑪琪琳！你看不出來不是奶油吧；老天！……很快，那天就要到了，櫃子裡再也找不到一點承天保佑的奶油……我們正在製造上千噸的起酥瑪琪琳。而且我們可以大賤賣，賣到全國都來買……奶油沒戲唱了……這東西一出來，奶油就靠邊站吧！』」。（Twain [1883] 2011, 278-288）

寬鬆的另一邊買人造奶油的故事。

為因應消費者對此產品的需求，聯邦政府終究在一九五〇年取消了對人造奶油的各種課稅與限制；十年後，美國心臟協會認可人造奶油為其「護心飲食」的一部分。諷刺的是，之前被如此醜化的這種抹醬，竟一夜之間就翻身成金。比方說，在一九六一年，瑪佐拉人造奶油便自我宣傳是「關心飲食中飽和脂肪人士」的選擇，人造奶油就此轉變成健康、降膽固醇飲食的重要成分。

數十年後，人造奶油又歷經了另一場諷刺性的轉變，這次則成為一項含反式脂肪的恐怖健康威脅。（早期的人造奶油含更高量的反式脂肪──約占總脂肪量的五十%。）但在此時，食品工業則保證人造奶油、克里斯可及其他含氫化油的產品都是安全且健康的。從一九六〇年代初期，消費者就被建議以人造奶油或克里斯可代替奶油，而且永遠都要選擇植物油而非動物油，以作為護心飲食。

國家衛生研究院投資鉅款，企圖展現油品有益健康

史戴姆勒與基斯協助進行的「全國飲食與心臟研究」，是一次嚴謹的努力，以測試是否可能對「護心飲食」做全面的大型研究。然而，如今以工業史眼光來看，這個讓史威夫特公司投入員工全程參與，並開發出富含多元不飽和脂肪人造奶油與假漢堡的研究，似乎可合理地被視為某種程度的業界導向之作，以拓展其油類商品市場。[11] 贊助這個研究的公司，幾乎包含了這個國家裡所有主要的食品企業，其中有植物油大廠安德森．克萊頓公司（Anderson, Clayton & Company）、三花（Carnation）、玉米製品公司、菲多利（Frito-Lay）、通用磨坊（General Mills）、亨式（H. J. Heinz）、太平洋植物

油企業（Pacific Vegetable Oil Corporation）、品食樂（Pillsbury），以及桂格燕麥（Quaker Oats）等。

「可行性」研究提出的並不是結果，而是在特定實驗擴充為大型實驗之前，以其測試實際的可行性。按此條件來看，這個實驗顯然並沒有成功。基斯、史戴姆勒及他們的團隊發現，第一年中就有四分之一的男性退出實驗，因為他們發覺要全在家裡吃研究者所給予的餐點太困難了，因為他們的妻子「不合作或沒興趣」。而這群男性所給的第三個主要原因，則是他們不喜歡特別飲食，他們想念平時的食物。

整個一九六〇年代，國家衛生研究院是否該在這個前導研究之後繼續投資做更大的實驗，是行政人員在一連串審查委員會議中不斷反覆討論的議題。這樣的處境顯然令人挫折，因為基於科學，確實迫切需要一個全面的大型臨床研究。醫生們按照美國心臟協會的指導方針，建議低動物性脂肪與低膽固醇飲食已快滿十年，但這樣的忠告卻是植基於薄弱的流行病學關連性，以及幾個控制鬆散且整體死亡率並未減少的實驗。

然而到了一九七一年，國家衛生研究院終究還是決定不對飲食—心臟假說進行確定試驗，因為這太不切實際也充滿未定之數。要在特別商店為那麼多人製造所有需要的人造奶油和其他特別食品，長年下來可能要花十億以上。而且，既然受試者幾乎很難被說服繼續維持這種飲食，那麼整個工程似乎都只是徒勞之舉。因此，國家衛生研究院決定將預算減少到二億五千萬，只做兩個較小的實驗。不

11. 洛杉磯榮民實驗中的實驗餐，含有植脂淡奶、人造冰淇淋與充填乳酪，都是由業界贊助。（Editors, "Diet and Atherosclerosis" 1969, 940）；奧斯陸研究中的食物也是。（Leren, 1966, 88）

過，這兩個實驗仍是飲食—心臟研究中，最龐大且最昂貴的飲食實驗。

其中一個實驗是「多重風險因子介入實驗」（Multiple Risk Factor Intervention Trial），又稱為MRFIT（發音近似「健美先生」），進行時間是從一九七三到一九八二年，由史戴姆勒獲得聲望很高的計畫主持人職務。在他表現平庸，無法讓人們持續吃下他為全國飲食與心臟研究開發的替代食品後，史戴姆勒轉而認為少聚焦於飲食，多聚焦於其他控制因子——比如抽菸、減重和血壓，或許是更好的介入方式。多重風險因子介入實驗使用的心臟病預防方法是——「除了廚房水槽外的一切」，這是對一群人類所做過最大型、要求度也最高的實驗之一，全國有二十八個醫學中心參與，花費一億一千五百萬美元。

史戴姆勒的團隊測量了三十六萬一千名美國中年男性的膽固醇，並發現其中有一萬二千人膽固醇值超出二百九十 mg/dL——這個數值已高到被認為有急迫的心臟病突發風險。[12]這一萬二千人大多有肥胖症、高血壓，並且吸菸，因此他們有許多風險因子需要修正。他們其中有一半的人接受了「多重」介入——輔導戒菸、服藥降低高血壓。若有必要，他們還會被建議遵守低脂低膽固醇飲食——喝脫脂牛奶，以人造奶油代替奶油，每週限吃兩個以下的蛋，並避免肉類與甜點；飽和脂肪標靶維持在總卡路里攝取量的八到十%。另一半的人則被告知可任意按其所欲飲食和生活。史戴姆勒一共追蹤了這一萬二千名男性七年。[13]

實驗結果在一九八二年九月發表，對飲食—心臟假說而言，這項結果是個災難。雖然介入組的男性非常成功地改變了飲食習慣、戒了菸、血壓也降低了，但死亡率卻比控制組微高。多重風險因子介入實驗的研究者承認了這項結果，並提出各種可能的解釋，其中之一是控制組也自行降低了吸菸率和尋求醫療控制血壓，因此在研究終了，兩組之間的差異並不如預期顯著。另一個理由則是用來治療高血壓的利尿劑具有毒性（這個想法後來被推翻）。還有最後一個觀點，則認為或許需要在人生更早的時期開始做這些介入，或是要維持更長一段時間才能看到結果。

多重風險因子介入實驗在研究領域中引發了廣泛的議論與批評，但在憂慮叢生之後，這個實驗的失敗，並未改變、或讓人認真地重新評估心臟病研究的方向，即便在其後的追蹤研究傳來更多的壞消息，也依舊如此——在一九九七年的十六年追蹤研究中，實驗組被發現有更高的肺癌罹患率，即使其中二十一％的人已經戒菸，而控制組則只有六％的人戒菸。

當我向史戴姆勒請教這個明顯矛盾時，他回應得很直接。「我不知道！可能只是一時的結果……就是某個那一類結果。很麻煩。不如預期。無從解釋。沒有合理的說法！」（就算是很輕微的挑戰，史戴姆勒都會強烈回應，用他那粗魯的芝加哥口音。有個同事描述九十歲的他「孱弱但仍有火氣」。）

12. 這一組中可能也包括不成比例（每五百人中有一人）的患有罕見遺傳疾病而導致異常高膽固醇的男性（沒有對受試者進行基因篩檢）。這些人的生理反應不能普及化到其他人口，但很多飲食—心臟研究都會選擇這些人，以增加更多「事件」（心臟病突發）發生的可能性，因此整個研究領域都被扭曲了。

13. 史戴姆勒曾經說過，這個研究的唯一問題在於不包含女性。以前，男性比女性較易罹患心臟病，但是到了一九八〇年代中期，兩性的罹患率已經相當。下一章就將針對以女性作為飲食與疾病的獨立研究類別進行討論。

低膽固醇與癌症

在我拜訪史戴姆勒之初，他告訴我的其中一件事，就是有些事他記得非常清楚，「其他的事則完全不記得」。後來我發現，他的言下之意是指他能記得支持飲食—心臟假說的證據，甚至是最小的枝微末節，卻鮮少能想起反對此假說的證據。比方說關於癌症，他或許會記得他的多重風險因子介入實驗沒有什麼非比尋常的發現，但是到了一九八一年，已經有十餘個相當規模的人類研究，都發現低膽固醇與癌症之間的連結，尤其是腸癌。

在佛瑞明罕研究中，膽固醇值低於一百九十 mg/dL 的男性，比起膽固醇值大於二百二十 mg/dL 的男性，罹患腸癌的可能性高出三倍。事實上，自從玉米油在一九六八年被發現會使老鼠身上的腫瘤以雙倍速度成長之後，植物油與癌症之間的關連就已受重視。（此時的其他研究則認為玉米油可能引起肝硬化。）此外也還有其他問題，譬如在飲食或藥劑實驗中曾成功降低膽固醇值的人，結果有更高的膽結石罹患率。[14] 中風也是另一個關注點，例如日本因其偏鄉地區的心臟疾病罹患率相對地低，於是成為心臟疾病研究者頗感興趣的國家，但國家衛生研究院的研究者卻發現，膽固醇值低於一百八十 mg/dL 的日本人，比起有更高膽固醇值的人，中風機率要高出三倍。

國家心肺及血管研究所對於有關癌症證據的發現非常關切，在一九八一、一九八二和一九八三年舉辦了三次研討會；聲譽極高的科學家們，包括基斯與史戴姆勒在內，一再地複審這些證據。最後做出的結論之一是，低膽固醇可能是癌症的早期徵兆，而非原因。這個邏輯是有些可能性，然而這群研究者終究還是未能對此癌症發現找到任何有力的解釋，而只是如此結論——這些發現「並不構成對公共衛生的挑戰」，因此與更迫切、要求每個人降低膽固醇值的公共衛生「常識」訊息，並不「互相衝突」。

以報告起草人身分與會的國家心肺及血管研究所副主任曼寧·芬樂博（Manning Feinleib）表示，整體來說，委員會似乎認為癌症的弊處與減少心臟病的利處相較，並沒有那麼重要。我在二〇〇九年訪談過他，他顯然對低膽固醇與癌症的議題尚未解決而感到沮喪。「喔，天啊，已經二十五年了，但他們尚未找出緣由，這是為什麼呢？讓人相當疑惑。」

一九九〇年，國家心肺及血管研究所針對低膽固醇者「顯著增加」的癌症死亡率與其他非心血管死因，又召集了一次會議。看來，膽固醇越低，癌症致死率越嚴重，而且該死的是，這種趨勢在積極透過飲食或藥物降低膽固醇的健康男性身上尤其明顯。但這些會議並無後續，結果也並未改變擁戴「護心飲食」的熱忱。低膽固醇會有什麼效應，仍未被好好理解。

當我向史戴姆勒提到這一切時，他完全不記得這個癌症—膽固醇爭議。由此看來，他正是容許飲食—心臟假說繼續挺進的整體現象縮影——不合適的研究成果不斷地被忽視，於是「選擇偏誤」又再次發生了。

---

14. 洛杉磯榮民實驗中採取高量不飽和脂肪飲食的受試者，其驗屍報告揭露了採此飲食者罹患膽結石的可能性比控制組高出兩倍。（Sturdevant, Pearce, and Dayton 1973）而過高的膽結石罹患率也在一個以安妥明（clofibrate）降低膽固醇的實驗中被觀察到。（Committee of Principal Investigators 1978）

選擇偏誤的極端案例

過去這些年來，有許多選擇性的報導，以及對方法學問題的忽略。但最令人訝異的選擇偏誤案例，則可能是幾乎完全被封鎖的「明尼蘇達冠心病調查」（Minnesota Coronary Survey），這是全國飲食與心臟研究的分支，經費也來自於國家衛生研究院。明尼蘇達冠心病調查是對飲食—心臟假說所做過最大的臨床實驗，因此確實應與奧斯陸研究、芬蘭精神病院研究、洛杉磯榮民實驗並列，但它卻很少被包括在內，原因無疑是其結果並不如營養學專家所預期。

從一九六八年開始，生化學家伊凡．法蘭茲（Ivan Frantz）就給予明尼蘇達州六間精神病院和一家老人院裡的九千名男性與女性兩種飲食，一種是含有十八％飽和脂肪的「傳統美式飲食」，另一種則含有軟式人造奶油、一項替代全蛋食品、低脂牛肉以及「充填」植物油的乳製品——這套飲食減掉了一半的飽和脂肪量。（兩種飲食的整體脂肪都占三十八％。）研究者的報告說「參與率幾近於百分之百」，且由於是住院人口，要比大部分的醫院研究更受控制——雖然一如芬蘭精神病院研究，院裡也有不少的出入院人口替換（平均住院時間只有一年）。

但是，在四年半之後，研究者無法在實驗組與控制組之間找到任何在心血管事件、心血管死亡人數或總死亡人數上的差異。低飽和脂肪組則有較高的罹癌率，即使研究報告並未說明這個差異是否有統計學上的意義。低飽和脂肪飲食並無法顯示有任何優點。法蘭茲與基斯在同一個大學系所工作，他在十六年後基斯退休了才發表這個研究，而且將這些成果發表在《動脈硬化、血栓和血管生物學》（*Arteriosclerosis, Thrombosis, and Vascular Biology*）期刊上，心臟科領域以外的人不太可能會讀到。當被問到為何不早點發表研究結果，法蘭茲回應說他不認為他在研究中做錯了什麼。「我們只是對這樣的結果很失望。」他說。換言之，這個研究是被研究主持人自身選擇性地忽略掉了。又是一個不合適、需要被排除的數據點。

不利於飽和脂肪的證據：流行病學研究

被詮釋為支持飲食—心臟假說的龐大不完美數據中，大部分並非出於臨床實驗，而是來自大型流行病學研究，如基斯率先展開的七國研究。在這些研究中，人口的飲食並未做任何改變——他們只是被觀察一段時間，而且在結束時，研究者會試圖將疾病或死亡這類健康後果連結到他們的飲食模式。早期的研究者曾做過這種研究——針對羅索托的義大利裔移民、愛爾蘭人、印度人等族群——但規模都較小。新的研究則是追蹤上千人多年，而由此得出的成果，對專家們數量漸增、用來支持飲食—心臟假說的科學論文，有相當重大且具影響力的貢獻。

史戴姆勒承繼的其中一項早期研究，即是針對在芝加哥附近為西部電氣公司（Western Electric Company）工作的二千名男性進行研究。從一九五七年開始，這些男性即接受醫療評估，而他們的飲食也受到測量。在這份論文摘要裡——忙碌的醫生和科學家經常只讀論文摘要——史戴姆勒寫道，他的研究結果證明可透過飲食降低膽固醇。但在二十年的研究之後，結果其實只顯示飲食對血膽固醇的影響很小，而且正如其報告作者群所寫的：「飲食中飽和脂肪酸的數量與冠心病致死風險並無顯著的關連。」顯然，史戴姆勒無法贊同這樣的結果，因此在這篇論文的討論章節裡，他與他的同事公然拋棄了自己的數據，並立即繼續探討其他曾得出「正確」結果的研究。

當我問及此點時，史戴姆勒說：「我們要表達的是，飽和脂肪對研究終點沒有單獨的影響力。」

「所以到頭來，飲食中的飽和脂肪是無關緊要的，對嗎？」我問道。

「沒有單獨的影響力！」史戴姆勒咆哮著，意指只單獨看飽和脂肪時，是無關緊要。即使如此，西部電氣公司研究仍經常被引用以支持飲食—心臟假說。

另一個「以色列公僕研究」（Israeli Civil Service Study），則追蹤了一千名男性公務員和政府雇員五年，並未在心臟病突發與他們所吃的任何食物之間找到關連。（根據這個研究，預防心臟病突發的最佳方式是敬奉上帝，因為越認同自己是虔誠信徒的男性，心臟病突發的風險就越低。）[15]

還有一個在此時期所做的大型流行病學研究，是以日本人為對象，由於他們的心臟病罹患率非常低，並以一種幾近於素食的飲食模式維生，長久以來都是研究者心儀的研究對象。

這個名為「日本君」（NiHonSan）的研究，企圖藉由比較居住在廣島、長崎的日本男性與移民到檀香山市或舊金山灣區的日裔國民，以釐清基因與飲食的影響力。當他們的飲食首次於一九六五年被評估時，這些中年男性都是健康的，然後研究持續追蹤了五年。結果，那些搬到加州的男性，其心臟病（根據心電圖測試顯示異常）罹患率要比住在夏威夷和日本的男性高出兩倍。（居住於二次世界大戰末了遭原子彈轟炸城市的男性可能遭輻射暴露的因素，並未被納入分析。）

日本君的研究成果受到廣泛宣傳，然而，結論裡卻有幾個或明顯或隱晦的問題。首先，這個研究的報告作者群避開了數據中無法支持飲食—心臟假說的死亡率，並選取確診再加上「可能有」心血管疾病作為他們的研究終點。（「可能有」心臟病包括了定義模糊的症狀，譬如胸痛。）擴大定義納入未確定的診斷，將相當程度的誤差帶入了風險計算，但這也讓研究主持者得以顯示結果符合飲食—心臟假說——心臟病與飽和脂肪食用量之間的比例，由日本到夏威夷到加州，步步上揚。

然而，若只看「冠心病確診」案例，居住於檀香山市的男性所食用的飽和脂肪量，與加州居民是差不多的，而他們的心臟病罹患率卻比居住在日本的同胞低（每千人中有二十五點四人相對於每千人中有三十四點七人）。血清膽固醇值也是參差不齊。事實上，研究者所知的風險因子——血清膽固醇、過度緊張或高血壓——沒有一個能解釋所觀察到的心臟病罹患率差異，也都無法說明幾乎都抽菸的日本男性如何躲過冠心病。

對我而言，參差之處代表這些數據可能有哪裡不太對勁。比如說，當他們寫到飲食資料的蒐集只是來自「舊金山一位同事的次標本」時，我就感到納悶。於是我挖出兩年前才剛發表、談論日本君飲食研究方法學的論文。顯然，在舊金山灣區的團隊，似乎完全失職了。他們不僅只獲得二百六十七名男性的飲食資訊，而且只以一種方式訪談受試者一次（一份二十四小時的回顧問卷）；相較於在日本有二千二百七十五人受訪，檀香山市甚至多達七千九百六十三人，而且這兩個團隊還在兩個不同的時間做飲食評估，並使用四種不同的方式，這顯然並非是論文作者群所宣稱的「相同方法」。但這些問題從未被提及，要不是我決定親自去查看，也不會知道。

15. 在二十三年的追蹤研究裡，研究者發現飽和脂肪和心肌梗塞之間有種非常微弱的關係，但報告作者群自己則視為不重要（Goldbourt 1993）。然而，以色列公僕研究（Israeli Civil Service Study）卻常被知名科學家援引，以證明飽和脂肪攝取與冠狀動脈心臟病風險之間有「確定關係」。（Griel and Kris-Etherton 2006, 258）

總之，雖然在加州的日裔男性確實吃較多的飽和脂肪，但他們也會面臨西方社會中常見的其他風險因子，如更多壓力、較少運動、更嚴重的工業污染，以及更多的包裝和精製食品，這其中任何一個因素，都可能引起心臟病。撰文者只將其歸咎於飽和脂肪，並煞費苦心地掩蓋數據的可議部分，完全反映了一九七〇年以前，支持脂肪引起心臟疾病假設的整體偏見。[16]

那麼，住在家鄉的日本人真的比較健康嗎？誠然，他們較少受缺血性心臟疾病所苦，但相較於美國人，他們的中風機率要高出許多——這個數字在日本男性移民到美國時掉了下來。其他研究則顯示，相較於吃較多肉類、奶製品和雞蛋的族群，食用較低量這些食品的族群有較高的腦中風發病率。日本本土的男性也被發現有較高的腦溢血致命率，這與他們血液中的低膽固醇有關連；相較之下，腦溢血致死在美國相當罕見。當這些研究在一九七〇年代晚期浮現時，基斯與其同事企圖忽視這些發現。然而，與低膽固醇有所關連的高中風與腦溢血率，在現今的日本仍持續存在，而且研究者一直無法解釋低膽固醇飲食是否可能造成這些健康問題。

此外，日本人近來已比二次大戰剛結束時吃更多肉類、蛋類和奶製品，但心臟病罹患率已下降到基斯於一九五〇年代所見的水平。這意味著，雖然飲食與疾病的故事在日本是複雜的，但我們已足以說——按此趨勢，低飽和脂肪飲食並非是讓日本人在戰後年代倖免於心臟病的因素。

在日本君研究與以色列公僕研究發表後，《刺絡針》在一九七四年評估了這些證據。「迄今，儘管付出了努力與金錢，」編輯寫道，「消除風險因子就能消除心臟疾病的證據，加起來只比零略高一些。」

「有件事很清楚，」他們繼續談論這兩個最近發表的流行病學研究，「統計學上的關連性絕不能立即等同於因果關係。」這是很明顯的一點，但在試圖將流行病學證據延伸為支持飲食—心臟假說的營養學專家圈子裡，這卻是值得一再被複述的主張。

《刺胳針》的編輯對於過早採納飲食—心臟假說一向直言不諱，而且多年以來，在英國對此的辯論都比在美國更熱烈、也更開放。在英國，對飲食—心臟假說採取懷疑與敵視態度的論述廣為流傳，美國科學家對飲食—心臟假說的熱烈擁抱，讓他們的英國同事們感到困惑。「當時的詮釋涉及了大量的情感成分」，英國心臟科權威麥可・奥立佛說，「這在我看來是相當不尋常的。這種對於降低膽固醇的強烈情感，我永遠也無法理解。」他在英國的同事傑若・薛培，曾到肯亞研究山布魯族，也對美國的飲食—心臟支持者難以理解：「像傑若麥・史戴姆勒和安塞・基斯這樣的人，讓英國心臟科醫生血壓上升到令人難以置信的水平。這很奇怪；這是不理智的；這是不科學的。」

《刺胳針》的編輯有時會嘲笑美國人的偏執。美國人為什麼要忍受低脂飲食而犧牲美食？他們感到震驚的是，「我們看到有些早已過了壯年的信奉人士，在大眾公園裡穿著短褲和運動背心利用空閒時運動，之後回家吃頓難以形容、嚴厲限制卡路里的一餐，（而當時）並無證據顯示，做這件事能抵消冠狀動脈疾病」。

《刺胳針》拉響了一記警報，之後其他人也很快跟進：「治療不應該比疾病讓人感覺更糟。」—編輯群寫道，以呼應這則醫療格言：「首先，別造成傷害。」減少飲食裡的脂肪可能引起一些意外的

---

16. 在此研究的六年追蹤報告中，作者群明言心臟疾病與食用飽和脂肪之間的關連性已消失，而且較低的冠心病死亡率只跟少酒、食用較多碳水化合物，以及較低卡路里飲食有關（Yano et al. 1978）。

後果，比如說缺乏「必需」脂肪酸（這是身體自身無法製造的脂肪）。事實上，西蒙．戴頓就曾對他的實驗中護心飲食者所攝取的極低花生四烯酸（arachidonic acid）含量感到擔心，這是一種主要存在於動物性食品中的必需脂肪酸。另一個可能的後果是，少吃脂肪似乎就無可避免地會多吃碳水化合物，原因很簡單，因為就只有三種巨量營養素——蛋白質、脂肪和醣類（亦即碳水化合物）；少吃動物性食品（主要為蛋白質與脂肪），就會將飲食所需轉嫁到剩下的唯一巨量營養素——醣類。實際執行起來，一份沒有蛋與培根的早餐（脂肪與蛋白質），就變成一餐穀麥片或水果（醣類）；而沒有肉的晚餐，時常就是義大利麵、米飯或馬鈴薯。如今，專家們已感嘆這二十世紀後半發生的飲食變化，結果有礙健康。因此，《刺絡針》的憂慮顯然有其道理。

在美國，彼特．艾仁斯依然是護心飲食最知名的批判者，也繼續發表他認為必須更謹慎視之的中心論點——飲食—心臟假說「仍只是一個假說……我真誠地認為我們不應該……在目前向大眾提出大規模的飲食與用藥建議」。[17]

然而，到了一九七〇年代後期，科學研究的數量已經增長到不可收拾的地步，正如一位哥倫比亞大學病理學家所說的——令人難以招架。端視個人如何詮釋數據、或如何權衡所有但書，點對點連連看都可能連到不同的方向。營養學研究本身的模糊之處，為偏誤所影響的詮釋打開了一扇門——之後就固化成了一種信仰。如同膽固醇專家丹尼爾．史坦伯格（Daniel Steinberg）所說的，純粹只有「信者」與「不信者」。從科學的角度來看，一份數據可以有好幾種可能且具同等說服力的詮釋，但對「信者」而言只有一種，而「拒信者」就成了體制外的異端。

於是，現代科學的正常防禦，已被戰後美國一場聚集各種勢力的完美風暴擊潰。在易受影響的誕生初期，受到急切為心臟病求解的欲望驅使，營養科學向魅力領袖俯首稱臣。一個假說成為矚目焦點，投注了金錢測試，然後營養學界就擁抱了這個觀點，而且很快就沒有多少辯論空間。美國開始了一場龐大的營養實驗——少吃肉類、乳製品和所有膳食脂肪，將所需卡路里轉嫁到穀類、水果和蔬菜；以多元不飽和植物油替代飽和動物性脂肪。這是一種全新、未經測試的飲食——只是一個觀念，卻被當成真理呈現給美國人。多年後，科學開始顯示這套飲食畢竟不是非常健康，卻為時已晚，因其早已成為數十年來的國家政策。

17. 艾仁斯的「用藥」，指的是第一代降膽固醇藥——安妥明與菸鹼酸。在三個大型實驗中，都未顯示以這些藥物降低膽固醇五年後，對於中年男性心臟病的突發率曾造成任何差別。（"Trial of Clofibrate in the Treatment of Ischaemic Heart Disease" 1971）

5.

低脂飲食挺進華盛頓

The Low-Fat Diet Goes to Washington

低膽固醇飲食之所以成為國家政策，不僅是因為美國心臟協會與營養學家大力贊同這是解決心臟病問題的方法，更重要的是，還有美國政府在背後大力推動。一九七〇年代末，美國國會介入了美國人應該吃什麼的問題，而這種政府的介入，將低脂飲食推向一條新的道路，使其脫離了科學領域，進入政治與政府的世界。在最初的十五年，當飲食與心臟疾病有關的假設尚未經適當測試之前，研究界就為其背書，已是失格之舉，一旦聯邦政府參與介入，這些專家可能自我修正的機會更已完全不存在。在龐大官僚系統和上行下效的沿習之下，華盛頓完全不是懷疑論——好科學所需的必要成分——可以生存之處。當飲食—心臟假說在美國國會通過，這個觀念即一飛沖天，成為全面制霸、無懈可擊的教條，並從此幾乎再無回頭之路。

這一切發展都是從一九七七年，參議院營養和人類需求特別委員會（Senate Select Committee on Nutrition and Human Needs）轉向關注美國的飲食與疾病問題開始。該委員會挾帶著將近五十萬美元的可觀預算，之前曾處理過飢餓或營養不良問題。如今，該委員會轉向新的營養過剩問題——某些食物吃太多是否可能導致疾病？畢竟，有哪個中年男性參議員，會不支持調查心臟疾病這個中年男性的頭號死因？

因此，在同年七月，該委員會在參議員喬治·麥高文（George McGovern）主導下，舉行了為期兩天、名為「致命疾病相關飲食」（Diet Related to Killer Diseases）的聽證會。[1]該委員會幕僚由律師與前記者組成，對於脂肪與膽固醇，他們只比有興趣的外行人多知道一點，而對此議題多年來可能一觸即發的科學爭議，則幾乎是一無所知。麥高文對此議題有潛在偏見，因為他剛參加了一項為期一週的門診課程，上課地點就在生活時尚大師與低脂飲食奉行者納森·普里特金（Nathan Pritikin）創辦的養生中心。

聽證會之後，由委員會幕僚人員尼克・莫特恩（Nick Mottern）負責主持研究與撰寫報告。他是個正直有良知的先進人士、華盛頓特區一家小週報《消費者新聞》（*Consumer News*）的前勞工記者，也是對抗企業影響力的運動鬥士，但令人遺憾的是，他並沒有任何營養與健康的相關背景，因而欠缺足夠的專業能力，得以檢驗研究樣本規模之幽微複雜、或是釐清流行病學中混淆難辨的議題；他也無從得知，在解釋科學時，廣納各方意見永遠才是明智的做法。相反地，他幾乎完全依賴馬克・賀克斯達（Mark Hegsted）這位哈佛公衛學院的營養學教授暨飲食—心臟假說的中堅份子。（基斯可能原本是這個角色的候選人，但他已於一九七二年退休。）在賀克斯達引導下，莫特恩提出了一套符合美國心臟協會建議的飲食，總脂肪攝取量由總卡路里的四十%降到三十%，飽和脂肪的上限為十%，然後將碳水化合物的攝取量增加到總卡路里的五十五到六十%。（相對於精製碳水化合物如糖，莫特恩將「複合碳水化合物」（complex carbohydrates）一詞引入營養學詞彙，意指全穀類。）[2]

該委員會最終接受了這套健康飲食，而這也吻合了莫特恩自身對於肉類、乳製品與蛋產業的懷疑觀點。基於環境與倫理因素，莫特恩對這些產業抱持反對意見（他後來在紐約上州經營一家蔬食餐廳多年），而且他相信肉類產業是完全腐敗的，因為他曾親身體驗——由於麥高文代表的南達科他州是一個畜牧業大州，全國牧牛人協會（National Cattlemen's Association）的成員經常大步邁進辦公室來

1. 這個委員會對於此議題的決策過程，二〇〇一年才在《科學》（*Science*）雜誌中的一篇文章被揭露。（Taubes 2001）
2. 莫特恩的報告也建議減少糖的食用量（這是六條建議中的第五條），但這個目標並未受到重視，因為研究者越來越聚焦於脂肪與膽固醇的研究。

會見參議員，而他自己也接過牧牛人打來的電話，企圖左右他的報告。

莫特恩的理想主義，使得他痛恨這種遊說團體的影響力。或許是因為他曾在國會山莊工作，所以將這個脂肪與膽固醇的議題看成不僅是有關營養與疾病的科學辯論，也是不同食品產業間角逐利益的政治較量。在他看來，這場爭議是善良、受美國心臟協會認可的低脂飲食，在對抗無良的蛋與肉品產業，因為他們「隱藏」了肥胖問題——在他心中，這就有如大菸草公司企圖模糊吸菸有害健康的數據。該委員會的監察長馬歇爾．馬茲（Marshall Matz）回憶說：「尼克真的很想找到一個敵人，並且把此事變成有如好人對抗壞人。」對莫特恩而言，他的選擇很明顯。當時由史戴姆勒代表美國心臟協會作證，而像傑若麥．史戴姆勒這樣的研究者，讓他印象深刻，他認為「這些科學家願意挺身而出對抗業界的財力與壓力」，他告訴我，「我很佩服他們。」

然而現實卻是，儘管蛋、肉類與乳製品業者顯然是圖其私利，但並不見得是食品業中遊說最力的利益團體。大型食品製造商如通用食品、桂格燕麥、亨氏、全國餅乾公司（譯註：今日的納貝斯克〔Nabisco〕公司）和玉米製品公司等，才是真正重量級的團體。這些公司於一九四一年成立營養基金會（Nutrition Foundation），一個以影響輿論為職志的組織，其所採用的技巧遠比大步邁進參議員辦公室微妙精密許多。該基金會藉由經營與學術研究者的關係、贊助重要科學會議，以及（甚至在國家衛生研究院開始資助營養學研究之前）挹注幾百萬美元直接投入研究，從源頭開始就改變了科學的路線。在該基金會與各食品公司的個別運作之下，科學見解在成型之初就已受其影響。[3]

推廣以碳水化合物為主的食品，如穀麥片、麵包、餅乾和脆片，正是受大型食品企業歡迎的飲食建議，因為這些都是他們銷售的產品。多元不飽和脂肪優於飽和脂肪的建議，也正好為他們服務，因為這些油是各家廠商的甜餅乾與鹹餅乾、人造奶油和起酥油的主要成分。莫特恩醞釀中的報告，傾向於推崇碳水化合物而反對動物性脂肪，恰巧完美契合了食品製造商的心意。相較之下，該報告並沒有為蛋、肉類和乳製品業者做些什麼，儘管他們作風高調，在華盛頓人見人怕。因此，即便他們可能曾經嘗試，但他們的遊說努力顯然不是很成功。

對於肉類的偏見

莫特恩對牛肉遊說團體的不屑，反映出一種對紅肉的偏見，而這種偏見在一九七〇年代末莫特恩撰寫報告時已十分強烈。這種認為紅肉不純淨、不健康的觀點，如今已在我們的觀念中根深柢固，因而很難想像其他可能，但本書的讀者現在應該都意識到，對傳統智慧抱持一點懷疑態度，總是值得的。反紅肉的科學證據有哪些？究竟有哪些數據可能證實反肉類的健康主張？這是必須探究的重要問題，尤其是在關於紅肉的負面訊息正逐年增強而廣為流傳之際。

在一九五〇與一九六〇年代，安塞．基斯及其同事們並沒有獨挑紅肉出來撻伐，紅肉並不比其他含有更高飽和脂肪與膽固醇的食物更糟糕。紅肉、乳酪、鮮奶油和蛋遭到同樣的譴責，因為它們都會提高總膽固醇，可能導致心臟疾病。

3. 很多大型食品公司也擁有自己的研究機構，比如玉米製品研究院（Corn Products Institute）和威森醫學研究基金（Wesson Fund for Medical Research）。

然而，西方文化長久以來都視紅肉為不被信任之物，與貪婪、能煽動感官以及雄性能力連結，而這些通常被認為有礙精神生活。[4] 而殺害動物取肉也形成一個道德困境，尤其是牛之類的大型動物——也許是因為這些動物對我們來說，若比起雞等禽類，似乎是比較感性的動物；而受到肉類生產工業化後更加不人道與腐敗的做法所刺激，這些道德疑慮在過去一個世紀更為加劇。此外，美國人越來越意識到世界上的貧窮與人口壓力，也讓紅肉變成浪費的象徵。法蘭西斯．摩爾．拉佩（Frances Moore Lappé）在她一九七一年具里程碑意義的作品《一座小行星的新飲食方式》（*Diet for a Small Planet*）中，指出為滿足美國人吃肉口欲所飼養的牲畜，代表著巨量蛋白質的浪費，而這些浪費足以餵養貧窮國家中營養不足的人民。她寫道，吃牛肉的效能尤其低，因為牛要消耗二十一磅蔬菜才能生產一磅的肉。

諸如此類反對吃紅肉的論點，正符合安塞．基斯主張減少食用飽和脂肪的建議，在一個充滿良心消費者的國家，他的飲食建議看似憑直覺即可理解。於是，自一九七〇年代開始，對紅肉的偏見落地生根，甚至在科學研究界，從實驗如何進行和被詮釋的方式中，都能看出這種偏見。

一個明顯持有偏見的營養學研究案例，就是史上最有名的素食者研究，研究者在整個一九六〇和一九七〇年代，追蹤三萬四千名基督復臨安息日會（Seventh-Day Adventist Church）的男女教友。基督復臨安息日會規定的飲食，是一套含蛋與乳製品、但少魚肉的素食飲食，而且研究人員在一九七八年提出報告，按此飲食的基督復臨安息日會男教友，比起非此教派的男性，各類癌症罹患率較低（除了前列腺癌較高外），心臟病致死人數也較少；女性則相反，從中看不出任何益處，[5] 而且子宮內膜癌風險較高——這又是一個婦女研究呈現相反結果，但未被公開的眾多例子之一。

這項研究被廣泛援引為素食優於肉食的證據，但一樣是問題多多，很容易就可發現破綻。例如，與基督復臨安息日會受試教徒對比，居住於美國另一端康乃狄克州的控制組，光是環境因素就無法被視為相似。（事實上，美國東岸的冠心病死亡率比西岸高出三十八%，這就足以單獨解釋此研究觀察到的心臟病死亡率差異。）而更重要的事實是，依循教會素食主義的基督復臨安息日會男教徒，極有可能也追隨教會的其他建議——他們可能不吸菸，而且參與教會裡的社交和宗教社群，他們也的確擁有比控制組更高的教育程度。這些變因都和更好的健康狀態有關，因此很難說飲食本身對研究結果有多少影響力。（此外，二十年來只就飲食本身評估過一次，並且只包含願意交回問卷的受試者，這造成了一種扭曲，因為會參與的人往往比那些不能或沒有參與的人更健康。）[6]該研究主持人甚至承認了這些問題。[7]最後，在所有探談此研究的論文中，有個尚未被提及的明顯偏見，亦即執行此研究的

4. 這是畢達哥拉斯（Pythagorus）之所以為素食主義者的部分原因。牧師威廉．考海德（Reverend William Cowherd）是十九世紀初英國素食協會創始人之一，他鼓吹「分肉而食」是人類墮落的部分原因，且肉類能煽動情欲，使得靈魂無法接受「天國的愛與智慧」。在美國，則有十九世紀的清教徒改革者如牧師席維斯特．格雷姆（Reverend Sylvester Graham），採用了這些想法。然而，值得注意的是，在古希臘文文本與《聖經》中，肉被描寫為神的食物。例如，在〈摩西書〉第一卷中，該隱拿蔬菜為貢品，亞伯帶來「他羊群中頭生的和羊的脂油獻上」，而「耶和華看中了亞伯和他的供物：只是看不中該隱和他的供物」（〈創世記〉第四章四節）。（畢達哥拉斯部分見 Spencer 2000，38-69；考海德部分見 Spencer 2000）
5. 然而，此研究中的年長女性，心臟病罹患率確實可見小幅降低。
6. 研究領導者也承認有這種「健康志願者偏誤」，並試圖加以說明。（Fraser, Sabate, and Beeson 1993, 533）
7. 羅馬林達大學的流行病學家蓋瑞．佛來塞（Gary Fraser）最近剛接手主持這項（仍在進行中）的研究，而他就曾寫道，這些「可能造成混淆的變因」，使人難以鎖定到底哪些才是維護健康的因素。他甚至反對一些營養學專家誇大研究結果的方式，比如當時佛瑞明罕研究的主持人威廉．卡斯提力即宣稱，在基督復臨安息日會研究中，心臟病突發風險只有其他美國人的「七分之一」，但佛來塞則提出更正——實際上差異只有「少許」。（Fraser 1998; Fraser, Sabaté, and Beeson 1993, 533）

母機構羅馬林達大學，本身就是由基督復臨安息日會負責營運管理。

儘管有明顯的缺陷，「基督復臨安息日會研究」依然是經常被用以證明紅肉不健康的基礎研究之一。此外，被引用以鞏固該理念的較新研究，也有類似的缺陷。舉例而言，二〇一二年三月十二日有個格外駭人的標題大舉出現，其中包括《紐約時報》的〈風險：吃越多紅肉，死亡率越高〉，而這個故事的背後，是因為有個研究發現，每天多吃三盎司紅肉，與整體死亡風險增加十二%有所關連——其中包括心血管疾病增加十六%，癌症增加十%。這項研究的公告迴響於世界各地，幾乎在每個國家都有新聞報導。

該報導的數據是來自所謂的「護士健康研究之二」（Nurses' Health Study II），這是有史以來歷時最長、規模最大的流行病學研究，追蹤十一萬六千多名護士超過二十年。執行該研究的哈佛公衛學院研究者，結合了護士的飲食數據，以及他們所監督、以男醫生為調查對象的另一份相似但規模較小的流行病學研究數據，以分析食用紅肉的影響。在這些醫生與護士作答的問卷裡，調查人員發現了食用紅肉與降低死亡率之間的關連。但是，就如我們所知，關連性可以只是巧合，並無法說明因果關係，而此處的關連性終究是很小的。

在十二%背後的實際數字（當原始數據不大時，以百分比呈現通常會顯得較具戲劇性），則顯示在二十一年的研究期間，死亡風險的增加其實每一百人中只有一人。此外，該風險並未與肉食分量同步上揚。（這意味著吃特定數量的紅肉，無法順利等同於會增加特定數值的風險，而這是流行病學家認為有可靠關連性建立時的要素——「劑量反應」。）事實上，在哈佛研究中，與食用紅肉相關的風險，在食用量增加時持續下降，之後只在肉食量最大的群組中惡化——這是個奇特的發現，代表這其中終究可能並無真正的關連性。

那麼肉食量最大的群組是怎麼回事？難道不能將其看成一個警示？許多其他觀察性研究都顯示，大量食用紅肉與負面的健康後果有所關連。或許大量食用紅肉的效應，只有在超過相當高的門檻時才會顯現？或者更有可能是因為，吃很多紅肉的人也會出於各種與紅肉無關的理由，而採行較不健康的生活方式，才造成這樣的效應。大部分選擇吃很多紅肉的人，等於一直忽略醫生、護士或健康官員數十年來在飲食建議中強調的這個關鍵，因此，他們在其他面向上很有可能也未將健康放在第一位——他們可能沒有定期看醫生、不吃藥、沒有運動習慣、不參加文化活動，或以有意義的方式參與社群——而所有這些因素，都被證明與健康有關。因此，讓人不意外的是，在哈佛研究中，肉食量最大者也被發現活動量較低、較肥胖，且較可能會抽菸。

同理，在過去幾十年裡，多吃蔬菜水果的人，在與飲食無關的面向上確實也過得比較健康。研究人員早已發現，會認真努力遵照醫囑的人——不管是吃藥或經常鍛鍊身體——會比那些不按醫囑行事的人更健康。這種效應，是在一九七〇年代的冠心病藥物方案（Coronary Drug Project）中被發現，稱為「順從性」（compliance）或「依順者」（adherer）效應。研究人員發現，最忠實服用預防性藥物的男性，心臟病風險降了一半；而毫不令人意外的是，最忠實服用安慰劑的男性，他們的風險也削減了一半。願意遵照醫囑，比醫藥介入的客觀價值更為重要。終究，會盡本分遵守醫囑的人，在某些方面就是與不會的人非常不同——也許他們會把自己照顧得比較好、或是他們比較富裕。但不管是什麼原因，統計學家普遍認為，這種順從性效應是相當大的。

因此，任何在肉食與疾病之間的關連要想建立起意義，就必須大到足夠克服這種順從性效應及其他造成混淆的變因。然而，就如同哈佛的研究者在二〇一二年的研究所發現，食用紅肉與心臟病之間的關連性，一般都極微小，但研究領導者往往不強調這些科學細節，主流媒體也經常視而不見。

另一個被假定與紅肉有關的主要健康問題，也一樣充斥著模糊證據，那就是癌症。世界癌症研究基金會（World Cancer Research Fund）和美國癌症研究中心（American Institute for Cancer Research）在二〇〇七年提出的一份五百頁報告，是迄今對飲食與癌症所做過最具權威性的評鑑，指出紅肉會導致結腸直腸癌。然而，在食用最多與最少紅肉者之間，該報告所提出的差異卻是微不足道——只有一點二九（這個數字稱為「相對風險」，若以加工肉類相比時則更低，僅為一點零九），這實在無法成為報告中所標示「令人信服的證據」，因為美國國家癌症研究院（National Cancer Institute, NCI）本身即曾建議，詮釋任何低於二的相對風險時「要謹慎小心」。

於是，專家基於這項薄弱的證據與其他原因，抨擊了該報告對紅肉的發現。就如一位批評者指出：「假使真有什麼，現有的證據只能支持與所謂的雜環胺（HCA）致癌物質有所連結，而雜環胺產生於烹調或油炸紅肉時。」[8]正如我們即將看到的，這種明顯的致癌作用，很可能跟肉本身無關，而與其油炸時的用油比較相關。

美國人過去如何飲食

然而，儘管這是個薄弱且矛盾的證據，但紅肉是飲食中頭號罪惡根源的說法，依然充斥於本國的議論中長達幾十年。我們被引導著去相信，是我們偏離了一個更完美且攝取較少肉類的過去。最明顯的現象就是，當參議員麥高文在一九七七年的記者會上，公布參議院特別委員會的《飲食目標》（*Dietary Goals*）這份報告時，他對美國人過去的飲食方向表達了悲觀看法。他解釋說，「我們的飲食在過去五十年間歷經極端的改變」，「對我們的健康有巨大且經常是有害的影響」。站在他旁邊的賀克斯達，則批評當前的美國飲食含過量「豐富的肉」，以及其他飽和脂肪與膽固醇來源，這些「與心臟病、某些形式的癌症、糖尿病與肥胖症都有關連」。麥高文說，這些毛病是「致命疾病」，而他宣稱解決之道就是——讓美國人重返往昔更健康、以植物為基礎的飲食。

《紐約時報》健康專欄作家珍．布洛迪，寫下了這個觀念的完美縮影：「在本世紀內，一般美國人的飲食歷經極端的轉變，從以植物為主的食物，如穀類、豆類與豌豆、堅果、馬鈴薯和其他蔬菜水果，轉而攝取來自動物的食物——肉類、魚、家禽類、蛋與乳製品。」這樣的觀點已貨真價實地在上百份官方報告中獲得迴響與共鳴。

我們的先人主要以蔬菜、水果與穀類維生的說法，主要來自於美國農業部的「食物消失數據」（food disappearance data）。食物的「消失」大約是指供應量，大部分可能是被吃掉，但也有很多是被浪費掉了。因此專家承認，消失量僅是消耗量的粗略估計。布洛迪、麥高文和其他人所引用的數據來自於二十世紀初期，但一般都知道這些數據很不準確。除了有各種問題外，該數據只統計了早年跨

8. 德國斯圖加特市霍恩海姆大學的營養專家康拉德．畢沙斯基（Konrad Biesalsk）也指出：違反直覺的現實是，我們常被告知要多吃蔬菜水果，由此可獲得許多被認為可以防癌的營養素，如維生素A、葉酸、硒和鋅等，但這些營養素不僅在肉類中更豐富，也更有「生物利用度」（bioavailable），亦即它們在肉類中比在蔬菜中更容易被人體透過食用吸收到血液中。

州運輸的肉類、乳製品與其他生鮮食物等，任何在地生產與食用的牛肉或雞蛋等，都沒有被包括在內。由於在這些年代，超過四分之一的勞動者都是農民，因此在地生產的食物數量必定相當多。專家們認為，這個早期食物可利用性的數據並不足以當真，但仍被引用，因為也沒有其他資料了。二十世紀以前的年代，則完全沒有「科學」的數據。

在缺乏科學數據下，歷史可以提供美國十八世紀末到十九世紀的食品消費圖像。雖然是間接的，但歷史證據是嚴謹的，而且在此例中肯定比美國農業部的不完整數據所及更為廣泛。營養學專家很少查詢歷史文本，認為它們能提供給飲食與健康研究的不多，屬於另一個獨立學術範疇。然而，歷史可以充分告訴我們，人類在心臟病、糖尿病和肥胖症普及前的數千年裡，是怎麼吃的。當然，我們現在已經不記得了，但這些疾病在當時並非總是如今日般肆虐。而一旦回顧這些飲食型態，即可清楚地看到，相對於我們來說算是健康的早期美國先人，通常比我們所以為的，吃更多的紅肉和更少的蔬菜。

根據許多記述，早期美國的拓荒者是很「無感」的農民，他們在動物養殖與農業上的付出都相當懶散，就如一位十八世紀的瑞典遊客所描述，對「糧田、草地、森林、牛群等都一樣粗心對待」；而且也不太從事農作，因為四處都可取得肉類。

早期，美洲大地上的無盡富饒確實驚人。墾荒者記錄有為數極多的野生火雞、鴨、松雞、野雉等動物。遷徙中的候鳥成群，可使天空變暗數日之久。美味的愛斯基摩杓鷸是如此肥碩，以致於當牠們突然掉落到地面爆裂時，地表上覆蓋了一層肥油肉泥。（新英格蘭人稱這種已滅絕的物種為「麵糰鳥」。）

在樹林裡，還有熊（因其脂肪而受珍視）、浣熊、食米鳥、負鼠、野兔，和幾乎是成群的野鹿——

數量多到殖民者甚至不必去狩獵駝鹿、北美麋鹿或野牛，因為要拖行與保存這麼多肉，被認為太花力氣。[9]

一位歐洲旅人描述其造訪南方農莊時，注意到當地人的食物包括牛肉、小牛肉、羊肉、鹿肉、火雞肉和鵝肉，但並未提及任何一種蔬菜；嬰兒甚至在未長牙前就被餵食牛肉。英國小說家安東尼·特洛勒普（Anthony Trollope），在一八六一年遊覽美國的旅途中記述：美國人食用的牛肉量是英國人的兩倍。英國文豪狄更斯造訪時寫道：沒有丁骨牛排的「早餐不算早餐」。顯然，以爆香麥米配低脂牛奶開始的一天——我們的「冠軍早餐」——當時會被視為連當僕人餐都不恰當。

確實，在美國最初的二百五十年歷史中，即便是窮人，也有能力餐餐食用魚肉。而勞動者能取得這麼多肉類，也正是觀察家何以認為新世界的飲食比舊世界優越的原因。在美國作家詹姆斯·菲尼莫·庫珀（James Fenimore Cooper）的小說《丈量者》（*The Chainbearer*）中，一位墾荒主婦說道：「我以為，當一個母親可以看見醃豬肉桶的桶底時，表示這個家庭經濟困難。」

而且，就如第一章曾提過的原始部族一般，美國人也知道動物內臟肉的美味，根據當時的食譜，他們食用心臟、腎臟、牛百頁、小牛胸腺（腺體）、豬肝、龜肺、豬羊頭與足，還有羊舌，而牛舌也曾「極受珍視」。

而且，不僅只是肉類，各種飽和脂肪都被大量攝取。十九世紀美國人的奶油食用量，是今日的

9. 早期美洲四處有獵物，與已遭嚴重墾居的歐洲形成強烈對比，歐洲人一直渴望能吃到比他們所能取得數量更多的肉類。

四到五倍，豬油最少也有六倍。[10]

在《肉食在美國》（*Putting Meat on the American Table*）一書中，研究者羅傑・霍羅維茲（Roger Horowitz）翻遍文獻，找出美國人每年吃了多少肉的數據。一九〇九年一份調查八千名都會區美國人的報告顯示，其中最貧窮的人每年食用一百三十六磅肉，最富裕的則是多於二百磅。《紐約論壇報》（*New York Tribune*）於一八五一年刊出一份食物預算表，其中規劃一個五口之家的每日肉量是兩磅。即使是在十八世紀之交的奴隸，被分配到的年食用肉量平均也有一百五十磅。就如霍羅維茲總結，「這些文獻來源確實給了我們一些信心，以推論在十九世紀，每人平均年食用肉量在一百五十到二百磅之間」。

一人一年大約食用一百七十五磅的肉！相較於今日，平均一個美國成年人每年食用的肉約為一百磅，而且在這一百磅當中，有一半以上是禽肉——雞肉或火雞肉。但是一直到二十世紀中，雞肉都被視為奢侈肉品，只出現在特殊節慶場合的菜單上（雞的價值主要在於牠們的蛋）。減掉雞肉部分，剩下的結論就是，根據不同出處的政府數據，今日每人的紅肉食用量約莫四十到七十磅——總之，就是遠比幾世紀前少了許多。

然而，我們從官方描述中得到的，卻與紅肉食用量下跌的現象正好相反。美國農業部近來的一份報告指出，我們的肉食量「創新高」，而媒體也不斷複述這個印象。這意指我們的健康問題與肉類食用量增加有關，但是這些分析有誤導之嫌，因其將紅肉和雞肉都放在同一類別，以顯示整體肉食量的成長；事實上，從一九七〇年代開始如天文數字般增加的，只有雞肉食用量。如果以更嚴謹的角度來看，顯然是我們今日食用的紅肉量要遠少於前人。

另外，同樣也和普遍印象相反的是，早期美國人似乎吃較少的蔬菜。綠色葉菜的生長季短，終究被認為不值得投入勞力；它們「能產生的少量營養素與種植所花的勞力不成比例。」一位十八世紀的觀察家寫道，「農夫們較喜好豐盛的食物。」確實，在一八八八年一份由當時全國頂尖營養學教授為美國政府撰寫的前驅報告裡，做出了以下結論：要以聰明又經濟的方式生活的美國人，最好「避免綠色葉菜」，因為它們提供的營養成分是如此微少。在新英格蘭，甚至很少有農夫擁有大量果樹，因為要將水果加工保存，需要等量的糖與水果，成本過於昂貴。唯一例外的是蘋果，但即使是將蘋果儲存在木桶內，最多也只能保存幾個月。

若暫停片刻思索，看來很明顯的是，在大型連鎖超市開始從紐西蘭進口奇異果、從以色列進口酪梨之前，在美國的生長季之外，想要穩定地供應蔬果是不太可能的。在新英格蘭，生長季為六月到十月，或者幸運點可以到十一月。在冷凍貨櫃車和貨船讓生鮮蔬果得以運送到全世界之前，大多數人能吃到新鮮蔬果的時間不到半年，而且越往北邊，冬季甚至越長。即使在暖和的月份裡，對於霍亂的恐懼，也讓人避食水果與沙拉。（罐頭製造業只在內戰期間繁榮，而且只使用幾種蔬菜，其中最常見的是甜玉米、番茄和豌豆。）

因此，歷史學家魏佛利．路特（Waverly Root）與李察．德．羅學蒙（Richard de Rochemont）寫道：

---

10. 十九世紀每人每年奶油食用量為十三到二十磅，相較於二〇〇〇年為每人不超過四磅。豬油食用量於十九世紀為每人十二到十三磅，相較於今日是少於兩磅。（豬油食用量在一九二〇到一九四〇年間創新高，約每人十五磅。）（十九世紀的數據來自Cummings 1940, 258；今日的數據來自美國農業部。）

「將美國人描述成吃很多（蔬、果）是不正確的。」素食運動雖然在一八七〇年左右就已在美國站穩腳步，但一般大眾還是不信任生鮮蔬果，覺得它們容易腐壞又可能傳染疾病，直到第一次世界大戰後開始有了家用電冰箱，對生鮮蔬果的不信任才告消退。

根據這些敍述，若以我們今日主流的營養建議來看，在美國歷史最初的二百五十年間，整個國家都處於不及格的狀態。

然而在此期間，心臟病幾乎可確定是稀有的。雖然沒有記載於死亡證明書的可靠資料，但有其他資訊來源強力說明，在一九二〇年代初之前，此病並非四處可見。美國最權威的心臟病專家奧斯汀．佛令特（Austin Flint）曾在一八〇〇年代中期翻遍全國心臟異常記錄，儘管他在紐約市執業的診所生意興隆，但他記述所見病例非常少。威廉．歐斯樂（William Osler）是約翰霍普金斯大學醫院的創院教授之一，他也未提及在一八七〇與一八八〇年代，蒙特婁綜合醫院有任何心臟病病例。對於冠狀動脈栓塞（coronary thrombosis）的第一份臨床描述，出現在一九一二年，而在一九一五年出版的權威性教科書《含心絞痛在內的動脈疾病》（*Diseases of the Arteries including Angina Pectoris*），則完全未提及冠狀動脈栓塞。後來成為艾森豪總統醫生的保羅．懷特，在第一次世界大戰前夕——當時他正值青年時期——寫到他在麻薩諸塞州綜合醫院裡的七百位男性病人，「儘管他們當中有許多人已超過六十歲」，但只有四人提及胸痛。[11]「在一九〇〇年，約有五分之一的美國人口超過五十歲，這個數字似乎反駁了認為前人壽命較短、不足以讓心臟病浮現成為可見問題的熟知論點。簡而言之，在二十世紀之交，有一千萬左右的美國人正值心臟病好發的盛年時期，但心臟病突發似乎不是一個普遍的問題。

心臟病有可能存在但只是被忽略了嗎？醫藥史學家里昂．麥可斯（Leon Michaels）曾比較記述胸痛和其他兩種病症的史料文獻——這兩種病症是痛風與偏頭痛，也會使人疼痛且持續發作，因此醫生診察到的病例應該會等量齊觀。麥可斯一路回溯到古希臘羅馬時代，編列出對偏頭痛的詳細敍述，而痛風也一樣是讓醫生與病人長篇大論的主題，但胸痛就從未被提及。因此麥可斯認為，伴隨冠狀動脈栓塞而來的疼痛，嚴重且令人驚恐，多年來持續發作卻未得到醫學界注意是「根本不可能的」，「假使在十八世紀前這確實並非極其稀有」。[12]

因此，在飽食肉類與奶油的十八和十九世紀，心臟病並不如一九三〇年代肆虐，此說似稱公允。[13]反諷的是——或許也很明顯的是——心臟病的「流行」乃始於紅肉食用量空前例外地減少之後。美國作家厄普頓．辛克萊（Upton Sinclair）出版的小說《屠場》（*The Jungle*），以虛構方式揭露肉品加工業內幕，使得美國肉品販售量在一九〇六年時掉了一半，直到二十年後才得以回復。換句話說，就在肉食量下降之後，冠心病攀升了。在一九〇九到一九六一年間心臟病突發病例暴增之際，脂肪攝取量確實是增加了，但這增加的十二%食用量，並非來自動物性脂肪，而是由新發明的植物油所供應。

11. 在英國，蘇格蘭醫生華特．耶洛里（Walter Yellowlees）曾追蹤他能找到的每一個心臟病案例，並論定在戰前的英國，這個病況是「非常稀少的疾病」。而愛丁堡皇家醫院第一個栓塞病例記錄，則是出現於一九二八年。（Yellowlees 1982; GilChrist 1972）

12. 麥可斯重述了「當年最有學問的醫生」威廉．賀伯登（William Heberden）於一七六八年七月二十一日，在倫敦皇家內科醫學院（Royal College of Physicians of London）發表的最初幾個被適切記錄的胸痛案例：受此症折磨的人「在走路時……受疼痛且胸口極度違和的感覺所侵襲，彷彿若再加劇或繼續，就要丟掉性命」。發病疼痛或持續數月、甚至數年，直到最後的一擊來臨。賀伯登稱此病狀為心絞痛（嚴重胸痛）。（Michaels 2001, 9）

13. 二十世紀初，通報案例數量的戲劇性激增，也可能是因為醫療技術改善。（Taubes 2007, 6-8）

然而，美國人以前只吃很少的肉和「大多」食用植物的想法——此觀點尤其為麥高文和許多專家所信仰——卻持續流傳，而且幾十年來，美國人都被教育要回歸這種較早期、「較健康」的飲食——但只要一檢視，就會發現這種飲食似乎未曾存在過。

「我們沒有時間等了」

一九七〇年代末，以植物為主的飲食可能是最有益健康、也最具歷史正統性的觀念，進入了美國的公眾意識。這時，將飽和脂肪妖魔化的工作已經積極進行了十五年以上，我們也看到麥高文委員會的幕僚是如何快速地被這些想法說服。即便如此，莫特恩為麥高文委員會撰寫的報告草案——內容可想而知——還是在肉類、乳製品和蛋類生產商之間引起了一陣騷動。他們派代表到麥高文的辦公室，堅持要他舉行更多的聽證會。

在這些遊說團體施壓之下，麥高文的幕僚於是特別強調瘦肉是例外，可以建議美國人食用。因此，《飲食目標》建議美國人多吃禽肉和魚類，同時減少紅肉、牛油、蛋和全脂牛奶的攝取。以巨量營養素的語言來說，這代表建議美國人減少總脂肪、飽和脂肪、飲食膽固醇、糖和鹽的攝取，並同時增加食用碳水化合物到每日總卡路里的五十五％、甚至六十％。

雖然莫特恩原本希望在最後的報告裡建議完全排除肉類，但委員會的一些參議員並非那麼確信他們在考量營養科學事物上的能力。少數黨的領導成員，伊利諾州出身的查爾斯·H·波西（Charles H. Percy），就與其他兩名參議員對此「極為保留」，在《飲食目標》的最終報告上寫著：「飲食改變是否對心臟有益，科學上的意見各有分歧。」他們描述了知名科學家之間觀點的「兩極」，如史戴姆勒與彼特．艾仁斯，並指出政府中的領導者，包括國家心肺及血管研究所的負責人、美國衛生部次長西奧多．庫柏（Theodore Cooper），皆極力主張要謹慎給予大眾建議。

但是，這種保留態度終究還是出現得太晚且力量薄弱，不足以制止莫特恩的報告所引發的動力。《飲食目標》讓基斯與史戴姆勒之前的論點再度復活——現在即是對此緊急的公衛問題採取行動的時候。參議院報告說：「我們沒有餘裕再等待那最終的證明，而不去改正我們相信是非常有害的趨勢。」

於是，對飲食問題有興趣的外行人莫特恩所編撰、且未經正式審核的《飲食目標》，便成了可能是飲食與疾病史中最具影響力的文件。《飲食目標》由全國最高民意機關出版後，整個政府與國家皆上緊發條，追隨此飲食建議。「我對其感到十分驕傲，它歷經時間的試煉，麥高文也這麼認為。」麥高文委員會的監察長馬歇爾．馬茲，在三十年後這樣告訴我。

根據馬茲所言，該報告的價值在於其基本建議——降低飽和脂肪與總脂肪攝取量，並同時增加碳水化合物攝取量——迄今仍歷久不衰。但這個邏輯顯然是自圓其說，萬一當年美國國會提出的是正好相反的吃肉、吃蛋，不吃其他呢？或許該說，只要有聯邦政府的支持，這種說法也一樣會廣為流傳。在《飲食目標》出版的幾十年後，美國人已目睹肥胖症與糖尿病的大爆發——或許，這是暗示我們的飲食可能在某處發生了問題，政府或許應該重新思索這些目標是否恰當，卻仍然一直走著同樣的路。因為政府就是政府，是機動性最低的體制，無法輕易改變方向。

不歸路：華盛頓的國家機器動了起來

一份飲食建議一旦得到美國國會的加持，整個華盛頓特區的官僚機器也就慢慢地、難以阻擋地，開始動了起來。以往政府各部門長久忽視飲食與疾病的關係，但此後再也不會如此。

國會指定美國農業部作為負責營養事務的主管機關，而巧合的是，馬克．賀克斯達也在此現身，擔任該部會新成立的營養局局長。於是，他從打造《飲食目標》的科學工程師，變身成為該目標的總管理人。在美國農業部，他與副部長凱若．佛曼（Carol Foreman）合作；佛曼精力旺盛，積極為消費者的權利發聲，她和莫特恩一樣，認為自己是在保護不善懷疑的美國消費者，提防腐敗的雞蛋與肉品製造業強迫消費者過度食用高脂肪食品。

賀克斯達與佛曼的職責在於如何執行《飲食目標》，這份任務需要有點起碼的想像力，因為在一九七八年九月之前，美國農業部官員針對此議題只出版過一張建議菜單，建議每日食用十三片麵包，就能達到該報告的碳水化合物建議量。《華盛頓郵報》引述了一位營養師的質疑——難道就沒人能提出比較容易入口的菜單建議嗎？

嗯，是沒有；國會雖然已經決定了何謂健康飲食的組成內容，但科學家們對於支持這些選擇的基本證據仍有爭議。賀克斯達曾試圖在美國農業部提出一份權威性報告，但在官僚內鬥中，他的努力宣告失敗。同時，備受尊崇的美國營養學會（American Society for Nutrition），也呼籲在向全國人民推動飲食建議之前，需要有更強的科學共識，於是他們設立了一個正式的特別小組，再度審視飲食與疾病資料，並評估這些數據的效力。

賀克斯達決定根據此特別小組的評估結果規劃美國農業部的飲食建議。畢竟，有專家支持，只會讓美國農業部的努力更具可信度，而且除了（由基斯與史戴姆勒主導的）美國心臟協會營養委員會之外，並沒有任何營養科學團體正式重審過各項飲食與疾病的關連證據。賀克斯達知道他是「冒極大的險……因為洛克斐勒大學的彼特．艾仁斯是這個委員會的共同主持人之一，而且眾所皆知，他反對提出總體的飲食建議」。儘管有此風險，賀克斯達依然同意按此審查小組的決定辦理。

艾仁斯挑選了對於飲食—心臟假說各有看法的九人專家成立一個特別小組，然後花了數個月時間，一一商議飲食—心臟假說鎖鏈中的每個連結，從食用飽和脂肪、總膽固醇值，再到心臟病。然而，結果卻並非飲食—心臟假說擁護者賀克斯達或基斯等所樂見。該小組傾向於認為，飽和脂肪遭到譴責的證據並不完全可信，脂肪與心臟疾病頂多只能說有間接關連。一如往常，問題的核心在於幾乎沒有低脂飲食的臨床實驗數據，只有流行病學研究。這些研究如我們所知，能顯示關連性卻無法證明因果關係，這對於賀克斯達的陣營來說已經足夠，對艾仁斯的陣營則不然。

艾仁斯的特別小組在一九七九年的最終報告裡清楚表示，小組中大部分成員仍對減少脂肪或飽和脂肪攝取能遏止冠心病的觀點抱持高度懷疑。然而，該小組並未明言《飲食目標》有害，於是賀克斯達選擇將此視為放行的綠燈。賀克斯達使用與基斯一樣的貧乏邏輯——若沒被證明是錯的，就是對的；他明知故問道：「問題……不在於我們為什麼應該改變飲食，而是我們為什麼不改呢？少吃肉、少吃脂肪、少點膽固醇，會有什麼風險嗎？」

在當時的營養學界，優勢觀點是應該「兩面下注」，在更多的證明出現之前，先減少攝取膳食脂肪以預防心臟疾病。賀克斯達可以想到的是「預期獲得重大益處」，但他想像不到會需要付出什麼代價。艾仁斯的委員會則反駁，在改變美國人的飲食之前，「無害」的原則需要有更堅實的證明，但賀克斯達並不為所動。而且他認為，歸根究柢，美國農業部不必對學院中的科學家負責，而是要向美國國會交代，而國會早已決定支持新的低脂飲食。

於是，一九八〇年二月，儘管欠缺艾仁斯的委員會背書，賀克斯達還是著手出版《美國飲食指南》（*Dietary Guidelines for Americans*），這是有史以來由官方頒布的第一套飲食建議，[14]後來並成為美國農業部飲食金字塔的基礎（近年轉型為美國農業部的「我的餐盤」〔My Plate〕）。儘管這套飲食指南只是出自一個國會幕僚人員及其學術顧問之手，也欠缺其他營養學專家的擔保，卻是目前在美國最廣為人知的食物指南，所有學童都熟悉其內容，對全美學校的營養午餐及營養教育具有高度的影響力。

專家之間為證據論戰

除了艾仁斯的專家小組，還有另一組營養專家對賀克斯達認為已有足夠科學支撐這套指南的態度也不願買帳。這組專家來自於國家科學院（National Academy of Sciences），該組織最初是於一八六三年由國會創辦，以作為諮詢科學事務資源的民間社團，其食物與營養委員會自一九四〇年設立以來，就是華盛頓特區最為敬重的營養學專家組織，而且該委員會每隔幾年就會提供各種營養素的每日建議攝取量（Recommended Dietary Allowances, RDAs）。事實上，美國農業部也曾邀請該委員會針對《飲食目標》撰寫評議報告，卻未曾簽下合約，原因可能是——就如《科學》雜誌所報導的——某人取消了合約，因為美國農業部官員已得知，該委員會似乎對參議院的新低脂飲食不太能苟同。

然而，科學院也不想被消音，於是準備自費撰寫一份審議報告。科學院的專家小組審查了那些其他人都已檢視過的研究內容，最後發表了《邁向健康飲食》（*Toward Healthful Diets*）這份報告，而該小組認為，現有的所謂飲食—心臟假說的證據，其研究「結果大致上讓人印象不深」。

科學院提出的強力論點之一是——截至當時為止，美國人的飲食狀況還算良好，傳統飲食裡有豐富的必需維生素與優質蛋白質，而且就如該委員會主持人吉爾・拉維爾（Gil Leveille）在一九七八年所描述：「比以前都好，而且就算不是全世界最好，也是名列前茅。」美國男性的平均身高——這是終身營養相當可靠的指標——在二十世紀前半迅速增加，相較於有類似數據的國家，是當時地球上最高的人類之一。[15]

因此，為了美國人未來的營養走向，當時在華盛頓上演了一場重量級的拔河。一邊是美國農業部和美國衛生與公共服務部，以麥高文的報告為憑藉的龐大政府機構，加上軍醫總監（US Surgeon General）也於一九七九年附和《飲食目標》的想法；另一邊是與這些聯邦政府辦公室持相反意見、且逐漸被包圍的國家科學院食物與營養委員會——該委員會傾向於不該將減脂飲食建議給國人。

於是，媒體簡直樂翻了——畢竟，脂肪與膽固醇是超級發燒議題，而且就如賀克斯達興沖沖所說的：「政府和學院不合拍！」

---

14. 《美國飲食指南》與《飲食目標》不同，《飲食目標》由麥高文的委員會出版，是《美國飲食指南》的概念基礎，而《美國飲食指南》則由美國農業部與衛生與公共服務部自一九八〇年開始，每五年共同出版一次。

15. 美國男性身高的穩定成長，到一九七〇年代之後停滯，而營養衰退就是專家們假設中的成因之一。

《紐約時報》和《華盛頓郵報》都有大幅報導，而且這兩家報紙都認為可就此議題發表社論。食物與營養委員會成員現身電視談話性節目「麥克尼爾與李爾新聞時間」（*MacNeil/Lehrer Report*），以一整個時段探討這個主題。連《時人》雜誌也刊出一張科學院院長阿爾佛列德・E・哈波（Alfred E. Harper）的照片，照片中的他在家裡深情地望著妻子炒出一盤蛋。

大致上而言，媒體報導強烈支持政府的低脂飲食建議。《紐約時報》指責科學院的報告是「一面之詞」，且未能展現「一種以上的觀點」。《紐約時報》顯然誤解了科學上的意見不一致，並不在於要有兩個假設相爭，而且雙方各有糾結的支撐論點。當眼前只有一個假設時，科學家們只要對其後的證據投下贊成或反對票，同意證據是否足夠？或是不夠？

《紐約時報》基本上做的是民調，編輯寫道：「至少有十八個其他組織和聯邦政府支持削減脂肪與膽固醇。」反方只有科學院與美國醫學學會，而該飲食所隱藏的代價，則不在討論之列——碳水化合物提高心臟病風險、多元不飽和脂肪提高癌症風險，或是兒童欠缺所需的適當營養。《紐約時報》的結論為：「聯邦政府仍認為一個謹慎的人應少吃脂肪與膽固醇。除非科學院能對政府的錯誤提出權威性的證明，否則一個謹慎的人就該這麼吃」。

因此，新現實是：一項政治決策就生出一條新的科學真理。正常的科學方法要求一個假設須經測試才能被認定為可行，然而在此例中政治卻踰越了這道程序，未經測試的假設被拔擢為王道教條，在未被證明有錯之前就自認是對的。

一九八〇年六月一日，科學院報告的喪鐘確定響起。《紐約時報》以頭版報導了兩位科學院委員會成員與業界的關係——聖路易大學醫學院的生化學家羅伯特・E・歐森（Robert E. Olson）曾任蛋業與乳製品業顧問，委員會主席哈波則曾提供肉業諮詢。但同樣地，這又是食品業的既得利益者企圖影響論辯的雙方。在兩位委員會成員被發現與肉、蛋和乳製品產業有關係的同時，委員會裡還有另兩位成員則是任職於食品公司——一位在香料製造商味好美（McCormick and Company），另一位在好時食品企業（Hershey Foods Corp.）。而且從一開始，該委員會的經費即來自營養基金會（Nutrition Foundation），該基金會成員包括通用食品公司、桂格燕麥、亨式、玉米製品公司等主要食品企業。

儘管這個遊說團體相當強大，但食物與營養委員會依然堅決反對低膽固醇、低脂肪的新飲食建議。「當時我們的態度是，」該委員會主席哈波在八十四歲時的一次訪談中理直氣壯地說，「假使這個人有能力擔任食品公司的顧問，也沒什麼理由不該在委員會服務。」

社會大眾與媒體對此論辯中各方的種種糾結所知甚少，他們所接收到的訊息就只是肉品加工業和蛋農的腐敗，而媒體報導又加強了這樣的觀點。及至此時，飽和脂肪對健康的威脅已是如此被視為理所當然，以致於贊同食用動物性食品的聲音都會被認為是別有用心。批評者指稱《邁向健康飲食》這份報告「有陰謀」且「草率」，紐約州眾議員佛列德．李奇蒙（Fred Richmond）甚至公開表示，食品業者聘請的說客「必定曾在此動手腳」。

該報告引起的群情激憤，讓不習於眾怒的學院科學家們感到吃驚。科學院院長菲利浦．韓德勒（Philip Handler）告訴一名友人說，《邁向健康飲食》獲得的關注，比科學院過去幾年來其他為數眾多又博大精深的出版品加起來還多；他說「關於政治，我們很天真」，並打趣道：「你輸了一步，就是全盤皆輸」。

一九八〇年夏天，眾議院與參議院各自針對該報告舉辦了聽證會，致使科學院的名譽掃地。「無疑地，（眾議院）委員會意圖迫害韓德勒。」《科學》雜誌判斷道。確實，《華盛頓郵報》的編輯室寫道，因為給予「謹慎的科學建議」，該報告「玷污」了委員會與科學院的名譽。事實上，該報告已盡力做到嚴謹且公正，遠比莫特恩的報告包含更多的專家分析，但媒體宣傳的力量龐大，使得大眾對《邁向健康飲食》的輕蔑至今猶存。由於科學院是少數可以對其他權威機構所做的營養與疾病研究加以檢驗制衡的科學團體之一（其他機構為國家衛生研究院、美國農業部及美國心臟協會），當它因為這份抱持懷疑論點的報告飽受抨擊之後，就不再有其他正式的科學團體留下來作為制衡的反對派了。

臨床脂質研究與冠心病一級預防試驗終結了辯論

一九八〇年代初，國家心肺及血管研究所寫下了飲食—心臟假說辯論的完結篇。猶記得十年前，當研究所決定反對花十億美元為「護心飲食」做一次決定性的全面實驗時，還計劃了兩個實驗，其中較小的一個為多重風險因子介入實驗，這是史戴姆勒以「廚房水槽」模式所做的實驗，結果令人非常失望；另一個則是花了一億五千萬美元的臨床脂質研究與冠心病一級預防試驗（Lipid Research Clinic Coronary Primary Prevention Trial, LRC），這也是有史以來測試膽固醇降低是否能預防心臟病的最大實驗。由於多重風險因子介入實驗對於飲食—心臟假說而言是嚴重的挫折，因此大家都在期待臨床脂質研究與冠心病一級預防試驗能有較理想的結果。

臨床脂質研究與冠心病一級預防試驗，是由國家心肺及血管研究所脂質代謝分部主任巴索·瑞福金（Basil Rifkind），以及加州大學聖地牙哥分校的膽固醇專家丹尼爾·史坦伯格主持。他們篩檢了將近五十萬名的中年男性，找出了其中膽固醇值（二百六十五 mg/dL 或以上）高到被認為可能快心臟病發的三千八百人，然後將其分為兩組；兩組皆受輔導採用降膽固醇飲食，其中包括比全國平均更少的蛋、更瘦的肉以及更低脂的乳製品，治療組還被給予一種稱為「可利舒散」（cholestyramine）的降膽固醇藥物，控制組則拿到安慰劑。

有個應該了解的重點是，這個實驗並非測試飲食。研究中的兩組皆獲建議吃一樣的低脂餐點，因此飲食並非此實驗測試的變因，設計中測試的只有藥物可利舒散。研究者解釋，不測試飲食差別的原因是，國家心肺及血管研究所無法昧著良心，不給這些高風險男性降膽固醇飲食——即使實驗的初衷之一就是要測試此種飲食是否能預防心臟病。這是卡夫卡式的循環推理。基斯的假說明顯能越過正常科學證明需要跨越的障礙，以致於只是測試該飲食，也都會被視為不道德。

儘管臨床脂質研究與冠心病一級預防試驗未將飲食作為實驗中的變因，但是當結果於一九八四年出爐時，仍被視為飲食—心臟假說的勝利。飲食—心臟假說有部分處理的是降低總膽固醇，以防止斑塊積聚，而與對照組相比，藥物確實讓治療組的膽固醇值下降較多。此外，治療組的心臟病突發案例略少，因突發致死的人數也較少。[16]

然而，正如我們所想，這些研究結果看似頗有希望，一旦更仔細檢視數據就並非如此了。例如，

16. 在服藥組裡觀察到膽固醇值平均下降了十三%，相對於對照組只有四%。即便如此，該結果仍被認定為運用此藥失敗，因為研究者原先預期兩組之間的血清膽固醇值差異應多於四倍。對於未得出更好的結果，研究主持人的解釋包括難以堅持（該藥物有許多令人不快的副作用），以及肝臟會提高自身產量來補償膽固醇的不足（體內平衡運作中）。

心臟病突發率的差異相對而言很小，若根據報告作者群最初選用的統計方式來檢定，這個差異在統計學上終究無甚意義。因此，研究者採用了非正統且具爭議性的步驟，回頭去選擇了一個較寬鬆的評量方式，讓結果可以被稱為有統計上的顯著差異[17]。他們還決定以百分比來報告低密度脂蛋白膽固醇的數據，因而扭曲了結果，並且模糊了絕對值上相對較小的數據變化。然而，即使耍了這樣的統計學戲法，問題仍然存在。雖然藥物治療減低了冠心病死亡率，但令人好奇的是，總死亡率幾乎完全沒有改善；治療組中有六十八名男性死於各種病因，相較於控制組的七十一名，差異只有二%。

總死亡率一直是降膽固醇實驗的罩門，而且古怪但一致的是，膽固醇降下來的男性被發現死於自殺、意外事故和兇殺案的機率明顯較高。瑞福金認為這些結果是巧合，但這種奇特的發現在之前的降低飽和脂肪實驗中就曾出現，像赫爾辛基心臟研究（Helsinki Heart Study）。事實上，有一項針對六個降膽固醇試驗所做的統合分析發現，治療組死於自殺或暴力的機率較控制組高出兩倍，作者群因而假定，該飲食可能導致憂鬱症。（研究者隨後提出，大腦缺乏膽固醇，可能導致血清素受體功能受損。）而其他以飲食作為唯一介入干預的降膽固醇研究，則一致發現實驗組有更高的癌症與膽結石罹患率——也正因如此，國家心肺及血管研究所才剛在幾年前為此問題舉辦了一系列的研討會。此外，被發現有極低膽固醇的人口如日本人，相較於其他平均膽固醇值較高的族群，有更高的中風與腦出血機率。

一些統計學家反應強烈，認為臨床脂質研究與冠心病一級預防試驗的主持人應該說明該實驗的「巧合」結果。「任何統計學家若無法為這樣的結果找到一個理由，就該丟棄他的牌照。」保羅．梅爾（Paul Meier）說道，他是他那一代最有影響力的生物統計學家之一。國家心肺及血管研究所主管薩利姆・約塞夫（Salim Yusuf）也無法對臨床脂質研究與冠心病一級預防試驗的結果輕易釋懷：「我無法充分解釋這個實驗，它讓我擔心到不行。」他當時這樣告訴《科學》雜誌。

然而，瑞福金與史坦伯格並沒有試圖解釋這些問題，他們宣布該實驗已徹底成功地顯示，降低膽固醇對健康有益。此外，他們不只斷定可利舒散可預防心臟病突發，還進一步推論改變飲食降低膽固醇，必可減少心臟病突發——即使飲食本身並未經測試。以藥物降低膽固醇必定等同於以飲食降低膽固醇的假設，是憑信仰一搏之舉，且此舉有待商榷。這導致生物統計學家李察・A・鄺莫（Richard A. Kronmal）在《美國醫學學會期刊》上寫道，雖然假設低脂護心飲食能如藥物般減少心臟病突發很吸引人，但該實驗結果並「無法提供證明支持此結論」。鄺莫關切的是，瑞福金以及同事們已將數據延展到這種程度，看來似乎更像「倡議而非科學」。生物統計學家保羅・梅爾則評論，宣稱這些結果「具有決定性」（conclusive），將構成「對該術語確切的濫用」。

然而，儘管有這些批評，瑞福金還是告訴《時代》雜誌：「如今以飲食和藥物降低膽固醇，確實能減少心臟病生成及突發風險，這已無可爭議。」史坦伯格更是得意洋洋地宣告，臨床脂質研究與冠心病一級預防試驗是飲食—心臟假說「拱門上的拱心石」。瑞福金與史坦伯格還認為，基於對抗心臟病永遠不嫌太早的普遍理念，以極端高風險中年男性測試而得的發現，「可以也應該沿用到其他年

17. 在報告草案中，臨床脂質研究與冠心病一級預防試驗的研究者表示，他們將使用「雙尾檢定」（two-tailed test）來認定顯著性，因其認可一項治療可能有兩個走向，結果若非有益，則為有害。然而研究結束時，研究者改用限制性較少的單尾檢定（one-tailed test），假定治療只能有單向的有益成效。而這個較鬆散的統計標準，也一直是圍繞著這項試驗的爭議來源。

齡層族群與女性」，以及低風險男性。

他們的研究發現被譽為具有決定性，因為專家們是如此期待這樣的結果。國家心肺及血管研究所已經花了二億五千萬美元進行這兩個實驗，每一個都是營養學史上最昂貴的研究之一。這種政府投資，幾乎就是要求這兩個試驗做出最終的飲食建議。飲食—心臟假說的支持者已等待一個具有「決定性」的實驗數十年，而這個被壓抑的需求形成了一股壓力，讓專家們忽視該研究的問題數據和令人擔憂的副作用。根據臨床脂質研究與冠心病一級預防試驗主要研究者的樂觀見解，現在可以建議大眾減少攝取飽和脂肪或服用藥物，或是兩者並行以降低膽固醇。

於是，完全未測試飲食的臨床脂質研究與冠心病一級預防試驗，就不只是架上的最新研究，甚至成為有史以來最具影響力的研究之一。隨後，國家心肺及血管研究所即針對該實驗的發現，設立了一整個官僚系統，專門致力於降低每個「高風險」美國人的血清膽固醇，而這項努力也包括告訴人們要減少攝取膳食脂肪，尤其是飽和脂肪，並且要擴及到這個國家中的每名男性、女性與兒童。

共識會議

假使今日有一大部分的美國中年人都在少吃肉及服用他汀類（statin）降膽固醇藥物，這幾乎完全是源自於國家心肺及血管研究所採取的下一步。給予所有美國人藥物與飲食建議，是一份巨大的責任，而國家心肺及血管研究所決定，在推動更多之前，需要建立一項科學共識，或至少看起來要像有個共識。此外，該機構也需要訂出確切的膽固醇值門檻，只要超過此數值，就能告訴醫生開出低脂飲食或某種他汀類藥物。所以再一次地，一九八四年，國家心肺及血管研究所在華盛頓特區召集了一群專家，召開由六百餘名醫生和研究者參加的公開會議。而他們的任務就是要——不甚實際地在兩天半之內——與有關飲食和疾病的龐雜科學文獻搏鬥，然後得出一項共識，為各年齡層的男性與女性提出膽固醇目標值建議。

眾多與會者形容這個會議一開始就已預設成果，要想得出其他結論也很難。為降低膽固醇作證的人數遠超過分配給挑戰者的數量，重量級的飲食—心臟假說支持者控制了所有主要職位——巴索．瑞福金是策劃委員會主席，丹尼爾．史坦伯格就是大會主席，而且兩人都提出了證詞。

史坦伯格在會議最後一天早上大聲讀出的「共識」聲明，對於飲食在一種所知不多的疾病中扮演的複雜角色，並非是審慎的評估。然而他卻說，「毫無疑問地」，藉由低脂、低飽和脂肪飲食降低膽固醇，會為每一個兩歲以上的美國人「提供重大的保護以防範心臟病」。至此，心臟病已成為左右全國人民飲食選擇的最重要因素。

共識會議之後，一九八四年三月，《時代》雜誌在封面上刊登了一則插圖——晚餐盤上有張臉，以兩個荷包蛋當眼睛，一片培根當下垂嘴形，報導標題寫著「別吃蛋和奶油！」文章開頭則說：「膽固醇被證實可致命，我們的飲食可能永遠變了。」

如我們所見，臨床脂質研究與冠心病一級預防試驗並沒有進行飲食測試，甚至僅有薄弱的數據支撐其關於膽固醇的結論，但瑞福金已表態相信這種外推法是合理的。他告訴《時代》雜誌，該結果「強烈表示，你在飲食中減少越多膽固醇與脂肪，你的心臟病風險就越少」。

《科學》雜誌當時的一名記者吉娜．柯拉塔（Gina Kolata），寫了一篇文章質疑支持該會議結論的證據。她寫道，該研究「並未顯示降低膽固醇會造成任何差異」，她也廣引各批評者的論點，指出這些批評者擔心數據的強度不足以支持向所有的男性、女性與兒童推薦低脂飲食。

史坦伯格企圖駁斥這些批評，稱柯拉塔的文章是媒體胃口偏好的實例——「異議較共識更有新聞價值」；但支持史坦伯格最後聲明的《時代》雜誌封面故事顯然就是個反例，且就整體而言，媒體是支持新膽固醇指南的。

共識會議在國家衛生研究院催生了一個新的行政單位，稱為「國家膽固醇教育計畫」（National Cholestrol Education Program, NCEP），其職責為建議醫生們如何定義和治療「帶有風險」的病人，以及教育美國人降低膽固醇的明顯益處。接下來的幾年，由製藥業贊助經費的研究者，滲透進該計畫的專家小組，將膽固醇的目標值逐步降到更低，因而讓越來越多的美國人符合服用他汀類藥物的標準。而低脂飲食即使未經適當的臨床試驗以查明是否能預防心臟疾病，依然成為這個國家的標準建議飲食。

對於飲食—心臟假說的長期批評者如彼特．艾仁斯而言，共識會議同樣意義重大，因為這標示著他們能公開談論此議題的終點——此會議之後，艾仁斯及其同事被迫闔上了他們的檔案。即使是在早前的二十年間，營養學菁英們還被允許投入此項論辯，但在共識會議之後已不復如此。作為菁英成員，就實質上而言，如今就是代表支持低脂飲食。國家心肺及血管研究所與美國心臟協會的結盟，強力地將反對者消音，導致後續的十五年間，在醫學與營養學界數萬名研究者當中，僅有少數幾十位願意發表對飲食—心臟假說稍有挑戰的研究。當然，他們也擔心賠上事業前途，因為他們目睹了曾攀上領域頂端的艾仁斯，變得很難拿到研究經費。就如同艾仁斯的一位前弟子告訴我的：「挑戰體制要付出代價，而且他很清楚這個事實。」

也因此，艾仁斯在回顧這個禁錮他學術生涯的會議時，說話的態度也是毫無保留：「我認為大眾被國家衛生研究院和美國心臟協會洗腦了。」「他們立意良善，他們衷心希望這是在做對的事，但是他們沒按科學證據行事，而是基於一個看似真實，卻未經測試的觀念。」然而，不管是看似真實或甚至有可能是真實，這個未經測試的觀念，都已經被推行了。

6.

低脂飲食對
女性與兒童的影響

How Women and Children
Fare on a Low-Fat Diet

一九八〇年《美國飲食指南》的出版，絕對可以代表美國政府在營養立場上的大轉彎。自一九五六年起，美國農業部就建議注重營養的人們，採行含有基本食物群組的「均衡」飲食——最初有五大類，然後變成七大類，之後再改為四大類；這四大類食物包括牛奶、肉類、蔬果及五穀雜糧類。美國人被鼓勵每天食用來自這些群組的食物。而美國農業部總是會受到利益衝突影響，因為該機構的使命就是推廣美國食品，並長期深受食品業者左右。不論如何，如今農業部傳達的訊息改變了，從確保大眾獲得足夠分量的營養食物，轉而為限制食物——諷刺的是，這些被鼓勵與被限制的食物，絕大部分是相同的食物！肉類、奶油、雞蛋、全脂奶粉，長久以來都被視為富人的食物，有益健康，如今卻變得危險有害。

一九七〇年代，美國人開始質疑並挑戰各種既定常規，公眾利益鬥士挖掘出有關各種消費品的醜陋真相——從香菸到之前一直被認為是安全的殺蟲劑，因此，我似乎也可以將對於如此基本的食物如肉類、牛奶和蛋的質疑，理解成是當時社會懷疑氛圍的一部分。拋棄傳統食物的飲食建議，正好出現在一個大眾對以往各種神聖信仰失去信心的時刻，因此當《飲食指南》建議以更多的蔬菜、水果與五穀雜糧取代傳統食物時，大眾自然就比較容易接受了。

《飲食指南》出版後，低脂低膽固醇飲食的概念就散播得又廣又快，原本建議採行的對象是具高風險的中年男性，結果不但擴展到所有的美國人，而且連女性與兒童也一樣適用，該飲食儼然成為全國的標準飲食。國家膽固醇教育計畫的新指南也訂立了更嚴格的膽固醇目標值，不僅針對更多人，也擴大了飲食規範內容。他們提出的飲食計畫，不再只要求減少攝取飽和脂肪和膽固醇，而是減少總脂肪量，原因只在於一個非常直覺、簡單的邏輯，就像史戴姆勒於一九七二年所表示的：脂肪是「多餘的卡路里……因此會導致肥胖」。這個看似明顯卻未被驗證過的假設就是——脂肪使人肥。

在飲食—心臟假說的討論中，總會隱約提到肥胖的成因，但直到一九七〇年，才有正式針對肥胖提出的飲食建議，當時總是站在調降脂肪量最前線的美國心臟協會，首次出版了一本飲食指南，將脂肪的攝取上限訂為占總卡路里的三十五％。相反地，就在兩年前，美國心臟協會委員會才基於少吃脂肪將導致多攝取碳水化合物的擔憂，提出反對脂肪減量的警告；該委員會尤其關切精製碳水化合物的食用，並建議不要「攝取過多的糖，包括糖果、汽水和其他甜點」。

但是，在美國心臟協會委員會於一九七〇年出版飲食指南並以此為新指導方針後，影響力強大的傑若麥．史戴姆勒再度登上舞台，這個警告也就消失了。接下來的二十五年，美國心臟協會的宣傳手冊告訴美國人，可藉由多吃精製碳水化合物來控制脂肪攝取量。一九九五年，一本美國心臟協會的出版品建議人們選擇「其他食物類的零食，比如低脂甜餅乾、低脂鹹餅乾……無鹽蝴蝶餅（pretzel）、糖果、軟糖、糖、糖漿、蜂蜜、果醬、果凍、柑橘皮醬」；也就是說，美國心臟協會建議：為了避開脂肪，人們應該吃糖。

後來，許多營養學專家對於所謂的「代餐餅現象」（SnackWell's phenomenon）深感痛心，因為想經由脂肪減量變得健康的人們，竟一包接一包地吃著充滿精製碳水化合物的無脂或低脂餅乾。「我們無法預見這件事——是業者製造出這些富含碳水化合物的卡路里。」史戴姆勒告訴我這樣一個廣泛被認知的觀點，但這正是美國心臟協會自己教給美國人——和食品業界——的解決方案。從一九九〇年代開始，美國心臟協會甚至還趁著精製碳水化合物潮流興起時賺了一筆，他們透過收取豐厚的費用，授權廠商將美國心臟協會的「有益心臟健康」（Heart Healthy）標章放在產品上，而這個標章後來還出現在一些疑似有問題的產品上，比如家樂氏香甜玉米片、香果棉花糖脆米（Fruity Marshmallow

Krispies）和低脂的果漿吐司餅乾（Pop-Tarts）。最後，美國心臟協會終於因為幫這些明顯不健康的食品背書而受罰，但直到二〇一二年，該標章仍出現在蜂蜜核果圈圈餅（Honey Hut Cheerios）和桂格生活楓焦糖穀麥片的盒子上——這些產品的名字聽起來可能比較健康，但這兩者的糖分與碳水化合物含量，都比家樂氏香甜玉米片來得高。既然美國心臟協會在推廣高糖分食品中扮演這樣的角色，責備業者造成由脂肪到精製碳水化合物的轉向，似乎就很虛偽了。

美國心臟協會對總脂肪減量的強調，確實曾在當時遭到高階官員的批評，之後領導國家衛生研究院的唐納德·S·斐德烈森（Donald S. Fredrickson），就寫了篇文章斥責美國心臟協會的指南。他問道：「我們是否有足夠的理由，建議每個人採用一套有半數以上的卡路里來自碳水化合物的飲食？」他含蓄地寫道，美國心臟協會的報告有些「令人遺憾」之處，其實就是在指低脂飲食欠缺科學證據。

我們必須要明白的是，當美國心臟協會從一九七〇年開始告訴美國人要減少總脂肪攝取量時，這個節食計畫並未經過任何臨床試驗。那些有名的早期試驗，測試的都是「低膽固醇」、或「護心」飲食——含高量植物油與低量飽和脂肪——至於美國心臟協會此時建議的總脂肪減量，則完全沒有實據佐證。事實上，支持低脂飲食的數據，不過就是極少的幾個小型研究，一在匈牙利，一在英國；實驗裡，脂肪量被嚴格地縮減到不甚實際的一天一點五盎司，藉此觀察這樣的飲食是否能降低心臟病罹患率，而這兩個研究的結果卻是相互矛盾的。至於將脂肪限量為三十五%的實驗，則從未被執行過。

然而，美國心臟協會顯然不受證據不足影響，仍然發行了低脂飲食指南，還進一步要求全面檢討整個國家的食物生產體系——培育較瘦的新品種家畜、開發低脂乳製品和低脂糕點、提倡使用人造奶油、幾近全面排除蛋黃、調整學校午餐和發放給低收入者的食物補助券內容，以及軍隊與榮民設施的餐點。如我們所知，大部分的改變就是從這時開始，不僅政府的食物補助計畫換成低脂食品，每家食品公司也都改變了產品配方，從泰森（Tyson's）的去皮雞胸肉，到低脂湯品、抹醬、優格和餅乾，只要是叫得出名字的，都有個低脂版存在，有些甚至再也買不到全脂原版。比方說，迄今美國主要的優格製造商，都只賣低脂或無脂優格。（直到二〇一三年，全美國市面上唯一的全脂優格，來自於希臘。）在一九九〇年代中期消費者摒棄脂肪的最高峰時，新上市的食品中，有四分之一含有「低脂」標記。[1]

在整個一九八〇與一九九〇年代，報章雜誌滿是關於如何減少脂肪，以及不吃肉也能快樂生活的文章。《紐約時報》的健康專欄作家和媒體上最具影響力的低脂飲食倡導者珍・布洛迪這樣寫著：「假使有種沒人看好的營養素存在，那就是脂肪。」一九九〇年，她把這些主張寫成了七百頁的書——《好食物：高碳飲食生活》（*The Good Food Book: Living the High-Carbohydrate Way*）。

狄恩・歐寧胥與幾近全素的飲食

就如同每個成長於一九八〇年代的人記憶所及，低脂飲食風潮在那十年間達到頂峰，甚至往無脂的極端進化。而引領這項發展的是自學出身的納森・普里特金，他在與自己的高膽固醇奮戰時，發現低脂飲食是解決之道，並且透過他的暢銷書和位於聖地牙哥的普里特金養生中心，將這樣的飲食方式普及化。普里特金越來越嫌惡脂肪，及至一九八〇年代早期，他幾乎排除了飲食中所有的脂肪。他

1. 自一九九〇年起，美國食品藥物管理局開始規範食品包裝上的健康主張標語，如號稱「高纖」及「低膽固醇」等。

稱這種無脂、純素主義的餐點為「人類原有的飲食計畫」。[2] 普里特金主張每日卡路里的八十%應來自於碳水化合物——有點像是美國心臟協會的低脂飲食極端版。

一九七〇和一九八〇年代，大致上是提倡各種飲食方式的名醫輩出時期，而其中最知名的應是原屬普里特金陣營，但最終證明更具影響力的狄恩．歐寧胥（Dean Ornish）——他可謂是過去三十年來，影響力最持久的飲食倡導醫生。（這些年間，在光譜另一端的則是羅伯特．C．阿金，將於第十章討論。）

歐寧胥自一九八〇年代開始，即提倡幾近全素的飲食，他的飲食計畫排除了紅肉、肝臟、奶油、鮮奶油和蛋黃——他稱這些食物為「第五類」，也是他飲食「階梯」中最低階與最禁忌的食物。而在此之上的「第四類」食物，則包括「甜甜圈、油炸麵點、蛋糕、餅乾和派」。歐寧胥建議，真心想逆轉心臟疾病者，應以蔬果與穀類為主食；整體而言，將近四分之三的卡路里應來自於碳水化合物。他宣稱，高脂飲食令人「疲倦、憂鬱、嗜睡，且有性功能障礙」。

然而，即便是供餐，人們終究還是發現難以遵守歐寧胥的飲食模式。就如哈佛公衛學院教授法蘭克．薩克斯（Frank Sacks）於一九九〇年代早期研究歐寧胥飲食時所發現的，他說「我們排除了所有障礙，我們有很棒的工作人員」，但受試者「無法堅持下去」。不過，歐寧胥認為他的飲食計畫可以長期進行，雖然他同意這是個辛苦的飲食模式，但他辯稱：「生命中有很多值得做的事都是辛苦的。每天運動很辛苦，但我不認為大部分的人會因此就認為不值得做了。戒菸很辛苦，養一個家也很辛苦。」

歐寧胥是在貝勒大學醫學院取得醫學學位，他也是一九九〇年代首批明確發表低脂飲食益處證據的人士之一，並且因而成名。歐寧胥的研究是營養學史上最常被引用的論文之一，並且因此成名。他的研究結果不只牽涉到飲食，還有有氧運動、瑜珈與冥想，為實際顯現心臟病逆轉的首例，因此值得更進一步檢視。

致使歐寧胥提出驚人主張的一九九〇年研究，涉及二十二名舊金山居民，他們加入歐寧胥的飲食和運動方案為期一年。當時利用名為「血管攝影」的醫學顯影技術，以X光拍攝二維空間的血管影像，結果顯現出這些受試者的動脈變寬了。在此同時，控制組的十九名成員則在一樣長的時間裡不運動也不採行特別飲食，他們的動脈則變窄了。[3]在這個實驗裡，減少血管內的阻塞狀況是一項關鍵發現，因為先前從未有人能證明心臟病的病情可以逆轉。[4]

2. 有些關於舊石器時代人類飲食的科學文獻，強化了史前人類飲食主要由植物組成的論點，不過《原始飲食法》（*The Paleo Diet*）的作者羅倫．寇狄恩（Loren Cordain）指出：「只要環境上的時間、地點許可」，早期人類攝取的卡路里有四十五到六十五%來自於動物性食物。這個觀點與哈佛大學人類學家李察．瑞南（Richard Wrangham）的研究吻合，他指出，在將主要飲食轉換成肉類之後，人類的進化才成為可能，因為肉類與動物內臟，比如說腎臟和肝臟，遠比植物性食品更富含營養（瑞南還指出熟食的能力尤其關鍵，因為這個程序能讓營養素更好消化）；相較之下，主要靠植物維生的黑猩猩，必須成日花費時間攝食，以獲得足以生存的營養素，牠們的大嘴巴即顯示了必須吃下的植物體積，而以肉類維生的人類，嘴巴的尺寸則相對較小。（Cordain et al. 2000; Wrangham 2009; Werdelin 2013, 34-39）

3. 剛開始，歐寧胥的實驗組裡有二十八名病人，但有一位「在無人監督的健身房進行遠超過建議量的運動」時死亡，一位是「先前並未確診的酗酒病患，之後退出實驗」，其餘的人留了下來，但他們的追蹤血管攝影影像不是已佚失，就是被認定出於技術因素而不合格。

4. 五年後，只剩二十位受試者留在這項研究中，但歐寧胥在兩篇文章中提到的各項結果則仍如預期：實驗組病人的動脈自實驗開始後變寬三%，而控制組則窄化了將近十二%。正子掃描（PET Scans）影像顯示，在飲食與運動實驗組裡，流向心臟的血液流量改善了十到十五%。然而實驗組中有兩人死亡，相對於控制組只有一人死亡。（Gould et al. 1995; Ornish et al. 1998; Ornish et al. 1990）

一九九八年，當歐寧胥在《美國醫學學會期刊》發表了某篇文章，《新聞周刊》的封面故事也特別將他形容為：「心臟治癒者！」文中描述歐寧胥是個毫不憤世嫉俗的人，他很自然地就會擁抱別人，並努力以「服務的精神」進行研究，而非是為了自我。有很長一段時間，當心臟科醫生正催促著病人做侵入性手術、或是讓病人一輩子仰賴他汀類藥物時，歐寧胥幾乎是孤軍奮戰地與營養學家為伍，建議飲食與運動即足以讓人維持健康。

但就如同許多營養學研究一般，歐寧胥的研究也有些問題。二十二名病患的人數太少，也不是每個人都完成了五年的完整追蹤研究。[5]更重要的是，其他獨立研究者從未能複製歐寧胥的研究，而這卻是「硬」科學裡的可信度指標。

我對這些研究發現很好奇，於是打了電話給德州大學的心臟病學主任凱・藍斯・顧爾德（Kay Lance Gould），他曾協助歐寧胥做研究，也是歐寧胥在《美國醫學學會期刊》發表論文時的共同作者。（他們一同在該期刊發表了三篇論文，這個數字對一個小型實驗來說，有點不尋常地高。）在電話裡，我幾乎可以聽出顧爾德對於歐寧胥如此推廣他們的研究成果，感到不可置信。「大部分的人都是做一個研究，然後發表一篇論文，狄恩則是做一個研究，發表了好幾篇論文。這是個奇蹟。他有行銷一份小數據的能力，真是個公關天才。」

顧爾德也對這些顯示受試者動脈變寬的血管攝影證據有所質疑，因為這些影像並未如歐寧胥經常聲稱的那樣是基礎證據，也不見得能被解讀成歐寧胥所意指的好消息。動脈變寬，直覺上似乎是好徵兆，但動脈逐漸窄化，也未必與冠心病的死亡率有直接關連。[6]而置入心臟支架（撐開動脈壁的網狀管）以拓寬動脈，並未顯示都能延長性命。一九八〇年代中期，當歐寧胥還在進行實驗時，主要的科學期刊就曾經刊登過探討這個議題的論文。

當我就此請教歐寧胥時，他有些保留地問我：「妳為什麼想知道？」在我做了解釋後，他同意道：「嗯，那不是最好的證據。」但是兩天後，他在另一次談話裡，卻反過來宣稱他的研究逆轉了心臟病，而且依然直指這個結論的核心證明是「可量化的血管攝影」。當我再次以血管攝影預測心臟病的準確性問題挑戰他時，他先是沉默了片刻，然後接著說：「它們在臨床上是重要的，但妳絕對是正確的，我同意。」（歐寧胥之後還會重申這個論點——最近一次是在二〇一二年《紐約時報》意見欄的一篇文章中。）

在我們的對話裡，歐寧胥繼續談著他的另一個論點，「我們也發現血流量改善了……而冠心病的癥結就在這裡。我們在血流量上獲得了百分之三百的改善。」他說。但是，在這個研究中負責詮釋數據的顧爾德，卻告訴我這個數字反映的是相對變化，成效被誇大了，以絕對值而言，實際上約莫只

5. 歐寧胥先前曾以小型的短期前驅研究測試他所主張的飲食模式，然而，實驗組比控制組獲得更密集的看顧與待遇（實驗組的受試者「一起住在某個鄉間」，並於實驗期間供應餐點，控制組則留在自己家中照常生活），研究結果也幾乎當然地受到「介入效應」（Intervention Effect）干擾（見231頁註25）（Ornish et al. 1983）。歐寧胥隨後做了較大型的研究，以檢視其方案對心臟病造成的結果，但這些研究並不包括對照組。（Koertge et al. 2003; Silberman et al. 2010）

6. 自一九五〇年代開始，心臟科醫師已對這類血管攝影證據的可靠性進行過論辯。動脈變窄乃因動脈壁受損積累，稱為「冠狀動脈粥狀硬化」，而斑塊的累積長久以來被認為是顯示心臟病風險的依據。然而，喬治．曼恩卻是首批觀察到這個觀點並不成立的研究者之一，儘管他驗屍解剖的五十名馬賽族男性的動脈有「廣泛的」損傷，如同美國老年男性的動脈一般，但心電圖則顯示幾乎沒有任何心臟病突發的證據。他假設冠狀動脈粥狀硬化為自然老化的一部分，只有某特定種類的不穩定斑塊會斷落，造成阻塞，引起心臟病突發，而這個理論已廣被接受。血管攝影的問題之一，就是它的影像不能顯示正常與有害且不穩定的斑塊之間的差異，而這項技術的困難性與結果的多變性，也使它的準確度受到限制。（Jones 2000; Mann et al. 1972）

在十到十五%。我把顧爾德的話告訴歐寧胥，他說：「嗯，我不想爭論這些。」

但即使我們接受歐寧胥「逆轉」心臟病的結果，問題是：這是否是低脂飲食造成的？或是戒菸、少吃精製碳水化合物、有氧運動、社會心理上的團體互助、伸展操、瑜珈、冥想或是其他因素的介入而減少了壓力呢？這些因素都是他研究計畫中執行的部分。所以，這樣的結果也可能與減少攝取脂肪並沒有關係。這一點可能連歐寧胥都無從得知，更別說其他人了。

大體上來說，素食並未被證明可以助人延年益壽。上一章討論過的世界癌症研究基金會和美國癌症研究中心二〇〇七年報告發現，「絕無」任何「被判定可信的」證據，證明食用蔬果可以防癌。而且，儘管素食者大多是比較會遵守醫囑的「順從者」，大致上也比較注重自己的健康，理應比其他人更長壽，但許多研究卻發現並非如此。在最大規模的素食者觀察研究裡，研究者追蹤了六萬三千五百五十名歐洲中年男性與女性十年，結果發現素食者與非素食者的整體死亡率是一樣的。[7]

在這個掌管國民健康的政府當局與大眾媒體都如此偏愛素食（或幾近素食）的時代，這些研究者的發現可能會令人意外，但是一九二〇年代的營養學家，對這些發現卻不陌生。還記得肯亞那些除了奶、血與肉之外，很少吃其他食物的馬賽族戰士嗎？在喬治．曼恩到肯亞做研究的前幾十年，英國政府即曾在一九二六年指派科學家針對馬賽族與其鄰族吉庫猶族（Akikuyu）做比較研究。根據這些研究者指出，這兩族世代比鄰而居，生活條件「十分相似」。然而，馬賽族以動物為主食，吉庫猶族則是以幾近全素、脂肪攝取量很低的飲食維生，他們「大部分」的食物是由「穀麥類、根莖類、芭蕉、豆類以及葉菜」組成。

研究者花了數年時間，仔細觀察了六千三百四十九名吉庫猶族成年人，以及一千五百四十六名馬賽族成年人，最後發現兩族在健康上有極為顯著的差異。茹素的吉庫猶族更有可能罹患骨頭變形、齲齒、貧血、胸疾、潰瘍和血液方面的疾病，而馬賽族則較可能罹患風濕性關節炎。馬賽族平均比吉庫猶族高五吋、重二十三磅，而且多出來的體重大多是肌肉，因為馬賽族的腰部較窄且肩膀較寬，比吉庫猶族有肌力，吉庫猶族普遍較不健美，且不太能從事勞力工作。[8]

直到一九九八年，才有專家以科學方法檢視歐寧胥這套現代版的「低脂、幾近全素飲食」；塔夫茨大學的營養學教授愛麗絲·李登斯坦（Alice Lichtenstein），與一位同事一起為美國心臟協會評鑑了這套相當低脂的飲食。他們檢視了包括歐寧胥研究在內，與該飲食相關的有限證據，發現將脂肪驟減到只剩每日總卡路里攝取量的十%或更低時，似乎惡化了在脂肪占三十%的飲食中出現的問題。壞膽固醇降低了（這是好事），但好膽固醇也降了（這是壞事），而三酸甘油脂升高了（也是壞事），有時甚至增加了七十%（非常糟糕）。這套飲食在營養上是否適當令人存疑，尤其是在脂溶性維生素

---

7. 歐洲的這個研究比哈佛探討紅肉與疾病關係的護士健康研究要早幾年進行，但是毫不意外地，該研究並未獲得同等的媒體關注，也未獲得如同「救命飲食」（the China Study）般的盛名，自一九九〇年開始，提倡純素飲食的營養生化學家T·柯林·坎貝爾（T. Colin Campbell），就出版了至少八本有關素食的書與食譜，這些書的論點都是基於一項在研究方法上有幾個重大問題的流行病學研究，而且該研究也未曾被發表在有同儕審查的科學期刊當中。坎貝爾的兩篇論文，是以會議論文的一部分刊登在期刊的「附錄」中，不太需要或不必經過同儕審查。（Campbell and Junshi 1994; Campbell, Parpia, and Chen 1998; Masterjohn 2005 and Minger, http://rawfoodsos.com/the-china-study/）

8. 手的肌耐力是以握力計測，在這項測試中，發現馬賽族人比吉庫猶族人強壯五十%。而另一個顯示吉庫猶族人較虛弱的案例，則是當他們於一九一七年投入預備兵役時，有六十五%的吉庫猶族男性「因醫學因素馬上被拒絕」。相較之下，這兩族女性的飲食較接近，健康上也沒有顯著差異。（「馬上被拒絕」，Or and Gilks 1931, 9 and 17）

部分。李登斯坦的結論是：由於此飲食可能對特定族群「有害」（包括老人、孕婦、幼童、第二型糖尿病患者，或是有高三酸甘油脂或碳水化合物不耐症的人），因此只能推薦給有罹患心臟病「高風險」的個人，並且必須在「細心監督」下進行。

然而，歐寧胥的影響卻是長久且深遠。[9]相對於美國心臟協會與國家衛生研究院以有害健康為由，排除阿金醫師的高脂建議，歐寧胥的極低脂、幾近全素的「生活型態」方案，卻是美國醫療補助給付的唯二飲食暨運動方案之一，四十多家民營保險公司也予其各種不同程度的給付，包括保險業巨頭奧瑪哈互助保險（Mutual of Omaha）和加州的藍盾公司（Blue Shield of California）。對他們而言，這個簡單的邏輯就是——假使能藉由飲食、瑜珈、冥想和運動來預防心臟病突發，那比起須花費四萬美元動冠狀動脈繞道手術，實在便宜太多。

從小就開始防範

主流營養學家雖然對歐寧胥的極端飲食方式抱持懷疑態度，但他們相信以美國心臟協會推薦的標準低脂飲食，再加上國家膽固醇教育計畫制定的新膽固醇標準與指南，每個美國人都將在這場對抗心臟病的持久戰中受惠。參議院於一九七七年出版的《飲食目標》強化了這個信仰，而報告裡有一個標題是「所有人都受益」，亦即不只是中年男性，女性和兒童也同樣可以受惠。然而，關於低脂飲食對嬰兒、兒童、青少年、懷孕或哺乳中的婦女以及老年人是否有益、甚至是否安全，都從未有過任何研究，但飲食—心臟假說在專家社群中已奠下根深柢固的基礎，以低脂飲食預防心臟病於是被視為常識性的做法，每一個兩歲以上的人皆可開始採行這樣的飲食。

飲食建議之所以會普及至兒童，最主要的因素是德國科學家於一九二〇年代解剖兒童屍體時，發現他們的動脈中含有脂肪斑紋，這是冠狀動脈粥狀硬化的早期徵兆，科學家於是推論假使未被發現，這些斑紋損傷也將無可避免地導致致命性的疾病。因此，如何在生命早期中止這個發展，就成為飲食與疾病研究者極度憂心與關切之事。

事實上，在一九六〇年代末期，國家心肺及血管研究所已讓年僅四歲的高風險兒童採用降膽固醇飲食，也給他們可利舒散——就是後來在臨床脂質研究與冠心病一級預防試驗中使用的藥物。國家心肺及血管研究所確信膽固醇是引發心臟病的關鍵，提議全面做臍帶血篩檢以盡早治療，甚至從出生就開始。在一九七〇年，他們還慎重考慮要以每名嬰兒「不超過」五美元的費用，進行大規模的臍帶血篩檢。當時對心臟病的高度關注，使得研究者相信每名健康的兒童從一出生開始，就應該防範心臟病。[10]

有不少專家在此觀點發展時提出了挑戰。「我們有什麼證據說，每天吃一個蛋黃會危及所有美

9. 歐寧胥與前美國總統柯林頓一家交情匪淺，也因此他翻新了白宮的廚房，讓大豆漢堡以及由香蕉泥做成的甜點醬汁占有一席之地。（如今，比爾．柯林頓已是個純素食者。）二〇一二年，歐寧胥在《紐約時報》上還寫了一篇倡導幾近全素飲食的重要社論。（Squires July 24, 2001; Ornish September 22, 2012）

10. 自一九七〇年起，人造奶油製造商佛萊許曼（Fleischmann's）就在廣告中問著：「八歲孩子該擔憂膽固醇問題嗎？」由於欠缺證據證明童年時期的飲食與成年心臟疾病之間的關連，美國聯邦貿易委員會（Federal Trade Commission）於一九七三年勒令該公司中止該廣告（FTC 1973）。

國人？」國家心肺及血管研究所的高級官員唐納德．斐德烈森於一九七一年在《英國醫學期刊》上這樣質問著，「那哺乳中的寶寶與較大的嬰孩又如何呢？……我們能確信含十%多元不飽和脂肪飲食的安全性嗎？甚至在嬰兒配方奶粉中也要堅持這個比例？」接著，他繼續指出中年男性的專屬問題「無法透過給予大眾一般的飲食建議來加以解決」。國家科學院在《邁向健康飲食》報告中也持相同的觀點，以「在科學上無所憑據」為由，反對政府將兒童納入低脂飲食的建議對象中。科學院陳述：「成長中的嬰幼兒所需的營養，與少動的八十歲長者截然不同。」但由於此報告遭到國會與媒體痛批，這個警告也就被淹沒在爭辯中。

是否將兒童納入低脂飲食群的爭辯，直到一九八四年國家衛生研究院舉辦共識發展會議時，依然論戰不休。研究者與醫生們擔憂並未以兒童做過低脂或低飽和脂肪飲食的實驗。「絕無證據證明，兒童採行降膽固醇飲食是安全的」，西奈山醫學中心前院長湯瑪斯．C．查姆斯（Thomas C. Chalmers）這樣告訴《科學》雜誌，「我認為他們（國家衛生研究院的主管）無良地誇大了所有數據。」然而，欠缺證據並沒有阻止政府發布兒童飲食建議，而且其他的專家團體也採納了這樣的觀點。

唯一堅持反對提供這種建議的專業人士，是被賦予維護兒童健康責任的小兒科醫生。即使國家心肺及血管研究所與美國心臟協會的專家向美國小兒科學會（American Academy of Pediatrics, AAP）施壓，要他們囑咐所有兒童採行低脂飲食，但美國小兒科學會拒絕了。一九八六年，在美國小兒科學會期刊《兒科》（*Pediatrics*）的社論裡，該學會的營養委員會表示應「等待證明，以確定有此飲食限制需求」，才能在人生的前二十年改採限制性較高的飲食。此篇社論強調，相較於有高膽固醇的中年男性，成長中的兒童有不同的營養需求，尤其是在青少年的急速成長期，撰文者陳述：「這些飲食的改變，會對目前提供成長所需、含有優質蛋白質、鐵質、鈣質和其他礦物質的飲食攝取造成影響。」

美國小兒科學會長久以來都認定優質的蛋白質來源是肉類、乳製品與蛋，這些都是低膽固醇、低脂飲食限制的食物。「乳製品提供了六十%的膳食鈣質；肉類是鐵質的最佳來源。」科學院如此寫道。美國小兒科學會憂慮，如果兒童開始減少食用肉類，缺鐵性貧血率將可能增加，而過去幾十年來，美國兒童並未出現過這個問題。

才不過數年前，肉類、乳製品和蛋類一直被視為是有助於成長的最佳食物，當國家科學院那份爭議性的報告表示，這個國家不該放棄曾讓美國人長得又高又壯的飲食時，就曾暗示這一點，而這樣的信念是基於營養學領域被心臟病研究吸納之前所做的研究。一九二〇和一九三〇年代的營養學家，對逐漸浮現的冠狀動脈硬化比較不感興趣，當時的焦點反而是在研究對成長與生育最為有利的飲食組成內容。一種生物能否成功生存，有些階段總是相當重要——就達爾文觀點而言，就是有孕育健康後代能力的青年期到壯年期。

曾經檢視過這些問題的一位早期營養問題研究者，是艾默・V・麥考倫（Elmer V. McCollum），他任職於約翰霍普金斯大學，是具有影響力的生化學家。他做了無數的老鼠和豬隻餵飼研究，由於這些動物和人類一樣是雜食者，因此被認為可從牠們身上得知人類的營養需求。在麥考倫的作品《更新的營養學知識》（*The Newer Knowledge of Nutrition*, 1921）中，以羸弱、皮毛不整的營養不良老鼠照片，和體型壯碩、毛色豐美的營養較佳老鼠照片做對照，而且他發現食用素食的動物較難繁殖與撫育其幼兒。在一個實驗中，麥考倫描述了素食老鼠的命運：

有段時間牠們長得很好，但當牠們的體重到達正常成鼠的六十％時，生長便停滯。牠們活了五百五十五天，而雜食鼠平均壽命為一千零二十天。素食鼠大約只長到成鼠的一半大小，壽命是其葷食同儕的一半。

麥考倫的實驗採用大部分是碳水化合物、幾近全素的飲食，其中有燕麥、穀類、苜蓿葉、豆類、玉米和種籽。他發現他有辦法改善實驗動物的生長——「很顯然，素食本身並不會」讓人無法維生，但這卻是最難的一條路，需要慎選穀類與豆類，並依「正確比例」組合。

麥考倫發現，要讓老鼠維持健康，比較簡單的方式是餵食給牠們奶、蛋、奶油、內臟肉和青菜。他稱這些是「保護性」食物，因為它們能維持雜食性動物的健康成長與繁殖。

在一九二〇年代，營養學研究者開始從「保護性」食物中辨識出一些特定的維生素，研究焦點於是從完整的食物轉向到維生素，開啟了維生素的研究年代。然而，將維生素從源出的食物中分離出來，還是帶來了一些不良的後果，因為美國人錯信只要靠著營養補給品、或是營養強化食品如早餐穀麥片，就能達到營養需求。但是有許多必需維生素，包括鈣質和脂溶性維生素A、D、K、E等，若不和脂肪一起食用，就無法被完整吸收。比方說，如果沒有牛奶裡的飽和脂肪，鈣質反而會在腸道裡形成無法溶解的「皂塊」。營養強化早餐穀麥片裡的維生素，也只有在與脂肪未被抽離的牛奶同時食用時，才能被良好吸收。同理，如果搭配無脂沙拉醬，沙拉裡的維生素也很難被吸收。這也是為什麼二十世紀早期的母親們，會給孩子們服用魚肝油以作為預防疾病的保護劑，因為只有脂肪，才能讓一匙匙的維生素真正被吃進體內。

一九四〇年代晚期，在集中研究維生素二十多年之後，國家領導者將資源導向最困擾該階層的疾病，營養學領域也再度轉向，朝著心臟疾病研究的方向前進。接下來的數十年，心血管與膽固醇專家支配了營養學界的討論，兒童生長與發展並非他們的專長，也不是他們主要的關切點。因此，麥考倫及他人建立起來的保護性食物研究路線被超越，對心臟疾病與低脂飲食的關注，取代了對兒童營養的重視。

美國小兒科學會長期支持麥考倫的觀點，竭盡全力抗拒衛生與醫療體制要求其認同低脂飲食的壓力。然而，就如同其他許多團體的遭遇——包括曾企圖挺身反對的國家科學院在內，小兒科醫師們也在輿論上持續敗退。多年來，專家早已告訴美國人要減少攝取膽固醇與脂肪，為人父母早已吸收了這樣的訊息，於是，在低脂飲食建議的轟炸下，父母以各種減脂選擇取代了全脂牛奶，並限制兒童攝取的雞蛋數量。在一九七〇與一九九七年間，全脂牛奶的消耗量由每人二百一十四磅降到七十三磅，低脂和脫脂牛奶消耗量則從每人十四磅增加到一百二十四磅。上一輩的小兒科醫師，在觀念上習於認為，成長中的兒童需要脂肪與動物類食品以確保健康，因此這樣的轉變對他們而言，是令人憂慮的潮流。

「我曾經看過數據顯示，在這個國家裡，兩歲以下的嬰幼兒有二十五%喝低脂奶。」《紐約時報》於一九八八年引述了愛荷華大學兒科教授羅伊德·費樂（Lloyd Filer）的說法。他說，醫院裡一直有採用此種飲食的兒童出現「生長遲緩」（failure to thrive）跡象的病例，而在恢復較高量脂肪的飲食之後，「他們的體重增加了，並且開始生長」。

但小兒科醫生的考量，卻持續被支持低脂飲食的專家團體、政府和媒體淹沒。一九九五年，一份針對一千名母親所做的調查，發現有八十八%的母親相信低脂飲食對她們的嬰幼兒「很重要」或「非常重要」，而且有八十三%回答她們有時或總是避免給予孩子富含脂肪的食物。

顯然，這些母親並不知道她們選擇的飲食並沒有證據予以支持。將兒童納入官方飲食指南的論點，確實沒有任何科學基礎，在解剖時觀察到兒童動脈內有脂肪斑紋，就認為未來會發展成全面的動脈粥狀硬化，這個主要的立論完全只是一種臆測。

將兒童納入低脂飲食建議的第二個理論，來自於哈佛大學教授暨美國農業部官員馬克・賀克斯達。他採行的是傳染病預防模式，亦即主張對健康人口採取醫療措施有益於整個社會，而其中最明顯的模式運作實例，就是對一整批人口施打疫苗預防痲疹。賀克斯達也把這樣的模式延伸到預防心臟病的措施。他的想法是：假使能將全體人口的膽固醇指數降到某個百分比，就可以避免相當人數的心臟病突發。賀克斯達甚至發展出一套數學公式，宣稱可以準確預測倖免人數，而這些獲救者主要是中年及老年男性，其餘的人口則只是靠假設就被加入這個項目。

然而，很明顯的是，動脈粥狀硬化和痲疹是不一樣的。一個健康的家庭，可能會因為想讓有風險的父親延壽而放棄以牛排當晚餐，但是吃牛排並不會傳染，兒童和父親吃的食物並不一定要相同。因此，賀克斯達的模式可能在實際執行面上有些道理，因為全家的確會一起坐下來吃晚餐，但是以公衛邏輯來看顯然就相當薄弱。比方說，如果依照嬰兒的生理需求來運用這套邏輯，就會是建議全家人的晚餐都只喝母乳，因為這是對嬰兒最健康的選擇。但是，賀克斯達及其同事似乎沒有考慮到，按照家中某一位成員的飲食需求來決定全家的飲食有多荒謬。

一九八九年，康乃爾大學的兒科教授費瑪・李夫須茲（Fima Lifshitz）在一篇論文中，描述了一個父母皆有確診心臟病史的案例，這個家庭因而改變飲食，包括大幅減少膳食脂肪。這正是賀克斯達所建議的家庭飲食改變，但有些家長顯然實行過了頭。「過度狂熱地實行低脂低膽固醇飲食」會導致「營養缺乏侏儒症」、體重增加不足、青春期延緩，李夫須茲發現，就算攝入足夠的蛋白質，採取低脂飲食也將導致最糟糕的維生素匱乏之症。

然而，賀克斯達的理論模式卻風行於美國心臟協會、國家心肺及血管研究所，以及全國各大學領導者之間，引發許多關於兒童營養需求的論辯。即便如此，在一九八〇年代，國家心肺及血管研究所還是認為應該建立一個科學基金會，為兒童制定飲食指南，因此提供經費做了一個名為「兒童飲食介入研究」（Dietary Intervention Study in Children, DISC）的實驗。從一九八七年開始，該實驗輔導了三百位七到十歲的兒童及其父母，將飲食中的飽和脂肪限制在占總卡路里八%、總脂肪占二十八%，並且和一個同樣人數的控制組相比較。研究者發現，在三年的實驗期間，採取低脂肪（和低動物性脂肪）飲食的實驗組兒童，與一般正常飲食的兒童長得一樣好，研究群特別強調了這一點。

然而，這個研究的問題在於，把男孩與女孩放在同一個實驗中，並非是正常的取樣做法。就研究族群而言，該研究的主持人則是選擇了低密度脂蛋白值特別高的兒童（位居第八十到九十八百分位）做實驗；換句話說，這些兒童極可能患有家族性高膽固醇症（familial hypercholesterolemia），這是一種會透過代謝缺陷引起心臟疾病的遺傳性疾病，與飲食改變膽固醇的情況完全不同。這些具風險性的兒童之所以中選，則是因為他們被認為需要比較緊急的協助，在致命疾病發展之初就加以防禦。但是他們不尋常的高膽固醇值，代表的卻是這些結論不能被普遍化，擴及於更大的正常兒童族群。

除了這個問題之外，此研究是否能作為建議兒童採取低脂飲食的理論基礎，另一個癥結點則在於，兒童飲食介入研究中的受試者，最後變成只吃進少於每日建議攝取量三分之二的鈣質、鋅與維生素E，也比控制組的兒童獲得較少的鎂、磷、維生素B_{12}、維生素B_1、菸鹼酸和核黃素。事實上，這樣的結果並不讓人意外，因為在其他幾個針對素食與低脂飲食兒童進行的小型實驗中，就曾經觀察到相同的維生素缺乏症和生長遲緩。[11]而這些發現，也是促使兒童飲食介入研究進行的主要原因之一。例如以八到十歲兒童為研究對象的博嘉露莎心臟研究（Bogalusa Heart Study），在其所設定的兒童飲食裡，來自脂肪的卡路里少於三十%，而結果顯示，相較於飲食中有超過四十%的卡路里來自脂肪的對照組，他們攝取到的維生素B_1、B_{12}、E，以及硫胺素、菸鹼酸、核黃素等，有比較高的機率無法達到每日建議攝取量。

此外，相較於控制組，在兒童飲食介入研究中採取介入飲食的兒童，其總膽固醇值、壞膽固醇值或三酸甘油脂值，事實上並未見任何改善。因此，即使將研究母體有偏向的問題擺在一旁，實驗結果顯然仍暗示著，低脂飲食對兒童並無特別的好處，而且如果按照每日建議攝取量所設定的目標值來說，該飲食顯然有礙營養。

然而，這些研究是出現在一九九〇年代中期，當時採行低脂飲食的偏鋒已極為熾烈，讀者幾乎可以在已經出版的論文報告裡，察覺到這些研究主持人也全力支持國家衛生研究院背書的既定飲食建議。不但如此，就以兒童飲食介入研究為例，國家衛生研究院甚至協助進行研究、並且提供經費，於是，該研究得出了這樣的結論：「攝取較低脂肪……對成長而言是安全的，在營養上也是恰當的。」此外還有心理問題的觀察，由於早期降膽固醇飲食研究發現會導致比較高的自殺及暴力死亡率，而兒童飲食介入研究的研究者則表示並無任何情緒受損的證據。至於該飲食會導致營養欠缺，則幾乎未被提及。

雖然兒童飲食介入研究有其缺失，但此研究仍為西方世界唯二以兒童為實驗對象，探究低脂飲食是否營養充足的控制臨床實驗之一。其他的研究，比如博嘉露莎心臟研究，是流行病學研究而非臨床測試；而幾個少數曾以兒童做過的實際測試，不是規模太小，就是研究母體為異常族群。第二個大型實驗進行於芬蘭，為「圖爾庫冠心症風險因子介入特別計畫」（Special Turku Coronary Risk Factor Intervention Project, STRIP），這個限制飽和脂肪實驗的侷限性，則在於介入飲食的時間只有到受試者三歲為止。

圖爾庫冠心症風險因子介入特別計畫是一個控制鬆散的實驗，始於一九九〇年，以一千零六十二名芬蘭嬰孩為對象，年紀最小的為七個月大。這個實驗是在幼兒一歲之後，就以低脂牛奶取代母乳，並且透過數月一次的諮詢，教育家長如何以瘦肉產品、低脂乳酪和非乳製冰淇淋等排除飽和脂肪，並給予兒童綜合維他命補充劑，直到三歲之後才回復平常的高動物性脂肪飲食。結果，在研究期間或是兒童滿十四歲之前的體檢追蹤結果中，研究者都未發現兒童在生長上有任何差異，無論是身高或體重。但是，介入實驗組的兒童，最後都有明顯較低的高密度脂蛋白膽固醇值，具有心臟病風險；而研究者並未發現有任何維生素缺乏的狀況，可能是他們提供的綜合維他命掩飾了這個問題。另一個也值得注

11. 這樣的發現也顯現在成人身上。即使美國農業部建議人們應該從蔬菜、水果和穀類獲取大部分的卡路里，但是也在最新版的《飲食指南》中承認，需要對「蔬食在主要營養素上的潛在限制做更多的研究，尤其是在兒童與老人身上」。（Dietary Guidelines Advisory Committee 2010, 277）此外，在素食兒童中，也持續有生長些微遲緩的案例；而在飲食中加入更多動物性食品時，兒童就會快速生長。完全去除動物性食品的純素飲食兒童，生長遲緩的案例則更加明顯。（Kaplan and Toshima 1992, 33-52）

意的現象是，在實驗與對照兩組當中，都有二十%的家庭在研究結束前離開。

兒童飲食介入研究和圖爾庫冠心症風險因子介入特別計畫，經常被引用為建議兒童採取低脂飲食的理由，但要成為足以改變全國兒童飲食習慣的根據，這兩個研究提出的佐證顯然還是相去甚遠。整體而言，這些研究只以八百名兒童測試低脂飲食，其中有三百人因為低密度脂蛋白膽固醇值異常高而稱不上有代表性，其餘的都在三歲以下。此外，該研究也並未追蹤這些兒童到成年期，因此沒有對生殖上的影響做過研究。只基於如此小眾且非正規的樣本，就要建議全美各年齡層數百萬的兒童改變飲食，似乎十分荒謬。

然而，或許是無可避免的，美國小兒科學會對低脂飲食的抗拒也慢慢消蝕。直到一九九〇年代末期，在整個領域的專家長期信任這樣的飲食之後，其他觀點實際上已難有立足之地。對飲食—心臟假說的批評，在一九八四年共識會議之前曾經十分活躍，之後在美國就差不多都被消音了。在整個世界的營養學領域中，批評聲浪已縮減成一涓細流，主要是來自一小群歐洲與澳洲研究者。低脂信條也終於入侵美國小兒科學會而獲得全面採用，新一代的領導者就如賀克斯達一般，認為即使只存在極少的證據支持兒童採用低脂飲食，但在該飲食未被證明錯誤之前，就應被視為是對的。他們的推理是，畢竟在這兩個實驗當中，該飲食並未顯示造成太多傷害。因此在一九九八年，美國小兒科學會正式採納了標準的飲食建議，建議所有兩歲以上的兒童採取有十%的卡路里來自飽和脂肪，而整體脂肪占總卡路里二十到三十%的飲食模式。

低脂飲食真的對兒童無害嗎？

馬可．傑克布森（Marc Jacobson）在當時擔任美國小兒科學會營養委員會委員，同時也是紐約愛因斯坦醫學院的小兒科與流行病學教授，在一個訪談中，我請教他在這些試驗中採行低脂飲食的兒童，可能會在維生素與礦物質攝取上有哪些不足？他回答道，雖然缺乏維生素與礦物質會有問題，倒不如以生長作為健康衡量基準來得重要。

既然較高脂肪飲食組的兒童也長得一樣好，還可以獲取比較適量的維生素與礦物質，為何美國小兒科學會不改採這種飲食？當兒童正常飲食，也可以一樣健康、甚至更健康，而且不需要補充維他命，要以低脂飲食作為預設選項就很難使人信服。

傑克布森只是重申了最初的論點：對抗動脈中的斑塊形成，應該越早開始越好。

然而，就如之後所見，多年來的研究並未得出牢靠的證據，足以證明降低兒童的血清膽固醇會對未來罹患心臟病的風險有所影響。而且有越來越多研究顯示，兒童血管中大部分的脂肪斑紋並未變成由纖維構成的危險斑塊；更重要的是，打從一開始，兒童的飲食就完全與這些斑紋的出現無關，反而母親的脂質套組似乎才是主要的決定因素。

就如同兒童飲食介入研究所發現的，各種降低膳食脂肪的方式，對於血清膽固醇值都未有明顯改善。而且，就算吃進脂肪提高了兒童的壞膽固醇值，到了成年期之後又會如何，也仍是未知數。在總膽固醇值高的兒童當中，約莫只有一半在長為成人時仍有高的總膽固醇值（壞膽固醇值也是）。事實上，這整個看似明顯的連鎖因果關係——由飲食到膽固醇再到心臟病，在兒童身上看來，卻是相當可疑。因此，將兒童納入低脂飲食建議的理由，似乎不是那麼穩靠。

終於，有一個權威性的國際性團體——考科藍合作組織（Cochrane Collaboration）——指派專家執行了客觀的科學審查，並於二〇〇一年衡量證據後做出結論：正常兒童避食脂肪，並未顯示有預防心臟病的功效。數據甚至無法顯示這樣的飲食，對具有易得心臟病體質的高風險兒童有益。考科藍合作組織結論道：假使說低脂飲食是解答，那麼並沒有這樣的證據存在。

尤有甚者，此飲食對於幫助兒童減肥，看來也似乎效力不佳。一九九〇年代，國家衛生研究院曾贊助一個以此為假設的大型嚴謹研究，對象涵蓋一千七百名國小學童。在三年的時間裡，這些兒童將總脂肪攝取量，從占每日總卡路里的三十四%降到二十七%，而且增加運動量，並與家人一起接受健康營養教育。他們做對了每一件事——每一件我們如今都還在輔導兒童做的事——然而，這些努力都沒有幫助他們減少體脂肪。

這些結果無疑讓美國的家長大為震驚。他們希望給孩子最好的人生出發點，乖乖地為他們選擇了一瓶瓶的蔬果泥，同時以瘦肉和低脂乳製品作為孩子的午餐及全家餐點的選擇。但令人遺憾的是，如果想搜尋關於此種飲食選擇效用的進一步研究，總是會讓人空手而回，因為在美國小兒科學會於一九九八年加入為低脂飲食背書的行列後，主流營養學研究者已不再質疑低脂飲食對兒童的影響力。

不過，在持續研究的其他國家，某些程度的懷疑仍然存在。例如，英國的生化學家和營養學家安德魯．M．普林提斯（Andrew M. Prentice），他在甘比亞研究嬰兒，發現欠缺高脂肪動物性食物，可能是嬰兒生長遲緩的主因。他將約一百四十名甘比亞嬰兒，與英國劍橋一群人數稍多且環境較優渥的嬰兒相較；剛開始，甘比亞與英國嬰兒幾乎長得一樣好，但是當他們六個月大開始斷母乳後，生長曲線就持續分歧。甘比亞寶寶在人生的前十八個月，所攝取的卡路里與英國寶寶是一樣的，但是他們飲食中的脂肪含量，在兩歲前持續下降到只占總卡路里的十五％，而且大部分來自堅果與植物油的多元不飽和脂肪。相反地，英國寶寶攝取的卡路里大多來自蛋、牛奶和肉類——脂肪攝取量最少是總卡路里的三十七％，大多為飽和脂肪。及至三歲，根據標準生長曲線圖，甘比亞寶寶確實體重過輕，而英國寶寶則持續按期望值生長，體重平均比甘比亞寶寶重八磅。雖然反覆的感染，尤其是下痢，是甘比亞寶寶體重暫時減輕的原因，但普林提斯推測：「低脂」食物可能才是無法「急速彌補成長」的罪魁禍首。[12]

身為美國家長，讀了這個研究結果後，很難不馬上去查看美國「早期離乳食」的脂肪含量——結果令人不安。米粥是甘比亞寶寶的第一個副食品，其中約有五％的卡路里來自脂肪；而一瓶「大地之愛」（Earth's Best）的全穀米糊——這是美國父母可能拿來餵食寶寶的有機品牌，脂肪含量是零。之後，甘比亞寶寶吃米飯配堅果醬，有十八％為脂肪；而一個美國兒童，則是從聽起來很健康的大地之愛火雞肉與蔬菜餐中，攝取可能不到一％的脂肪（而且這是少數含肉的晚餐選項之一）。官方的數據顯示，在過去數十年中，美國兒童的脂肪攝取量呈下降趨勢，其中也包括飽和脂肪。一個還在離乳期的孩子，還有機會由母乳或配方奶中彌補嬰兒副食品裡欠缺的脂肪（但可怕的是，如一些研究顯示，

12. 這項研究與一九二〇年代英國殖民研究者調查肯亞素食的吉庫猶族人的結果相呼應。他們調查了約二千五百名兒童，發現他們在斷奶之後，生長狀況遠不如作為對照組的英國或美國嬰孩。而且這些研究者發現，當這些肯亞兒童，以及他們在蘇格蘭追蹤的一群生長遲緩的兒童，在飲食中添加了魚肝油和全脂奶之後，生長率就開始增加。（Orr and Gilks 1931, 30-31 and 49-52）

假使母親吃大量的碳水化合物，乳汁的脂肪含量會較低），否則欠缺脂肪的美國兒童飲食，很有可能造成健康問題。

一九九八年，在休士頓一個關於兒童營養的主要研討會上，甘比亞的研究成果與其他國家的數篇論文都被提交介紹。與美國人不同的是，來自西班牙與日本的研究者報告，在過去數十年，他們國家裡的兒童脂肪食用量持續增加，而這些增加與持續的身高增加有關。來自拉丁美洲與非洲等較貧窮國家的研究則顯示，這些國家的兒童食用較少的脂肪，而且可以藉此看出營養與成長上的區別：當飲食中來自脂肪的卡路里少於三十%時，在營養上會開始令人擔憂；少於二十二%時，則與成長遲緩有關。相較於德國與西班牙等較富裕國家的研究指出，健康成長中的兒童，所攝取的脂肪量占總卡路里四十%以上，這些數據形成了鮮明的對比。

然而，休士頓會議的摘要報告執筆者，是一名與國家衛生研究院，以及兒童飲食介入研究、圖爾庫冠心症風險因子介入特別計畫的主要研究者過從甚密的美國專家，他保守地總結：應該建議兒童飲食最少要有二十三到二十五%的卡路里來自脂肪——這是很低的數據。摘要報告也未提及，在這場研討會中，有多篇論文提到較高脂飲食在健康與身高增加上帶來更大的益處。

迄今，美國小兒科學會仍建議所有兩歲以上的兒童採行低脂且低飽和脂肪的飲食。全國各地的學區，包括紐約市與洛杉磯，都已禁售全脂牛奶，而且只要有可能，就提供低脂食物選項（比爾・柯林頓的基金會是這項努力的主要推手）。另一方面，自從美國農業部於一九八〇年通過其飲食指南，呼籲減少食用脂肪後，美國婦幼營養補助計畫（Special Supplemental Nutrition Program for Women, Infants and Children, WIC）就逐漸修正其食物配方，動物性食品越來越少，由越來越多的穀類食品取代。直到今日，比起該計畫於一九七二年剛起步時，配方中的雞蛋更少了，有魚罐頭、豆腐和豆製飲品，但沒有肉，而且建議給予女性及兩歲以上兒童的牛奶都必須是低脂奶，脂肪含量為二％或更少。

女性與「低膽固醇悖論」

女性是另一個受到國家心肺及血管研究所為低脂飲食背書影響的族群——即使並無理由足以讓人相信，女性會因此受益，而且作為一個族群，女性也鮮少成為被研究的對象。

就醫學研究來說，傳統上自然都是以男性作為生物上的原設值。而且，由於在心臟疾病流行初期，受影響的男性多於女性，因此大多數的心臟疾病臨床試驗都將女性排除在外——在一九九〇年以前的各項研究裡，她們在參與者中只占了二十％的比例，之後則是二十五％。由此而得的結果是，所有國家膽固醇教育計畫提供給全美民眾的降膽固醇目標，都是奠基於只以男性做出的研究。然而，早在一九五〇年代，研究人員就已警告，女性對脂肪與膽固醇的反應與男性不同，因此需要獨立研究。女性比男性要晚十到二十年出現動脈粥狀硬化症狀，而且在更年期以前，女性罹患心臟病的機率大致上不高。[13]

將兩性分開研究時，其數據上的差距就相當驚人。舉例而言，佛瑞明罕研究是少數幾個含有女

13. 確實，分析佛瑞明罕研究數據，就會發現任何年齡的女性，即使膽固醇含量達到二百九十四 mg/dL，也仍安全無虞，罹患心臟病的風險並未增加。（Kannel, 1987）

性受試者的早期研究之一，其中對於五十歲以上女性的觀察顯示，總血清膽固醇與冠心病致死率之間並沒有關連。由於心臟病鮮少發生在五十歲以下的女性身上，因此這項發現無疑說明了大多數美國女性在過去的數十年間，都是沒必要地減少飽和脂肪的攝取。但這個重要的發現，卻在一九七一年研究報告出版時被遺漏了。一九九二年，一位國家心肺及血管研究所的專家小組成員，在重閱所有關於女性的心臟疾病數據時，也發現不論歲數，膽固醇值低的女性，總死亡率實際上比膽固醇值高的女性更高，但這個結果同樣遭到忽略。誰能想像現今有多少醫生會告訴女性患者不必擔憂高膽固醇值？

佛瑞明罕研究是流行病學研究，至於以女性進行的臨床試驗，正如前面所提到的兒童研究一樣，在二〇〇〇年以前都不存在。一九九〇年代早期，當國會以一系列聽證會調查科學研究經費補助所呈現的性別不平等問題時，國家心肺及血管研究所才編出了一些經費，進行女性的飲食與疾病試驗。

國家心肺及血管研究所把其中一筆經費給了羅伯特．H．柯納普（Robert H. Knopp），他是華盛頓大學的脂質研究專家，已研究過低脂飲食與男性，並且很關切低脂飲食對女性的影響。他以西雅圖四百四十四名有高膽固醇的波音公司男性雇員進行實驗，得到一些令人不安的結果。柯納普給予這些波音公司男性雇員不同程度的低脂飲食，脂肪占總卡路里的十八到三十％之間。一九九七年，在實驗進行了將近一年時，所有男性的膽固醇皆有顯著變化。柯納普注意到，低密度脂蛋白膽固醇（一般認為是「壞」的膽固醇）下降了，這似乎是個正向的結果；但是吃最低脂飲食的男性，他們的高密度脂蛋白膽固醇（一般認為是「好」的膽固醇）也下降了，而三酸甘油脂，也就是在血液中循環的脂肪，則是不健康地增長。其他的研究也證實了這個結果。

柯納普所測量的血液標記，反映了自一九七〇年代以來飲食—心臟研究已更為細膩複雜的現實。

之前只能測量「總」膽固醇值（三酸甘油脂值也是「老式」的生物標記之一，自一九五〇年代就由彼特．艾仁斯等人研究）；及至一九八〇年代，膽固醇測量則更為精細，有更多可以測量的部分，包括高密度脂蛋白膽固醇與低密度脂蛋白膽固醇等。只不過，這些究竟又是什麼呢？

如今已知，總膽固醇能被細分成不同密度的子項目，其中包括「高密度」的高密度脂蛋白膽固醇，與「低密度」的低密度脂蛋白膽固醇，而多年的研究則讓這兩項生物標記各獲得「好」與「壞」的名聲。研究者發現，低密度脂蛋白膽固醇升高，與各種風險因素有關，比如說體重過重、吸菸、不運動和高血壓；而高密度脂蛋白膽固醇則剛好相反，當人們增加運動、減重、戒菸時則會升高——這是一種加州式理想生活方式的縮影。

膽固醇並不溶解於血液中，無法自行藉由靜脈或動脈移動，必須乘坐在小潛水艇裡，而這些能疾行且溶解於血液中，並同時保護裡面的膽固醇載物的潛水艇，就稱為脂蛋白（lipoprotein）。根據其所承載的不同種類膽固醇，這些脂蛋白又被分為高密度（HDL）與低密度（LDL），而被稱為高密度脂蛋白與低密度脂蛋白，它們的膽固醇載物則被稱為高密度脂蛋白膽固醇與低密度脂蛋白膽固醇。理論上，高密度脂蛋白的作用是將膽固醇從動脈壁等組織裡清除，並將其運送到肝臟。換句話說，高密度脂蛋白是負責清除體內的膽固醇。而低密度脂蛋白則有相反的功能，它會使膽固醇固著在動脈壁上。因此，我們應該避免低密度脂蛋白膽固醇增高，同時企圖提高高密度脂蛋白膽固醇。至於膽固醇或脂蛋白是否能可靠地預測未來的心臟病突發，專家們則是意見分歧。

營養學家之所以會開始注意高密度脂蛋白與低密度脂蛋白膽固醇的劃分，就如前面提過的，是因為一九七七年的佛瑞明罕研究以及其他數個研究都指出，對大多數人來說，總膽固醇實際上並非是理想的心臟病預測指標。這當然是沒人想要高調宣示的結果，因為它完全破壞了飲食—心臟假說——數十年來，該假說已促使所有的治療方式都以降低膽固醇為主要目標。為了證明總膽固醇是最重要的風險因子，已花費了數億元經費，有萬篇期刊論文都聚焦於總膽固醇，而不談引發心臟病的其他生物面向。總膽固醇向來是美國人被告知要減少攝取飽和脂肪的理由，如今在大部分的病例中結果卻顯示，膽固醇只是一個微弱的風險因子。然而時至今日，大部分的醫生和健康顧問都仍未接受這個現實——這並不令人意外，畢竟總膽固醇這段歷史既長久又輝煌。那麼，假使總膽固醇並非可靠的風險預測指標，什麼才是呢？

答案是個複雜的組合，由血液測量中的其他因子構成——包括三酸甘油脂、低密度脂蛋白膽固醇和高密度脂蛋白膽固醇。事實上，佛瑞明罕追蹤研究發現了一個令人大為意外的結果，就是關於「好」膽固醇的部分。研究者的報告指出，對於四十到九十歲的男性與女性，「在所有測量到的脂蛋白和脂質當中，高密度脂蛋白膽固醇對於患病風險最有影響力」。高密度脂蛋白膽固醇值低的人（低於三十五 mg/dL），心臟病突發的風險，要比高密度脂蛋白膽固醇值高的人（六十五 mg/dL 或以上）多出八倍。[14]「關連性顯著，」而且是他們手上所有膽固醇資料中「最重要的發現」。

然而，當飲食與疾病專家終於開始悄悄偏離總膽固醇時，卻並未轉向高密度脂蛋白膽固醇，而是選擇聚焦於低密度脂蛋白膽固醇。二〇〇二年，國家膽固醇教育計畫呼籲治療的「主要標靶」為升高的低密度脂蛋白膽固醇值，並且獲得美國心臟協會及其他專業協會的認同。

如此的轉向令人匪夷所思，假使高密度脂蛋白膽固醇的影響是如此具有說服力，為何國家衛生研究院和美國心臟協會會偏好低密度脂蛋白膽固醇呢？這裡有幾個解釋。其一是有幾個流行病學研究，將心臟病患與低密度脂蛋白膽固醇連結，指出心臟病患的低密度脂蛋白膽固醇平均比健康者高出幾個百分比。其次是動物實驗數據顯示，低密度脂蛋白膽固醇上升會導致動脈看似硬化。其三是有兩位科學家——麥可·布朗（Michael Brown）和約瑟夫·高登斯坦（Joseph Goldstein）——提出了強力的證據，顯示家族遺傳性的高膽固醇血症患者，其低密度脂蛋白膽固醇受體有所缺陷，而這兩人的研究後來獲得了諾貝爾獎。這些科學家指出類似的機制可能在所有人的身上運作，而當時的專家認為這項特別的證據尤其具有說服力。

選擇聚焦於低密度脂蛋白膽固醇，也可能與利潤動輒上億兆的製藥業有關，這些業者特別偏愛以低密度脂蛋白膽固醇作為治療標靶。之前，製藥公司曾經多次試圖找尋能提升高密度脂蛋白膽固醇的藥物，但全都徒勞無功，後來卻在一九七〇年代發現了能極為有效降低低密度脂蛋白膽固醇的方法。第一種此類藥物為洛伐他汀（lovastatin），並就此開啟了產值數十億的「他汀類藥物」產業，迄今已有氟發他汀鈉（fluvastatin）、力清之膜衣錠（pitavastatin）、普伐他汀（pravastatin）、瑞舒伐他汀（rosuvastatin）、欣瓦斯他汀（simvastatin）和阿托伐他汀鈣（atorvastatin）等多種藥物。二〇一一年，他汀類藥物在全世界的營收高達九千五百六十億美元。

然而，關於他汀類藥物，也有一個公開的秘密，就是它們雖然可以預防冠心病，卻不全然與其能夠降低低密度脂蛋白有關。他汀類藥物還有其他的作用機制，或許是藉由減少發炎而達到功效，但研究者並不見得真的知道。這些其他的潛在機制，被稱為他汀類藥物的多效性作用，且時常被研究界

14. 美國心臟協會目前建議男性與女性將高密度脂蛋白膽固醇值維持在六十 mg/dL 或以上。

討論。雖說如此，一直到最近，大眾對於他汀類藥物的印象，都還是停留在它們能降低低密度脂蛋白膽固醇，而且總體來說，他汀類藥物也還是以此作為行銷重點。

當然，還有一個極為強力的理由，讓飲食與疾病專家轉向低密度脂蛋白膽固醇，那就是必須拯救飲食—心臟假說。如柯納普的研究結果所透露的，今日黃金標準飲食的低脂且低飽和脂肪組成模式，雖然能改善低密度脂蛋白膽固醇，卻一定會使高密度脂蛋白膽固醇惡化。這是個很尷尬的發現，因為這代表此種飲食選擇，實際上可能增加心臟病風險。於是，專家們乾脆以忽略高密度脂蛋白膽固醇來拯救整個局勢——國家衛生研究院鮮少贊助有關飲食與高密度脂蛋白膽固醇關連的研究，而研究者也在科學論文中略去這方面的討論。確實，眾所周知，有時期刊編輯會堅持要研究者將高密度脂蛋白膽固醇從討論中排除，所根據的理由則是它並非「正式的」生物標記。就如同一位油脂化學家向我形容的：「如果你不發表這個題目，就沒辦法討論。」「如果要說低脂飲食好而飽和脂肪壞，只要把高密度脂蛋白的部分遮蓋起來，就會有個又好又清爽的故事了。」

此外，營養學家也忽略了這項研究——該研究結果指出，最能有效提升高密度脂蛋白膽固醇的東西，並非是我們常想到的紅酒或運動，而是飽和脂肪。食用動物性脂肪被發現能提升高密度脂蛋白膽固醇，而且是唯一已知有此能耐的食物。「這是個重要議題。忽略飽和脂肪能升高高密度脂蛋白膽固醇，已使得飽和脂肪看起來比實際上更糟。」哈佛大學公衛學院的營養流行病學家米爾．史坦佛（Meir Stampfer）於二〇〇四年如此寫道，而且有越來越多的研究者同意這個觀點。但是在一九九〇年代，當柯納普及其他人剛提出這些讓人極不舒服的發現時，只要有任何人說起關於高密度脂蛋白膽固醇和低脂高碳水化合物飲食的話題，大多數都是得到禮貌性的咳嗽和轉移視線的反應。

波音公司的女性

柯納普是少數在那個年代公開對高密度脂蛋白膽固醇表現興趣的研究者之一。當他在研究男性雇員後，又繼續開始檢視波音的女性雇員時，發現高密度脂蛋白膽固醇幾乎足以做為心臟病性別差異的象徵。柯納普讓波音公司的女性雇員採行國家膽固醇教育計畫開發的飲食，也就是國家衛生研究院的官僚為協助美國人對抗高膽固醇而特地創造出來的飲食。國家膽固醇教育計畫開發了兩種飲食計畫：第一階段和第二階段。假使是「有風險」的男性或女性，先採用「第一階段」飲食（十%的卡路里來自於飽和脂肪），如果仍無法降低膽固醇，就建議進入「第二階段」飲食（飽和脂肪占比不到七%），而兩種飲食都建議把總脂肪量限制在三十%以下。

在一年期間內，七百位波音公司的職員都遵循較為極端的第二階段飲食。結果顯示，她們的低密度脂蛋白膽固醇降低了——理論上這是好事，但女職員的高密度脂蛋白膽固醇掉了七到十七%。這個好膽固醇下降的現象，按照研究者的計算，代表這些女性的心臟病風險增加了六到十五%。結果，她們花了一年遵守國家膽固醇教育計畫最嚴格的飲食指導方針，卻明顯增加了心臟病突發的風險。

柯納普對於該飲食較不適合女性的可能性有所警戒，但這份研究結果在二〇〇〇年發表時，他卻發現沒有人想討論或認可他的研究。他表示，科學界以「沉默」的回應對待這個研究。「沒有人知道要怎麼做。」沒人與他爭辯這個發現，因為這代表必須與他的數據糾纏，而且沒人提出任何解釋。因此，柯納普的「波音公司職員肥胖介入試驗」（Boeing Employees Fat Intervention Trial），也就是所謂的「要健康」研究（BeFIT），一直遭到忽視，直到最近也仍被領域內的標準評論文章排除在外。

但是，這些結果雖然不受歡迎，卻並非異數，其他的試驗也發現，比起男性，採用低脂飲食的女性更容易讓高密度脂蛋白膽固醇下降將近三分之一。[15]在柯納普的實驗中，也發現女性的三酸甘油脂上升得較高，而且不論低脂飲食有何益處——尤其是減少低密度脂蛋白膽固醇的功效——都較少發生在女性身上。柯納普在一篇發表於二〇〇五年的評論文章中，綜述了所有在性別上呈現的差異，並認為不能建議女性採用低脂飲食，而且可能必須考慮探索「他種飲食介入」來替代。柯納普建議，也許女性需要的是一種碳水化合物較低、而脂肪較高的飲食。

柯納普的研究可說是一個分水嶺，該研究發表之後，起碼專家們曾經發出警告，對女性來說，改採低脂飲食，有可能是個過早提出並因而造成無心之過的建議。畢竟，從一九七〇年代開始，女性就對減少攝取卡路里特別用心，而且依照官方數據，女性要比男性更嚴格地執行少吃脂肪和飽和脂肪的建議。柯納普的發現，顯然說明了女性採行低脂飲食實際上是違反健康的，但是營養學菁英們卻不願面對這些令人不安的跡象暗示。大部分女性都不知道——現在也還是不知道，低脂飲食可能增加她們罹患心臟病的風險。

脂肪與乳癌無關

另一個普遍被相信但並無科學根據的女性健康迷思，就是膳食脂肪會引發癌症。自一九八〇年代開始，健康當局即建議女性少吃脂肪以防範乳癌——當然，這只是廣泛飲食建議中的一部分，所有人都被告誡要提防膳食脂肪以對抗各種癌症。

脂肪可能引起癌症的概念，首度發表於一九七六年的麥高文委員會聽證會上，當時國家癌症研究院主任喬歐．高瑞（Gio Gori）舉證說，日本本土的男性與女性罹患乳癌與腸癌的機率極低，但是移民到美國之後，機率就急速上升。高瑞以圖表說明脂肪食用量與罹癌機率的平行上升線，他說：「我現在要強調的是，這有很強的相互關連性，但是此關連性並不代表因果關係。」「我不認為今天在場的任何人，在走出會場後可以說食物會引起癌症。」他強力主張做更多的研究。但是，參議院委員會一心想解決更多國家的健康問題，而忽視了他的保留之處，並在報告中暗示低脂飲食可能有益於減少癌症風險，而癌症也因此成為參議院歸咎於食用脂肪的第二種「致命疾病」。而且就有如心臟病一般，委員會一旦認可了某種特定的假說，就同樣在整個華盛頓特區四處傳播。

由於高瑞提出的國際性對比，再配上一些老鼠的實驗數據，脂肪—癌症假說很快就被採納，並且納入國家癌症研究院（一九七九與一九八四年）、國家科學院（一九八二年）、美國癌症協會（一九八四年）和美國公共衛生署（一九八八年）等關於營養與健康的報告中，他們都建議以低脂與低飽和脂肪飲食防癌。誠然，脂肪致癌的觀念也是美國政府自一九七〇年代晚期正式建議低脂飲食的主因之一。

對於女性而言，該建議格外引人注目，因為女性或許可輕易地將心臟病當作是中年男性的問題而

15. 舉例來說，在一個涵蓋一百零三名二十二到六十七歲成人的研究當中（四十六名男性與五十七名女性），讓他們分別採取三種不同的飲食，為期八週。這三種飲食分別是國家膽固醇教育計畫所擬定的第一階段飲食（飽和脂肪占九％）、低飽和脂肪飲食（飽和脂肪佔五％），以及平常的美式飲食。相對於採行第三種飲食者，採行前兩種飲食者的總膽固醇與低密度脂蛋白膽固醇都降低了，但是高密度脂蛋白膽固醇也掉了下來，而且在女性身上更是驟降。（Stefanick et al. 2007.）

置之不理，但癌症卻是連年輕女性也該注意的健康問題，尤其是乳癌。

正因如此，知道以下這件事實才會如此令人訝異——早在一九八七年，哈佛公衛學院的流行病學家華特．魏立特（Walter Willett）在護士健康研究中追蹤了近九萬名護士五年後，即發現食用脂肪與乳癌並沒有直接關連。甚至與之前的假說正好相反，他發現當這些護士食用越多脂肪，尤其是吃越多的飽和脂肪時，更不可能得乳癌，即使在這些女性變老後也一樣。在長達十四年的研究之後，魏立特表示他的團隊「並沒有證據」足以說明，減少總脂肪量或是任何特別種類的脂肪攝取會降低乳癌風險，而且這種風險甚至在食用最高量的飽和脂肪時似乎有稍微下降的趨勢。雖然這些結論說明的都只是關連性，但即使流行病學無法證明其因果關係，也能可靠地顯示脂肪與癌症之間並不存在關連性。比方說，假使許多女性採行相對來說算是高脂肪的飲食卻未得到乳癌，就如本例一樣，我們大可將膳食脂肪從乳癌的導因中排除。

然而，國家癌症研究院卻變得十分投入於脂肪—癌症假說，不願意輕易放棄。當魏立特這個當時關於女性與乳癌的最大型研究結果出爐後，國家癌症研究院癌症預防控制中心（NCI Division of Cancer Prevention and Control）主任彼得．格林沃德（Peter Greenwald）於《美國醫學學會期刊》上發表了一篇題為「膳食脂肪——乳癌假說仍然存在」的文章，他四兩撥千金地處理掉魏立特的研究，另外以老鼠實驗的數據提出他的論點，指出實驗中清晰可見「高脂肪、高熱量的飲食」會引發乳房腫瘤。他是對的，而且有許多老鼠研究都能證明這一點，但他忘了提的是，會促進腫瘤生長的脂肪是多元不飽和脂肪——這是在美國人被建議食用的植物油中能找到的脂肪。如果餵食老鼠飽和脂肪，並沒有什麼致癌效果，除非其中添加了植物油。

至於人類研究數據，到二〇〇九年之前，在瑞典、希臘、法國、西班牙和義大利等國的研究中曾觀察將近五十萬名女性，一項在美國的研究則觀察了四萬多名停經期後的婦女，始終都無法找到任何乳癌與動物性脂肪之間的關連性。甚至是美國國家癌症研究院做的研究，也一樣空手而回——最近期的一個是二〇〇六年的「女性介入營養研究」（Women's Intervention Nutrition Study），這個實驗讓女性的脂肪攝取量降到十五%以下，以因應一般認為先前的研究之所以毫無所成，是因為脂肪攝取量降得不夠低的質疑。但即使是降到十五%，國家癌症研究院仍無法在脂肪減量——任何數量——與降低乳癌機率之間，找到在統計上具有意義的關連性。

根據世界癌症研究基金會和美國癌症研究中心發表於二〇〇七年，迄今對於癌症線索有最完整評論的那份五百頁報告，並沒有「具說服力」甚至是「可能的」證據，證明富含脂肪的飲食會增加任何種類的癌症風險。事實上，自一九九〇年代中期以來，各種研究結果「大致上均傾向於無法證明脂肪與油脂是直接引起癌症的原因」，報告作者群這樣寫道。

即便如此，直到二〇〇九年，國家癌症研究院仍偏愛脂肪引起癌症的假說。亞瑟·蕭茲金（Arthur Schatzkin）在二〇一一年因癌症病逝之前，曾是國家癌症研究院的營養流行病學中心主持人，他告訴我，在他的部門裡，已有人開始懷疑糖與精製碳水化合物才是最有可能引發癌症的主因。「我個人的看法是，脂肪—癌症假說並沒有宣告死亡。」他說，迄今為止的問題是，流行病學研究並沒有使用足夠正確的飲食問卷。蕭茲金預言，雖然至今所有的證據都指向相反方向，但他認同的假說終將被證明為真。

但是在二〇一二年，我對該計畫的新主任羅伯特·胡佛（Robert N. Hoover）再度提及這個問題時，他卻欣然承認所有關於脂肪—癌症假說的研究，基本上已走到終點。他告訴我：「我認為我們現在所做的是，逐漸退出先前一個很有力的假說，並重新開始。」他告訴我。與其繼續試圖證明脂肪—癌症假說，他說，「我們越來越不確知。」所以，關於飲食與癌症，又回到了原點。

史上最大低脂飲食實驗

一九九〇年代中期，在柯納普由國家心肺及血管研究所提供經費，對波音公司的女性職員進行實驗的同時，該機構也另外撥下了一筆鉅款——七億二千五百萬美元，進行史上最大規模針對低脂飲食所做的隨機對照臨床實驗，亦即「婦女健康倡導計畫」（Women's Health Initiative, WHI），該實驗除了測試採行低脂飲食的近四萬九千名停經婦女之外，也分配介入團體做荷爾蒙替代療法、補充鈣與維生素D。婦女健康倡導計畫的研究者，預期這個研究對於低脂飲食和女性整體健康來說，都會是最具決定性的實驗。

低脂飲食組的二萬多名女性，被告知要減少食用肉類、蛋、奶油、鮮奶油、沙拉醬汁和其他含油食物。（另一組則為對照組。）《時人》雜誌引用了一位實驗參與者喬安·賽瑟·孟納的說法——她是華盛頓大學的行政人員。她說她放棄了洋芋片、甜甜圈、薯條、乳酪、酸奶油和沙拉醬，而且「我已經十年吃麵包沒加奶油了」。此外，這些參與實驗的女性也被鼓勵多吃水果、蔬菜和全穀類——基本上就是美國心臟協會和農業部推薦給大家的低脂、以植物為主的飲食。

當婦女健康倡導計畫於一九九三年開始進行之際，低脂飲食成為美國心臟協會正式建議的飲食已經有三十多年，成為美國農業部官方建議飲食也將近十五年。然而，婦女健康倡導計畫卻是史上第一個研究此飲食是否確實有效的大型實驗。幾十年來，減少脂肪攝取已被認為是健康之舉，在這樣的情況下，結果似乎會是已知的結論，而受試者也大多認為只須堅持這套飲食，即能慶祝她們早就知道的好消息。

然而，讓每個人驚覺與迷惑的是，已在《美國醫學學會期刊》發表一系列文章的研究結果，卻遠不如預期。參與研究的女性，成功地將總脂肪量從總卡路里的三十七%降到二十九%，而且將飽和脂肪從十二點四%降到九點五%。她們顯然都達到了目標要求，但在遵此飲食十年之後，並未比控制組更免於罹患乳癌、直腸癌、卵巢癌、子宮內膜癌、中風，甚或是心臟病的風險。如美國癌症協會流行病學研究主任羅伯特・尚恩（Robert Thun）告訴《紐約時報》的——結果之於癌症或心臟病「完全不成立」。

低脂飲食終於在科學殿堂上得到了公平審判。尚恩說，婦女健康倡導計畫是一項「勞斯萊斯級的研究」，因此應是「最終定論」。只是，或許達爾文到一個極端福音傳播派如耶和華見證人的聚會中談「物種起源」，其所獲得的反應，可能都要比這幾篇發表在《美國醫學學會期刊》上的論文來得熱烈。柯納普告訴我：「缺乏評論的一片寂靜讓人震耳欲聾。」難以置信是唯一的選擇。「我們搔著頭對部分結果感到不解。」一個參與婦女健康倡導計畫的主要研究者，任職於科羅拉多大學健康科學中心的提姆・拜爾斯（Tim Byers）如此說道。畢竟，每個人的認知都是「健康飲食包括多吃蔬果和少吃脂肪」，因此一定要回到這裡開始思考。

很多人異口同聲認為該研究一定有瑕疵，這些女性一定是未謹守低脂飲食，而且美國女性在一九九〇年代早期實驗開始時，大致上已經攝取越來越少的脂肪，實驗組與控制組的攝取差距不太可能大到足以在統計上顯示意義。還有人批評該研究的受試者選擇，以及實驗中沒有區分這些女性飲食中的不飽和「好」脂肪與飽和「壞」脂肪，甚至是這些女性運動不足。或者，也有人搬出各種流水帳般的理由，譬如國家心肺及血管研究所負責女性健康倡導計畫主要負責官員賈克．羅素（Jacques Rossouw）就說，這個研究「可能為期太短，不然就是受試女性太老了或太健康」。

此外，我們也總是可以責備媒體過度簡化了訊息。婦女健康倡導計畫這有違常識的研究結果，讓報社得以大作文章，報紙頭條於是呼喊著：「吃到飽吧！」「拋開所有你以為知道的飲食常識！」

「遺憾的是，科學並不會按照媒體金句運作。」主持婦女健康倡導計畫指導委員會的史丹佛大學醫學院教授瑪西亞．史提芬妮克（Marcia Stefanick）這樣說道。婦女健康倡導計畫的研究者說，記者看不到細膩的子群組分析部分，比如說有一小群女性，曾將脂肪攝取量極端地減到最低，並且徹底信守實驗規章，結果達到最低的乳癌罹患率。雖然這部分的成果看似指向正確的方向，但必須注意的是，這些女性是所謂的「高順從度者」——在研究中合作且確實遵照醫生或研究主持人囑咐行事。她們有如我們在上一章討論過的素食者，就算只給她們安慰劑，她們還是會有較佳的健康數值。不論在實驗裡做何種介入，高順從度者看來都會比較健康，因此很難從他們的數值中做出任何結論。

不論如何，單獨挑出高順從度者等子群組做分析，只會讓大多數的科學家搖頭，因其產生的結果在統計上較不可靠。再者，當研究者等研究結束後再挑出一個似乎特別能證明實驗假設的子群組時——嗯，評論者會稱這基本上有如「沿著子彈孔畫標靶」。[16]

因此，可能是負責報導婦女健康倡導計畫的記者們將事情太過簡化，使得報導過於粗略，也或者他們就是懶惰，而沒有注意到婦女健康倡導計畫發出了新聞稿要他們去看子群組分析，但這些過於簡化的記者卻是對的。婦女健康倡導計畫是有史以來針對低脂飲食所做過、最大規模也最長久的實驗，但結果證明這套飲食就是無效。之前柯納普的研究以及之後數個有一定人數參與的實驗，都確認了婦女健康倡導計畫的發現，這些我們將於第十章討論。綜合所述，這些實驗除了顯示低脂飲食對預防疾病無效之外，最差的結果甚至會增加心臟病、糖尿病和肥胖症風險。美國心臟協會設定的標準低脂飲食，始終無法比含較高脂肪的飲食帶來更佳的健康結果。

二〇〇八年，聯合國糧食及農業組織（United Nation's Food and Agriculture Organization）回顧了所有對低脂飲食的研究，並且總結：「並沒有可能或令人信服的證據」顯示，高脂肪飲食會引發心臟病或癌症。另外，二〇一三年，瑞典的一個專家健康諮詢小組，也在花了兩年回顧一萬六千個研究之後，認定低脂飲食不管是對付肥胖症或糖尿病，都是無效的策略。於是，在花了十億多美元，對低脂飲食進行了許多試驗之後，結論都只能是——讓這項飲食計畫在未經適當測試之前就成了全國的飲食範本，幾乎確定是美國公衛史上一個糟糕的錯誤。

哈佛公衛學院營養學教授胡丙長（Frank Hu）在二〇〇一年寫道：「低脂飲食運動乃是基於鮮少

16. 其實若根據子群組分析，還有兩個面向，一個是在研究開始時即已確診有心臟病的女性，在採取實驗介入飲食時發生心血管併發症的風險，比其他沒有改變飲食的人高二十六％，這是個在統計上意義重大的結果，卻在應將此數據列入的報告表格中被略去。另一個則是有糖尿病風險的女性子群組，在採行低脂飲食的研究期間，罹患此疾的風險提高了。這兩個發現皆未被納入報告中的討論，而未能成為科學論述的一部分。（Noakes 2013）

的科學證據，而且可能引起意外健康後果的事實，已經越來越受認可。」時至今日，已有越來越多的呈堂證據，足以讓主掌國民健康的有關當局明白更新這種建議的必要，但可以理解的是，健康當局並不想太高調地逆轉他們過去五十年來的營養建議，而這樣的猶疑也讓此議題產生了某種程度的模糊性。美國農業部和美國心臟協會在最近期的飲食指南中，都已悄悄刪除了任何特定的脂肪限量目標，我們幾十年來遵守的脂肪占總卡路里攝取量三十到三十五%的目標值已經不見了，在他們的報告中也不再討論這個議題。於是，關於我們應該吃多少脂肪，這些團體已不再發言。而對於此議題的沉默態度——這不能不說——似乎不像是明確自信的領導者應有的表現。我們或許還是期盼，有關當局能針對我們該吃什麼以對抗時代疾病，而有所作為。

當然，許多一直在注意科學動向的人，已經開始歡迎脂肪回歸一段時間了。我們不再使用煎噴油（Pam），停止水煮食物，並再次使用沙拉醬。假使過去這些低脂歲月有什麼慰藉的話，那就是讓我們學到了脂肪是美味的靈魂。沒有脂肪，食物就沒有味道，而且幾乎難以烹調。脂肪是廚房中的必需品，它可以製造食物的脆感，並且讓湯變得濃稠，在傳達滋味上相當重要，脂肪也使烘焙食品變得有層次感、濕潤且蓬鬆。總之，脂肪在烹調與烘焙上有許多基本功能，也因此，在低脂與無脂的一九八〇年代，營養學專家為了滿足烹調上的各種需求，找到了一個顯然是完美的選擇：橄欖油，這也是「地中海飲食」在一九九〇年代早期登場的原因之一。

7.

推廣地中海飲食：科學根據在哪裡？

Selling the Mediterranean Diet:
What Is the Science?

「地中海飲食」現今已經是極富盛名且備受好評的飲食方式，幾乎不須多做介紹。這個飲食計畫建議從蔬菜、水果、豆類和全穀類汲取身體所需的能量，一個禮拜可以吃幾次海鮮或雞肉，佐以適量的優格、堅果、蛋與乳酪，紅肉只能偶爾吃幾次，但完全不喝奶。這個飲食方式對美國人來說，新奇之處在於橄欖油的引介，並建議大量使用。在美國，這是一套美味且極受喜愛的飲食，數以百計的食譜以此為主題，比電影明星獲得更多媒體的報導。而近來的研究也顯示，該飲食要比低脂飲食健康多了。然而，地中海飲食真的能提供最理想的營養、真的是其擁護者所宣稱的飲食救星嗎？

當然，在地中海飲食還是一種普通飲食時——一種許多地中海居民吃的，含有麵包與歐洲鱸魚的飲食——顯然已在希臘、義大利和西班牙存在多年；但是當它成為一個專有名詞、一種特別的飲食時，這套世界各地的科學家和政府機構擁戴背書的飲食模式和營養觀念，在以前其實並不存在，而是由營養學專家們自己發明的。

這種已成為專有名詞的特別飲食，是在一九八〇年代中期，由兩位聰明又有壯志的科學家所開發出來的——一是義大利人、一是希臘人，她們踏出關鍵的第一步，提出了來自其家鄉的傳統飲食可能預防肥胖症與心臟疾病的假設。其中一位是雅典大學醫學院教授安東妮雅．崔科普洛（Antonia Trichopoulou），她是眾所皆知的地中海飲食「教母」，比任何人都付出更多努力，讓這套飲食全球聞名。她解釋說，這個觀念的來源其實很簡單。當她還是個年輕醫生，在雅典大學醫學院附設醫院工作時，曾經建議有高膽固醇的病人吃各種植物油，因為這是世界衛生組織追隨美國心臟協會的腳步所提出的建議，以遠離飽和脂肪來對抗心臟病。

當時，崔科普洛並未質疑這些飲食教條，直到「有一天，有個非常貧窮的男人來到醫院」，她解釋道，而他說：「醫生啊，他們告訴我要吃植物油，但是我已經習慣吃橄欖油！我沒辦法吃那些油！」崔科普洛知道有很多希臘人仍把橄欖油灑在各種食物上，她尊重橄欖油在已有幾千年歷史的希臘料理中所占有的傳統地位，許多希臘家庭也仍會在後院種植一小片橄欖樹來自己榨油。然而，由於美國營養政策的全球影響力，其對多元不飽和脂肪，如玉米油、紅花籽油與大豆油有所偏好，使得希臘的橄欖油消耗量逐漸下降。對此，崔科普洛嘆息道：「我們開始砍伐橄欖樹。」鑒於橄欖油在希臘文化中的重要性，崔科普洛於是想知道，橄欖油是否有可能和她一直在提倡的植物油一樣健康。她有個直覺，一個與希臘歷史深深交纏的東西，不可能會是錯的。

於是，她問了自己一個更大的問題：在能夠抵禦疾病的希臘飲食傳統這張大織錦上，橄欖油會不會是其中的組成元素之一？或許這套飲食能解釋，為何在一九五〇年代她的童年時期，希臘人（起碼在有類似統計數據的國家當中）的平均壽命被認為僅次於丹麥人。崔科普洛想知道，是否能將當時希臘同胞的飲食加以量化。在研究這個題目時，她恰巧找到了安塞．基斯著名的七國研究，這是一項富含二十世紀中希臘與義大利飲食數據的資料來源。

地中海國家對基斯一直很有吸引力，當然是因為這些地方的飲食似乎很符合他的飽和脂肪引起心臟病的假設。在一九五三年他第一次造訪的區域中，他所研究的男性，心臟病罹患率極低，而且似乎很少吃肉。克里特島尤其吸引基斯，因為那裡的希臘居民以特別長壽著稱；他第一次造訪當地時，「見到八十到百歲以上的人們到田裡用鋤頭工作」，讓他大感驚訝。對基斯而言，他的同胞在中年時就成批結隊地突然死於心臟病，因此克里特島的人們在他看來，就有如某種非凡的超級人類。

希臘作為西洋藝術、哲學和民主的搖籃，或許也賦予了人類柏拉圖式理想型的健康飲食，這是多麼有詩意的想法啊！一切似乎都水到渠成，美麗且神話般的克里特島，對基斯及其團隊煥發著一種奇異光芒。光是這裡的氣候，對他來說就是個令人雀躍的改變。基斯在戰後英國的撙節年代，離開了牛津大學的客座教授職位，他對自己的好運感到驚喜，他曾寫道：「我們在英國沒有暖氣的房子裡受凍，對食物配給感到不耐。」而當他與妻子瑪格麗特駕車穿越歐洲，離開北方的嚴寒，來到義大利南部陽光明媚的廣場時，他感受到純粹的放鬆，「往瑞士的一路上，我們都在暴風雪中行駛……在義大利這邊，空氣是柔和的，鳥語花香，我們沐浴在陽光裡，在多莫多索拉（Domodossola）的戶外餐桌，喝著我們的第一杯義大利濃縮咖啡。我們感到全身溫暖。」

每個到過義大利的人，都一眼就能認出那樣的溫煦、美景與人們帶來的心醉神迷。還有食物！基斯回想起用餐時的喜悅：「家常義大利蔬菜濃湯」和數不盡的各種麵類，「佐以番茄醬汁和撒一點點乳酪」，剛出爐的麵包及「大量的新鮮蔬菜」……以前我們稱為「達戈紅」（Dago Red）的酒類，總是有新鮮水果當甜點。最後，基斯在那不勒斯南方不遠處打造了第二個家，一棟在懸崖上俯瞰大海的大型別墅。他寫道：「背山面海，一切皆沐浴在閃爍的陽光中——對我們來說，那就是地中海。」

在有如田園詩般美麗的克里特島與科孚島，以及南義的克雷瓦爾科雷（Crevalcore）小鎮，基斯蒐集了他的七國研究飲食數據。克里特島人的飽和脂肪食用量低、心臟病罹患率也低，正是完美符合基斯假設的人群。如我們在第一章中所見，低飽和脂肪食用量的調查結果，可能來自在報告中被省略的「四旬節問題」，但基斯與追隨他的地中海飲食研究者卻認為按此數據，克里特島飲食必能延年益壽。（科孚島上的男性後來證明有高心臟病死亡率，儘管他們吃的飽和脂肪量與克里特島人差不多，但該領域的研究者，卻未試著去解釋這個明顯的矛盾，大致上就是一直忽視這個群組。）對於檢視地中海飲食的營養學研究者來說，克里特島人是最受珍視的數據資料組；他們是這套飲食的試金石，一再地被研究者援引，是開啟長壽秘訣之鑰。

當基斯於一九七〇年發表七國研究時，並未正式指出有一種「地中海式」美食。到後來他才視希臘人與義大利人有一種當地獨有、特別健康的飲食模式。一九七五年，他重新出版一九五九年所寫的食譜《好食養生》（*Eat Well and Stay Well*），並將書名改成《地中海式的好食養生》（*Eat well and Stay Well the Mediterranean Way*），但當時他已退休，並未多加提倡這個概念。

最後，提倡地中海飲食大部分是出自他人之功——尤其是崔科普洛。崔科普洛重新挖掘出基斯的克里特島研究，開啟了讓這種飲食模式對世界各地有所啟示的可能性，並且從一九八〇年代中期開始，在希臘舉辦了最初的幾個地中海飲食科學會議。她說：「我們只想探討」此飲食，看看它是否能以科學語言來討論，「而且能得出什麼成果」。而這些在德爾菲（Delphi）和雅典舉辦的早期會議，促成了探討地中海飲食的各種初始學術論文，執筆者有歷史學家、營養官員和科學家。

從希臘到義大利

崔科普洛於一九八〇年代末期，在希臘展開了探討地中海飲食的工作，而她的搭檔——安娜．費洛露琪（Anna Ferro-Luzzi），則企圖在義大利做同樣的事。費洛露琪是羅馬國家營養中心研究部門的總監，過去數十年，她在她的國家建立了營養科學領域，在營養學上功不可沒。她回憶起一九六〇年代時，義大利根本沒有營養學研究，「我必須自己創造出一切」。她說，那是一場困難的奮戰，因為義大利人根本看不起這個領域，認為這是「女人做的事——待在廚房裡檢查食物」。

費洛露琪對於打造「地中海飲食」有雙重科學貢獻：她對橄欖油「有益心臟健康」的功效，進行了最重要且最具開創性的研究之一，而且她企圖盡可能以最嚴謹的方式，勾勒出地中海國家飲食裡的確切組成成分。她與崔科普洛選擇擁抱地區飲食的概念，而分非特定國別的飲食，因為從一開始，這些會議都是由世界衛生組織支持，而該組織對於地區層級的工作較有興趣。此外，這兩位女性還有共同的恐懼，因為她們正站在最前線，要在這場戰役中捍衛瀕臨消失的生活方式。她們的地中海同胞已經開始以驚人的速度改吃速食，甚至在人們對傳統飲食有適當了解之前，現代化過程已為該區域的傳統飲食帶來了滅絕的威脅。這兩位女性因而都感受到此議題的急迫性，但費洛露琪想為地中海飲食找出一個定義的這項任務，似乎比她預期的還棘手。

在嘗試的早期，她必須問自己：有任何一種地中海飲食是真實存在的嗎？在各國的飲食模式之間、甚至在一個國家之內，有那麼多的變化，要定義出一種涵括所有、又具備特殊性的飲食模式，幾乎是不可能的。一個面目如此模糊的設定，如何能加以評量，更別說要拿來當理想飲食提倡？她們的希望是能證明地中海飲食可以預防心臟病，但假使這種飲食本身即抗拒被定義，那麼要適當地測試，在科學上就有其不可能性。

就連基斯都在他的食譜中承認，此區域的飲食習慣有「實質上的差異」。舉例而言，他寫道「法國人與西班牙人的馬鈴薯食用量是希臘人的兩倍」，而且「法國人吃較多奶油」。[1]南方國家比北方國家吃更少的肉和乳製品。確實，他在這個區域裡所觀察到的每個地方，乳製品數量與種類、肉類數量與種類、蔬菜與堅果數量與種類……幾乎所有的一切，都有差異。

一九八九年，在一份嚴謹且具指標意義的論文中，費洛露琪試著研擬出一個可行的定義，以代表地中海沿岸歐洲國家的營養模式。這是有史以來最嚴謹的嘗試，但她的結論還是，要指出何為地中海飲食，是一項「不可能的任務，因為數據欠缺、不完全，或過度誇大」。她寫道，「地中海飲食」一詞無所不包，「雖然非常具有吸引力，但須待其食物組成、營養素或非營養素的定義都更清楚之後，才應該被用於科學文獻中」。

儘管有這些困難，費洛露琪仍認為，今日的高度加工食品顯然有損健康，因此她奮力不懈地要保留家鄉的傳統佳餚。然而，在最初這些年間，地中海飲食並不是容易推廣的概念，對她的義大利同胞並沒有特別意義；他們不認為自己吃的是什麼特別「飲食」，也不願意這麼想。義大利人純粹就是吃。費洛露琪解釋說：「官員們不想把一種一直以來只是很自然的生活方式，『醫療化』成為某種飲食模式。」

當豐富的橄欖油遇上低脂飲食

這兩位女士的努力，終究還是讓全世界頌揚地中海飲食，聯合國教科文組織甚至在二〇一〇年授予地中海飲食「非物質文化遺產」的特殊地位[2]；但是這個事實在早期那些拼湊的年代，似乎並不那麼明顯。各種問題，不論是政治或科學上的，似乎都可能阻礙這種飲食達成早期支持者的期望。在

1. 基斯的地中海觀是以歐洲為中心，他聚焦於義大利、法國、西班牙和南斯拉夫，而且並未提到同樣在地中海沿岸的非洲及中東國家，這些地方完全被排除在地中海飲食文獻之外。

科學的前線，費洛露琪面臨的主要挑戰——如何將不同國家互有差異的飲食模式納入一個統一的概念中——仍未解決，而意識形態上的障礙卻日益突顯：主要的問題是，一種浸在橄欖油中的飲食，要如何在一個以低脂飲食指南為王道的世界中勝出？這個問題從一開始就存在——基斯所觀察到的「健康的」克里特島飲食，實際上是充滿脂肪的，占每日總卡路里攝取量的三十六到四十%。當然，這裡所探討的脂肪是橄欖油，他寫道：蔬菜簡直就是「在油裡游泳」。

當費洛露琪和崔科普洛在一九八〇年代開始聚集歐洲研究者探討地中海飲食概念時，大部分的衛生當局，只要光看其中的脂肪成分，就認為這項飲食提議多少有些荒謬。這裡面所含有的橄欖油，與西方世界的飲食指南相左——低脂飲食將脂肪限制在總卡路里攝取量的二十到三十%。主流營養學家難以推測這些牛飲油的希臘人怎麼可能如此健康。為了回應這個明顯的矛盾，麥高文委員會主席、隨後又帶領美國農業部發表第一份飲食指南的哈佛大學教授賀克斯達宣布：「你不能推薦高脂飲食。」這項宣言是營養學體制心意決絕的放話：絕對無法准許這樣食用大量脂肪。

帶領這場保衛地中海飲食聖戰的崔科普洛，於是直接與此低脂霸權對衡，正式將地中海飲食定義為有四十%的卡路里來自於脂肪。這數量聽起來相當高，但比不上大部分西方國家改採低脂飲食之前所吃的多。崔科普洛與其他的調查人員，費盡心力才確認這個四十%的數字，可以正確代表傳統的希臘飲食習慣。她的研究推斷是這個數字。此外，她還花了更多的時間抵禦低脂飲食的意識形態。她告訴我：「我說那會摧毀這個地區的飲食。在希臘，這是我們一直以來的飲食方式。你不能建議我們少吃脂肪！」

在此論辯上，她最大的對手是費洛露琪，後者站在低脂的那一邊。費洛露琪知道，基斯發現義大利的脂肪食用量比希臘低，介於總卡路里的二十二到二十七%之間。這些數字較能與當時的國際飲食建議接軌，而且也來自於她的母國，她自然比較偏向它們。費洛露琪也特別放大檢視了基斯的希臘數據，看看能否在他稱脂肪占四十%的數字中找出一些破綻。她的結論是，基斯的數據，一如當時所有可及的希臘飲食數據，數量貧乏且不可靠[3]，以致於宣稱傳統希臘飲食含高量脂肪是「鮮有科學依據」。

終究，如我們所知，如此專注不懈地視總脂肪為疾病起因，根本是一種短視和誤導，但這還要很多年以後才能被理解。同時，大部分的研究者都相信脂肪使人肥胖，而且會引起癌症和心臟病，因此擔心地中海飲食的希臘部分，可能非常不健康。每次會議都有人提出這個問題，而且每個人都以很嚴肅的態度看待，尤其是費洛露琪與崔科普洛。現任英國國際肥胖任務小組（International Obesity Task Force in the United Kingdom）主席的菲力普．詹姆士（W. Philp T. James）回憶說：「我必須坐在中間，以制止兩位吵起來。」[4]

崔柯普洛終究占了上風，主因是她獲得兩位美國有力人士認同她的思考方式。與當年基斯得以令低脂飲食躍為美國主流一樣，地中海飲食最後也是仰賴強而有力的人物而獲致成功。其中一位是葛

2. 這個項目的世界遺產包括文化表現，比如墨西哥馬里亞奇街頭樂隊（mariachi music）和中國的活字版印刷術；地中海飲食是名單上唯一的營養飲食項目。
3. 安娜．費洛露琪指出了基斯數據中許多方法學上和技術上的問題，雖然她說因為和基斯是好友，所以她不太樂意這麼做。（Ferro-Luzzi，作者訪談）
4. 歐洲研究者對於脂肪比例的辯論，在二〇〇〇年一場旨在為全歐盟建立單一營養準則的最終規劃會議上達到頂峰。這項計畫稱為「歐洲飲食」（Eurodiet），參與者涵括一百五十位歐洲營養學專家，花了兩年的時間，眼看即將達成協議，直到「安娜與安東妮雅開始辯論飲食中應該開放的脂肪百分比」，一位關鍵與會者菲利普．詹姆士如此回憶道。最後並未達成任何協議，整個歐洲飲食計畫也告崩解。（James，訪談；Willett，作者訪談，August3, 2012）

瑞格・崔斯徹（Greg Drescher），他是位於麻薩諸塞州劍橋、名為「古法保存及交流基金會」（Oldways Preservation and Exchange Trust）這個組織的創始成員，該基金會後來成為將地中海飲食推廣到全世界的最強力推手；另一位則是哈佛大學公衛學院的流行病學教授華特・魏立特，他後來成為全世界最有權力的營養學家之一。成功背後的因果邏輯也是反向運行的，正如基斯以低脂飲食成名，魏立特也以地中海飲食攀升到頂峰。

崔斯徹與魏立特都在一九八〇年代後期到過雅典拜訪崔科普洛。崔科普洛的丈夫迪米崔歐（Dimitrios），與魏立特同為哈佛的流行病學家，這對夫婦在雅典接待魏立特，並帶他到當地飯館，那裡的菜單包括葡萄葉裹香米捲和菠菜酥皮派。對一個在密西根長大，吃著他稱為「平淡」美國食物的酪農之子，這些繁複美味的佳餚有如天啟。崔科普洛仍記得：「我帶他去體驗了這使希臘人延年益壽的簡單飲食。」而且她也鼓勵他，為了美國人的健康，要提倡這種迷人的飲食。

至於崔斯徹對地中海飲食的認識，也是由崔科普洛促成。崔斯徹曾在崔科普洛早期的一個會議中聽過她演講，他說：「觀眾席裡每個人的下巴都掉下來了。」當時他們還不認識這位基斯的無名研究同仁，而她說「六〇年代的希臘人，吃了那麼多脂肪卻沒有心臟病。這怎麼可能呢?!」這讓崔斯徹在訝異中忍不住思索著。

崔斯徹解釋說：「要記得在八〇年代，關於健康的主流聲音是狄恩・歐寧胥。」也就是建議美國人脂肪攝取越少越好的飲食大師。崔斯徹有烹飪背景，他之前曾與名廚茱莉亞・柴爾德（Julia Child）和酒莊主人羅伯・蒙岱維（Robert Mondavi）共事過，他說：「我們這些烹飪界的人對（歐寧胥的原則）感到震驚和恐怖，因為我們知道脂肪是美味的，而且是一頓好餐食所不可或缺的。」「我們很沮喪。沒人想當壞人端出不健康的菜，但我們不知道要如何面面俱到。」在崔科普洛演講完之後，崔斯徹想向她請教更多，而她建議他去找魏立特談談。

最後，崔斯徹與魏立特合作了。他們越認識地中海飲食，就越明白一件事——一份含有較高脂肪的飲食，有著益於心臟健康的動人承諾、再加上義大利與希臘誘人美景的包裝，對美國人可能存在著很強的吸引力。於是他們聯手，帶領地中海飲食從學術會議中的逆流變成主流。[5]

地中海飲食在美國：建立飲食金字塔

崔斯徹與魏立特的首項任務，是解決從起初就困擾著該飲食的問題：如何有個一貫的定義。他們與一個團隊共事，其中成員包括紐約大學的食物政策教授瑪里安·內索（Marion Nestle）、世界衛生組織的伊莉莎白·海欣（Elisabet Helsing）和安東妮雅的丈夫迪米崔歐·崔科普洛，他們試著界定出一種確實散布於這個區域的飲食。

崔斯徹說：「華特·魏立特是關鍵人物。」「他為此飲食提供了所需的嚴謹科學基礎。」

魏立特及其團隊採取的初始步驟之一，就是將此飲食涵蓋的區域範圍，縮減到較能掌握的大小。他們決定排除一大部分區域，主要是因為欠缺數據，再不然就是這些國家——包括法國、葡萄牙、西

5. 此團隊的第三名成員為吉福德（K. Dun. Gifford），他曾是參議員愛德華·甘迺迪與羅伯·甘迺迪的助手，在成為古法保存與交流基金會的創始會長前，則從事商業房地產工作並投資好幾家餐廳。他於二〇一〇年辭世。

班牙，甚至義大利北部——並不符合在克里特島和南義所出現的飲食模式。只有這兩個地方多少有類似的烹調方式，並於一九六〇年代大致上未見心臟病病例。因此，為了科學目的，魏立特的團隊決定，地中海飲食應該只以這些地方為基礎。

魏立特也解決了總脂肪建議攝取量的問題。他決定使用崔科普洛所建議的四十%這個數字，因為根據基斯的數據，當每日攝取的總卡路里有如此比例是來自脂肪時，顯然符合這些人口相對算好的健康狀態。他對橄欖油倒是很有彈性，也建議使用植物油，因為他和絕大多數營養學家一樣，相信凡是存在於液態油裡的都是好脂肪，只要不是固態油。

一九九三年，一百五十位歐美最頂尖的營養學專家抵達麻薩諸塞州的劍橋，參加第一個關於地中海飲食的主要會議。已退休的安塞．基斯也出席了，安娜．費洛露琪、安東妮雅．崔科普洛，甚至狄恩．歐寧胥都在場。這些專家長期所在的世界裡，飲食是以原子化的營養素定義，而非真正的食物；無疑地，他們期待看到的是大量枯燥的科學資訊幻燈片，以及關於高密度脂蛋白膽固醇與低密度脂蛋白膽固醇和各種膳食脂肪的交叉列表。然而，讓他們欣喜的是，接下來的幾天，他們卻是被義大利橄欖油的故事、以及希臘島嶼上的鄉村生活盛情款待。

會議進行到第三天，魏立特上台，在掌聲中公布了「地中海飲食金字塔」。該金字塔的結構與美國農業部在前一年推出的飲食金字塔有許多相似之處：中間的大塊獻給蔬菜與水果，底部的最大塊則包含五穀雜糧與馬鈴薯；但是在地中海飲食裡，有些橫切塊則互換了位置。農業部版本將脂肪和油放在金字塔頂端「使用微量」的部分，魏立特的版本則將橄欖油放在食用量充裕的中段。這在當時是條大新聞：含高量脂肪的飲食是沒問題的！（魏立特說他的金字塔是農業部的改良版，因為其上「四

地中海飲食金字塔

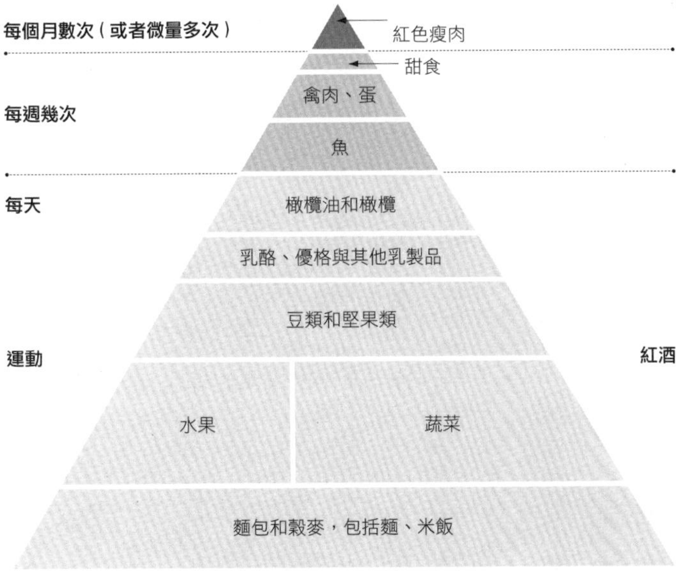

美國農業部飲食金字塔

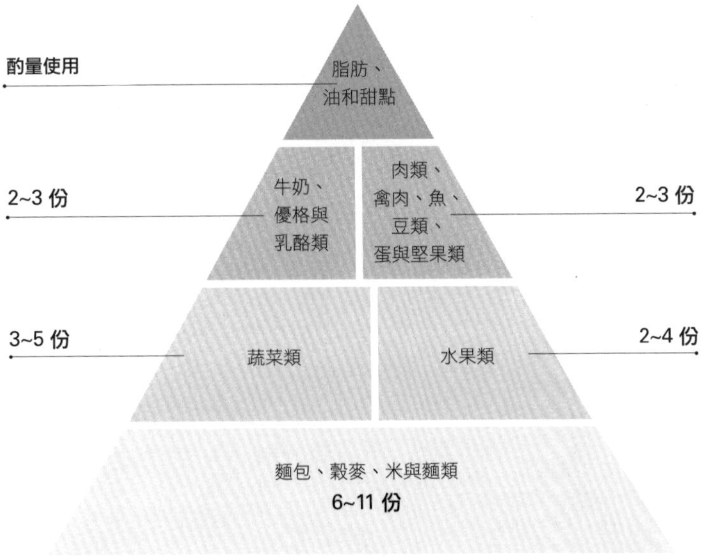

處灑滿了橄欖油」。）他的金字塔頂端畫有紅肉，只能「一個月吃幾次」，甚至比甜點的食用頻率更低。在魏立特的模型中，其他蛋白質（魚、雞肉和蛋），一週只能吃幾次，相對於美國農業部版本的一天幾次。

這真能代表理想的地中海飲食嗎？答案難以得知，因為並不是每個與會者都為其背後的科學傾心。比如瑪里安．內索，她與魏立特密切合作籌辦此次會議，最終卻拒絕在飲食金字塔上簽名，她告訴我：「這個科學對我來說太印象式了。」

她這句話的意思，是指並未對此飲食進行過科學式的評估，以說明金字塔裡各區塊的劃分。還記得費洛露琪曾經試著將此飲食量化，卻發現非常困難，而且從那時候開始，就沒人再做過進一步的嘗試，也尚未對地中海飲食進行過任何臨床試驗。因此，如同基斯與其飲食—心臟假說一樣，這個哈佛團隊僅靠流行病學數據，就將他們的營養想法傳遞給全世界。而以科學角度來看，這些證據並不夠成熟，因此內索有所疑慮。甚至是魏立特之前的研究生羅倫斯．庫希（Lawrence Kushi）——他曾與魏立特共同發表了兩篇證明地中海飲食有益健康的論文，他也向我吐露內索「認為（那些論文中）的證據有印象式之嫌，是正確的看法」。

魏立特的團隊撰寫期刊論文，以建立起地中海飲食金字塔，但這些論文並未經歷正常科學論文必須通過的同儕審查程序；審查者只有一位，而非慣常的二或三位。因為這些論文是與一九九三年劍橋會議的所有論文集，一同發表在《美國臨床營養學期刊》的特別增刊，而這本增刊的經費是來自於橄欖油業者。由業界資助增刊，在飲食與疾病研究界算是常事，但是外行讀者不太可能注意到這種金錢贊助，因為論文裡並未列出。[6]

不過，一旦地中海飲食同時抓住了大眾和學術研究者的目光焦點，要拒絕魏立特和他優異的同事們就顯得相當困難，因為他們聯手打造的是一個讓人興奮且魅力十足的觀念。[7]接著，就有一連串新的地中海飲食科學會議發出召喚，甚至連先前嚴肅地寫下對此飲食基本定義有所懷疑的費洛露琪，也與全世界的頂尖專家共同擔任一大票國際委員會的委員。以科學質疑的時間似乎已經過去。費洛露琪跟我解釋說：「當我們從科學轉向政策，事情就產生了變化。」她描述一九九三年劍橋會議之後的改變，「我們推出了地中海飲食金字塔，那還很粗略、不精準，但已示意出什麼與健康相容。一旦進入政策領域，我們就忘了細節，忘記了地面還未扎實，有點搖晃。」確實，任何的不確定性很快就被遺忘，大部分的人都以為魏立特在劍橋提出金字塔之後，所有在科學上的吹毛求疵都已經解決，現在只要用廣角鏡看待這套飲食即可。

6. 敏銳的讀者，可藉由頁碼之後的「S」辨認出這是增刊（比方說「page 12S」）。
7. 魏立特後來將地中海飲食金字塔註冊為哈佛醫學院飲食金字塔商標，並以此為基礎出版他的暢銷書《吃、喝、要健康：哈佛醫學院健康飲食指南》（*Eat, Drink, and Be Healthy: The Harvard Medical School Guide to Healthy Eating*. New York: Simon & Schuster, 2001）。

地中海飲食會議熱

對於地中海飲食急速攀升到營養學界的頂端，有個該問的問題是：這是怎麼發生的？是什麼讓它的成功更持久？相較於當時風行的其他幾種飲食，包括區間瘦身法（Zone）、歐寧胥飲食、阿金博士飲食和南灘減肥法，它們也都承諾會帶來好健康。其中一個比較明顯的理由是，只有地中海飲食是由哈佛教授所支持，還有一疊似乎能提供此飲食抗病證明的科學報告。但之後的發展步驟，對於提倡地中海飲食，如果不算是更重要，也具有同等的重要性。崔科普洛原先的盟友魏立特和崔斯徹，仍持續為地中海飲食努力，並且發展出一整套全新策略，對營養學專家、媒體以及最終的大眾發揮極大的影響力。

這套策略包括邀請學術研究者、美食作家和公衛當局加入這個美好的樂園：以科學會議為由，到一些環繞著美麗地中海、陽光普照的國家免費旅行。在義大利、希臘，甚至是突尼西亞，科學家與食譜作者、主廚、記者和公務官員摩肩擦踵。哈佛提供科學名望，而古法保存及交流基金會則提供經費。在一九九〇年代，有一連串這種固定的會議，有效地作為不斷提倡地中海飲食的推廣媒介。

古法保存及交流基金會自稱為「食物議題智庫」，當它於一九九〇年成立時，其領導者無疑是被遠大的目標所驅使。崔斯徹及其同事想要讓美國人從文化脈絡去了解食物，最重要的是，他們想改變美國人討論食物的方式，由營養素和冰冷疏離的公衛語言，轉變成一種「食物」的語言。畢竟，從來沒有人在點晚餐時會說：「請給我三十%的脂肪和二十五%的蛋白質」，平常人只會點一份餐，比如說義大利麵或肉丸。如今，透過美國作家麥可．波倫和其他人的著作，崇尚全食物的運動已為人所熟知，但全食物的初始想法，卻是由古法保存及交流基金會在推廣地中海飲食時首創。這個概念是指——當食物被置於古老傳統美食的繁複蘊涵中，就立即變得可口又有意義——而且有益健康。

為聚集關心此深刻概念的人士，古法保存及交流基金會於一九九三到二〇〇四年間籌辦了五十場會議，而且都頗具宣傳點。地中海區域的魅力，當然從一開始就是對基斯及其同事深具影響力的因子，甚至在他們的學術工作中，都可見滿溢著對此區域的神往。比如與基斯緊密合作的亨利．柏萊本，在一九八六年《美國心臟病學期刊》（*American Journal of Cardiology*）中描述「免於心臟病風險」的克里特島男性時，就使用了科學期刊上少見的華麗語言：

> 他每日步行上工、從事勞動，在希臘島嶼的柔光下，在蟋蟀的嗡嗡蟲鳴和遠處驢子的嘟嘟啼叫聲中，在家鄉土地給人的平安裡……到了老年，他坐在斜射的古銅色希臘陽光裡，沐浴在愛琴海與天際間醇郁的薰衣草氛圍中。他英挺、粗獷、善良又陽剛。

將美景、生活方式、居民和飲食合而為一，讓人難以抗拒地心醉神迷。柏萊本承認，如今再讀此文，覺得很是尷尬，不過他說那時候，「我覺得克里特島很浪漫。我愛上了那個地方」。[8]而基斯

8. 基斯的鄰居還包括他的同事們，他們也蓋起了別墅。連同七國研究主持人法蘭名尼歐．費丹沙（Flaminio Fidanza）和馬蒂．卡佛南（Martti Karvonen），以及傑若麥．史戴姆勒，這一群人在一九六〇年代早期形成了某種互助團體，每年有部分時間住在此地，成為科學會議和派對的中心。（Keys, 1983, 23-24）

退休後，則居住在那不勒斯南邊的別墅，在那裡種植果樹。

當然，以後見之明來看，很明顯的是，二十世紀這些最具影響力的營養學專家對地中海的持久熱愛，影響了整個領域的發展方向。（只要想想我們是否會渴望多認識其他長壽者，像是蒙古人或西伯利亞人，研究者是否一樣會受到這些只有荒漠、草原和漫長寒冬的內陸國家所吸引？比如說，德國戰後心臟病罹患率也很低，假使他們去的是德國，但那裡較少有陽光普照的會議地點，午餐菜單可能是醋燜牛肉或德式方形蛋糕，那又會怎麼樣？）作為一個旅遊勝地，地中海自然很容易勝出。正如愛上地中海的一切，在當時影響了基斯及其研究團隊，現在這批專家也是如此。

一九九七年四月，在克里特島上淡紫色鳶尾花和粉紫色岩薔薇綻放的時節，港城伊拉克利翁（Heraklion）的阿波羅海灘飯店聚集了一百一十五人，其中有些是食物與營養學界的名人。華特・魏立特、瑪里安・內索、沙吉・何諾（Serge Renaud，「法國矛盾」之父），還有克里斯托斯・艾拉凡尼司（Christos Aravanis）和安納斯塔西歐斯・鄧塔斯（Anastasios Dontas）這兩位原本在七國研究中負責執行希臘部分的研究者，全都到場了。此外，國家癌症研究院主任彼得・格林沃德，以及名廚與知名美食作家寇比・坎莫（Coby Kummer）和咪咪・薛萊頓（Mimi Sheraton）等人也與會其中。

在那一週裡，這組人馬過著美味的生活。嚴肅的科學議題演講與討論，比如「地中海飲食研究五十年」和「總膳食脂肪——最新研究與調查結果？」，與文化性較高的活動，像是「與波賽鳳（Persephone）和其母百穀女神笛米特（Demeter）話家常」的演講，互相穿插進行。行程中也安排有參觀博物館和古文明宮殿遺址、品酒之旅和數種烹飪課。有個下午，他們還邀請附近鄉鎮的女性示範如何使用傳統食材以及克里特島烹飪要訣，而何諾則示範如何料理蝸牛。另一個晚上，遊覽車將所有人載到島上最高峰艾達山（Mt. Ida），在海爾─波普（Hale-Bopp）彗星壯觀地拖曳過夜空時享用晚餐。「這經驗真是棒極了。我覺得彷若到達死後的天堂。」內索說，「連續五年，我都受邀去分享他們策劃的一切……我們在最棒的地方開會，一切都非常豪華，我自己絕對沒辦法去。真的很棒。」

任職於《新聞周刊》的蘿拉．夏比洛（Laura Shapiro），也參加過好幾次古法保存及交流基金會的行程，她憶及：「每次你一在餐桌邊坐下，眼前就會有八個酒杯。」「我之前從來沒體驗過這種程度的呵護與寵溺。枕頭上有蘭花，柔風自陽台飄進來，以及各式各樣的一切。」

古法保存與交流基金會的崔斯徹，是將食物愛好與營養科學融合兼併的創意天才，他說：「我深信可以努力創造出讓人耳目一新的活動方案，而不只是演講廳內的一堆幻燈片、簡報和難吃的食物。」與會的科學家、美食家、主廚和其他專家，都普遍認為他所籌劃的教育性假期，是他們參加過最棒的食物會議。夏比洛說：「這些人以往從未參加過同一個會議。事實上，這一點比旅館本身更令人讚嘆。」「能將各式英才能人聚集在同一個房間裡，實在是太棒了！」這些會議有銷魂的美酒、美景與同行間的對話，無怪乎研究者與美食作家時常在一個個活動之間穿梭來去，並各自回到家鄉對聽眾大肆宣揚，傳遞地中海飲食的好處。

「橄欖油大使」

然而，這些做法顯然不便宜，而且需要企業贊助，這也是為何從一開始，古法保存與交流基金會便與國際橄欖油協會（International Olive Oil Council, IOOC）建立起密切關係。這個機構的總部設在馬德里，是由聯合國創辦，目標為控管橄欖油品質，以及在地中海周邊的絕大多數國家中[9]發展「全球橄欖和橄欖油經濟」。

與古法保存與交流基金會結盟之前，國際橄欖油協會曾試圖贊助美國科學家，做出有利於橄欖油的研究。[10]當時學界主要專注於研究各種脂肪對血清膽固醇的影響，而國際橄欖油協會的領導者認為，這類型的研究可以替橄欖油取得認證，因為初始研究已顯示，橄欖油對膽固醇的影響大致上是中性的。但臨床試驗頗為耗時，而且不見得一定會有正向結果，因此國際橄欖油協會很高興能轉換跑道，改為協助古法保存與交流基金會，透過地中海飲食會議如此更有效率和吸引力的媒介來推廣橄欖油。[11]

很自然地，這代表每一個活動裡都有很多橄欖油；橄欖油樣品包被塞在花卉中、放在小型購物袋裡，發送給與會者。而且不可避免地，橄欖油也是各科學小組討論的主題。

崔斯徹說：「這方法行得通。」他描述這些會議如何籌措經費：「我們先拿國際橄欖油協會的錢，然後與政府合作，他們會吸收旅館住宿費，國家航空公司則會把人載過去。任何時候，只要你能將政府拉進來，他們就有辦法吸收費用。」義大利、希臘、西班牙都出了錢，對此，崔斯徹解釋說：「實際上，只是將這些國家的利益和有趣的新科學研究方向湊在一起。」換句話說，這些國家和他們的產業，透過提供奢華的福利，以收買專家們的好評，這些專家最後就會向大眾做出營養建議，因此達成推廣目的。而這套策略顯然大為成功。

橄欖油的銀彈攻勢，其實在營養學研究領域並不是什麼新鮮事。七國研究中的希臘部分，研究經費即來自於希臘的依拉伊斯製油公司（Elais Oil Company）、國際橄欖油協會、加州橄欖諮詢委員會、希臘橄欖油業與加工業協會。該研究最早的部分是由國家衛生研究院贊助，但是當這些經費用罄之後，根據亨利・柏萊本所述，其希臘籍主要研究者克里斯托斯・艾拉凡尼司，就「理所當然地拿起電話，跟製油公司領錢」。而根據其同事的說法，基斯也「大力幫忙兌換這些資金」。但是在首度發表研究報告時，基斯只提到這些補助金的其中兩筆；後來發表另一篇論文時，也只提到其中一筆。

橄欖油是義大利、希臘與西班牙數一數二重要的農產品，除了橄欖油業的利益之外，每個國家也各自有代表性的蔬果，例如義大利的番茄、希臘的馬鈴薯，都能因為被納入古法保存與交流基金會的地中海飲食菜單而獲利。[12]贊助古法保存與交流基金會的會議，其實跟這些業者在自己國家所做的事差不多：比方說在義大利，農業界很早即以海報和電視廣告，支持政府的地中海飲食公衛宣傳，力勸國民「吃地中海飲食」。費洛露琪之所以能成功說服當局認同這種宣傳，部分原因是因為有商業上的吸引力，她說：「我告訴他們，有利於商品的事也有利於人民。」西班牙和希臘也進行著類似的努力，整個歐盟在十年間花了二億一千五百萬美元，投入與橄欖油相關的公關活動。這些宣傳也以歐洲

9. 在希臘，有六十%的耕地拿來種植橄欖樹。橄欖油是西班牙第一大外銷農產，也是義大利的第二大出口農產品，僅次於酒。

10. 國際橄欖油協會贊助的最重要科學家是史考特・葛蘭迪（Scott M. Grundy），他是德州大學西南醫學中心臨床營養學系主任，也是過去五十年來飲食與疾病領域中最具影響力的專家之一。他和弗雷・麥特森一起進行關於橄欖油的實驗。麥特森是個曾在寶鹼公司服務了三十年的化學家，後來成為加州大學聖地牙哥分校的醫學教授。（研究成果見 Mattson and Grundy 1985）

11. 國際橄欖油協會所贊助的第一個會議，即為一九九三年麻薩諸塞州劍橋會議，魏立特在此會議中介紹了地中海飲食金字塔。

12. 有些其他食品業界的贊助者，顯然也會贊助地中海飲食這個領域。比方說在夏威夷，古法保存與交流基金會曾帶著與會者來到平時難以進入的國王谷（Waipi'o Valley，崔斯徹說這裡是「難以置信的一小片天堂」），而夏威夷豆產業就是這趟行程的贊助金主之一，雖然地中海並沒有夏威夷豆樹。

醫生為目標，請他們提供關於橄欖油的「科學」公報，因而導致有些研究者抱怨，他們的政府將行銷活動假扮成科學建議，這並不恰當。

然而，卻沒有其他方式比古法保存與交流基金會的會議，更能有效地影響歐洲與美國的科學菁英。這些令人陶醉的奢華經驗，有點像科學研討會，有點像食物慶典，也有點像文化盛事，是鎖定營養學界最有影響力人物的神來一筆。

內索向我詳述，這類會議帶有明顯但未說出的交換條件：「每一個參加這種旅程的記者，都被期待要撰寫自身經驗，若沒做到，就不會再被邀請……每個人都知道自己該做什麼。而且，他們做得很高興！如果你到摩洛哥，被招待一頓晚餐，席間有人端進某種冒火的菜色，你就要寫這件事。而這當中能寫的事可多了！」

內索曾經撰著《食物政治》（*Food Politics*），這是她探討食品工業如何影響營養政策的第一本書，所以比起其他與會者所能理解到的，她應該更能看出這些會議是一種把戲。她告訴我：「當時一切看起來，似乎完全沒什麼不妥，都是那麼地誘人。古法保存與交流基金會基本上是一家受雇的公關公司……目的是要對我這種難以自拔的學者推廣地中海飲食。」

魏立特之前的學生庫希，現在執掌凱薩醫療機構（Kaiser Permanente）科學政策部門，他說他和同事們都清楚，這些聚會的背後有著橄欖油業的資金，但「經過古法保存與交流基金會包裝過之後，讓人比較可以接受」。受古法保存與交流基金會邀請的專家們，簡直就是對這整個經驗欣喜若狂，而忘了其背後可能的商業目的。

最後，《新聞周刊》的蘿拉．夏比洛說，古法保存與交流基金會再也沒有邀請她參加會議，因為「我沒有做該做的事」。她參加了這些免費的旅程，卻沒有公開撰文報導。她說，有一次，「古法保存與交流基金會告訴我，他們無法對贊助者解釋我的存在。」

但在此同時，夏比洛也說她其實寫過橄欖油對健康的益處，曾經好好地為提倡地中海飲食計畫服務。「我們新聞媒體，就是小小的橄欖油使節，無處不在。這都是古法保存與交流基金會創造出來的！」

最後，這些「使節」中有一部分的人，就如同夏比洛，不再受到古法保存與交流基金會的喜愛[13]，並且無可避免地被他人取代。古法保存與交流基金會籌辦了十年的會議，將地中海飲食推向成功的頂端，並始終不墜，數十年來持續受到媒體與學術研究者的關注。自從魏立特的地中海飲食金字塔問世之後，光是《紐約時報》，就刊登了六百五十篇以上標題帶有「地中海飲食」字眼的文章。營養學研究者持續認真地關注這項飲食，在一九九〇年代早期，就有一千多篇科學論文探討地中海飲食。一九九〇年代期間，在每個古法保存與交流基金會籌辦的會議裡，至少都會有一位魏立特所屬哈佛公衛學院的流行病學家參與，而這些學者就發表了將近五十篇關於地中海飲食的論文。相較之下，南灘和區間飲食法這一類的飲食模式，並非由菁英大學科學家引介，也沒有國外會議提倡，只有幾篇科學

13. 費洛露琪相信古法保存與交流基金會不再邀請她，是因為她的治學方法過度批判。而瑪里安·內索也同樣失去該基金會的厚愛，因為兩方曾經為了國際橄欖油協會資助一九九三年《美國臨床營養學》增刊的問題發生過爭辯。內索在夏威夷的一家豪華飯店與國際橄欖油協會談妥了一筆交易，而她將這段情節寫在《食物政治》這本書中，表示自己感到後悔。（費洛露琪，與作者的電郵通訊，December 27, 2013; Nestle, 訪談；Nestle 2002, 114-115）

論文以此為題。而阿金博士和歐寧胥飲食，則比其他流行飲食獲得稍多一些的專家關注，我們將在第十章加以探討。

南茜・哈蒙・珍肯斯（Nancy Harmon Jenkins）是古法保存與交流基金會的創辦人之一，也是《地中海飲食料理書》（*The Mediterranean Diet Cookbook*）的作者，她向我承認：「飲食的世界尤其容易落入腐敗的陷阱，因為食物的收益是如此龐大，且須大力仰賴遊說，尤其是專家的意見。」[14]

橄欖油在美國大受歡迎

討好那些專家，終究還是值得的。在科學家、美食作家和記者的吹捧下，地中海飲食橫掃了全世界的雜誌、食譜和廚房，成為營養界的明日之星。健康專家喜愛這套飲食，它以一種嶄新的方式傳達你應該吃蔬菜水果的熟悉訊息；地中海飲食也提供了一個管道，讓我們擁抱食物的美好與美味——比起之前基於自我否定和禁欲而設計的營養飲食，實在是迷人太多。

具有健康意識的美國人，在過去三十年裡，為了美國農業部和美國心臟協會建議的低脂飲食，避開鍋炒、放棄醬汁，現在既然被准許能夠盡情享用這個新的飲食方式，他們自然是熱烈歡迎。這種飲食中的某些脂肪，只會讓他們強迫自己吃了那麼久的無味無油飲食更加美味。地中海飲食深受喜愛，因為用餐者樂於不帶罪惡感地吃所有先前忌口的肥膩食物，比如橄欖、酪梨與堅果。相較於無油食物，以油烹調的食物確實好吃。

地中海飲食誘人、充滿陽光且有哈佛背書，立刻就躍上了新聞頭條。一位從會議之旅回來的美食作家，心神蕩漾地頌揚道：「所有那些享有高度專業信譽的男女」，都證實「地中海區域兩側絲柏樹林立的道路，通往的是一個長壽且低膽固醇的人生……終於，我們可以點麵條，也把它吃了。」《紐約時報》的莫莉．歐尼爾（Molly O'Neill）則在劍橋的首度會議之後寫了一篇長文，期待此飲食能證明是下一個「營養伊甸園」。

對於低脂飲食的傳統擁護者來說，仍然很難理解健康飲食可能含有高脂肪的概念。歐尼爾起初報導錯誤，指稱地中海飲食的突破，不過是「在嚴峻的低脂飲食現實上裹上絲絨手套」，這是新聞記者和長年追隨低脂圭臬的人們常犯的錯誤。主要的專業組織——美國心臟協會、美國醫學學會和其他組織——起初也沒有支持地中海飲食，而原因就如同賀克斯達拒絕的理由：因為這種飲食違反了美國長久以來的低脂政策。

於是，美國人落得只好自己盡力去理解這兩種互相衝突的飲食建議。從國民消費統計數據看來，美國人持續遠離動物性食品，但朝著水果、蔬菜和穀物邁進，就如同地中海與美國農業部的兩個飲食金字塔所建議的那樣。他們吃更多的魚、更多的堅果，而且開始以橄欖油烹調。因此，美國橄欖油的消耗量戲劇性地狂漲。事實上，在公布地中海飲食金字塔之後，現今美國每人平均的橄欖油消耗量已是一九九〇年的三倍。

14. 就這部分而言，古法基金會在二〇〇三年失去國際橄欖油協會的資助後，活動就少辦了很多。二〇〇四年，可能是陷於絕境，該基金會選擇可口可樂公司作為新客戶，連續四年籌辦了名為「管理甜味」或「認識甜味」的會議。由於做出這個不幸的選擇，這個團體自然也在營養學研究者之間失去了一些地位，近幾年的會議也大都缺乏科學背書。

無疑地，改用橄欖油代表了美國人已往健康更邁進一步。之前使用的植物油——花生油、紅花籽油、大豆油、葵花油——有其已知的危險性，就是容易在高溫中氧化，所以其瓶裝上都帶有小心過熱的警告（如我們將在第九章所討論）。相較之下，橄欖油較穩定，因此更適合烹飪。[15]橄欖油也具有美學上的吸引力，裝在迷人的玻璃高瓶中，有著義大利的氣息和滋味，比起相對來說沒什麼味道、且裝在簡單塑膠瓶裡的植物油，很多廚師都更偏愛橄欖油。基於這些原因，美國人從低脂飲食轉向比較「地中海」式的飲食，把橄欖油滴進炒鍋裡、淋在蔬菜上，或者拌成沙拉醬汁。

美國人渴求吃更多的脂肪，甚至不知道自己正在問一個問題：我們是否有可能吃得健康又快樂？而橄欖油與地中海飲食似乎為此提供了完美的解答。

但是問題仍在：地中海飲食是造就良好健康的萬靈丹嗎？該是看看其科學論證的時候了，我們就從有關橄欖油的各種主張開始。

長壽，與橄欖油有關嗎？

自古以來，橄欖樹的果實即被賦予不少醫藥、宗教，甚至是神奇的屬性。古希臘人以油塗抹身體；希波克拉底以其葉作為救治眾多疾病的處方，從皮膚病到消化問題都有。由於橄欖油在十二世紀中期，是希臘與義大利飲食中相當重要的部分，且因為安東妮雅·崔科普洛對其祖國的傳統產品有如此強烈的情感（無疑也是因為橄欖油工業是該領域的大金主），研究者從一開始就認為橄欖油在這種飲食與長壽的關連性之間，必定扮演了某種角色。

安娜．費洛露琪之所以對橄欖油的健康影響有興趣，不只因為它是義大利飲食的中堅，也因為美國的研究者長期以來幾乎都只聚焦於脂肪，因此對她來說，研究橄欖油在專業上頗具意義。事實上，費洛露琪正是透過研究橄欖油而認識了基斯，她說，「我們變成好朋友」，但她補充道，在所有她共事過的「難搞科學家」中（全是男性），「基斯是最強悍的，他一維護起自己的論點，可是至死方休。」即便如此，當費洛露琪在一九八〇年代初，開始在那不勒斯南邊的濱海村落棲蘭特（Cilento）做橄欖油實驗時，基斯還是簽了名擔任研究顧問。

費洛露琪觀察記錄了五十名男性與女性的所有飲食一百天。她選擇這些村民，是因為他們仍依循傳統的生活方式，包括幾乎完全使用橄欖油作為唯一可見的脂肪。費洛露琪讓她的團隊每日造訪一個家庭至少四次，而且有一位營養師在每個家庭的每一次用餐時間，確認每個人都有進食。廚房裡裝設了兩副秤，度量各大小食物項目。假使家中有人到餐廳或朋友家用餐，研究團隊會派出一位成員造訪該處，以了解食物是如何準備的。不僅如此，由於該實驗目的在於觀察受試者將飲食中的植物油改換成動物性脂肪時，對血膽固醇的影響（其中最大的轉換是將橄欖油換成奶油），費洛露琪會在每週一開始，提供每個家庭成員全部所需的肉類與乳製品。該研究因此成為挑剔嚴謹的範本，顯示在營養學領域要做出真正有意義的研究時所需的投入程度。

六週後，費洛露琪發現，當村民將橄欖油換成奶油和其他飽和脂肪時，「壞」的低密度脂蛋白

15. 橄欖油是單元不飽和脂肪，意即在其碳原子鏈上只有一個雙鍵；而植物油是多元不飽和脂肪，有許多雙鍵，遇氧容易產生反應。

膽固醇平均狂飆了十九%。這個結果被譽為是有利於橄欖油的一個震撼點，且此研究——第一個關於橄欖油對膽固醇影響的權威研究——也奠定了費洛露琪在專業領域中的地位，同時讓橄欖油成為一種「有益心臟健康」的油品。[16]

營養學家專注於低密度脂蛋白膽固醇的影響，他們讚美橄欖油是有益健康、可抵禦疾病的脂肪，而在下一年，有數十篇論文以橄欖油的可能療效為題發表。然而不幸的是，這些健康效益的實際表現大多不如預期。比方說，有專家提議橄欖油可能預防乳癌，但迄今證據始終非常薄弱。橄欖油也被期望能降血壓，但在這方面的數個研究已確定結果分歧不均。

在「初榨」（"extra virgin"）橄欖油裡，研究者辨識出一群「非營養素」如花青素（anthocyanins）、類黃酮（flavonoids）和多酚類（polyphenols），這些物質被相信有各自的小神通。它們存在於橄欖中，因其果實是暗色的，這是幾千年來曝曬在烈日中而發展出的防衛機制。這些非營養素的效果，尚未被充分而適當地探索，除了類黃酮之外，有相當規模的人類臨床試驗，都未能顯示這些非營養素對健康有益。

有些常被援引以支持橄欖油健康效益的數據，是來自於「歐洲癌症與營養前瞻性調查」（European Prospective Investigation into Cancer and Nutrition, EPIC）的希臘研究群，這是由安東妮雅・崔科普洛主持的大型流行病學研究，涵蓋了二萬八千多名志願參與者。基於此數據，崔科普洛於二〇〇三年在《新英格蘭醫學期刊》上發表了一篇具指標性的文章，並在文中總結：依循「傳統地中海飲食」，包括「攝取高量橄欖油」，與「顯著及實質上降低整體死亡率」有關。不過，令人驚訝的是，在此研究中，崔科普洛從未真正測量過受試者的橄欖油食用量。橄欖油並不是她使用的食物頻率問卷中的項目，也並非一種直接食用的食材、或用於烹飪的脂肪。取而代之的是，她是根據問卷中的料理餐點清單，推想希臘人可能如何烹調這些菜色，而「估計出」橄欖油的使用量。[17]然而，《新英格蘭醫學期刊》上的論文並未提到這個缺失，列出「橄欖油」時也並未解釋其衍生形態。[18]

二〇〇三年，代表美國橄欖油生產商的北美橄欖油協會（North American Olive Oil Association），蒐集了當時所有表明橄欖油可預防心臟病的證據，並將這些研究都提交給食品藥物管理局。這些廠商希望能獲得將「健康聲明」放在食品標籤上的權利——類似「含高量橄欖油的飲食能預防心臟病」。

然而，食品藥物管理局並未被說服。在提交出的七十三篇研究裡，只有四篇被認為在方法學上足夠殷實，得以被納入考量。（像魏立特和崔科普洛發表的那種流行病學證據，因無法顯示因果關係，而未被納入分析。）這四個過關的研究都是臨床試驗，其中受試男性被餵食橄欖油將近一個月。總之，這些試驗表明了相較於其他脂肪，橄欖油能降低總膽固醇，同時讓高密度脂蛋白膽固醇完好。但食品藥物管理局陳述，他們無法只基於僅有一百一十七位年輕男性的研究樣本，就授予「健康聲明」，並且裁決——就整體而言，這些證據反映的是，對於橄欖油可預防心臟病的假設，「很難說服合格的科

16. 費洛露琪的研究，也顯示當她的受試者改吃奶油時，「好」的高密度脂蛋白膽固醇會升高（此效果在女性中特別明顯），表示奶油有可能實際上是更健康的選項。但就如我們所見，專家們一直聚焦於低密度脂蛋白膽固醇，而非將高密度脂蛋白膽固醇作為生物標記首選，導致費洛露琪的發現一直被忽略。

17. 崔科普洛也以一個較小的母群做了另一個研究，以檢驗這種橄欖油估算法，但結果證實這項大型研究所估算出來的正確度，只是在「輕微」到「薄弱」之間。（Katsouyanni et al. 1997, S120）

18. 在崔科普洛另一篇以此數據發表的論文中，「橄欖油」幾個字則置於標題中。（Psaltopoulou et al. 2004）

學家」。（從那時起的十年間，曾進行過幾個關於橄欖油的臨床試驗，但因為規模小且有矛盾的結果，對於證據基礎的貢獻並不大。此外，最近有幾個動物研究指出，藉由刺激所謂「膽固醇酯」的生成，橄欖油甚至可能引起心臟病。）

橄欖油生產商因此只獲准張貼「有限且不確鑿的科學證據顯示，每天吃兩大匙橄欖油，可能降低心臟病風險，因為橄欖油含單元不飽和脂肪」，這個陳述著實不像在全力推薦橄欖油是一種有特殊禦病能力的脂肪。

然而，食品藥物管理局的冷淡背書，卻無法阻止研究者企圖尋找其他方式，以證明橄欖油確實可能是某種神奇萬靈丹。比方說，在二〇〇五年，《自然》（*Nature*）雜誌上有一篇文章發表，橄欖油含有一種新發現的抗發炎物質，而引起一陣騷動。生物心理學家蓋瑞・鮑相（Gary Beauchamp）注意到，英國的一種感冒藥水「檸適」（Lempsip），跟初榨橄欖油一樣會刺激喉嚨。於是就如他常說的——這「讓我這輩子腦袋裡唯一的燈泡亮了起來」：橄欖油和布洛芬（ibuprofen）這種抗發炎藥物一定有些類似成分。這道謎裡的神秘物質，後來被證實是橄欖油刺激醛（oleocanthal）。鮑相提出橄欖油可能也有布洛芬的抗發炎效果，但就如一位批評者所指出的，一個人必須每天喝到兩杯多的橄欖油，才能獲得與一份成人劑量布洛芬等值的橄欖油刺激醛，而且鮑相是在實驗室裡實驗，而非是人體，因此這只能被視為初步結果。

就因為橄欖油的好處被如此誇大，令人失望的實際科學發現新聞，才會這麼令人驚訝。事實上，眼看著眾多資料都聲稱橄欖油「有益心臟健康」，有兩位西班牙研究者在二〇一一年時研判「並無太多證據」足以確認此說時，「驚訝」正是他們所使用的詞語。

荷馬的「液態黃金」

不過，令人安心的是，只要想到橄欖油在人類歷史上存在了四千年之久，就算它對人類健康沒有益處，應該也算安全，或許是我們尚無法以科學研究的方式理解其功效。畢竟，荷馬也稱它是「液態黃金」。

但他真的這樣說過嗎？雖然在許多販售橄欖油的網頁上都看得到「液態黃金」，但是這個詞語並未出現在我能找到的任何荷馬《奧德賽》譯本中。其實，《奧德賽》中的確切內容說的完全是另一回事：奧德賽得到的是「一罐黃金瓶裝橄欖油」，用以擦拭自己。事實上，在古希臘的文獻中，都未提及橄欖油是飲食的一部分。的確，此油是自古流傳，但在古代並非作為食物，而是用於美容，在儀式活動或運動賽事之前拿來塗抹身體，或只是藉此彰顯人和神的健美身形。

橄欖油的食用是否能溯及比二十世紀初早前許多的年代？是否真如基斯所宣稱，是「飲食中的主要項目」，可溯及「至少四千年」？令人驚異的是，事實似乎並非如此。一九九三年，一位法國歷史學家寫到：「距今不到一百年前，希臘許多地方的平民食用油量遠少於今日。」希臘考古學家亞尼斯·哈米拉基斯（Yannis Hamilakis）對此主題有廣泛的研究，他曾特別檢視了克里特島，並發現直到近代以前，橄欖油都不是重要的生計作物。對一般中古世紀的克里特島農民而言，他們可用的橄欖油數量實際上「非常低」，而且直到十七世紀中期，在威尼斯共和國的統治下，為因應逐漸增加的商業用油需求，才擴大生產橄欖油——主要是拿來製皂。如哈米拉基斯推論，歷史文獻顯示，「儘管傳統上有此認知，但幾乎沒有證據能確切顯示，」直到十九世紀前，橄欖油在希臘是作為「烹飪之用」。西班牙也是如此，在一八八〇年代之前，橄欖油似乎並未被大量食用。南義大利的歷史顯然也類似，一位學者發現，橄欖油「在過去四十個世紀對飲食做出了貢獻」是「可疑的」論調；而所有對南義大利樹木種植的分析都顯示，橄欖油「起碼在十六世紀前必定是稀有商品……而且在中古世紀主要是用於宗教儀式。」確實，在溯及古代的歷史記錄中，不論是農民或貴族菁英，在地中海區域最常被使用的脂肪，是豬油。

因此，不管利益團體如何費心盡力地將荷馬拉進行銷團隊，橄欖油看來實際上是在相當近期才加入地中海飲食，並非是一種古老的食物成分。

何謂「許多」蔬菜？找出地中海飲食的科學

但假使如基斯最初所提議，地中海飲食能預防心臟病，而橄欖油又並非其中的有效成分，那是什麼在發揮作用呢？是蔬菜水果，還是整套飲食？研究者一直很好奇，難道是克里特島人常吃的野菜中所含的葉酸有某種保護成分？或者是食用這些野菜的動物體內含有較高的 omega-3 脂肪酸？研究者實驗了所有的可能性，但並沒有確切的答案。[19]

崔科普洛甚至提出，地中海模式的飲食本身可能有無法量化的加乘效應，其中包括各種因素，如「社會心理環境、溫和的氣候條件、傳統大家庭結構的存在，甚至是地中海區域的午睡習慣」。[20]

辨識出到底是地中海飲食的哪個部分有益健康，這一點十分重要——不僅是為了科學緣由，更是為了許多極其重要的實際因素。比方說，當安娜．費洛露琪在二〇〇八年到日本參加一個國際會議時，來自全球欲採行地中海飲食的專家們請教她：「我們應該種什麼水果或蔬菜？最起碼，妳能告訴我們應該種水果還是蔬菜嗎？」到最後，費洛露琪說：「我們無法確切地說出什麼才是最重要的……因為這方面的研究仍太過模糊、沒有定論。即使我們建議多吃蔬菜和水果，也沒有意義。這真的很難得知。」[21]

當然，費洛露琪從一開始就發現地中海飲食難以確切定義的問題，並且看到這個問題在一九九三年魏立特首度正式介紹該飲食時倏然浮現。或許這種飲食太複雜了，有諸多因素作用，而無法以足夠精確的定義進行有意義的科學研究？即便地中海區域國家和相關利益業界持續投注研究資金，這些定義上的困難也並未消失，而且後來還有更多研究結果令人失望。

要記得，當魏立特公布地中海飲食金字塔時，尚未對此飲食做過任何臨床對照試驗，因此僅限

---

19. 支持 omega-3 的科學證據是最有力的：這些長鏈脂肪酸的抗發炎效果，已被充分地展現，雖然近來的大型臨床試驗並未能證實每日補充 EPA 和 DHA 能降低心臟病風險。EPA 和 DHA 都是在肉類、魚類、蛋與其他動物性食品中可找到的長鏈 omega-3，植物中則沒有，比如亞麻籽或海帶所含的都是短鏈 omega-3。人體無法輕易將短鏈 omega-3 轉換成長鏈 omega-3，而只有長鏈的 EPA 和 DHA omega-3 被認為是有益健康的。（Galan et al. 2010; Rauch 2010; Kromhout, Giltay, and Geleijnse 2010;「無法輕易轉換」部分請見 Plourde and Cunnane 2007）
20. 崔科普洛分析了歐洲癌症與營養前瞻性調查中將近二萬四千名希臘男性與女性的數據，發現每天午睡的習慣與降低三十七%的心臟病死亡率有所關連。但要注意此發現是一種關連性，而且如研究者所觀察到的，晚上多睡覺也可以達到同樣的效果。（Naska et al. 2007, 2143）
21. 即使是水果本身，從香蕉到藍莓到酪梨，也各有不同的巨量營養素、纖維、抗氧化物和糖組合。

於有流行病學研究的證據。直到最近，流行病學研究仍然是檢驗這種飲食的主力證據基礎，而這方面的先驅研究之一，當然就是最初的七國研究。在此之後，最大的工程是歐洲癌症與營養前瞻性調查中的崔科普洛希臘研究群，這個研究以及其他較小型的類似研究，曾經前景看好，但因其設計之故，仍無法提供權威性的結果（因流行病學只能顯示關連性），實際提出的結果也還有許多矛盾之處。比如說，有好幾個研究顯示，地中海飲食模式與減少糖尿病、代謝症、氣喘、帕金森氏症與肥胖率有關，而且這些結果令人振奮。但是，崔科普洛發現，當她把她的希臘受試者數據，和歐洲癌症與營養前瞻性調查中來自其他國家的歐洲人數據結合時，在七萬四千六百名來自九個國家的年長男性與女性當中，地中海飲食並無法可靠地與降低冠心病風險連結。[22]

這種飲食定義的模糊，持續對這些流行病學研究造成困擾，但在費洛露琪放棄為此問題求解時，崔科普洛卻堅持了下來。一九九五年，她開發出地中海飲食評分（Mediterranean Diet Score），將整套飲食歸結成八個要素，並分配點數給每個項目。[23]一個人若「高量」地吃入任何一種「保護性」食物群組（這些群組包括：1.蔬菜／馬鈴薯；2.豆類／堅果／種籽；3.水果；4.穀麥），就得到一分，總共有可能得到四分。另外還有三分，則可藉由「少量」地吃入「非保護性」食物群組而獲得（5.相較於動物性脂肪呈高比例的橄欖油；6.乳製品；7.獸肉與禽肉）。第八項是酒，達到中度飲用量即可得一分。

崔科普洛的評分表，戲劇性地簡化了地中海飲食研究，而且研究者愛透了這個評分表。此後，大約有二十多個類似的指標出現，由七到十六種食物要素組成。但是，並非所有人都認為這些指標有用，一群巴塞隆納大學的教授，就在一項針對這些指標進行的完整評鑑中，表達相當的懷疑。比方說，何謂「很多」蔬菜？什麼又是「很少」的肉？[24]再者，這類指標是在沒有科學基礎的情況下，假設每種食物成分促進心臟病的效果都是相同的，但我們能說一個不吃水果的人（扣一分），和另一個不吃堅果的人（亦扣一分），他們的心臟病風險增加程度都是一樣的嗎？並無已存在的證據可以回答這類問題。

安迪．耐斯（Andy R. Ness）的批評向來比較尖銳，他是布里斯托大學流行病學系系主任。他告訴我，除了其他問題之外，這些指標也「沒有考慮總熱量攝取（卡路里），然而我們在這領域中所做的其他事，都會隨著人們的食量做調整」。總之，提出這些指標時所使用的思辯能力「十分可怕」。

為了幫自己辯護，崔科普洛回應道，起碼她的努力得以讓這個領域往前走。這是實話。地中海飲食總是難有清楚的定義，也因此似乎是無可避免地淪落為所謂的軟科學，開了門讓狂熱和偏見一起進入。

「作為雅典醫學院的團隊，我們想要保存世世代代開發出來的事物。這是我們的呼籲！」崔科普洛有次這麼告訴我，而這個陳述似乎證實了她同事的想法——她的動力來自於科學，也來自於「母國希臘」。她的前同事伊莉莎白．海欣說：「安東妮雅或許跟我們一樣，都是犯了以心思考的錯誤。」

---

22. 崔科普洛發現此飲食只與極小幅的降低心臟病突發風險有關，而且在德國，其關連性是反轉的。此外，此飲食被定義為「修正版」的地中海飲食，因為就如批評者所指出的，其中不只包括橄欖油、還有植物油。崔科普洛解釋分析的重點只在於檢視非飽和脂肪，而該類別同時包含這兩種油。無疑地，這項研究並未將橄欖油獨立出來，因為沒有辦法做到。（「就如批評者所指出的」，Vos 2005, 1329）
23. 崔科普洛是根據一個荒僻希臘村落裡的一百八十二名年長男性與女性的飲食模式，來設立每個項目的目標值，她在一九九五年研究這些人，並假設他們吃的都是傳統飲食。（Trichopoulou et al. 1995）
24. 這些研究者也質疑一項研究希臘山村長者所得出的指標，能否適用於完全不同的族群，比方說西班牙年輕人。

海欣是世界衛生組織歐洲辦公室的營養顧問，她參與了所有關於地中海飲食的早期研究。「在我們這領域裡的許多人，不是讓頭腦，而是讓心在領導，證據從來都沒那麼好。」或者就如哈佛大學流行病學家胡丙長在二〇〇三年與同事們決裂時所寫的，地中海飲食「一直受等量的神話和科學證據圍繞」。

印度的地中海海岸：臨床試驗的問題

一個執行良好、能展現因果關係的臨床試驗，可能最終還是足以證明地中海飲食的優越，但是那些試驗都到哪兒去了？嗯，是有幾個，問題是它們都只是類似地中海飲食；但即便如此，它們還是成為該飲食的老牌證據，一次次地被廣泛引用。因此，這些研究還是值得我們迅速檢視一番，就當是顯示營養學家有多會延伸證據，以強化對一個偏愛假設的支持。

第一個是「里昂飲食心臟研究」（Lyon Diet Heart Study），結果公布於一九九四年。在法國里昂一家心血管醫院的研究者，找來六百個曾經在過去六個月裡心臟病突發的中年人（幾乎全數是男性），並將他們平分為兩組。對照組只要遵守平時的醫囑即可，其他人則被指派遵行地中海式的飲食計畫。研究者原本想仿效一九六〇年代的克里特島飲食，又覺得他們無法說服不熟悉橄欖油味道的法國人採用此油，因此他們調配出一種以芥花籽油做的專用人造奶油，每兩個月以盒裝免費發送給受試者。受試者也被建議吃一套「地中海類型」的飲食，攝取更多的魚和白肉，而非紅肉（整體上少吃肉），並多吃水果與蔬菜。

大約兩年後，食用專用人造奶油組發生三起致命與五起未致命的心臟病突發案例，而對照組則有十六起致死和十七起非致死案例。此外，食用專用人造奶油組死於其他因素的人數也較少（有八位，控制組則有二十位）。兩組在存活率上的差異是如此明顯，以致於研究者提早結束了實驗，並指示所有人都採行地中海飲食。之後將近二十年間，里昂研究始終是一項火紅的研究，四處被援引為關鍵的佐證，以支持地中海飲食的健康效益。

但這個研究在方法學上的問題，卻足以讓任何通情達理的人感到猶豫。第一是它的規模很小（如一位研究者評論的「無望地不夠有力」，意即沒有足夠的受試者）。此外，除了人造奶油之外，此研究中的實驗組受試者也只是稍微改變了平日的飲食。比起控制組，他們稍微多吃了一點魚——約莫一天多一小條鯷魚的量；在水果和蔬菜的增加上，每日約是多吃了一條小紅蘿蔔和半個小蘋果。這些差異有可能並不存在，因為控制組只有少數人的飲食獲得評估——這是一個很大的缺陷，畢竟飲食是這項實驗裡研究的變數。[25]

這兩組最大的差異，是在於專用人造奶油。這種專用人造奶油含有什麼成分？不幸的是，對這

25. 美國心臟協會的一篇論文曾經描述過這些問題。美國心臟協會發現自己面臨尷尬的處境，試圖在自身的低脂飲食建議和里昂研究採行相對較高脂飲食所締造的成功之間，取得調解之道。作者們推論，兩組的飲食都是極少被測量的，因此「飲食的角色」是否能解釋「報告結果」會是個問題。很有可能實驗組較佳的健康成果，完全是來自於所謂的「介入效應」（intervention effect）——就如里昂研究的主持人自己所承認。這是指受試者對介入有正向的反應，比如諮詢課程、甚或只是研究行政人員一點點額外的關注，都會為這些受試者帶來較好的結果。因此通常在設計實驗時，都必須努力為實驗組與對照組提供同等的經驗，以避免此效應。然而，在里昂研究裡，實驗組一開始即獲得個人化的詳細膳食指示，之後每週都因發送人造奶油而收到提醒；控制組卻沒有可相提並論的介入。在此研究早期的論文中，研究者承認兩組之間在經驗上有很顯著的差異，但這一點在最終結果中未被提及。（「美國心臟協會的一篇論文」，Kris-Etherton et al. 2001; de Logheril et al. 1994; de Logheril et al. 1997）

項地中海飲食研究來說，這種人造奶油的脂肪特徵完全不像橄欖油。這種人造奶油含高量的α－亞麻仁油酸——這是一種可以在堅果、種籽和植物油中找到的 omega-3 多元不飽和脂肪酸；橄欖油則是含有稱為油酸的單元不飽和脂肪酸。這兩種脂肪的化學結構及其對人類的生理影響，完全不同。因此，不論里昂心臟研究想讓人學到什麼，顯然與地中海飲食無關。

除了里昂研究外，專家們多年來也廣泛宣傳另一個被視為地中海飲食重要證據的實驗，因為這個實驗似乎顯示了含高量植物與低量飽和脂肪的飲食有其益處。如同里昂研究，研究者介入近期曾經心臟病突發的中年人飲食。有一組的指定飲食「含有西印度醋栗、葡萄、蘋果、甜青檸、香蕉、檸檬、葡萄乾、香瓜、洋蔥、大蒜、栝蔞、葫蘆巴籽和葉、蘑菇、苦瓜和瓠瓜、蓮藕、埃及豆和黑豆……大豆油和葵花油」。

這聽起來像一九六〇年代的克里特島飲食嗎？不完全是。這項實驗是由自行開業的醫師瑞姆·辛（Ram B. Singh）於一九八〇年代晚期，在他位居印度莫拉達巴德（Moradabad）的住家附近進行。這套飲食限制蛋、肉，並且含豐富的蔬果，使其還算是符合「地中海類型」飲食的特徵——科學家傾向於在文獻中如此描述該飲食。其中所使用的植物油，與橄欖油一點都不相似，而且食物也差異甚大，但這些問題大致都被忽視；多年來，這個被稱作「印度－地中海心臟研究」（Indo-Mediterranean Heart Study）的實驗，一直被廣泛地援引以支持地中海飲食。

不過，辛的研究終究被發現充滿種種問題——比如受試者的每日飲食記錄似乎有杜撰之嫌，以及血清膽固醇值以舊式過時的方式計算等等，以致於聲望崇高、曾率先讓辛發表其研究成果的《英國醫學期刊》，為此做了冗長的調查。最後，這項研究被冠以「疑似不實研究」的標題刊登出來，並附帶有一篇統計調查，推論辛的數據「若非杜撰即為造假」。《英國醫學期刊》的編輯群表達了他們對這項研究嚴正的保留態度，只差沒有撤稿。[26]

但在多年後，辛的研究還是被納入地中海飲食的科學文獻而加以評論回顧，其中包括李義斯・塞拉－馬杰（Lluis Serra-Majem）於二〇〇六年發表的一篇影響力重大的文章。作為今日提倡地中海飲食最重要的國際團體[27]——地中海飲食基金會（Mediterranean Diet Foundation）的執行長，塞拉－馬杰理應彰顯正向結果，但他對我強調：「我們必須謹慎行事，不然就會失去可信度。」誠然，在他的文獻回顧中，他排除了不少研究，因為規模太小或在方法學上顯得薄弱。比方說，有些研究者只因飲食中含有橄欖油、一些核桃或幾杯酒，就稱該飲食為「地中海式」。但是，當我向他請教為何納入辛的研究時，他透露道：「我想為那個研究留點空間……不過我的感覺是有點差，就像置身於法庭上的你，理解到你這方的證人中有一個不是那麼有利一樣。」

如同在他之前的許多評論者，塞拉－馬杰也納入了「義大利心肌梗塞生存研究組織預防性試驗」

26. 辛似乎以同樣一套數據，冒充是來自不同的臨床試驗，而得以將它們發表在好幾本權威期刊上，包括《刺絡針》、《美國臨床營養學期刊》和《美國心臟病學期刊》。他是眾多論文的第一作者，這些論文據稱是記錄二十五個在一九九〇年到一九九四年間的臨床試驗，但這個數字高得不可思議，也是他的研究讓人起疑的原因之一。（White 2005, 281）

27. 此基金會是由西班牙農業研究機構（Spanish Institute of Agriculture）和相關利益業者共同出資，其中包括達能（Dannon）和家樂氏（Kellogg's）。塞拉－馬杰對於他們的動機很坦白：「他們的興趣在於推廣地中海產品。」但他又補充說，因為政府經費短缺，要是沒有企業贊助，他會很難做研究。（Serra-Majem, 作者訪談，August 2, 2008; http://dietamediterranea.com/directorio-mediterraneo/enlaces-mediterraneos/）

（GISSI-Prevenzione trial），儘管這個研究廣被援引以支持地中海飲食，但實際上是一個測試魚油與維生素E補充劑有效性的試驗，只是剛好其中的受試者吃得有如地中海飲食。飲食並非是此研究所計畫的介入，因此研究者必須回頭去修改研究假設，使其能容納關於飲食的結論。但是事後修改假設，實在很難讓人接受其為科學，因為此舉帶入了研究者可能的偏見，使得任何結論都只能被視為薄弱。

塞拉—馬杰顯然極力為地中海飲食尋求支持，並且代表西班牙、希臘、摩洛哥和義大利，針對這套飲食提交申請書給聯合國教科文組織。但只點名任何個人過度詮釋證據並不公平，隨意援引這些臨床試驗而引人質疑的現象，在該領域的研究者之間已越來越習以為常。在集體力量逐步作用下，缺失就這樣從眼前消失，強調的都是最好的結果，直到一批似乎能將這項飲食建議正當化的證據深植於歷史記錄中。同樣的集體思維，在眾多研究者為了幫低脂飲食背書而對飲食—心臟假說的研究過度詮釋時，也曾經出現過。這兩種官方飲食為了存活下來，皆有默契地忽視掉證據中的缺失，而這顯然是必要的策略。

測試真正的地中海飲食

當真的飲食試驗結果出現之際，營養學專家情有可原地欣喜不已——不靠專用人造奶油、不用印度食物，而是與實際地中海飲食相近的飲食。

二〇〇八年，第一個主要實驗在以色列執行。[28]此實驗設計良好且嚴謹，有一整個國際教授團隊參與，包括哈佛大學公衛學院的流行病學家米爾．史坦佛。這些研究者選擇了三百二十二名稍微肥胖的中年人，大多是男性，並給予他們三種飲食：一是低碳水化合物，一是低脂，而第三種則是地中海飲食。[29]研究者在他們工作地點的餐廳提供特別準備的餐點，以高度控制食物的內容與份量。此研究為期兩年，對一個牽涉到監督備餐與供餐的試驗來說，算是相當長的時間。

在整個研究期間，採行地中海飲食者被發現比採行低脂飲食者有更低的心臟病風險。相較於低脂組，地中海飲食組有較低的三酸甘油脂、較高的「好」的高密度脂蛋白膽固醇、較低的「壞」的低密度脂蛋白膽固醇、較低的C－反應蛋白（一種慣性發炎指標）、較低的胰島素（糖尿病的標記）；他們的體重也減了更多磅，平均兩年裡掉了十磅，相較於低脂組的七磅。這些數據讓地中海飲食在每一方面看起來都比低脂飲食好。史坦佛說：「因此，我保守的結論是，不要開始吃低脂飲食。」而在大約十年前的二〇〇〇年代早期，當此研究還處於構思階段之際，這樣的公告簡直令人難以想像。

這些數據對廣受喜愛的地中海飲食來說，當然是正向的結果，但它們能否證明地中海飲食就是最佳飲食？史坦佛強調，該飲食是最容易遵循的，這一點很重要。但這可能是因為受試者住在以色列，而這些飲食就是當地的菜餚。更確切的是，史坦佛並不想聲張、研究報告中也未強調此研究第三部分的顯著成功——採取低碳水化合物飲食的那一組，脂肪量相對較高，但結果他們看起來最健康，甚至

28. 另有一個關於地中海飲食的長期（兩年）試驗，結果發表於二〇〇四年，但規模甚小，且受試者侷限於有代謝症候群的男性與女性，因此營養學家並未太過注意。（Esposito et al. 2004）

29. 研究者使用的「地中海」飲食，是根據華特．魏立特的金字塔所制定：「富含蔬菜且少紅肉，以雞肉與魚肉代替牛肉與羊肉」。這份飲食有著低卡路里（女性每天一千五百卡，男性每天一千八百卡），以脂肪攝取量不超過總卡路里的三十五％為目標；主要的添加脂肪來源則是每天三十到四十五公克的橄欖油，以及一些堅果（五到七顆堅果，或不超過二十公克）。

掉了更多體重（十二磅）。他們的心臟病生物標記甚至也更好——相較於其他兩組，他們的三酸甘油脂較低，高密度脂蛋白膽固醇又更高。採行地中海飲食者，只有在低密度脂蛋白膽固醇部分看起來較佳，但此生物標記已被證明不若先前以為的可靠。因此，雖然這些發現並未受到注意，但低碳飲食的健康表現，確實要比低脂與地中海飲食為佳。

之後在二〇一三年，一個在西班牙進行的大型研究結果出爐，立刻登上了全世界的頭條新聞，似乎一勞永逸地建立了地中海飲食的健康性。這個研究稱為「地中海飲食預防醫學研究」（Prevención con Dieta Mediterránea, PREDIMED），由包括塞拉—馬杰在內的團隊主持。這是一項極大型工程，有七千四百四十七名年紀介於五十五歲到八十歲之間的男性與女性參與，共分成三組。有兩組被告知採行地中海飲食，由他們自己負責烹調和備餐。此外，地中海飲食組的其中一組會獲得更多份的初榨橄欖油，而另一組則是獲得較多的堅果，皆是免費提供。第三組並未獲得任何免費食物，並且被當成對照組。[30]

在研究到達一半的五年期間，對照組有一百零九人遭逢「心血管事件」（中風、心臟病突發，或與心臟疾病相關死亡），相較於初榨橄欖油地中海飲食組有九十六人，而堅果添加地中海飲食組只有八十三人。接著，《紐約時報》首頁便宣布「地中海飲食證明能預防心臟病與中風」。

然而，假使我們檢視地中海飲食預防醫學研究的對照組，那些受試者吃的並非是平時的西班牙飲食，而是低脂飲食，因為這種飲食數十年來已是國際標準。低脂飲食組被建議避免食用蛋、堅果、肥魚、油和各種高脂食物。但如我們所知，這種飲食迄今已被廣泛研究——其中包括婦女健康倡導計畫這個有史以來最大的飲食試驗，而且被證實欠缺對抗心臟病、癌症或肥胖症的能力。因此，地中海飲食預防醫學研究就如同以色列實驗，只是展示地中海飲食較低脂飲食好而已。[31]

假使以色列研究未曾存在，那麼大家都能推論，地中海飲食預防醫學研究中的地中海飲食選項，是對健康可能最好的飲食計畫。但是以色列研究中的第三個低碳部分，則揭示了可能還有一個更好的選項。（先前的短期實驗也有同樣發現，我們將在第十章討論。）地中海飲食之所以表現得比低脂飲食好，可能只因為其傳遞了更多的膳食脂肪，因為在低脂與地中海飲食這兩組間的最大差別，在於受試者的堅果與橄欖油食用量。比美國心臟協會和農業部那失敗的低脂飲食表現好，真是那麼大的成就嗎？

事實上，任何國別飲食跟低脂飲食相較，都有可能看起來更好。舉例來說，也許傳統智利或荷蘭飲食——或者是任何未精製化的傳統食物——跟低脂飲食比起來，都會顯示較少的心血管事件。但我們無法確知，因為這樣的試驗並未被執行，只有地中海飲食被徹底研究過。地中海飲食，依恃著在地中海陽光下的許多美好時光，已壟斷了科學舞台。

30. 這個研究使用一種類似崔科普洛發明的「地中海飲食評分表」（見228頁），以評鑑飲食遵守程度。針對地中海飲食組的評分表由十四個項目組成；對照組的評分表則由九個項目組成。由於只能以有限的項目做評分，某些項目如蛋的食用，就必須被忽略。（Estruch et al. 2013, 24 and 26）

31. 有些評論者注意到這一點，也觀察到將各種不同病況並置於「心血管健康」的終點會模糊了一件事實，亦即地中海飲食組的心臟病發作人次並不亞於控制組。唯一顯著的發現是中風人次的降低，而且這只是在研究第一年所見的「小幅」地絕對降低。（Opie 2013）

重思克里特島人的長壽原因

雖然要在地中海飲食預防醫學研究的附錄中才能找出這一點，但這個研究的各組別確實都攝取等量的飽和脂肪。也就是說，他們吃等量的來自肉、蛋、乳酪等的脂肪。甚至在研究結果發表之前，塞拉—馬杰就告訴我：「嗯，我並不認為飽和脂肪是主要問題。」

如果這是真的，那麼基斯及其團隊就可能是錯的，他們將在希臘與義大利觀察到的低患病率，歸因於他們並沒有測量到動物性脂肪，而這些研究者原本就傾向於認為飽和脂肪會是問題。或許是他們忽略了當地飲食的其他面向，而這些因素可能更足以解釋這些長壽者為何沒有心臟病？看來我們似乎值得重返七國研究再看一次。

除了「四旬節問題」（見052頁），以及基斯是在非典型的戰後艱困期觀察這些人口之外，他的克里特島研究還有其他同樣棘手的問題。其中較顯著的是，他的取樣看來只有一小撮人。基斯原來設計研究時，規劃有兩種膳食資訊來源：從較大人口樣本得來的手填問卷——以希臘來說是六百五十五名男性，以及從較小人口樣本得來的一週實際食用食物備份。備份食物原本是計畫用來確認問卷答案的。但令人失望的是，兩邊都無法如預期般相互對照，兩個膳食資料來源各有無法調補的互異結果。因此，基斯推論一定是克里特島男性沒有正確回答問卷——於是他做了件讓人非常驚訝的事，而這必須細心地從他論文的字裡行間讀出言外之意，才會發現。基斯最後乾脆拋棄他從六百五十五名克里特島和科孚島的男性蒐集而來的問卷資料，[32] 如此一來只剩下一種膳食資料來源可做計算，也就是從較小群男性蒐集而來的備份食物。這些餐點是在克里特島的三個不同場合、以及一次在科孚島蒐集而來。基斯實際上到過科孚島兩次，但必須丟掉一組資料，因為其中有些脂肪已經「在加工過程中被破壞」，而用來攜帶食物樣本的陶製容器也吸收掉了一些其他脂肪。結果，在克里特島上採到的樣本只有三十到三十三人，在科孚島上是三十四人。

這些就是地中海飲食的創始男性，他們在五十年前幾週內的餐點，影響了整個西半球的營養學歷史路線。如此小的樣本，絕對無法在統計上代表一九六一年時希臘境內的八百三十七萬五千人，甚至是克里特島上的四十三萬八千人。根據統計公式，基斯需要的樣本大小，應該是每個島上三百八十四人；這個數目他原本是有的，直到他把問卷資料丟掉。

但是，基斯在他早期發表的論文中，卻營造出這樣的強烈印象——他的計算乃是基於他所研究的全體六百五十五名克里特島男性，而且這種不實的代表性還透過科學文獻流傳了下來。

當我致電首席營養流行病學家之一，加州大學洛杉磯分校的桑德・格林藍（Sander Greenland），並請教他以克里特島的三十三位男性為樣本的問題時，我幾乎可以聽見他揚起了眉毛，「假使三十三人的樣本就能和某預期的假設完整契合」，他告訴我，「那麼其中一個可能性或許就是欺騙」。他說：

32. 基斯對於把飲食調查作為營養學研究工具的不滿，顯現在他學術生涯結束前所寫的論文中：「當人們被問到自己的飲食時，他們的答案時常反映出自己的刻板印象；他們時常重複一樣的答案，不管是否真的符合現實。」但是沒有問卷數據，基斯就沒有個人所吃食物成分的記錄。當他的同事們試圖在崔科普洛的某個地中海飲食會議上描述實際的克里特島飲食時，他們寫道問卷「遺失了」，因此他們必須根據基斯對希臘飲食的原始論文盡量重建出這份飲食。而在他們遭遇的困難中，還包括基斯並未提及克里特島的水果與蔬菜消耗實況。（Keys, Aravanis, and Sdrin 1966, 585; Kromhout et al. 1989; Kromhout and Bloemberg in Kromhout, Menotti, and Blackburn 2002, 63）

「看起來『太漂亮』的小組數據，常被視為有欺騙可能。」「換句話說，基斯的數據聽起來並不可靠，搖擺不定就有如果凍遇上克里特島的地震一般。」

在基斯發表數據很久之後的一九八〇年代，七國研究的主持群才承認，即使是在那微小的取樣裡，從這一次到下一次造訪之間還是會有那麼多的變異，因此難以從這些數據中做出什麼關於飲食的結論。但是這修正之詞早已被歷史掩埋。

然後，在這不可靠的數據之上，華特・魏立特建立了他的金字塔，而他的研究團隊與一九六〇年代的克里特島飲食之間，關係又更不穩定。比方說，他們的金字塔裡沒有鮮奶，但這似乎是個錯誤。我曾在二〇〇八年古法保存與交流基金會的一個會議上，向哈佛的團隊成員請教這項疏漏——他們在台上，我則從聽眾席中舉手發言。就在地中海飲食金字塔出現之前沒幾年，基斯曾發表過一篇論文，陳述克里特島人每天平均喝八盎司（一杯）鮮奶，主要是來自山羊，但也有些來自乳牛，這個分量要比美國人喝得更多。我問道，為什麼此資訊沒有納入金字塔？魏立特甚至引用過基斯[33]這篇論文，但他後來解釋他仍將奶排除，因為奶有如此「高量飽和脂肪酸，被認為會導致冠心病」。對於飽和脂肪的畏懼，似乎勝過所有其他考量，也甚於實際消耗的奶量本身。而台上的團隊在回答我的問題時，則說他們只記得魏立特十五年前的主張，奶「並未被普遍食用」。

地中海飲食金字塔的另一個歷史誤區，是幾乎沒有紅肉。這很諷刺，因為克里特島人實際上比較喜歡吃紅肉。基斯寫道：「在克里特島，肉類主要是山羊肉、牛肉和綿羊肉，偶爾有雞肉或兔肉。在科孚島，主要的肉類是牛肉和小牛肉。」而一個更早的克里特島飲食調查，也有同樣的發現。而且，要找到一本關於義大利、西班牙或希臘的食譜或歷史文本，當中不曾明言這些國家的人口偏好小羊肉、山羊肉和牛肉更甚於禽肉，是很困難的事。古希臘人歡宴時也不用雞肉，《伊里亞德》（*Iliad*）中即如此描述阿基里斯款待奧德賽的晚餐：「派卓克洛斯在爐火前放了一張大凳子，上頭朝天放著一頭綿羊、一頭肥山羊和一隻大山豬滿載豬油的脊排。」

那麼，地中海飲食金字塔何以會做出相反的建議：禽肉一週數次，紅肉只能一個月數次？畢竟，就如魏立特所寫的，建議大幅降低紅肉攝取是他這個金字塔的「主要標誌」。

之所以這樣建議，部分答案在於基斯只是將克里特島人吃的所有食物攪碎，然後將食物泥送回他在明尼蘇達州的實驗室分析。因此，從他的印表機得出的數據並不是一張食物清單，比如有蝸牛、羊肉、肝臟之類的，而是一張巨量營養素清單，包括飽和脂肪、單元不飽和脂肪、蛋白質、碳水化合物等。結果飽和脂肪的成分並不高，這大概是因為基斯有三分之一的克里特島數據是在四旬節齋期裡取得的，而那時大量限制食用動物性食品。但魏立特與同事們在其關於肉類的論文當中，並沒有引用基斯關於實際食用食物的原始報告。魏立特告訴我，他仰賴的是他自己關於紅肉的流行病學發現，至於參考基斯研究的部分，他只是檢視巨量營養素的特徵，並選擇禽肉作為最能符合低飽和脂肪規格的肉類。[34]

33. 事實上，基斯的論文是魏立特團隊唯一引用關於那個時期的牛奶消耗記錄。（他們的另一個主要資料來源是一項將「奶與乳酪」歸併在一起的研究。）（Kushi, Lenart and Willett 1995, 1410S）

34. 魏立特的團隊只引用一個研究來支持雞肉建議，就是他自己的「護士健康研究」，這個研究顯示較低的心臟病風險，和高量食用名為「雞肉與魚肉」的組別有關連性。然而，這項觀察到的關連性，可能是因為魚肉而非雞肉。魏立特與其團隊用來支持選擇雞肉的其餘證據，並非是贊成雞肉，而是反對紅肉，而且這些證據全是流行病學研究。

這是個蠻大的跳躍。不僅是因為選擇雞肉作為主要肉類來源，在地中海飲食中並沒有歷史基礎，我們也能合理地質疑雞肉對健康的影響，是否等同於克里特島的山羊、小山羊或小羊肉。比方說，紅肉含有更豐富的維生素B_{12}與B_6，以及比雞肉更多的營養素如硒、硫胺素、核黃素和鐵質。

因此，魏立特及其團隊會選擇雞肉，似乎是因為他們已經相信紅肉不健康，而且理所當然地以為紅肉不能成為理想飲食的一部分。所以他們不可能建議羊肉和牛肉、更別說山羊肉；而提倡雞肉，就落在可以接受的標準之內。

看來，當我們依循地中海飲食時，所仰賴的是基斯在戰後希臘從一小撮男性，有一部分還是在四旬節期間所蒐集的數據，接著又經過魏立特團隊的扭曲，而他們如同許多其他專家一樣，也對飽和脂肪有偏見。一九六〇年代的克里特島人，顯然比我們被引導而認為的喝更多的奶，也吃更多的紅肉。即便如此，很令人好奇的是，當時這樣的飲食在克里特島也並非受到廣泛喜愛。

事實證明，在基斯之前，已經有其他流行病學家到過克里特島——他是李藍．歐鮑（Leland G. Allbaugh），受雇於紐約洛克菲勒基金會，以改善該基金會對「低度發展」的理解，而克里特島因其在戰時嚴重受損的前工業化經濟景況而獲選。歐鮑企圖理解這些近來的苦難對人口造成的影響，於是對克里特島飲食做了徹底的研究；而且如同基斯一樣，他發現他們的飲食「主要是由源自植物的食物組成，以穀麥、蔬菜、水果和橄欖油為主」，只有「少量」的肉、魚和蛋。但是歐鮑一點都不仰慕這個地中海飲食的完美範例，他揭露的是一個驚人的現實：克里特島人一點都不遮掩對每日飲食之苦，甚至有人說：「我們大部分時候都在挨餓。」當被問到可以如何改善他們的飲食時，「七十二%受訪的家庭提到，肉類、或是搭配穀麥類，是他們『最愛的食物』。顯然他們在戰前吃較多的肉，如今則因吃不到而感覺難受。

在義大利靴尖的卡拉布里亞（Calabria）農民也是如此，費洛露琪在一九七〇年代造訪當地，並描述當地人食用一套近乎「理想」的地中海飲食，有豐富的青菜和橄欖油，肉很少。但是根據書寫此時期的當地歷史家維多・特提（Vito Teti）所言，卡拉布里亞的農民和農工，認為這種飲食是貧窮的懲罰，並且對蔬菜表達極度的不屑，認為「很沒營養」，而不僅只是單純的討厭。一套以植物為主的飲食，被視為不營養——甚至不健康，而這也是四旬節那麼不受歡迎的主因。嚴謹地回顧調查數據之後，特提有了這樣的結論：卡拉布里亞人「認為幾近全蔬食是……食物匱乏，會引發與營養有關的一般死亡案例、個人體型矮小、身體虛弱無力、工作能力低下和心神衰落。確實在一九六〇年代，十八％的南義男性「身材矮小」（低於五呎二吋），相較於北義只有五％，而北義的人口食用較多的動物性食品。卡拉布里亞的男性，於一九二〇到一九六〇年間因服兵役而接受測量時，是全國最矮的男性。為了改善他們的命運，卡拉布里亞人就如同克里特島人，熱切渴望著一件事——特提這樣描述：「肉類是這些農民最饞念的……結實的男人，高挑且『撩動情慾的』，都是吃了肉的男人。」

當然，這些農民渴望吃肉可能是受到誤導。但若真如特提記錄的，他們個頭矮、飢餓且時常生病，那有誰知道肉會不會就是解決這些問題的神奇食材，或者更佳的醫療、更多的衛生或某種其他食物，可能會對他們更好？[35]

35. 有一個歷史線索是，地中海人喜歡吃肉的傳統，似乎可回溯到羅馬人和古希臘人。根據分析荷馬作品的學者所言，希臘英雄大部分只吃肉，再佐以很多麵包與酒。荷馬很難得提到蔬菜和水果，這些東西「被視為匹配不上神與英雄的尊貴」。（Yonge 1854, 41）

今日的營養學家會說，假使這些窮人的饞念被滿足，將會導致更糟的健康，但歷史趨勢卻暗示著這些農民可能是對的。隨著戰後義大利與希臘的逐漸繁榮，他們開始拋棄近乎全素的飲食。由一九六〇到一九九〇年，義大利男性平均多吃了十倍的肉，這是義大利迄今在飲食上的最大改變。大幅攀升的心臟疾病罹患率，可能曾被預期，卻沒有出現，事實上還下降了；而此時義大利男性的平均身高則增加了快三吋。

在西班牙也一樣，自一九六〇年開始，肉與脂肪消耗量即巨幅攀升，但心臟病死亡人數也同時下降。事實上，過去三十年來，西班牙的冠心病死亡率減少了一半，同時差不多在此時期，飽和脂肪食用量增加了五十%以上。

這些潮流在法國與瑞士亦然，這兩國的人口長期食用大量飽和脂肪，卻未太受心臟病困擾。瑞士人在一九七六年比一九五一年多吃了二十%的動物性脂肪，同時男性的心臟病與高血壓死亡率掉了十三%，而女性掉了四十%。雖然這些潮流不見得可歸功於吃更多的肉，卻足以反駁肉與飽和脂肪是這些慢性病成因的觀點。

這個明顯的矛盾，甚至也存在於克里特島上。當七國研究希臘部分的研究主持人克里斯托斯・艾拉凡尼司，在他最初研究後二十年的一九八〇年回到克里特島時，他發現那裡的農人吃的飽和脂肪增量五十四%，但心臟病突發機率仍然極低。

地中海飲食基金會的塞拉─馬杰已試圖面對這些事實，即便這並不利於他所提倡的飲食，這樣的做法實在值得稱許。他承認，儘管肉類攝取量上升「壯觀」，而且酒與橄欖油的消耗量下降，但今日的西班牙人確實比三十年前更健康。[36] 一篇在二〇〇四年發表，題為「地中海飲食的定義需要更新嗎？」的論文，塞拉—馬杰小心翼翼地總結：「某些類型的肉，傳統上常以不利的觀點被呈現，而證據顯示需要對這類產品重行評估。」

當基斯將食用低量動物性脂肪當作克里特島人身體健康的原因時，他找到了他預先就希望找到的結果，但他未必就是對的。他觀察到低飽和脂肪飲食與極低的心臟疾病罹患率互相吻合，這在一九六〇年時可能是對的，但在一九九〇年時卻不再是真。承繼了基斯膳食偏見的科學家們，似乎讓這個原始錯誤在接下來的幾十年間又更複雜了一千倍。無疑地，克里特島人或卡拉布里亞的農民可能會覺得很諷刺，紐約的社交名流和好萊塢的電影明星——其實是幾乎所有地球上的有錢人——現在都企圖複製這一套戰後亟欲改變命運的貧窮人口所吃的飲食。

這些明顯的矛盾很讓人傷腦筋，除了這一點例外——克里特島之所以較少見心臟病，還有另一個可能的解釋始終近在眼前：克里特島飲食幾乎完全沒有糖的存在。如歐鮑所描述，克里特島人「不上甜點——除了當季水果……蛋糕很少被端上來，幾乎從未有甜派。」讀者可能還記得，在七國研究裡，「甜食」的食用，要比任何其他食物與心臟病罹患率有更緊密的關連：甜食在芬蘭與荷蘭很豐富，那裡的心臟病罹患率也是最高的；而研究主持群觀察到「南斯拉夫、希臘和日本吃很少的甜麵點」，

36. 塞拉—馬杰曾經提出男性的減鹽攝取或減少吸菸可能是因子，而較好的醫療照護也可能幫助人們從心臟病發中倖存。但是針對最後這一點，利物浦大學的臨床流行病學家賽門・凱沛維爾（Simon Capewell）曾做過詳細分析，發現近幾十年來下降的心臟病死亡率中只有四分之一到二分之一，可以用大多數國家醫療照護的進步加以解釋，這些國家也包括義大利。（Palmieri et al. 2010; Capewell and O'Flaherty 2008; Serra-Majem，作者訪談）

這些地方的心臟病罹患率則是低的。即使隨著時間變化，這些觀察仍然屬實。比方說，從一九六〇年到一九九〇年的西班牙，在肉類食用量升高時，糖與其他碳水化合物的攝取量就大幅驟減，一如心臟病罹患率。義大利的食用糖量總是很低，在那些年間更是降低。

所有這一切都令人好奇，地中海飲食與良好健康的關連，是否在於其低糖量。過去幾十年來這個區域裡所增加的紅肉食用量，似乎並非疾病的取決因素，但糖是一個可能——甚至合理——的解釋，而且符合觀察的結果。

我們都該變成地中海人嗎？

地中海區域外的國際研究者，因希冀學習良好健康的要訣而研究地中海飲食，也因為他們受到此區域的美麗和浪漫所吸引。橄欖油業者的資金則為他們添加了動力。而地中海區域裡的研究者之所以研究此飲食，則是希求以他們珍視但消逝中的傳統飲食拯救同胞的健康。就如塞拉－馬杰告訴我的：「對我們而言，這非常重要，因為這不僅只是一份營養的食譜，更是一種生活方式。地中海飲食不只是營養素，而是整個文化。」這樣的情操很美，我們也能完全同理他們害怕傳統被摧毀或同質化的感覺。但是我們也要問自己：其他社會不也該透過美食去傳遞他們的文化嗎？一個瑞典人應該拋棄祖母以奶油為基底的食譜嗎？德國人該放棄香腸嗎？智利人或荷蘭人或其在美國的子孫，應該放棄他們自己的國別飲食，因為國際專家告訴他們要吃得如希臘人和義大利人一樣？只要做點研究，其他國別的飲食可能也會比低脂飲食表現更好，就如地中海飲食一般。而個人的飲食傳統總是會涵蓋幾世代的食譜和獨特的文化傳承，其中的迷人原由也十分值得探討。

由於美國是個移民國家，很多人已經失去了與家鄉獨特美食的連繫，我們可能更容易受到營養學專家的引導。這些專家建議了我們一種美味的飲食方式，但我們也可以問自己：那我們都該變成地中海人嗎？

地中海飲食就某些角度而言一直是種福音，它在美國飲食一段尤其嚴峻和受限的時期，提供了緩解。它為錯誤的低脂飲食政策提供了一種矯正。它展現出一種對膳食脂肪較為輕鬆的態度。而且就算橄欖油的古代起源在檢視下變得分崩離析，它仍是一種相當穩定的油，不會輕易氧化，比起較不穩定的大豆油、玉米油等等，是一個較健康的選項。相較於如今超市架上排滿的植物油，人類確實對食用此油有較長遠的經驗。事實上，地中海飲食金字塔令人最不安的部分在於，它強化了美國人對動物性脂肪的恐懼，促使人們加速逃離傳統食物，而改用植物油。這個結果可能以看來嚴重卻尚未被完全研究的方式傷害了健康——因為長久以來，專家們一直只聚焦在食用肉類與乳製品可能會有的危險之上。

8.

飽和脂肪退場，反式脂肪進場

Exit Saturated Fats,
Enter Trans Fats

橄欖油是在家庭餐桌上限制膳食脂肪攝取的絕佳解決之道。然而，對食品製造商來說，橄欖油過於昂貴，因此當大型食品企業面臨政府法規要求去除產品中的飽和脂肪時，他們轉而改採植物油。為了替代在室溫下呈固體的飽和脂肪，如酥油、板油、牛油，植物油必須被固態化。而其中唯一的可行之道，就是透過氫化。氫化過程是一種將液體轉變成固體的煉金術，為這些油開啟了眾多可能，凡是以前必須使用固態動物性脂肪的地方，如今都能使用植物油。比方說，我們已看見人造奶油如何變成了奶油的替代品；一九一一年，克里斯可起酥油也以一種全新的動物性脂肪替代品之姿進入美國市場。人造奶油與克里斯可起酥油都是二十世紀上半的超級暢銷食品。

但是，讀者可能也還記得，氫化過程會產生反式脂肪酸。在氫化油問世之後，花了九十年的時間，美國食品藥物管理局才確認這些反式脂肪會影響人體健康。雖然我們或許已對該聯邦單位保護全國食品供應的龜速習以為常，也應該主張儘速對氫化油進行全面的檢驗，因為及至一九八〇年代末，美國人的氫化油攝取量已成長到占總卡路里八％的可觀數字。為何在這麼長的時間裡，我們對氫化油的理解會這麼少？只要檢視食品公司與植物油製造商如何影響關於反式脂肪的科學研究，就可以清楚了解食品業是如何運作，企圖在膳食脂肪的議題上引導專家的認知以及最終的輿論。國際橄欖油協會為了影響大眾對橄欖油認知所做的一切，比起大型食用油公司慣使的高超伎倆，簡直是小巫見大巫。

自一九七〇年代晚期開始，由於基斯飲食—心臟假說的成功，要將飽和脂肪趕出美國食品供應來源的壓力逐漸增大。因此，氫化油不只被用來製成克里斯可和人造奶油，還幾乎廣及所有的加工食品。到了一九八〇年代末，事實上，這些固態油已經成為整個食品製造業的骨幹，使用於大部分的甜餅乾、鹹餅乾、洋芋片、人造奶油、起酥油，以及油炸、冷凍和烘焙食品，遍布於超市與餐廳、麵包店、學校食堂、體育場、遊樂園等。[1]

從大食品公司到街角的麵包店，都變得仰賴氫化油，因其比奶油和豬油便宜多了，而且用途極廣。人們可視需要調整油裡的氫化程度，以客製氫化油用於種類繁多的食品。

比如說，固態油在製造酥鬆的甜餅、香脆的鹹餅乾、濕潤的杯子蛋糕，以及鬆脆的酥皮點心時效果最好。固態油有相對來說較小的脂肪結晶，這表示由植物油製成的起酥油，可留住麵糊中較小的空氣氣泡較久，較能成功地製作出鬆軟的蛋糕。而巧克力糖則可被訂製成只溶於口、不溶於手。氫化程度較少時，能製出較軟的巧克力食品，比方甜甜圈上的巧克力抹醬；而氫化程度更高的油，則能做出「糖衣脂肪」，使個別盒裝的巧克力更硬。雖然以植物油烹調會導致酥皮點心失去層次並產生油膩感，但是氫化油產品則會讓酥皮派餅層次分明、又鬆又脆。就人造奶油來說，部分氫化油在低溫或高溫時都能抹開，而且不油膩或濕爛。在做杯子蛋糕與其他烘焙食品時，氫化油既可保鮮又可保濕。

氫化油拿來油炸食品時，也有絕佳效果——像是甜甜圈、洋芋片、雞塊和薯條。這些油在正常油炸溫度時不會起油煙（因其不易氧化），而且在分批油炸時能多次重複使用。

總而言之，部分氫化油是食品業界可塑性無限的百變金剛，是大型食品企業的支柱。

1. 要謹記的是，氫化的只有部分的油，因此稱為「部分氫化油」。氫化程度越高，油越凝固，所含的反式脂肪就越多。雖然「反式脂肪」、「反式脂肪酸」、「部分氫化油」與「氫化油」並非完全是同義字，但為方便起見，文中我們將交互使用。

反式脂肪越來越多

如我們先前探討過的大部分營養敘事，反式脂肪在美國擴張的背後，許多相關人物與機構最初都是基於當時可及的官方版最佳知識，本著最深切的善意——由於國家衛生研究院已公告飽和脂肪是飲食中的頭號罪犯，還有什麼比盡全力將這些脂肪趕出美國人飲食中更為立意良善呢？鼓勵食品製造商放棄動物性脂肪改採氫化油，似乎是個絕佳的主意。畢竟在當時，使用反式脂肪對健康的影響仍鮮為人知。

位於華盛頓的公眾利益科學中心（Center for Science in the Public Interest, CSPI），就是本著深切善意要驅使人們遠離飽和脂肪、轉向反式脂肪的勢力之一，也是美國最有力的食品消費者團體。在微生物學家麥可．傑克布森（Michael Jacobson）掌舵之下，公眾利益科學中心長久以來就是驅策美國食品藥物管理局更盡責地監督美國食品的領導者。傑克布森的權勢之大，甚至連食品公司在新產品問世之前，都會到他辦公室請求「核許」——從一九八〇年代末開始，這就被視為是一種必要的屈從，因為公眾利益科學中心曾經獨力摧毀了寶鹼公司花費十幾年研發的一種油脂取代物（名為蔗糖聚酯〔Olestra〕）的前途。當時公眾利益科學中心遊說食品藥物管理局，要求凡是含有蔗糖聚酯的產品，都必須標有可能引起「肛漏」的警示——這對任何食品來說，都無疑是首輓歌。

如同其他每個健康導向的美國團體一般，公眾利益科學中心完全同意飽和脂肪會引起心臟疾病的觀念。事實上，當傑克布森在監督華盛頓各機構時，即是將消除飽和脂肪當成首要優先事務之一，並於一九八四年展開龐大的媒體與投書宣傳活動，稱為「襲擊飽和脂肪」。公眾利益科學中心鼓吹速食企業如漢堡王和麥當勞，放棄牛油，改採部分氫化大豆油炸薯條。公眾利益科學中心引用氫化油相較於飽和脂肪對膽固醇有更良好效應的證據，主張應以「健康的」氫化油取代飽和脂肪。該團體如此論定：對於心臟疾病來說，氫化油「並非是個壞交易」。由於八〇年代公眾利益科學中心堅持而強烈的公開要求，所有的大型速食連鎖店都不再使用牛油、豬油或棕櫚油炸薯條，轉而以部分氫化大豆油替代。

公眾利益科學中心另一項成功的活動，是說服全美的電影院將爆米花機內的奶油和椰子油換成部分氫化油。該中心認為這「對美國人的動脈是一大福音」。在公眾利益科學中心推薦這些氫化油的當時，對這種油所知不多，但在一九八〇年代，每個人都已經生活在飲食—心臟假說的觀念之下數十年，於是大部分的營養學專家都堅信，任何一種油都會比飽和脂肪好。

另一股鞭策食品公司拋棄飽和脂肪改用氫化油的力量，是內布拉斯加州奧瑪哈市的鉅富菲利浦．索科洛夫（Philip Sokolof），他憑一己之力就對美國食品業界影響巨大。索科洛夫並非科學家，也不是營養學專家，但在他四十幾歲時差點死於一次心臟病突發後，他就把告知美國人飽和脂肪的危險性當成自己退休後的使命。不過他的目標並不是動物性脂肪，而是食品公司在包裝食品中廣為使用的椰子油與棕櫚油。

這些熱帶油脂富含飽和脂肪——之後證實是非常非常高。棕櫚油有一半完全是由飽和脂肪組成；由棕櫚果仁提取的油脂，八十六%為飽和脂肪；椰子油中則有九十二%。（棕櫚油是由油棕樹果實的果肉提取，與棕櫚果仁油不同，後者是從果實的核仁中提取。）這些數字，對長久以來確信飽和脂肪之危險的大眾來說，非常可怕。假使他們當時因所知不足而無可畏懼，索科洛夫會負責告知他們。（關於這些油脂的科學驗證已經進化，如今認為與其相關的心臟病風險非常輕微。）

索科洛夫創立了一個名為「美國心臟救護協會」（American Heart Saver Association）的團體，由他自己出資數百萬，而且負責絕大部分的營運。一九八八年開始，他在主要大報上刊登一系列的全版廣告，大寫標題怵目驚心——「毒害全美！」是誰毒害全美？「食品加工業者……使用飽和脂肪！」這些廣告如此起頭，然後接著是：「我們已連繫各主要食品加工業者，要求他們停止使用這些有潛在危險性的成分，因為它們強化了罹患心臟病的可能……我們的懇求未被聽見……必須有所行動。」

索科洛夫的廣告中，還放上了當時含椰子油或棕櫚油的產品圖示，包括一罐克里斯可起酥油、家樂氏響脆燕麥糠、納貝斯克的脆思吉餅乾（Triscuit）、森夏恩巧克力奶油夾心餅（Sunshine Hydrox Cookies）、奇寶義大利蘇打餅（Club cracker by Keebler）、可美拉奶精（Cremora Non-dairy creamer）、三花咖啡伴侶奶精（Carnation Coffee-mate），還有培珀莉（Pepperidge Farm）知名的小金魚餅乾。

索科洛夫說他之所以刊登這些廣告，是因為他已寄出「數千封信」給食品製造商，勸他們排除產品中的熱帶油，但是「僅只有少數答覆」，而食品公司的經理人們也毫無意外地沒回覆他的電話，被激怒的索科洛夫於是決定以刊登文宣公開羞辱這些廠商。在這些廣告刊出之後，索科洛夫說他的電話「直達副總裁」；更重要的是，食品公司開始以反式脂肪替換掉產品中的棕櫚油。當某個企業，像是納貝斯克，看似採取拖延戰術時，索科洛夫就再刊出另一輪廣告。他分別刊登了三輪廣告，最後，他的訊息被聽見了，「熱帶油是健康威脅」已全國皆知。他說，這些廣告是他最大的勝利。

美國黃豆大戰熱帶植物油

索科洛夫的方式雖然極具戲劇性，但他傳達的是當時盛行的反飽和脂肪專家的意見，只不過在政府的飲食指南之上還注入了心臟病發後燃起的熱忱。眾所周知，索科洛夫是孤軍奮戰，而且如同公眾利益科學中心一般，動機是高尚的。然而，他所不知道的是，在他的心血背後，有一場更大更邪惡的反熱帶油脂之戰，並非受到公共利益引導，而是出於私利在進行。這個更為複雜的行動，靜悄悄地由美國黃豆協會（American Soybean Association, ASA）發起，其所代表的是在提倡氫化油時得利最多的產業。

大部分美國人消耗的氫化油，是由大豆油製成，而且從一九六〇年代開始就是如此（機械化的榨大豆油方式在一九一一年被發明）。種植黃豆的農人與加工製油的公司，就如所有業者般，總是在提防其他競爭者的威脅，而熱帶油這個競爭對手——菲律賓的椰子油和馬來西亞的棕櫚油——早在黃豆業者的防衛雷達中。一九三〇年代，這些外國油攻城掠地的程度，已足以讓美國黃豆協會動員起來，企圖將它們驅逐。那是第一場「熱帶油」戰爭，當它在一九四八年結束時，美國黃豆協會主席大衛．魏英（David G. Wing）宣布：「我們想要保住這個市場。」之後，美國黃豆協會成功地防守了將近四十年，直到一九八〇年代末，熱帶油進口量開始攀升，美國黃豆協會才又重返戰場。

一如往常，動機仍與利益有關。「我們真正憂心的是它（這些進口油）正在蠶食我們的利潤。」——史蒂文．卓克（Steven Drake）回憶道，他是美國黃豆協會一九八〇年代中期的高級主管。事實上，在一九八〇年代中期，美國對於棕櫚油與椰子油的進口量算小，總共只占當時油脂消耗量的四到十%。但是美國黃豆協會仍認為有需要捍衛自己的產品，讓大豆油廣泛被用於美國的包裝食品及餐飲服務項目（餐廳、學校食堂等等）。

美國黃豆業者對馬來西亞進口的棕櫚油深感畏懼，因為棕櫚油能做所有大豆油能做的事，但價錢便宜了十五%。因此對黃豆產業而言，棕櫚油是可怕的威脅——是的，而且是唯一的威脅。

為了將熱帶油再次逐出市場，一九八六到一九八九年間，卓克帶領美國黃豆協會在聖路易市總部展開一場抹黑行動。在他的領導下，美國黃豆協會散發講稿與傳單，在報紙上刊登廣告與漫畫，還對食品公司與政府官員發動投書，強調和索科洛夫同樣的主張：美國食品製造商不該使用熱帶油，因其含有高量飽和脂肪。[2]

美國黃豆協會的另一個主要論點是，熱帶「油」在室溫狀態下是固體，以油稱之可謂是不實行銷。卓克憶起：「我們當中有位人士，還為它取了個名字：『肥樹脂』（"tree lard"）。」

在美國黃豆協會向全國發送的所謂「脂肪戰士」新聞資料中，內含一張標題驚人的傳單——「你所不知道的熱帶油秘辛會致命！」標題旁的圖片是點燃的引信接在一顆椰子上。另一個廣告則昭告著「見見這個想讓你歇業的男人」——就如《華爾街日報》所描述，廣告中有「一隻看來懷有敵意的熱帶肥貓」，手持雪茄和椰子水，坐在一個標有「棕櫚油」字樣的黑桶上；他穿著白西裝、戴著寬邊帽，「沉重的身體填滿了孔雀造型的藤椅」；重點是，這個邪惡的亞洲人物，加上他過剩的熱帶油，代表了對美國黃豆農夫的威脅。這個意象極其冒犯，因此當一九八七年此圖抵達馬來西亞岸邊時，抗議者也隨之現身美國大使館前。「這幅圖被認為含有種族歧視意味。」卓克承認，「說實話，我們壓根兒沒想到這些。」

美國黃豆協會持續聚焦於美國的閱聽大眾。一九八〇年代末期，卓克及其同仁花費了許多時間在華盛頓遊說各機構，尤其是那些有權力課稅或規範棕櫚油的相關者，目標就在於讓國會或食品藥物管理局將熱帶油標示為「飽和脂肪」。他們希望在一個有營養意識和懼怕動物性脂肪的社會裡，這將給予熱帶油致命一擊。

為熱帶油辯護

此舉在馬來西亞引起了一陣恐慌，因為棕櫚油製造商知道，被視為一種「飽和脂肪」，將使他們產品的名譽遭到最嚴重的損傷。棕櫚油之於馬來西亞，就有如橄欖油之於希臘，為國家帶來財富而備受尊崇，而且是重要的國家商品，政府參與生產的程度很高。一九八〇年代末，馬來西亞只出口五到十%的棕櫚油到美國，但是美國營養政策在國際上的影響力，讓馬來西亞有理由擔心，美國的食品標章法規會在全球引發棕櫚油銷售急凍效應。

「我們決定以科學為棕櫚油奮戰」，負責對全世界捍衛家鄉產品的半官方組織——馬來西亞棕櫚油研究中心（Palm Oil Research Institute of Malaysia, PORIM）的常務董事王順福博士（Tan Sri Augustine Ong）說。王順福擁有倫敦國王學院有機化學學位，在加入馬來西亞棕櫚油研究中心之前，

2. 卓克曾經聲明，美國黃豆協會的運作乃是獨立於索科洛夫與公眾利益科學中心之外。

是馬來西亞大學的化學教授。他是個科學人，因此有點天真地相信，只要一份關於棕櫚油科學事實的簡單簡報，就能打贏這場仗。

如王順福所知的事實，棕櫚油含豐富的β－胡蘿蔔素與維生素E——包括生育酚（tocopherols），當這些成分處於原始型態時，都被認為是健康的。而在初始研究中，似乎有跡象顯示棕櫚油能預防血栓。還有對這些執迷於脂肪對膽固醇影響的研究者來說最重要的一點——早期的臨床試驗顯示，棕櫚油的作用與其他植物油一樣，能降低總膽固醇。為此，《營養學評論》（*Nutrition Reviews*）期刊的編輯於一九八七年寫道，棕櫚油的「作用不同於」其他通常會提升總膽固醇的飽和脂肪。王順福特別突顯這項棕櫚油對膽固醇的正面效應，他知道這對他的美國同行來說十分重要。

王順福並指出很簡單的一點——鑒於這些飽和脂肪數千年來是大多數無病東南亞人的主要飲食成分，棕櫚油或椰子油不太可能促進心臟疾病發展。比方說，研究者早在一九八一年就發現，居住在玻里尼西亞環礁的各族群，幾乎不知何謂心臟病，而他們從椰子汲取大量的卡路里，幾乎占每日攝取量的三分之二——並且沒有顯著的心臟病跡象。在馬來西亞與菲律賓也是如此，那裡的人們食用大量的棕櫚油與椰子油，心臟病罹患率卻比西方國家低。

有這些資料作為利器，王順福在一九八七年率領馬來西亞棕櫚油研究中心的六人代表團，拜訪了全美各地的六個城市，並且舉行座談會，在座聽眾有記者、政府官員、科學家和食品公司主管。王順福舉出他的科學論點，指陳這場油品論辯完全是「貿易問題假扮成健康議題」。

雖然王順福在美國受到的對待並不總是友善，但他贏得了一位關鍵人物的支持，那就是理查．J．容克（Richard J. Ronk）。容克是美國食品藥物管理局食物安全與應用營養中心（Center for Food

Safety and Applied Nutrition）的主管，他於一九八七年在國會提出的證詞，廣泛被認為有助於說服參眾兩院擱置欲將熱帶油標示為飽和脂肪的法案。王順福因而短暫贏了這一仗，但是這場戰爭距離結束還來日方長。美國黃豆協會並沒有放棄，公眾利益科學中心或索科洛夫也沒有，而他們的影響力不只讓馬來西亞人戰慄，更動搖整個美國食品業界。

就大型食品企業的角度來看，熱帶油是他們包裝食品裡的重要成分，然而此時對熱帶油的負面宣傳卻幾乎是前所未見。索科洛夫的廣告、國會聽證會、投書運動、各種其他反熱帶油的手法，全部加總起來成為海嘯級的負面新聞。「每天我們都會從各地收到成堆的郵件」，奇寶公司的發言人告訴《紐約時報》，「我們關心美國消費者和他們的健康，而他們在告訴我們，他們不要這東西（熱帶油）。」因此，食品公司讓步了：及至一九八九年，包括通用磨坊、桂格燕麥、葵花牛（Borden）、培珀莉、奇寶、普瑞納（Purina）和品食樂等，都宣布將熱帶油從產品線中排除。

確實，食品公司極度害怕被這些不受歡迎的油牽連，因此很務實地央求美國大眾耐心等待。「我們正試圖從各種甜餅乾與鹹餅乾中移除這項成分。」納貝斯克的女發言人說。但是，有些食品如脆思吉餅乾，若要拿掉所含的棕櫚油，就不得不犧牲品質與口味。金牛角也是，這種通用磨坊製造的羊角狀點心，很難不用椰子油重新配方。「當你拿掉一種成分，比如說椰子油，可能就要試著弄出兩三百種類似口味。」通用磨坊的研發副總裁史蒂芬・高思偉特（Stephen Garthwaite）企圖解釋，「但是要在化學基礎上確切符合，機率基本上是零，雖然你希望能找到夠接近的替代品，讓整個口味與感官系統以為兩者是雷同的。」最後，納貝斯克成功地在將近一半的產品中拿掉了熱帶油。

於是，對美國大眾來說，結果就是在每家公司絕大多數的食品裡，熱帶油的脂肪成分都被部分氫化大豆油取代了。當時的食品公司主管們說，在一九八〇年代末期，美國食物供應來源中將近二十億磅的熱帶油年度用量被移除後，幾乎全被含反式脂肪的氫化油取代，一磅換一磅。

一旦美國公司對美國黃豆協會、索科洛夫、公眾利益科學中心讓步，唯一還在繼續奮戰的熱帶油捍衛者，就只剩下馬來西亞人。但他們對美國人來說是外國人、又有明確的商業考量，可想而知必然占不了上風。一九八九年對王順福及其團隊來說，更是烏雲滿布——美國國會重啟了標示熱帶油為飽和脂肪的法案審議。陷入絕望的王順福，於是決定使用一件先前顯然不太願意使用的武器，而他稱其為他的「核武」選項——他的「氫彈」。

此處的「氫」，指的當然是氫化油、或是反式脂肪。一九八九年，王順福效法索科洛夫的手段，在各大報刊登全版廣告，陳述棕櫚油「不需要人造固態化或氫化過程，而此過程『似乎』促進飽和度且產生反式脂肪」。廣告中繼續指陳，「大約七十％的美國食用大豆油都是氫化過的」。當時美國大眾對氫化過程一無所知，但美國黃豆協會心知肚明，這聽起來不是好事，而且馬來西亞人輕易就能採取的行動，絕不僅止於給點暗示。該領域的研究者知道，已有些研究對氫化油中發現的反式脂肪提出令人不安的問題；這個證據尚未廣泛公開，但有此可能。而這些廣告只是一個警告。

卓克向我描述，馬來西亞人刊登的廣告對美國黃豆協會來說「十分嚇人」。他補充道，另一件「真正動搖我們」的事，是寶鹼公司的高層召集他和其他美國黃豆協會的幹部見面。「他們抨擊我們以負面手法打擊其他油」，卓克說，「基本上，他們希望能彈性地在產品中使用任何他們想要用的油，他們不喜歡我們打擊某一種油。」

最後，美國黃豆協會撤退了。美國黃豆協會所發起的行動，「技術上來說並無憑據，從一開始就顯得沒有格調。」當時在亞洲為該協會工作的油脂化學家拉爾斯．魏德曼（Lars Wiedermann）回憶道。一九八九年的夏天，雙方終於在夏威夷一家飯店達成了休戰協議。馬來西亞人會對氫化過程保持沉默，而美國黃豆協會則停止遊說華盛頓官員反熱帶油，並且不再進行任何公開宣傳，將熱帶油描繪成飽和脂肪。在此協議之下，美國黃豆協會的發言人發表了一項聲明，表示該團體向大眾「告知」熱帶油知識的努力已經告終，而且「該是時候多正面談論大豆油『的益處』」了。他也對美國黃豆協會「挑起許多」對東南亞國家的「負面情緒」表達遺憾。就如《華爾街日報》所報導，這「兩年的激烈仇恨」終於落幕。

但是對棕櫚油來說，這一切都已經太遲——這種油已幾乎完全從美國食品裡消失。不再有人相信棕櫚油或椰子油。公眾利益科學中心、美國黃豆協會和索科洛夫的努力，所帶給美國大眾的結果是，超市架上的每種包裝食品、每間大型速食餐廳賣的每份薯條和雞塊，還有電影院裡的每一桶爆米花，如今都以部分氫化油製成，內含反式脂肪。竄奪飽和脂肪地位的行動已告完成——這些飽和脂肪包括牛油、豬油、奶油，以及現在的棕櫚油。

接下來幾年，這些可塑性高且便宜的氫化油，用量持續成長。一位曾任職於安德森．克萊頓、卡夫（Kraft）和納貝斯克等食品公司，如今已退休的油脂化學家榮恩．哈里斯（Ron Harris）解釋說：「信不信由你，我們其實想造出更多反式結構，才能有更高的熔點，這樣會讓某些產品有更好的效果，比方說酥皮派。」而一位美國農業部的反式脂肪專家也證實：「有三、四十年的時間，業界傾力於調高反式結構。」還有一位卡夫食品與威森植物油的主管華特．法爾（Walter Farr）告訴我：「我們刻意提高反式脂肪量，因為這樣才能做出最好的起酥油和盒裝人造奶油……還有製作糖衣的脂肪，像是巧克力糖衣的奶油糖霜。」法爾在一九六〇年代開始在業界工作，他說：「我在職業生涯中目睹了食品工業的巨幅成長，而這樣的成長都要歸因於氫化過程！氫化油也可作為家用，但多半都是用於工商餐飲服務。那可是突飛猛進式的成長！」

至二〇〇一年，美國人消耗了一百八十億磅以上的大豆油——比所有其他食用油高出八十多%——而且這些大豆油多半是部分氫化油，含有極高的反式脂肪。

「科學」煙幕彈：掩蓋關於反式脂肪的真相

由於任何關於反式脂肪讓人不安的科學發現大多被隱匿，美國人才會在這麼長的時間裡消耗如此大量的反式脂肪，而以為不會有健康問題。在一九二〇和一九三〇年代營養科學剛起步時，食品科學家對於部分氫化油並沒有特別意見；事實上，直到一九二九年，他們才發現克里斯可含有某種稱為反式脂肪酸的物質，而這時已經是此項產品上市十年後。

此外，已發表的科學發現也是眾說紛紜。比方說一九三三年，有一個研究檢視了老鼠如何代謝氫化油，結論是反式脂肪「作為食品成分，並無可議之處」；換句話說，反式脂肪沒什麼好，但也沒什麼不好。然而同年也有另一個研究者發現，相較於食用非氫化大豆油或奶油的老鼠，食用含反式脂肪人造奶油的老鼠，生長更為緩慢。之後幾年的另外一些研究，也同樣有正反兩面的結果，而且雙方各有憑據。

最後，是由一九四四年的一項研究拍板定案，大致奠定早期認為反式脂肪無害的觀念，使氫化油獲准在其後四十年間自由流入食品供應來源。這項試驗的結論是，連續被餵食人造奶油三個月的老鼠，其成長、生殖及泌乳能力皆未受損。雖然這項試驗的贊助者為人造奶油製造商百事福（Best Foods），但這些顯然是正面的發現，已為反式脂肪蓋上對健康無害的戳章。該研究的主持人哈利·杜耶爾（Harry J. Deuel）尤其強調這一點，他曾在一篇社論中陳述，人造奶油不只健康，還能被視為有著與奶油一樣的營養價值——此言驚人地超越了科學範疇，因為即使在當時，這兩種脂肪的脂肪酸組成完全不同，也早是已知的事實。

及至一九五二年，氣相層析技術的發明，使得準確分析氫化油的脂肪酸組成變成可能，但即使如此，食品公司似乎也沒興趣多了解自己的產品——至少不是公開的。當時唯一以此新技術分析反式脂肪且在一九五六年發表論文的，是俄亥俄州立大學一位來自埃及的博士班學生阿瑪德·法米·瑪布魯克（Ahmed Fahmy Mabrouk）。他寫道，氫化油由已知與未知的脂肪酸組成，「複雜度幾乎讓人絕望」，並在結論中陳述：「我們消耗的反式脂肪酸將近十億磅。」「很幸運的是，目前並沒有證據顯示，這些特別的脂肪酸有有害身心。」還真是幸運。

一九六一年，安塞·基斯轉而關注反式脂肪。在一個以精神病院的男性所做的試驗中，他發現氫化油不但會提高總膽固醇這個心臟疾病假定風險因素之一，還會大幅增加三酸甘油脂，而如我們在第三章提到，三酸甘油脂已被發現與心臟病和糖尿病有所連結。這些發現讓人焦急，率先將氫化油以克里斯可的型態於一九一一年引介給全美的寶鹼公司，不得不挺身捍衛這項珍貴的成分。寶鹼所做的其實與十年前百事福所做的一樣，這也已成為大型食品公司在營養科學領域的標準作業模式：只要有關於某個重要成分的負面發現浮出檯面，企業就會贊助另一項研究反擊回去。就如美國農業部生化學家及反式脂肪研究核心人物喬瑟夫．朱德（Joseph T. Judd）所解釋：「科學文獻裡有夠多相互矛盾的研究結果，因此沒有人能做出什麼定論。」現在有一個研究顯示了反式脂肪的惡果，「但只要出現一個顯示惡果的研究，就會有另一個顯示相反結果的研究——來自業界。」他說。產出大量相互矛盾的科學發現，是業界慣用且效果很好的伎倆，在充滿不確定性的氛圍中，一種有問題的成分就能存活。

這個策略似乎也是寶鹼公司在一九六二年採取的手段——他們在俄亥俄州辛辛那提市的公司實驗室執行了一個研究，以回應基斯的負面發現。寶鹼的實驗結果與基斯牴觸，但也成為往後十五年對氫化油的定見；而包括基斯在內的研究者，則自反式脂肪的議題中抽離，轉朝其他方向發展。畢竟，那是一九六二年，就在美國心臟協會首度推出低脂飲食建議之後，飲食與疾病研究社群完全專注於研究飽和脂肪，而非在意當時鼓勵美國人多加食用的植物油有什麼潛在的不健康面向。

孤獨的反式脂肪研究之路

接下來的二十年，反式脂肪的研究領域裡只剩下一位學院派研究者——伊利諾大學香檳校區的生化學教授弗雷德．庫莫諾（Fred A. Kummerow），他在研究生涯裡發表了七十篇以上關於反式脂肪的論文，比全球任何其他科學家都要多。其中有幾篇述及反式脂肪與人體健康之間極為關鍵且令人極度不安的發現，甚至在當時撼動了食品業。為了能繼續使用他們最愛的成分，食品公司顯然必須毀掉庫莫諾的名譽及他的發現，而事態果真如此演變。

庫莫諾於一九五七年在《科學》雜誌發表了第一份研究報告，描述他檢查了二十四名死者的驗屍解剖樣本，發現反式脂肪積累在身體各處，包括肝臟、動脈、脂肪組織，以及積存最大量的心臟。脂肪酸存留在組織中，代表並未被完全代謝。庫莫諾的論文以此作結：「似乎有必要」判斷反式脂肪對正常代謝過程有何影響。[3]

在早期學術生涯中，庫莫諾就如他自己常說的，是飲食—心臟研究領域中的「大頭」。他曾是伊利諾州心臟協會會長，在美國心臟協會的全國級事務活動中相當活躍；他也是食用油化學領域中最受尊崇的團體——美國油脂化學家學會（American Oil Chemists' Society, AOCS）的幹部，國家衛生研究院經常贊助他的研究。庫莫諾明顯在專業領域中持續攀升，直到他一腳踩進反式脂肪議題，而當時他並不知道自己挑戰的業界權勢有多大。庫莫諾雖然自信，卻對政治很天真。他知道美國心臟協會獲得食品業界數百萬美元贊助，而這些業者的種籽油則由美國心臟協會擔保背書。庫莫諾甚至批評美國心臟協會的醫學主任坎貝爾．摩西在美國心臟協會於一九六九年的教育影片中，和一瓶克里斯可合影。但庫莫諾不明白的是，這兩者的結盟早已根深柢固，而他的膽敢挑戰將快速地使自己被逐出門外。

3. 庫莫諾對反式脂肪的疑慮，來自於他相信反式脂肪就是不自然的——顧名思義就是在自然中找不著的東西。雖然有些反式脂肪確實存在於反芻動物如鹿或乳牛的肉與奶中，被稱為「共軛反式脂肪」，組成的原子大致與氫化油中找到的反式脂肪相同，但有一點細微差異——亦即雙鍵的位置在分子的另一邊，但這一項幾何學上的不同卻無法在化學式中反映出來。這個細微的差異，可能已足以讓這些共軛反式脂肪在體內產生不同作用。庫莫諾首先在一九七九年的實驗中指出這項差異，其後的研究則顯示，這些共軛反式脂肪大致上不像工業製造的反式脂肪會對人體健康有害。然而，美國食品藥物管理局在規範反式脂肪時，卻拒絕了乳業與畜牧業希望在法規中把共軛反式脂肪排除在外的請求，並且解釋該機構的標準乃是嚴格基於化學式。（Lawson and Kummerow 1979; Bendsen et al, 2011）

還記得吧，美國心臟協會是於一九六一年開始建議低飽和脂肪且高量植物油的「護心飲食」。而對食品公司來說，則不管是尋常的液態油、還是氫化過的固態油，在包裝上同樣都只是列為「液態油」（liquid oil）。這樣的簡化十分有利於食品公司，因其能將氫化油偽裝成讓人渴望購買、有美國心臟協會背書的多元不飽和脂肪，而且根據建議，食用此種脂肪能預防心臟病。在包裝名目上避開「氫化油」字眼，有效地將反式脂肪在消費者面前藏匿了多年。

庫莫諾提議在預定一九六八年發表的第二版美國心臟協會飲食指南中，加入對反式脂肪的警告，以公開反式脂肪的存在。他想讓社會大眾認識兩件事：其一就是人造奶油含部分氫化油的事實；其二則是這些固態油並未被證明能降低膽固醇（如我們至今已知，液態形式的油確實能降低總膽固醇，但總膽固醇已被證實對大多數人而言，並非是預測心臟病的理想指標）。當時負責監督美國心臟協會委員會的摩西，同意委員之一的庫莫諾加入關於反式脂肪的說明，並印製了十五萬份飲食指南手冊，準備發送。

接著，事情出現了驚人逆轉。摩西之前先送了這份指南的初稿給食用油與酥油協會（Institute for Shortening and Edible Oils, ISEO），而這個食用油業的遊說團體，出於很明顯的因素反對這份指南——該團體不願意揭露這項可能有害健康的食品成分。顯然與業界走得很近的摩西（他畢竟與克里斯可合影過），似乎當下就選擇銷毀所有手冊，並重印一批新的飲食指南。總之，一九六八年的飲食指南有兩個版本，一份含有對氫化油的警告，另一份則沒有。這又是食品工業以其影響力，從源頭左右科學見解的另一個顯例。

美國心臟協會對於部分氫化油可能造成的健康影響，沉默了將近四十年，直到其他主要健康團體開始對反式脂肪發出警告。這種懦弱的反應，或許是因為當時的數據並不完全明確，要發出警告仍嫌太早，但是作為心血管疾病的健康守護者，難道不應該至少要支持全面公開食品內容物嗎？

於是，庫莫諾成為美國心臟協會的拒絕往來戶，他告訴我：「從此以後，我再也沒重回心臟協會的委員會。」那個團體曾經是他職業生涯中不可或缺的一部分，在一九五九年提供經費協助他成立實驗室，他惋惜道：「但我沒按照他們的想法思考。」儘管付出事業上的代價，庫莫諾仍被驅使著如唐吉軻德般堅持這場聖戰，繼續做關於反式脂肪的重要研究——數十年下來，他幾乎是食用油專家中唯一鑽研此道者。而在這段期間，他與一些同事有了許多讓人不安的發現。

首先，他們確認了庫莫諾於一九五七年的原創研究——關於反式脂肪如何在脂肪組織中「累積」——是意指：這些人造脂肪酸正在取代全身細胞中的正常脂肪酸。值得了解的是，脂肪酸並不只是以脂肪形式儲存，它們也是建立每個細胞膜的基礎材料。而這些細胞膜，也並非只是如夾鏈袋般的容器，反而比較類似在交通繁忙邊境守衛的哨兵，仔細規範在細胞中進進出出的所有物質，並且控制誰只能在邊境停留、誰又能進入細胞膜。而庫莫諾發現，當反式脂肪酸占據細胞膜位置時，就有如異物入侵般，不按正常程序運作。

庫莫諾也指出，細胞膜裡的不自然脂肪酸，對於鈣化過程有負面影響。庫莫諾將臍帶細胞浸泡在不同的油裡，發現浸在氫化油中的吸入最多鈣質。鈣是牛奶裡的細微成分，但在細胞內會導致鈣化過程，對動脈並不好，而血管中的鈣含量升高，也與心臟疾病緊密相關。

一九七七年，庫莫諾的同事、生化學家藍道·伍德（Randall Wood），終於有了重要發現——氫化油不僅會生成反式脂肪，還會將四種自然生成的脂肪酸從油中排除，並以五十餘種不自然的脂肪酸替代。伍德說：「我們並不知道，來自部分氫化油的這些順式異構體（cis-isomers）會比反式還糟糕！它們很可能就是禍首！」[4]

二十世紀最具影響力的飲食與健康研究者之一、有機化學家大衛・克瑞契夫斯基呼應道：「沒人做過這些實驗。」我在他於二〇〇六年逝世之前訪問過他，他說：「我們不知道這些脂肪酸中哪些是壞的、或是怎麼個壞法。藍道・伍德多年來努力要申請經費研究這個主題，但他一直拿不到錢。有可能是這些異構體中的某一種會致命，但我們不知道是哪一種。」

這些發現，每一個都意義重大且令人擔憂。它們並未證實與人類疾病有何關連，但顯示出細胞的基本運作和常態生理機能，可能會被反式脂肪所改變。之前基於更薄弱的證據，飽和脂肪已在科學的法庭上遭到起訴，因此庫莫諾的研究理應發出警報，並且引發更多研究才是。然而，庫莫諾與伍德碰上的卻是一堵實實在在的沉默之牆。四十年來，從一九五〇年代後期到一九九〇年代早期，甚至連願意與他們通訊的同事都很少。這兩人幾乎無法發表任何論文，庫莫諾也無法募得款項召開會議討論反式脂肪——原因很明顯，此種會議的資助者一般都是業界成員，而這是他們極盡能事想迴避的話題。即便是美國乳品協會，也不願意贊助反式脂肪的研究，因為有些會員也生產人造奶油。事實上，自氫化油以克里斯可之姿在一九一一年登場之後，直到二〇〇五年，將近一世紀之後，仍然沒有任何主要科學會議致力於探討反式脂肪。[5]

食品巨人的反擊

製造與使用氫化油的食品業巨頭對反式脂肪科學的控制之深，使庫莫諾未曾有過任何突圍機會。這些公司——包括人造奶油製造商，以及大型食用油製造商如寶鹼、安德森．克萊頓與美國玉米製品公司等，都擁有自己的實驗室和油脂化學家，而其中最具影響力的人物，還得以受邀進入食用油與酥油協會的科技委員會——這個協會就是曾經影響美國心臟協會、由摩西主導的業界遊說團體。這是個雖小卻很重要的委員會，儼然是整個脂肪與油業界的科學守護神。過去數十年來，捍衛氫化油這項產業中最重要商品的名譽，始終在該委員會的優先事項清單中盤踞首位。

任職於食品巨人史威夫特公司的資深油脂化學家拉爾斯．魏德曼解釋說：「保護反式脂肪不受負面的科學發現所毀謗，是我們的職責。」魏德曼於一九七〇年代進入食用油與酥油協會的委員會。另一位委員是有機化學暨植物生理學家湯瑪斯．艾柏懷特（Thomas H. Applewhite），他曾擔任卡夫公司研究主管多年，並在退休後桀驁不馴地告訴我：「沒錯，我就是反式脂肪幫的主謀大頭目。」

---

4. 異構體有著同樣數量與種類的原子（它們在化學式上是一樣的），但是原子排列順序不同。「順式」與「反式」異構體的差異在於雙鍵型態：如前所述，「順式」鍵結產生U字形分子，「反式」則為之字形。

5. 一九九一年，有個一日關門會議於安大略省多倫多市的卡夫公司舉行；而第一個主要對外開放的科學會議，是由丹麥營養學學會（Danish Nutrition Society）在哥本哈根附近主辦。二〇〇六年，美國心臟協會則召開了第一個在美國本土致力於探討反式脂肪的會議。

在艾柏懷特執掌期間，委員會也要負責留意如庫莫諾般可能損害反式脂肪名譽的學術論文，接著艾柏懷特及其團隊就會發表學術文章予以反駁。他們也參加會議，在問答時間提出尖銳的問題，意圖全面質疑任何關於反式脂肪的研究，即使只是無關緊要的部分。魏德曼還記得當時對庫莫諾的追殺：「我們在三、四個研討會中打擊他。我們的職責就是坐在聽眾席裡，一等他停下來就提出眾多問題轟炸。」

庫莫諾認為他們很恐怖——尤其是個頭高、聲音又宏亮的艾柏懷特。庫莫諾記得：「他會跳起來，然後提問。他非常強勢。」以他看來，此舉已「踰越科學家之間交換意見時應有的基本禮貌」。藍道．伍德也有同樣的經驗，他回憶道：「艾柏懷特與杭特的主要作用就是在會議中鬧場。由於論文摘要很早就交出去，因此他們都知道你要說什麼。」「有時在問答時間，他們會攻擊你毫無防備之處，甚至有很多次，還扯了一些與你所說完全不相干的事。」在研討會和科學期刊中同時歷經此種尖銳的負面批評後，伍德最後完全放棄研究反式脂肪，他悲嘆道：「這是一個很沒有回報的領域。要在毫無支持的情況下有所進展，實在是太難了。」

一九七四年，庫莫諾終於發現自己真的和食用油與酥油協會難以磨合，當時他發表了一項以迷你豬進行實驗的研究結果。他會選擇迷你豬，是因為牠們與人類一樣是雜食動物，被認為是研究動脈硬化發展的合適模型。庫莫諾發現，當他餵給豬群反式脂肪時，相較於餵食乳脂、牛油或無反式脂肪植物油的另一組豬群，牠們的動脈損傷迅速惡化；而食用反式脂肪的組別，血管壁上也有較多的膽固醇與脂肪沉積。毫無意外地，當庫莫諾於一九七四年在一個研討會上發表這份資料時，就如一位在場的美國農業部化學家對我描述的：「業界的人一陣騷動」。「業界理解到，一旦反式脂肪能連結到心臟病，一切就玩完了。」

庫莫諾的研究的確有些瑕疵，而食用油與酥油協會科技委員會則利用每個機會強調這一點。[6] 魏德曼告訴我：「我們花很多時間、金錢和精力反駁這個研究。」他解釋說：「劣等研究一旦發表了，就成了白紙黑字，會造成難以彌補的傷害。」他再詳盡闡述道：「我們不是什麼壞人，四處去恐嚇可憐無助又刻苦的研究者。」他看過不少以科學為名的糟糕研究，因此覺得「去『挑戰』（這項研究）沒有什麼錯誤或是不道德」。

至於庫莫諾，他也未曾放棄。二〇一三年時他已九十八歲，仍發表論文向美國食品藥物管理局施壓，要求其在美國食品供應中禁用反式脂肪；二〇一四年，美國食品藥物管理局看似多少回應了他的請願，可能即將對反式脂肪施禁。

除了庫莫諾，還有另一位主要的反式脂肪研究者，則是多年來處於科學的偏僻荒野——她是瑪莉·伊妮格（Mary G. Enig），馬里蘭大學的營養生化學家；她自一九七〇年代末就以與庫莫諾非常不同的方式研究反式脂肪。一九七八年，她得以發表一篇論文，記錄食用反式脂肪與癌症罹患率的相互關連，也同樣讓食用油與酥油協會的「警鈴」大作。她提出的是關連性，而非因果關係的證明，而

6. 對庫莫諾的豬隻研究最常見的批判是，他的高反式脂肪飲食欠缺一種正常生長所需的必需脂肪酸（亞麻油酸）。當史威夫特公司在威斯康辛大學複製這個實驗時，加了更多亞麻油酸，反式脂肪導致動脈硬化的效應便消失了。然而，我們很難說這第二次的實驗是否較能反映美國飲食現況，因為庫莫諾餵給豬隻的那種飲食，在美國就算不常見，也似乎可能存在，尤其是氫化過程會破壞油中的亞麻油酸成分。（人造奶油的反式脂肪之所以高，即因其亞麻油酸是「自然地」低。）庫莫諾的實驗或許指出了危害美國人的一項真正威脅，但當時的共識卻一直是反對他的發現。

且伊妮格只是一所次級大學的兼任教授，但食用油與酥油協會仍視她為業界的潛在威脅。（反式脂肪與癌症之間的連結，往後有更深度的研究，但並未發現有任何因果關係。）

為反駁伊妮格的癌症論文，艾柏懷特發表了三篇具高度批判性的讀者投書加以回應，並與幾位同事拜訪了伊妮格。她憶起：「這幾個食用油與酥油協會的人來見我，天啊，他們好生氣。」除了艾柏懷特，這些「人」還包括全國人造奶油製造商協會（National Association of Margarine Manufacturers）主席席爾特．斐德烈．芮普馬（Siert Frederick Riepma），以及兩家大豆油製造商利華兄弟（Lever Brothers）和中央大豆（Central Soya）的高層。如伊妮格所述：「他們說他們一直仔細留意，以防止像我這樣的文章冒出頭來，他們不解怎麼會有這尾漏網之魚。」

雖然自己可能沒有太多專業影響力，但伊妮格不想就此羞怯退縮。她反而似乎很珍惜自己採取的非正統立場，並以幾近倔強頑固的程度與他們辯論。她沒什麼複雜之處，也沒興趣拉攏同事，或許是因為她知道，反正自己永遠也不會獲邀加入油脂化學家的純男性俱樂部。他們大概也都明白了她的想法。雖然有許多人認為她對反式脂肪質疑有理，業界的油脂化學家卻認為她是激進派，描述她的字眼大多是「瘋子」、「偏執狂」、「異常」和「狂熱份子」等。相較之下，艾柏懷特則自一九六〇年代便在植物油業界工作，被同儕視為領導者。[7]

在整個一九八〇與一九九〇年代，隨著反式脂肪越獲公開討論與研究，科學上的爭辯似乎逐漸演變成伊妮格對抗艾柏懷特的局面。在任何討論此題目的研討會上，兩人幾乎都會反駁對方所說的一切。她會閃躲迴避，但他會嚴厲地咆哮回去。一九九五年在德州聖安東尼奧的一場研討會上，兩人就這樣持續激烈辯論了五到十分鐘，一位與會者說：「讓人看了很痛苦。我們都很不舒服。」另一位則評論道：「他們的互動狀況，遠超過我們慣常在科學上因意見不合而展開的唇槍舌戰。」

一九八五年，在一個代表政府已開始嚴正面對氫化油及其潛在健康影響的會議，雙方有了一次重要交鋒。在二十世紀的大多數時間裡，政府向來對這項食品成分採取放任態度：國家衛生研究院重視的是飽和脂肪與膽固醇，食品藥物管理局則未曾表示興趣，這或許是因為食用油與酥油協會特別重視與該單位保持緊密關係——數十年來，油脂團體甚至直接從食品藥物管理局法務室聘用會長。[8]

然而，在尼克森總統於一九六九年宣布，要致力建立一份「大致公認安全」的食品成分清單之後，氫化油終究被捲了進來。一九七六年，食品藥物管理局第一次對氫化大豆油提出評鑑委託，並將這份工作交給美國實驗生物學學會聯盟（Federation of American Societies for Experimental Biology, FASEB），這是在當時由二十一個生醫研究學會組成的非營利聯盟。然而，被選入評鑑小組的專家們對脂質科學所知不多，評鑑結果也如預期般認為「沒有證據」顯示這些油會「危害公眾」。評鑑者並沒有注意到庫莫諾關於「反式脂肪酸的參入會影響細胞膜功能」那令人不安的發現。雖然他們也提到在八個實驗當中，有五個顯示氫化油比平常的油更容易提升膽固醇，但他們對這些置之不理，也未提出解釋。

7. 湯瑪斯．艾柏懷特於一九七七年擔任美國油脂化學家學會會長，並於一九八五年受約翰威立出版公司之邀編寫《貝雷商業油脂產品》（*Bailey's Industrial Oil & Fat Products*）的其中一冊，這是油脂化學領域中最重要的參考書。

8. 馬爾康．R．史提芬斯（Malcolm R. Stephens）是食品藥物管理局的助理書記，在一九六六年到一九七一年間成為食用油與酥油協會會長；而威廉．顧立其（William W. Goodrich）是食品藥物管理局首席法律顧問，則在一九七一年到一九八四年間，擔任食用油與酥油協會會長。兩人在進入該協會之前，都在食品藥物管理局有服務三十年以上的資歷。

一九八五年，當食品藥物管理局要求美國實驗生物學學會聯盟重啟這項議題時，伊妮格擔心這項工作可能一樣會被草率處理，因為即便庫莫諾是迄今知識最淵博的反式脂肪研究者，但她或庫莫諾都沒獲邀進入評鑑小組。

不過，這次的小組確實有更多相關領域的專家，其中也包括對反式脂肪各有見解的科學家，像是寶鹼公司的前台柱弗雷．麥特森（Fred Mattson）和反式脂肪的批評者藍道．伍德。這些專家重審了許多之前小組檢視過的重要發現，也納入一些逐漸升高的憂慮，例如氫化油不只會生成反式脂肪，還有伍德指出的各種人造脂肪酸。但是，美國實驗生物學學會聯盟的報告最後還是再次擱置了這些問題，提出飲食中的反式脂肪對健康無害的結論。

伊妮格因為不在專家小組內，所以只能在會議中的公開問答時間提出意見。她最擔心的是，美國實驗生物學學會聯盟可能沒有意識到，美國人實際上到底吃進了多少這些反式脂肪酸。該專家小組曾經不斷地努力處理這個問題，因為與反式脂肪有關的一些負面健康影響，有很大一部分都取決於食用量。伊妮格以自己的研究數據告訴在場專家，他們用以確認食用量的國家食物資料庫數據，有著「嚴重錯誤」。她自己所做的食物分析顯示，美國人的反式脂肪攝取量遠比官方記錄高出二到四倍，亦即美國人對這些脂肪的食用量遠高於專家們的認知。[9]

艾柏懷特持續向同業痛批伊妮格的研究。那是「謬論」，他寫道，「充滿錯誤陳述、明顯漏失，以及各種選擇性的『事實』」。他的輕蔑語氣，儼然像是安塞．基斯的回音；基斯在十年前成功擊潰對於飲食—心臟假說的任何質疑，而如今這樣的效果正在重現。伊妮格、庫莫諾和領域中的其他幾人，無疑都曾遭受艾柏懷特及其食用油與酥油協會的同事打壓；投書批判、無情質問和無止境的挑釁等，完全是很成功的策略。在一九六〇到一九九〇年代，關於反式脂肪的研究很少出現，很可能就是食用油與酥油協會從中作梗所致。

於是，所有庫莫諾與其他人提出的反式脂肪早期觀念，原本應該在各活躍的心靈中來回論辯與分析，卻反而石沉大海。波士頓大學的環境科學家大衛・歐索諾夫（David Ozonoff）曾經評論道：「一項理念幾乎可被視為一個活著的有機體，需要持續地灌溉，授予願意使其生長與繁殖的資源。」「在懷有敵意且拒絕供給其物質所需的環境下，科學理念容易枯萎與死亡。」讓科學研究慢慢窒息而死，正是反式脂肪的早期研究確實發生的遭遇。

我們吃進多少反式脂肪？

伊妮格與美國實驗生物學學會聯盟專家小組的爭論點，後來變成一九八〇年代研究者激辯的頭號議題：美國人到底吃進多少反式脂肪？在美國實驗生物學學會聯盟的會議上，食品業界的觀點乃是由寶鹼公司的資深化學家J・愛德華・杭特（J. Edward Hunter）提出，他是艾柏懷特親近的同事。他在報告中陳述，根據他的分析，可以實際地假設每個美國人一天只吃進三到七公克的反式脂肪。伊妮

9. 美國農業部曾經聘請伊妮格測量食品的反式脂肪含量，而且同意她的論點：「國家健康與營養檢驗調查」在反式脂肪方面取得的數據有其問題——這是調查美國人食物消耗模式的主要政府資料庫。直到一九九〇年代早期，伊妮格及其在馬里蘭大學的團隊，是唯一試圖取得食品中正確反式脂肪含量的學院研究者。

格稱杭特的計算一定有誤，因其數據是取自政府的「國家健康與營養檢驗調查」（National Health and Nutrition Examination Surveys, NHANES）資料庫，其中的食品消耗數據有著無可救藥的缺失。例如她指出，國家健康與營養檢驗調查中將克里斯可與人造奶油列為含零克反式脂肪，但其實是占總卡路里的二十二%或更高。根據她的測量，一包點心量大小的芝士球，含有三到六克反式脂肪；一個麥麩瑪芬，含有將近四克反式脂肪；視品牌而定，一包點心量大小的巧克力球餅乾，含有十一點五克反式脂肪。

伊妮格的同事貝佛莉．泰特（Beverley B. Teter）說：「在我做的一個母乳實驗中，我給兩位母親兩個唐先生（Dunkin's）甜甜圈、一包膨芝士條、一小包培珀莉餅乾。如果她們全吃了，就會從中得到多於二十克的反式脂肪。而且很多人會這麼吃！由此可知，很多人吃的反式脂肪，遠超過業界那群人所說的三到七克。」泰特也發現母乳中出現的反式脂肪含量，會與母親飲食中攝取的反式脂肪含量成正比。

伊妮格認為最佳的估計值，是一般美國人每天的反式脂肪食用量為十二公克，這是杭特估計值的二到四倍。美國實驗生物學學會聯盟的專家小組在面臨差別如此之大的觀點時，直接選擇忽略伊妮格的意見。該小組在一九八五年的官方報告中附上了杭特的分析，而非伊妮格的估算，並且未曾解釋原因。

這些食用量數字引發熱烈爭辯，並且成了另一個專家小組的討論焦點——一九八六年，美國實驗生物學學會聯盟因為國會要審查反式脂肪，而召集了這個小組。當時國會正在考量要標示包裝食品內所有的脂肪，由於事關重大，因此在與美國實驗生物學學會聯盟的往來書信中，伊妮格堅持一定要先修改國家健康與營養檢驗調查資料庫，才能做出正確的決策。代表食用油與酥油協會的艾柏懷特與杭特，於是試圖將她描繪成一個孤獨的瘋狂戰警：「除了伊妮格之外，沒有任何人質疑這些資料的合理性。」他們寫道。伊妮格似乎想引發大眾對於「被幻想出來」的反式脂肪生理效應，產生「沒有根據的無端憂慮」，而他們強調「反式脂肪對於採行均衡飲食的人類或動物，不會造成任何傷害」。

為此，伊妮格也在一本小型業界雜誌上發表了公開投書，反問食用油與酥油協會的科學家如果真的相信這種食品成分無害，為何會如此關切反式脂肪的食用量程度？這說明了反式脂肪一定有負面的健康效應，即使只是回顧過鮮少科學文獻的人，也都能看出這一點。但對於食品界而言，這個議題是潘朵拉的盒子，只要有可能，就永遠不會被打開。

潘朵拉的盒子打開了

最後終結反式脂肪的，並非是美國的科學家——因為反式脂肪的批判者在美國研究界已被有效地邊緣化。取而代之的是荷蘭的研究者——瓦赫寧恩大學的分子生物學家暨營養學教授馬爾登・卡坦（Martijn B. Katan）和他的學生羅納德・門森克（Ronald Mensink），共同開了第一槍。寶鹼公司的杭特埋怨道：「卡坦與門森克是整場騷動的源頭。」

卡坦是營養界極受敬重且具影響力的歐洲科學家之一，與美國的研究者密切連繫。一九八〇年代中期，荷蘭心臟基金會（Netherlands Heart Foundation）的幹部讀到了伊妮格和庫莫諾的研究並感到困惑，於是請卡坦查看究竟。

卡坦拜訪了他的朋友歐諾．柯爾佛（Onno Korver），他是總部位於鹿特丹的消費品牌巨人——聯合利華（Unilever）的營養處處長。卡坦請柯爾佛贊助了一個測試反式脂肪如何影響膽固醇標記的實驗。在早期的研究中，測試的只有反式脂肪對總膽固醇的影響，但此時已能測試到低密度脂蛋白與高密度脂蛋白膽固醇。柯爾佛說他之所以有興趣，是因為「我們開始理解到，關於反式脂肪的科學資料稀少且矛盾。所以在『了解你的產品』口號下，我們開始思索，要如何取得更多資料？」即便如此，柯爾佛說：「我們還是費了一些口舌說服聯合利華點頭資助，因為反式脂肪界一直很平靜，何必冒險惹事？」

卡坦以三十四名女性和二十五名男性做了一個供食試驗，改變他們飲食中的脂肪含量。其中一組的飲食有十%的卡路里來自反式脂肪，另一組則有十%來自橄欖油，[10]第三組則是吃一種特別的高飽和脂肪人造奶油。受試者每三週互換飲食，輪番食用這三種飲食。

門森克與卡坦發現，反式脂肪含量高的飲食，比起橄欖油，不但會提升低密度脂蛋白膽固醇，也降低了高密度脂蛋白膽固醇。卡坦告訴我：「我以為對高密度脂蛋白膽固醇造成的效應一定有問題，因為沒有脂肪會降低高密度脂蛋白膽固醇。」（飽和脂肪——主要在動物性食品中含有的那一種，會提升高密度脂蛋白膽固醇，但營養學專家多年來一直極力忽略這項功效，因為飽和脂肪一般都被認為是不健康的。）反式脂肪可能降低高密度脂蛋白膽固醇的可能性，終究還是無法被確認，但當時看來確實是明顯的打擊。

令食品製造商與食用油業者沮喪的是，全美各大報都報導了門森克及卡坦的研究，並將其詮釋成是給氫化油的主要起訴書；美聯社於一九九〇年的一則頭條，標題則為「人造奶油裡的脂肪酸引起關注」。這些研究發現震驚了每一個人，尤其是主要的健康團體，因為過去幾十年來，他們都一直推薦以人造奶油作為奶油的替代品。

於是，就如預期般，食用油與酥油協會開始攻擊門森克與卡坦的研究。該協會會長投書給《新英格蘭醫學期刊》的主編，批評此研究的方法學，並提出受試者食用的反式脂肪量過高，因此不具代表性。但業界的科學家們尚不至於過度驚慌——至少還沒開始。杭特說：「要建立一整套關於這項效應的知識與資訊才行。只是一個研究，完全沒有說服力。」

關於低密度脂蛋白膽固醇與高密度脂蛋白膽固醇的影響，「我能感覺到我的美國同事，尤其是在業界裡的那些人，絕對不會相信。」卡坦說，「但我們是沒有偏見的嚴謹科學家，他們早該認知到這當中有問題。」

卡坦與其他人在接下來的五年做了幾項追蹤研究，確認了那個「問題」，即使他們的方法學一直受到質疑。比方說，食用油與酥油協會的專家指出，有數個研究給予受試者的是部分氫化油，而非純反式脂肪，因此任何觀察到的對低密度脂蛋白膽固醇的影響，極可能是由氫化過程中產生的其他人造脂肪酸異構體所引起。這是個關鍵點，因為就如我們所見，在油氫化的過程中，隨著反式脂肪生成的還有數十種額外的脂肪酸異構體。我們對這些額外的脂肪酸所知甚少，迄今大部分的科學研究，還未試圖將反式脂肪的作用從這些其他異構體中分離出來。

10. 選擇橄欖油，是因為其對高密度脂蛋白和低密度脂蛋白膽固醇的效果較為中性。

控訴反式脂肪的證據所引發的諸多質疑，提出了一個很真實的問題，那就是反式脂肪對健康的損害，是來自於它們對膽固醇的作用、還是其他機制？也因此，業界的油脂化學家得以再用看似合理的科學立場，繼續捍衛氫化油。

及至一九九二年，對於反式脂肪與膽固醇的研究量只增加了些許，但累積起來的證據卻足以讓聯合利華宣布，他們將在三年內將氫化油從大部分產品中移除。「我們在歐洲各地的人造奶油生產廠區內有七個大型氫化油工廠，必須全數關閉。」柯爾佛說。聯合利華在歐洲是如此重要的業界龍頭，因此許多其他公司也迅速跟進，改用棕櫚油。在歐洲，卡坦如此評述：「企業不怕改變。」「在美國，企業真的是裹足不前。」

於是，美國食品業界決定自己出資做研究，以反駁卡坦與其他人的發現。大部分的業界科學家仍相信，氫化油沒有那麼不健康（畢竟對低密度脂蛋白與高密度脂蛋白膽固醇的影響也不算急遽），他們企圖奪回對此議題的科學論述掌控權。最後各食品製造商、黃豆協會，當然還有食用油與酥油協會，總共募得了一百多萬美元。

食品公司操控食品科學知識的常用手法，還有這一個——付錢給菁英大學裡有名望的科學家，以做出對自家產品有利的正面研究結果。百事福贊助了第一個奠定氫化油安全性的研究，之後聯合利華及其他食用油企業巨人也以此方式影響植物油的相關科學。從研究者角度看來，接受這些資金贊助當然令人尷尬，但既然營養學研究的經費來源稀少，而研究成本又很昂貴，這種作法因此被視為是一種必要之惡。麻薩諸塞大學羅威爾分校的生化學家暨反式脂肪研究者羅伯特·尼克洛西（Robert J. Nicolosi）告訴我：「我們所有人都拿業界的錢。」「但我們都要求業界簽下合約，絕不能影響我們如何發表研究結果。妳提到的是社會觀感的問題，但我們都公開這些資訊，這就是我們所能做的。」

然而，當食品公司補助大學裡的科學家時，就會期望得出對公司產品有利的研究結果。主持食用油巨人IOI洛德斯（Loders Croklaan）研究部門的傑瑞．馬克尼爾（Gerald McNeill），對我詳細說明了這一切。他解釋說：「這麼說好了，假設一家大型人造奶油公司，想要宣稱自家的產品有健康功效。」然後這家公司會找一位營養學菁英：「一位和美國心臟協會與國家衛生研究院關係都很好的大學教授，然後贊助他／她進行一項試驗。」有時公司裡的科學家會幫學院裡的研究者設計實驗方法，以確保會有正面發現，或至少沒有負面結果。馬克尼爾激動地說：「你絕對可以確定，花二十五萬美元，就能得到你想要的結果！」

事實上，有幾篇評論已經證明，相較於資金是來自其他管道的研究，由業界贊助的試驗較可能得到有利於業界的正向結果。食品巨人也會贊助學者參加會議的旅行支出或演講費，藉此與他們建立關係。馬克尼爾說：「每家公司都這麼做，如果你不這麼玩就出局了。」

在這個例子裡，為了反駁門森克與卡坦的實驗結果，食用油業界選擇贊助美國農業部一個備受推崇的脂質實驗室，由生化學家約瑟夫．T．賈德（Joseph T. Judd）主持。他是個嚴謹的科學家，做出來的實驗結果被公認為無可指責。

賈德進行了幾個關於反式脂肪的實驗，但一九九四年的第一個是最重要的。在美國農業部的員工餐廳，賈德為二十九名男性與二十九名女性提供了四種不同的特製飲食，每六週換一次，好讓受試者輪流吃過各種飲食。第一種飲食含高量橄欖油；第二種含「少量」反式脂肪（占總卡路里的三點八％）；第三種含「高量」反式脂肪（占總卡路里的六點六％）；最後一種則是含高量飽和脂肪。結果則以測量高密度脂蛋白膽固醇、低密度脂蛋白膽固醇、總膽固醇為標記，由卡夫公司提供所有需要的油脂。

賈德很明白每個人都希望他的發現與卡坦相違，「使其能兩相中和」，這正是食品公司達到目的的手段。為尋得一個所有人都覺得必須接受的結果，賈德難得讓業界科學家幫忙設計實驗流程，甚至是在他們決定贊助之前就準備這麼做。

然而當結果出爐時，所有人都很驚訝，因為它不但未反駁卡坦的發現，反而是確認了這些發現。含高量反式脂肪的飲食，導致高密度脂蛋白膽固醇「輕微下降」——雖然比卡坦發現的略少，以及低密度脂蛋白膽固醇顯著上升。對大批贊助此研究的食品公司來說，不幸地，「賈德研究」（"Judd studies"）成了食品業界搬石頭砸自己腳的最知名範例。賈德回憶說：「當我提交報告時，我得到的回應是一片死寂！」「他們知道這是個有素質的研究。他們想要真相，而我想這就是他們得到的……即使這當然不是他們事前希望發現的結果。」

賈德研究是許多科學家珍藏的獨特回憶，它代表著罕見的以小搏大故事，是科學戰勝商業利益的一次勝利。布蘭代斯大學的營養生物學家海斯（K. C. Hayes）津津樂道：「業界甚至設計了實驗，然後蹦！他們給自己打了臉！」相較之下，業界人士倒是十分從容冷靜。杭特承認：「業界都表示關注。」他曾經大力推動賈德研究，但是當研究結果並不合寶鹼公司的意時，他發現自己也被轉調到其他部門。

「關注算是婉轉的說法。」卡夫公司當時的企業事務副總裁麥克．默德（Michael Mudd）說，卡夫公司當時製造許多含高量反式脂肪的產品，包括麗滋（Ritz）餅乾和脆思吉。「業界一陣驚恐，尤其是專以烘焙產品為主力的公司。」一九九〇年代中期，在賈德研究出現之後，反式脂肪成為「每日最夯話題好一陣子。」默德告訴我，「它得到我們絕對的注意與關心。」業界靜待反式脂肪的震盪效應。國會或食品藥物管理局會重擊這種脂肪嗎？「對於政府何時會採取標示措施而讓情況變得更糟，有著許多臆測。」默德說，「但是這些事都沒有發生。眾怒並未引爆。」

由於反式脂肪對低密度脂蛋白與高密度脂蛋白的作用並沒有那麼鮮明[11]，食品公司以為業界仍可在科學意見的公平競爭環境中獲勝。為達此目標，業界付錢做了另一個反式脂肪審查，是由一個業界贊助的團體——國際生命科學學會（International Life Sciences Institute, ILSI）執行。這次的結果比較符合業界期待，其報告結論是：由於證據極少且有出入，反式脂肪仍可被視為安全。賓州立大學極具影響力的營養學教授暨審查小組的共同召集人潘妮．克莉絲—艾瑟頓（Penny Kris-Etherton）說，這是「以業界觀點寫成的」報告：食品公司想知道是否值得為有關反式脂肪的證據而改變產品。但她與其他學界菁英為此背書，使得這份報告被認為具備扎實可靠的數據來源，足以為反式脂肪造成的惡果脫罪。確實，國際生命科學學會小組的成員也都引用該報告來達此目的。相較之下，卡坦則認為該報告只是「業界損害控管的一部分」，並且認為該數據「並未得到公平對待」。

最後，反式脂肪變得聲名狼藉，在全國各城市與各州遭禁，成為近來食品藥物管理局在食品規

11. 對高密度脂蛋白膽固醇的影響未曾真正被證實，對低密度脂蛋白膽固醇的影響則是很小：在總卡路里中每增加五%的反式脂肪，低密度脂蛋白膽固醇就上升七點五 mg/dL，或是只比一般美國人的平均值增加七%。（「上升七點五 mg/dL」，FDA 2003, 41448）

範上最重要的議題。矛盾的是，這並非是因為有新的數據出現，而是反對這些脂肪的運動力量上升了。好幾股勢力串連起來反對反式脂肪，將其當成頭號壞脂肪。而在眾多勢力之中，有另一匹在舊金山的孤狼、有公眾利益科學中心，還有一位為人熟知的營養學菁英。這名研究者就如安塞・基斯般，坐擁堆積如山的流行病學數據，並運用這些數據改變了營養學歷史的路徑——正如基斯對飽和脂肪所做的一樣。他是哈佛大學營養學教授華特・魏立特，曾以引介地中海飲食在營養學界揚名，此時又以反式脂肪更加提升了自己的地位。魏立特確立了這些脂肪是官方疑慮的食品成分，並因而使它們幾乎完全從食品供應市場中絕跡。這可能是一件美事——假使後來取代反式脂肪的，並不是對人體健康更有害的東西。

9.

反式脂肪出局，還有什麼更糟的要進場？

Exit Trans Fats,
Enter Something Worse?

在某些方面，哈佛的流行病學家華特・魏立特可能是個與安塞・基斯完全不同的人。魏立特言詞柔和且溫文儒雅，是個溫煦飄逸的男子，蓄著海象般的鬍子，總是誠摯友善，讓他看起來不像是個正在攀爬營養學界頂峰的候選人。但魏立特卻是過去二十年來該領域最具影響力的聲音之一。如我們所見，他是推動地中海飲食背後的主力，一九九三年在廊州劍橋介紹了飲食金字塔。同年，魏立特又發表了關於反式脂肪的重大宣言。

這項宣言是植基於他的「護士健康研究」數據，該研究自一九七六年以來，收集了大約十萬名護士的飲食資料——這是營養學史上最大規模的流行病學研究。如同基斯，魏立特的權力來自於他是大型研究的主持人，而比領域內其他人擁有更多數據——即使如同其他觀察性研究一樣，該研究只顯示關連性，而非因果關係。

但也和基斯一樣，魏立特總是輕聲細語地陳述這項但書，卻以極為自信的口氣公布他的正面發現。而透過哈佛大學出版社辦公室的權威性，魏立特的聲音也被放大了。

魏立特以此方式，推動了幾個後來被採納為公衛建議的觀念，而大部分都是基於他的護士研究結果。最重要的是，這些研究導致了以下建議的形成——停經後的婦女應使用荷爾蒙補充療法（hormone replacement therapy, HRT），以及全體人口都應服用維他命E補充劑。這兩項廣被採用的建議，後來都必須被撤回，因為經臨床試驗後，顯示護士研究中發現的關連性並無法被確認——事實上，荷爾蒙補充療法與服用維他命E補充劑，在嚴謹的試驗中被發現對健康有危險性。看來使用護士研究的數據來發出這些健康建議，有過早之嫌。當魏立特發出關於反式脂肪的宣告時，已有人做過臨床試驗——門森克與卡坦的研究——但此試驗尚未能被複製，因此魏立特對反式脂肪的攻擊，僅能仰賴他的護士健康研究數據。

受伊妮格研究的啟發，魏立特早從一九八〇年，就開始蒐集他九萬名受試者的反式脂肪食用量數據。十二年後，他檢視這些數據，並發現食用反式脂肪與心臟病風險增加相關。魏立特將此發現於一九九三年發表在《刺胳針》，但是並未引起什麼後續發展。次年，魏立特與一名同事再追加了一篇意見評述——根據他們的計算，反式脂肪驚人地每年導致三萬名美國人死於心臟病。隨後哈佛大學根據此文發出的新聞稿，則發揮了真正的影響力——其中陳述每日食用四小匙或更多人造奶油的女性，罹患心臟病的風險會增加五十%，引起了所有人的注意。報社很快以頭版文章刊登這些數字，新聞稿散布到全世界。魏立特這篇文章並未經過同儕審查，因為那只是一篇評論而非科學論文，所以他究竟是使用什麼方法計算出「三萬人」這個數字，自然也招致一些非議。但是這些爭論對那些令人驚恐的頭條新聞而言，不過是個腳註。

退休的卡夫公司副總裁默德說：「只要我活著的一天都不會忘記。」「當時我正在收看週日晚間的美國廣播公司新聞，畫面上出現魏立特，他在那裡說人造奶油每年殺死三萬人。這對業界來說是大地震！」

「我會永遠記得名譽掃地的那個月，一切都由此開始走下坡。」全國人造奶油製造商協會前會長瑞克．克里斯托（Rick Cristol）回憶道。卡坦說：「業界簡直要瘋了。」

在丹麥，三萬人數字出現的第二天，半官方組織丹麥營養協會（Danish Nutrition Council）即召開緊急會議，公布魏立特的驚人數據；這是前所未有的現象，所以此舉本身即引起大量報導。從那天開始，該團體即成為鼓吹反式脂肪是種健康威脅的世界領袖，他們說服丹麥國會通過全世界第一道反式脂肪禁令：自二〇〇三年起，任何食品中的反式脂肪含量，不得高過總脂肪含量的二%。[1]這是全世界所有政府做過的最完善措施。

魏立特的三萬人數字，引發了在丹麥的行動，也驅使公眾利益科學中心向食品藥物管理局請求將反式脂肪標示於食品成分中，進而導致食品藥物管理局在二〇〇三年的食品標籤立法。這個數字將反式脂肪帶進大眾視聽，改變了一般人對這些脂肪的觀念，而這次爆炸性發展也終結了反式脂肪的存在。

「他口若懸河且滿腔熱忱地誇大了他的數據」

然而，大眾所不察的是，魏立特的數據基礎薄弱。他的數據乃是基於反式脂肪會提高低密度脂蛋白膽固醇，同時並稍微降低了高密度脂蛋白膽固醇，但他並沒有進入任何計算細節。也正因為如此，魏立特的科學家同事們對他的支持度相當低。

在公開發表三萬人數據的數個月之後，魏立特受邀參加毒理學論壇（Toxicology Forum）的會議；這是個非營利團體，純粹是為了交換對毒物潛質的知識。他們的會議大多不對外公開，且規模較小，成員包括業界高層代表和來自政府與學院的科學家。一九九四年七月的這場會議是在科羅拉多州亞斯本舉行，目標在於仔細分析魏立特主張反式脂肪引起心臟病之說背後的證據。

魏立特向此團體報告了他的流行病學研究發現。在他冗長的報告之後，波士頓大學史隆流行病學中心的山繆．夏比洛（Samuel Shapiro），起身反駁這些發現。夏比洛的主要論點是，自一九六〇年代起，醫學專業人士即建議有心臟病風險的病人以人造奶油替代奶油，任何覺得自己有心臟病的受試者，可能都已改吃人造奶油。因此，當一個吃了很多反式脂肪的受試者死亡時，研究者如何能確定是反式脂肪導致心臟病，或是此人既有的心臟病促使他／她食用更多的人造奶油？換句話說，會食用人造奶油可能是已經有心臟病的結果，而非起因。這個問題稱為「指徵混淆」（confounding by indication），夏比洛說這是嘗試運用流行病學建立因果關係時的「核心困境」。

再者，根據過去這些年來的諸多評論，魏立特的護士健康研究總是有些對流行病學家來說常見的基本問題，而夏比洛也指出了這些狀況。他闡述了要完全校正各「干擾因子」有多困難——飲食與生活方式等各方面都可能混淆結果，比如說服用綜合維他命、劇烈運動或糖的攝取量。夏比洛說，沒有人真正知道這些因子到底對心臟病有多少影響，所以，即使研究者宣稱他們「校正了干擾因子」，這些校正卻很難真正精確。

此外，光是要精準地測量任何一個生活方式因子，就已極度困難，這也是用來詢問護士飲食的食物頻率問卷（Food Frequency Questionnaire, FFQ）長期成為該領域爭議點的原因。就算是外行人，對於每個護士都能精確地憶起或記錄過去一年中所吃的食物，也覺得無法置信。舉例而言，你認為自己過去一年中多常食用「桃、杏或李」？二十次？還是四十次？寫下你的估計值，然後再繼續作答

1. 在丹麥，關於反式脂肪的報導持續受到矚目。二〇〇四年，當一家7-11超商被發現所販售的甜甜圈反式脂肪含量占總脂肪量的六%時，7-11連鎖超商的經理隨即出現在全國的電視節目上，向大眾保證所有的甜甜圈都將在二十四小時內下架。（L'Abbé, Stender, and Skeaff 2009, S53）。

約二百題這樣的題目。

事實上，每當研究者企圖確認這份食物頻率問卷有效時，結果往往都是無足輕重，甚至連魏立特自己的團隊也發現，個人在問卷上記錄食用各種脂肪的能力很「弱」或「非常弱」。二〇〇三年，由國家癌症研究院領導的一個國際團隊表明，「無法推薦」以魏立特的食物頻率問卷，來評估卡路里或蛋白質攝取與疾病之間的關係。

除了這個問題之外，還有其他可能讓食物頻率問卷出現差錯的因子，諸如食物數量的估計、食用次數的估計、面子問題讓人少算或多算的偏誤、將食物換算成營養素的食物表格中所出現的誤差等。而這些還只是一小部分的干擾而已。

這些問卷上的每個填寫項目，都被統計學家稱為「預測變項」（predictor variable），而且任何一個統計學家都會說，要將這些變數與健康結果可靠連結，測量必須無誤。大量失準的預測變數，再配上多於一個的結果變項（outcome variable，此處為各種健康問題，魏立特蒐集了約五十種），就統計面而言，幾乎可以確定會是場災難。

夏比洛說，假使反式脂肪的影響很大，導致風險增加三十倍，就像重度菸癮者與不吸菸者之間罹患肺癌的風險有巨大差異一樣，上述的缺點就較容易被忽略，因為當關連性如此強大時，即可消解偏誤與干擾因子的誤差，且相對地無法否認其中的關係。但夏比洛注意到，護士健康研究中所見的反式脂肪影響很小，增加的風險甚至不到二倍。[2]

夏比洛認為魏立特的研究「無法」排除可能的偏誤與干擾因子來源，這項流行病學證據本身並無法「正當化」魏立特對反式脂肪導致冠心病的推論。

魏立特起身為自己辯護。他指出他控制了「大量的干擾因子……包括生活方式因素，以及各已知的冠心病風險因子」，而且反式脂肪的影響仍維持不變。他說，這個結果讓他有信心認定其他殘餘的干擾因子影響很小。他也指出他測量的很多反式脂肪存在於甜餅乾中，而那不是「如果你以為自己有心臟病就會開始多吃的食物」。[3]

這樣的辯駁並未讓在場的人信服。長期任職於香料香草製造商味好美的有機化學家理查・霍爾（Richard Hall）回憶道：「我們習慣的硬數據，通常比流行病學能做出來的更堅實。華特・魏立特是個口齒非常伶俐、深具說服力的人，直到你真的停下來想想時，就會懷疑他的數據能支持這個論點到什麼程度？我的印象是他的口才與熱忱勝過他的數據。」該會議的主持人，威斯康辛大學麥迪遜分校的食品研究中心主任麥可・派瑞薩（Michael Pariza）則說：「我想很多人離開會議室時都覺得魏立特言過其實。」

但魏立特還是贏了，正如安塞・基斯以抹黑飽和脂肪成名，魏立特也以反反式脂肪大受矚目，而且兩人還有其他不少相似之處。和基斯一樣，魏立特經常出現在新聞媒體上——他寫了一篇《新聞周刊》的封面故事，並時常上電視。他與各頂尖科學期刊也有良好關係，總部設於魏立特家鄉波士頓

2. 確實，魏立特發表其反式脂肪發現後的一年，有兩個歐洲的觀察型研究顯示，反式脂肪與心臟病突發或心因性猝死並無關係。（Aro et al. 1995; Roberts et al. 1995）
3. 有趣的是，魏立特發現最應為心臟病風險增加負責的，是甜餅乾等垃圾食物和麵包含有的反式脂肪，而且因為他無法控制碳水化合物的攝取量，所以他看見的整體影響，很可能至少有部分是來自於碳水化合物。

的《新英格蘭醫學期刊》，多年來即針對反式脂肪這個議題，刊登了多篇文章以持續施壓，而其中大部分是由魏立特及其同事執筆。另外，魏立特也和基斯一樣文章產量驚人。比方說在一九九三年，亦即反式脂肪文章登出的同一年，他又以護士健康研究發表了三十二篇追加的論文——這數字非常驚人。（相較之下，一個臨床試驗在經過數月甚至數年的研究之後，通常只能產出一或兩篇論文。）

魏立特之所以能寫出這麼多論文，純粹是因為他的資料庫變數龐大。魏立特可以交叉計算每項食物和生活方式變數相對於不同疾病的死亡率，進而對是或不是什麼致病產出大量臆測。這只是機率問題，必定會有某種結果跳出來。問一百個問題，其中會有五個為統計顯著——純粹是隨機，統計學家稱此為「多重比較」（multiple comparsions）或「多重測定」（multiple testing）。「單憑問題之數量即保證會有結果。」曾以此為題著述的國家統計科學中心（National Institute of Statistical Sciences）的統計學家S．史丹利．楊（S. Stanley Young）說，「但其中有許多會是假性的。」

甚至曾有統計學家拿數據開玩笑，以顯示要產出這種假關連性有多容易。比方說，研究者檢視一千零六十萬安大略省居民的星座，發現獅子座的人有更高的消化道出血機率，而所有射手座的人則較容易手臂骨折。這些關連性符合「統計顯著」的傳統數學標準，但完全是隨機，並且在為「多重比較」問題做統計校正時就消失了。

基於以上種種原因，許多營養學家都對魏立特的研究有所批評。主持國際生命科學學會評鑑的羅伯特．尼克洛西說：「他不太能解釋他的三萬人數字。」「但是他贏了，因為他喜歡贏。」雖然流行病學家的確能提供重要的線索，但是許多研究者相信魏立特踰越了本分，獨斷地以他的研究來顯示因果關係。

儘管如此，魏立特還是改變了美國的反式脂肪賽局。他告訴亞斯本的論壇專家們，讓這些脂肪存在於食物供應中，「我們真是在做一個無對照組、無人監督的極大型全國人體實驗」。同樣的說法也可以用於形容二十世紀以來植物油食用量的遽增——或者說低脂飲食。這兩者都是在未先適當測試之前，就被當成預防心臟病的最好辦法而推薦給美國人。它們已經成為官方飲食建議幾十年，要將其扭轉更是不可能。這些油只有當它是固態、含有反式脂肪時，才會被質疑。

反式脂肪成為下一個飲食之惡

在反對反式脂肪的行動中，魏立特真的成了一位運動者。二〇〇六年，我在紐約市中心的一場集會遊行中看到他，會場中立法者正辯論著是否要在全市餐廳禁用反式脂肪。那是十月末一個寒冷風大的日子，我很訝異地看到他走上講台，群眾往前靠近。魏立特宣布：「反式脂肪是種代謝毒藥！」然後一陣歡呼聲響起。魏立特不只宣稱反式脂肪引起心臟病，還告知聽眾：「可能有糖尿病面向，證據強烈顯示與過重和肥胖有連結。」——即使這些聲稱當時鮮少有科學支撐，甚至到今天也仍沒有。「因此這是非常重要的一步，恭喜紐約市立衛生局。」他如此作結。

發起這個拒絕反式脂肪集會的是麥可．傑克布森的團體——公眾利益科學中心。公眾利益科學中心原本在一九八〇年代的熱帶油食安事件中搧風點火，將食品製造商推向反式脂肪，十年後態度則完全轉向，從原本宣稱反式脂肪「並非是個壞交易」，轉變成在其流通甚廣的組織通訊封面上以標題昭告：「反式脂肪是幽靈脂肪」。

傑克布森不管轉向什麼都是個發電機，而反式脂肪成為壞脂肪的新化身，則成了他的完美燃料。與哈佛大學教授合作，讓公眾利益科學中心在此議題上幾乎所向披靡。傑克布森說「華特·魏立特扮演了非常重要的角色」，讓食品標籤中註明反式脂肪。「他始終直言不諱。他口條清晰且博學多聞。因此他是關鍵人物。」

公眾利益科學中心在一九九四年遞送給食品藥物管理局的反反式脂肪請願書，取得了成果。一九九九年，食品藥物管理局發布「擬議法規」，將反式脂肪加入食品標籤須標示的成分清單中。每家食品公司和食品協會，從食用油與酥油協會到全國糖果糕餅協會（National Confectioners Association）與全國人造奶油製造商協會，從麥當勞到康尼格拉食品（ConAgra Foods），都曾去信反對這項規範，而庫莫諾、伊妮格及其他科學家和健康倡議團體，也致函表示意見。總計，食品藥物管理局收到了二千零二十封信。

為尋求專家意見，食品藥物管理局請國家科學院之下的醫學研究所（Institute of Medicine, IOM）提出關於反式脂肪食用量的限制建議。[4] 由於研究一致顯示反式脂肪會提高低密度脂蛋白膽固醇（對高密度脂蛋白膽固醇的影響並不明確），醫學研究所的專家小組建議攝取量上限為「零」。[5] 魏立特也強力遊說食品藥物管理局以零為攝入基準，但食品藥物管理局拒絕了這個建議，因為如此會在食品標籤上過度醜化反式脂肪。另外，魏立特與公眾利益科學中心努力要讓反式脂肪被列為飽和脂肪的希望也告落空。食品藥物管理局反對該理念，與大部分專家站在同一邊，認為將兩者合併「在科學上並不正確且會造成誤導，因為反式脂肪與飽和脂肪在化學上、作用上與生理上都不相同」。

二〇〇三年，法規終於問世，規範自二〇〇六年一月一日開始，所有包裝食品背面的營養標示中都要加入反式脂肪這一欄。食品藥物管理局認定科學證據已「足以」推論反式脂肪導致心臟疾病。反式脂肪讓低密度脂蛋白膽固醇上升的事實，是對其不利的主要證據，因為主流飲食與疾病學家認為這是風險因子的上選，至於其他證據——魏立特的流行病學發現及庫莫諾的細胞膜干擾研究——則被視為次要。[6]

無疑地，食品藥物管理局的食品標示規範，對該單位來說是個重大事件——因為食品藥物管理局雖是美國管制危險或污染食品的主要防線，長久以來卻因欠缺經費及有技術的科學家而難以稱職。如今，該機關宣布了一項指標性法規，而大大改變了業界。確實如此，除了將某種成分放在食品標籤上，很少有什麼更可能迫使食品業界自行改變。關於此點，我聽過一個很生動的描述：有天，我坐在阿徹丹尼爾斯米德蘭公司（Archer Daniels Midland, ADM）資深副總裁馬克・麥特勒克（Mark

---

4. 「每日攝取量」即是由醫學研究所委員會提出，該委員會由當今營養學界菁英組成，包括羅納德・克勞斯（Ronald Krauss）、潘妮・克莉絲—艾瑟頓、愛麗絲・李登斯坦、史考特・葛蘭迪和艾瑞克・力姆（Eric Rimm）。
5. 業界科學家攻擊這個「零」攝取量的提案，因為並無臨床試驗曾檢視過反式脂肪食用量占總卡路里四%以下的結果。醫學研究所小組只是仰賴魏立特團隊成員亞伯托・艾斯切瑞歐（Alberto Ascherio）所製的圖表，而他只是把所有探討較高反式脂肪食用量的研究結果繪製成座標圖，再將線畫回零。艾斯切瑞歐假設反式脂肪食用量及其對膽固醇值的影響，是一步步的線性關係——食品業界合理地挑戰了這個假設。（Ascherio et al. 1999; 對艾斯切瑞歐的批判，見 Hunter 2006）
6. 該法規陳述，將反式脂肪降低高密度脂蛋白的效果從證據序列中排除，因為國家衛生研究院偏好以低密度脂蛋白膽固醇作為心臟病的風險因子。此外，這項法規有個一直存在的問題，就是它准許任何包裝食品不論份量大小，都可以將零點五公克以下的反式脂肪含量列為「零公克」，於是許多食品公司便減少產品份量，以擠進零點五公克上限。嘉吉公司的副總裁鮑勃・萬來特（Bob Wainright）告訴我：「份量大小是關鍵。」食品藥物管理局解釋，此零點五公克上限乃因其他脂肪也是以此方式標示，因此已屬公允。（FDA 2003, 41463）

Matlock）的辦公室裡，他跟我描述了設計新食品的過程，他說：「一開始就是先看這家公司想在食品成分欄上標示什麼。」「比方說，他們想要宣稱含『低量』飽和脂肪嗎？」[7]這代表食品標籤上的飽和脂肪成分要在一公克以下，由此再回頭去設計出食品。舉例來說，我與麥特勒克會面時，他正與一名食品製造商討論，要讓一種新甜點含有某種脂肪成分以宣稱「含低膽固醇」，然後他的團隊再根據這些必要條件，開發出一種非乳製巧克力布丁來達成要求。

要是食品藥物管理局不規範反式脂肪，大部分的食品公司可能都不會改變。即使在魏立特的三萬人之說後，如果沒人強迫，食品公司也不覺得有必要為所有產品執行以某種未知成分替換反式脂肪的昂貴工程。「他們從來沒認真考慮過要拿掉反式脂肪。」曾在卡夫公司與威森植物油任職的產業顧問法爾說，「他們不知道會有什麼發展，所以就只是等到有必要時再做。」這是我在業界大致聽到的故事，只有少數幾個例外。或許，曾經深入研究反式脂肪議題的加拿大圭爾夫大學營養科學家布魯斯・何樂博（Bruce Holub）說得最為貼切：「有些公司在許多年前得知相關科學後，就開始避用反式脂肪，其他公司則是等到非吐實不可才行動。」然而，不論採取什麼路線，一旦面臨食品藥物管理局的法令，各家食品公司眼前都有著巨大的任務。

食品藥物管理局法規公布時，氫化油存在於大約四萬二千七百二十種包裝食品中，包括一百％的鹹餅乾、九十五％的甜餅乾、八十五％的炸物裹粉與麵包丁、七十五％的烘焙糕餅粉、七十％的脆片零食、六十五的人造奶油％，以及六十五％的派皮、蛋糕糖霜和巧克力豆。全面替換會是一項艱鉅的任務，是有史以來美國食品業界所面臨的最大工程。

脂肪大改造

當反式脂肪從食品裡被拿掉時，業界遭遇到的基本問題是沒有其他可用的固態油選項。不可能回頭使用飽和脂肪，因為在數十年訓練之下，許多人已習於翻到商品包裝背面查看成分中的飽和脂肪含量，食品公司知道即使這些脂肪量只上升零點五公克，都可能讓顧客感到擔憂。「每個人都對飽和脂肪成分特別敏感，這就是我們的基本現實。」馬克．麥特勒克如此反映出業界的觀點。

但如我們所見，沒有了固態脂肪，幾乎不可能製造出大部分的加工食品。比方說，瑪莉．凱蘭德連鎖餐廳（Marie Callender）試著在其冷凍食品中使用液態大豆油，結果油在烤馬鈴薯底下形成小灘，使得醬汁無法沾黏到肉塊上，肉塊變得又柴又乾。康尼格拉食品的品管研發資深副總裁派特．費度因（Pat Verduin）說：「看起來很不可口。」對於烹飪與烘焙來說，不論是構造、口感和保鮮，都需要固態脂肪發揮作用以達成效果。

傳統上，一般人家中的廚房都是廣泛使用豬油、奶油、板油和牛油來烹飪及烘焙。原本大食品製造商也使用這些油，以及些許棕櫚油和椰子油，但後來則幾乎完全換成部分氫化油。如今發現氫化油中的反式脂肪對健康有負面影響，但食品公司已沒有選擇，他們沒有令人滿意、能用來製造許多產品的固態油脂。

7. 食品藥物管理局自一九九〇年已開始規範食品包裝上的此類健康宣稱，二〇〇三年降低對此類宣稱的證據標準，如今則可以「非決定性證據」為基礎。而先前要做此類宣稱之前，必須展現「顯著的科學共識」。

歐洲的食品公司也面臨同樣的困境，但至少他們可以改用熱帶油，因為歐洲人不像美國人曾被灌輸過關於外國進口油的眾多負面訊息。荷蘭生化學家卡坦說：「在美國，食品公司是搬石頭砸自己的腳，他們原本可以使用棕櫚油以獲取所需的一點固態脂肪，但棕櫚油已被他們看成如毒藥一般。」害怕使用棕櫚油且無法用回動物性脂肪，食品業者面臨極為艱鉅的挑戰。他們必須設法不用固態脂肪炸物或烘焙，而這樣的挑戰則把他們帶回了之前開發出反式脂肪的公司實驗室——以找出一種全新的脂肪。

對食品公司而言，這項任務極為複雜，重新配方每項食品的風險也令人大傷腦筋。「改變油脂的差異是感覺得到的！」納貝斯克研發服務副總裁吉爾．拉維爾說，他參與監督了公司在一九八〇年代以氫化油替換棕櫚油的過程，而且仍然記得十五年後再度面臨重新配方的挑戰是什麼感覺：「對我們和每家公司來說，想到要再重新經歷那個過程以拿掉反式脂肪，而且這次的選擇更少，真是個噩夢。」

歐澎湃（Au Bon Pain）的烘焙主廚哈洛德．米騰（Harold Mittun）說：「你不只是要拿掉反式脂肪，還要知道放什麼新成分進去。」「而且你必須不讓顧客感覺到變化。」比方說，米騰試著以液態芥花油取代原味瑪芬麵糊中的氫化起酥油，但這樣會改變口感，且縮短了麵糊的九週冷凍保存期限。於是他使用了一種單酸甘油脂復原了冷凍保存期限，再添加大豆蛋白、燕麥糠、研磨碎亞麻籽以維持口感，並改變了發酵方式。每一步都來自於嘗試與犯錯。米騰說：「我們拿掉一種成分——植物起酥油——必須添加六種來替代。」這一類複雜的解決方案，包括人造燉煮多種成分，是大部分食品重新配方時所必經的過程，但需要指出的是，假使業界能一直使用奶油、豬油和牛油，就不需要這麼做了。

卡夫公司旗下納貝斯克的奧利奧巧克力夾心餅（Oreo）尤其令人頭痛。[8] 在兩片香脆的巧克力餅乾間夾以乳白夾心，是奧利奧餅乾在業界眾所周知的「招牌」或「傳統」，亂搞這樣一個產品，會有顧客流失的風險。改變可能很危險（可口可樂新配方的教訓殷鑑不遠）！該公司的高層主管克里斯・查爾斯（Kris Charles）說：「奧利奧必須吃起來像奧利奧。」其中的乳白夾心原本是用豬油製造，但一九九〇年代中期的反動物性脂肪運動，促使該公司改用氫化油。此時要卡夫公司移除氫化油卻又不能回歸豬油，難度很高，他們曾經試了一個配方，結果中間的乳白夾心在運送時融化了，而且巧克力餅乾也很容易碎裂。

還有另一個原因讓重新配方奧利奧倍增壓力：二〇〇三年五月一日，奧利奧成為一宗訴訟的主角，一位名為史蒂芬・喬瑟夫（Stephen Joseph）的舊金山律師，獨自控告北美卡夫食品。與先前的索科洛夫一樣，他不愁錢，他要的是一道讓奧利奧無法被宣傳或銷售給加州兒童的禁制令，因為該餅乾含有反式脂肪，而當時這項事實尚未廣泛為大眾所知（食品藥物管理局食品標示法還有三年才生效）。喬瑟夫的訴訟引起全國、甚至是國際性的廣泛報導。有十萬人造訪了喬瑟夫的網站 bantransfats.com，而他也接獲了上千封電郵，主要是來自女性，他說她們「對反式脂肪及其欠缺標示感到深切憂慮與憤怒」。在這些報導延燒之後，喬瑟夫認為他已沒有必要再告知法官反式脂肪的存在及其危險性，於是撤回了訴訟。

8. 卡夫食品與納貝斯克在二〇〇〇到二〇〇一年間合併成一家公司，由菲利普莫里斯公司（Philip Morris Companies）持有。

但是在那兩週之間，喬瑟夫單憑一己之力就讓反式脂肪成為家喻戶曉的字眼。雖然卡夫公司在訴訟前即已開始重新配方奧利奧餅乾，但顯然需要更加把勁。最後，該公司使用混合脂肪製作乳白夾心，當中包括了些許棕櫚油。總體而言，據說卡夫公司花了三萬多個小時、做了一百二十五個工廠試驗，只為了正確地重新配方奧利奧餅乾。

取代反式脂肪的油

弔詭的是，在業界費盡心力進行改造之後，現今美國人吃的油是否比較健康，卻仍是未知數。反式脂肪的替代品有相當部分就只是植物油，其中也包括一些未經測試的新種類在內，有可能甚至比我們現在送走的氫化油更不健康。

找尋反式脂肪替代品的責任，並非落在食品製造商或速食餐廳的身上——他們並未自製食品成分，而是在於大型食用油供應商，如嘉吉公司（Cargill）、阿徹丹尼爾斯米德蘭、陶氏化學（Dow Chemical Company）、ＩＯＩ洛德斯、聯合利華、邦吉公司（Bungee）等。不同於食品製造商，大型製油公司早在食品藥物管理局發布規範幾年前，就已試圖尋求出路。

業界面臨的是與一百年前一樣的問題：如何讓油固態化，使其在烹飪與烘焙時發揮作用，並且不會輕易氧化？之前氫化過程在二十世紀解決了這個問題，如今部分氫化油已出局，需要有新解答。

業界實驗室以一種稱為「交酯化」（interesterification）的程序，產生出一種新脂肪，但是這個字在還沒堵塞血管之前，就已經先讓人舌頭打結。數十年來，油脂化學家已經斷斷續續研究著這種新脂肪，在一九七〇年代末期庫莫諾首次揭發反式脂肪的潛在健康危險後，更是加快了速度。[9]

要認識交酯化過程，需要知道另一個油脂化學的相關細節。所有的脂肪酸鏈，都是三個一組，在基部由「甘油」分子相連，狀似釘齒耙。這些釘齒耙就是我們前面已提過的三酸甘油脂：這些脂肪在我們的血液中漂浮，在高濃度時是心臟病風險因子。交酯化過程的作用就在於交換釘齒耙上的釘齒（脂肪酸鏈）序位。但就如吉爾・拉維爾所解釋的，這不是精密科學，「交酯化有如用大槌子敲擊某件物品，因為你是隨機分配甘油上的所有脂肪酸，而由此會生成許多新的三酸甘油脂。」但這其中有很多我們仍是一無所知。

直到二〇一三年，脂肪交酯化過程仍因太昂貴而不是多數食品加工廠的首選，但現在已被廣泛使用，因此其對健康的影響，就不得不令拉維爾與其他人感到緊張。他評斷道：「我們就是不知道。」「可能潛藏著另一種反式脂肪，我們真的必須查看才能了解。」當然，正如消費者當時不知道自己正在食用反式脂肪，如今他們也不知道自己正在食用交酯化的脂肪，因為在食品標籤上它們只被列為「油」（通常是「大豆油」）。

植物油的酸敗，乃是由稱為亞麻油酸的脂肪酸所引起，而氫化過程能減少亞麻油酸。還有一個很吸引人的辦法也能降低亞麻油酸，就是從源頭開始修正，亦即培育出榨油中天然就含有較低亞麻油酸的大豆。愛荷華州立大學的植物育種專家華特・費爾（Walter Fehr），從一九六〇年代開始就一直在

9. 交酯化脂肪的部分研究，乃由美國農業部進行，他們預見了未來有朝一日可能會需要替代油脂。（Gary List, 作者訪談，February 15, 2008）

研究此法。但即使在食品藥物管理局的法規生效、而食品公司迫切需要新油時，全美也只有一%的大豆田種植「低亞麻油酸」豆種。它們的利潤對農人而言不是特別好，而且需要特別費工與一般大豆區隔以避免污染。因此大體說來，這些低亞麻油酸大豆尚未獲得太多迴響。

更近期的發展是，有些公司的基因改造大豆不但含低亞麻油酸、也含高量油酸（橄欖油中的脂肪酸），用這些豆子榨出來的油相當穩定，但及至二〇一三年時，它們也是供不應求。

此外，還有並非脂肪、但作用有如脂肪（「脂肪替代物」）的化學複合溶液，像是卵磷脂與山梨醇三硬脂酸混合劑能形成凝膠當作乳化劑，以及晶習改變劑。丹麥公司丹尼斯克（Danisco）即結合乳化劑和一種油，製造出無反式脂肪的起酥油，這種油會產生模擬起酥油作用的「凝膠系統」，以製作甜餅乾、鹹餅乾、墨西哥捲餅皮等。這些溶液明顯並非天然，而且能稱得上的最大優點，或許就是它們似乎能達成任務。

最後還有葵花油。葵花籽在美國是小型作物，種植目的主要是作為鳥飼料和零食之用。一九九〇年代早期，食用油公司開始與種植新型葵花品種的農民合作，這種品種能生成高量油酸脂肪酸，使油在油炸時有足夠的穩定度。到了二〇〇七年，將近九十%的美國葵花作物都改換成新品種種籽，生產出一種名為「努桑」（NuSun）的新油。這算是非常快速的葵花作物轉型，但能夠產出的油量，按工業標準來看仍屬微量，而且由零食界的大金剛菲多利（Frito-Lay）買下了絕大部分。（值得嘉獎的是，在食品藥物管理局法規生效之前，製造樂事〔Lay's〕、波樂〔Ruffles〕、話匣子〔Fritos〕、芝多司、多力多滋〔Doritos〕、多滋提多司〔Tostitos〕等產品的菲多利公司，就已經是移除產品中反式脂肪的先驅者。）

這些從食品公司實驗室開發出來的新油脂和脂肪替代物，主要問題在於它們對健康的影響幾乎未曾被研究過。在某些案例中，已有實驗證明新油脂對低密度脂蛋白和高密度脂蛋白膽固醇標記並無不利影響，但食物對人體的生理效應何其複雜，膽固醇只是其中很小的一部分。

此外，不論是哪一種新油，都有其讓人失望之處——不是太貴、就是太稀少，或不好使用——食品公司必須以各種方式彌補。在有些情況下，他們將油完全氫化（相較於慣常的部分氫化），結果很諷刺的是，竟產生出一種消除了所有反式脂肪的固態脂肪，能與其他油混合做出較具延展性的產品，但卻有種蠟味，顯然並不可口。其他狀況是，有些食品製造商悄悄將熟悉的候補品棕櫚油加回產品內。過去二十年的研究，已減緩「熱帶油戰爭」時期對棕櫚油提出的健康憂慮，此油實際上可能在某些方面對健康有益，但在那些爭議後所留下的大眾觀感卻仍是負面的。由於製造商可用的選擇很少，只能再用棕櫚油，也因此使得棕櫚油的進口量迅速激增，二〇一二年進口了二十五億磅，比一九八〇年代美國黃豆農夫策動反對熱帶油時多出了五倍。

食品公司第三個無反式脂肪的經濟選擇是普通液態油。如我們所知，這些油黏膩而且很容易酸敗，無法用在大部分的包裝食品內，但它們能在餐廳、食堂或是其他餐飲服務中用以炸物或烹調，因此自二〇〇〇年代中期，全國皆知反式脂肪的健康威脅後，這些場所隨即開始使用液態油。

不幸的是，這些普通油的困擾，過去從未獲得解決。還記得國家衛生研究院在一九八〇年代曾舉辦了一系列研討會，以探討這個事實——在採行高量大豆油飲食的早期臨床實驗中，結果顯示受試者的癌症死亡率令人驚心地升高。膽結石也與高量植物油飲食有關。而且，大量的後續研究也已證明這些類型的油含有一種高量脂肪酸稱為 omega-6，會與魚油中所含有、健康的 omega-3 脂肪酸在全身每個細胞膜的重要據點競爭，而大腦也包括在內。Omega-6 透過植物油進入我們的飲食，如海嘯般淹沒了 omega-3（在過去的一個世紀，其供應量保持相對的穩定）。

如今，大量文獻已記載了清楚的結果：omega-3 可以對抗引發心臟病的發炎，而 omega-6 則大多會促進發炎。過去幾十年的研究，也更進一步地推測 omega-6 與憂鬱症和情緒障礙有關。其實在早期臨床試驗中吃大量大豆油的受試者，就已有較高的自殺和暴力死亡率，但這部分一直沒有獲得解釋。不過，由於早期試驗並非控制得很好，所有的結果不論是正面或負面，都需要對其抱持稍加懷疑的態度。但讓人訝異的是，儘管植物油攝取量約占美國人食用總卡路里的八%，卻從未有一個控制良好的大型臨床試驗來測試它們對膽固醇以外的健康影響。[10]而美國心臟協會最近還於二〇〇九年的植物油飲食評估中，鼓勵大眾多加食用（「至少」占總卡路里五到十%），因為它們有降低總膽固醇和低密度脂蛋白膽固醇的能力。[11]

如我們在第三章討論過、也將在下一章重提的，這些膽固醇標記並未被證實能為大多數人有力地預測心臟病發。此外，在 omega-6 或其他種類脂肪所造成的健康影響中，膽固醇只是其中一個層面。發炎與細胞膜功能就算沒有比較重要，也對我們的健康一樣重要，而且最新的證據顯示，植物油對這些有負面影響。早期臨床試驗關於暴力部分的發現沒有被解釋，也是令人擔憂的一點。針對植物油的健康效應提供完整說明極為重要，因為美國人吃很多植物油，而且植物油的潛在影響——不管是交酯化的、氫化的，甚至只是普通油——顯然非常重大。

有毒性的加熱油

二〇一二年末，我正在研究反式脂肪替代品的最新新聞時，全國最大食用油供應商之一的ＩＯＩ洛德斯副總裁傑瑞・馬克尼爾（Gerald McNeill）告訴我一件可怕的事——包括麥當勞、漢堡王和溫蒂在內的連鎖速食店，要換掉氫化油而開始改採普通植物油。他說：「這些油加熱時，會產生有毒性的氧化分解物質。」「在這些產物中有一種叫做乙醛（aldehyde）的化合物，會干擾ＤＮＡ。另一種則是非常毒的甲醛（formaldehyde）。」

乙醛？甲醛？這些不是拿來保存屍體的東西嗎？

他繼續告訴我，這些加熱過、氧化的油會形成聚合物，在炸鍋底生成「厚層黏脂」並堵塞水管。他大聲說：「那很黏，很恐怖！就像巫婆湯一樣！」相較之下，部分氫化油在炸鍋裡保久也穩定，它們也是因此受到喜愛；而麥當勞原本用來油炸的牛油，甚至又更穩定。

馬克尼爾的公司是販售棕櫚油的馬來西亞企業巨人的分支，因此我起初懷疑他會不會只是在詆毀競爭對手，我於是致電藝康公司（Ecolab）的資深科學家羅伯特・瑞舍（Robert Ryther）。藝康是服務全國各主要速食餐廳的大型工業清潔公司，而瑞舍證實了「厚層黏脂」的問題。「那個會堆積在

10. 第一個此類實驗，目前正在國家衛生研究院由克里斯多福・蘭斯登執行。
11. 美國心臟協會委員會主席威廉・哈里斯（William S. Harris）撰寫了這次的評鑑，而當時他們有「相當大量的」研究經費來自孟山都（Monsanto）公司——這是全世界最大的大豆油製造商。（Harris et al. 2009, 4）

每件東西上，很像蟲膠漆……可能是很硬的透明外膜、或是很厚很黏的物質，很像車子引擎上使用的白色矽膠潤滑劑，感覺有點像克里斯可。」他說，這個厚層黏脂是熱油煙從炸鍋冒出來後，在餐廳四處的涼冷表面上堆積而成——包括攪拌器、烤箱、通風口、地板與牆面。在一天內就會開始累積。「真的，」瑞舍說，「我們進去（餐廳裡），而店家會說他們已經用噴砂機或手刮試了三週，想要去除這東西。」

瑞舍告訴我，這些從油而來的不穩定產物也會堆積在速食店員工的制服上，還曾在烘衣機裡熱烘時引起自燃；運送這些制服去清洗的卡車後座曾經起火，即使在衣服洗淨也摺好之後，有時也會起火。瑞舍告訴我：「因為氧化產物仍以微量持續反應中。你永遠無法完全去除它，而且它還會產生熱度。」瑞舍自二〇〇七年開始看見這個問題，就在餐廳改採無反式脂肪路線並改用普通油油炸之後不久。

於是，瑞舍開發出一種稱為 Exelerate ZTF 的產品，可以將蟲膠漆般的物質轉回成油，然後就能被清理掉。但是這個處理過程比之前的解決方案更加昂貴，使用的化學物質也非常強力，因此不是未經訓練的職員可以勝任的工作。瑞舍說，幾乎所有的餐廳，不論大小，都有這樣的問題需要處理。「麥當勞有這個問題，每個有炸鍋的人都可能有這個問題。」[12]

有個明顯的健康問題，就是這些物質是否可能傷害顧客和餐廳員工的肺。[13] 事實上，英國與瑞士的大廚和餐廳員工，被發現有較高的呼吸道癌症罹患率，而這些地方也對此議題進行了研究。[14] 然而，這些研究並沒有追蹤使用的是哪種烹飪油脂，而爐台本身散發的有害微粒也會造成干擾。即便如此，迄今針對癌症與加熱油所做的最高層級報告，是由世界衛生組織之下的國際癌症研究署（International

Agency for Research on Cancer, IARC）發表於二〇一〇年，其中認為在餐廳一般使用的油炸溫度下所排放的油煙，對人體「可能」致癌。

如我們所知，問題在於這些普通植物油太容易氧化，而高溫加速了這個反應，尤其是連續加熱數小時之後，而這是在餐廳炸鍋裡常有的狀況。這些油當中的亞麻油脂肪酸，啟動了滾雪球般的連續反應。亞麻油酸在花生油中占三十%，大豆油中占五十二%，玉米油中占六十%，它會變質成氧化產物如自由基、變質的三酸甘油脂等；在一個分析中，一塊炸雞本身總共可以分離出一百三十種揮發性化合物。[15] 國際癌症研究署的報告，只看空氣懸浮粒子的影響，沒有提及食物在油炸時吸收的部分，但看起來這些氧化產物在被食用——以及消化時所造成的影響，可能更為重大。

油脂化學家在一九四〇年代中期開始廣泛使用植物油時發現了這些化合物，並發表了大量研究

12. 麥當勞與漢堡王在他們的網站上列出了這些油的成分，但不願意證實清潔時的問題。
13. 即使人們平均只會花一點八%的生活時間待在餐廳裡，但根據某項分析，人們在此期間接觸到的帶有潛在危險的空氣懸浮微粒卻是其接觸總量的十一%。（Wallace and Ott 2011）
14. 針對上海、新加坡、香港和台灣地區女性的肺癌高罹患率，台灣組織了一個囊括分子生物學家、毒物學家和化學家的團隊，開始調查加熱烹飪油是否可能對肺癌罹患率發揮任何影響，因為用炒鍋在通風不良處以植物油烹調食物的狀況，在台灣十分普遍。（有些分析顯示，在美國，從未吸菸的女性也比男性有著更高的肺癌罹患率。）（Zhong et al. Sspteber 1990; Zhong et al. August 1990; Young et al. 2010）
15. 加熱油不自然氧化的產物仍待發現中。除了自由基和醛類，這些化合物還包含膽固醇衍生物、大批由變質的三酸甘油脂形成的產物，以及其他氧化過的分解化合物。還有一些不自然化學化合物是由氧化過程外的其他過程形成，如水解、異構化和聚合作用。（Zhang et al. 2012）

顯示，加熱過的亞麻籽油、玉米油，尤其是大豆油，對老鼠具有毒性，會阻礙生長，導致腹瀉、肝腫大、胃潰瘍、心臟損傷和早夭。有一個實驗曾在老鼠糞便中發現了一種「亮光漆般」的物質——使得這些籠中的動物被「黏在鐵絲地板層」。在這些實驗中，有幾個曾把油溫加熱到比一般餐廳炸鍋所使用的溫度更高，但那種「亮光漆」可能就像近來在速食餐廳裡出現的那些蟲膠漆般的物質，屬於同樣的氧化產物。

這些令人不安的早期發現，會讓人以為應該已引起許多研究與討論，尤其是自一九六一年以來，美國心臟協會便開始向大眾建議使用這些多元不飽和脂肪油。但是，卻只有少數美國研究者警告當局別太快擁抱這些油，而其中之一是化學家丹南．哈爾門（Denham Harman），他是提出自由基導致老化假設的創始人。哈爾門在一九五七年致《刺絡針》的一篇投書中寫道：探討這些氧化產物負面影響的科學文獻，已有足夠的說服力主張，當前對於這些不飽和脂肪油的「滿腔熱情」應該「被遏止」，靜待更多關於此飲食改變可能有害健康的研究。

但是自那時起，以此為題的著作與國際會議就一直很罕見，即使不斷有研究提出令人憂慮的結果。比方說，在一九七二年一個業界科學家參加的主題研討會裡，來自日本的食品化學家團隊在報告中指出，加熱過的大豆油會產生對老鼠有「高毒性」的化合物。哥倫比亞大學的一位病理學家也指出，被餵以「輕微氧化」油的老鼠有肝臟與心臟損傷，相較於被餵以牛油、豬油、乳製脂肪、雞油的老鼠，則未顯示有此類損傷。然而，這些研究大部分都發表在晦澀、高度技術性且營養學家很少讀的期刊中，反正美國的飲食與疾病研究者幾乎只集中研究膽固醇。

一九九〇年代，一群義大利錫耶納大學的研究者指出了一項毒性極強的氧化產物——4-羥基壬烯醛（HNE, 4-hydroxynonenal），才讓人們對這些氧化產物的興趣回升。這是傑瑞・馬克尼爾跟我提過的醛類之一。奧地利生化學家赫曼・艾斯特鮑爾（Hermann Esterbauer）在一九六四年發現了醛類這種過氧化產物，並於一九九一年一一檢視了領域中的各種證據。艾斯特鮑爾的評論被認為具有指標性意義，而且坦白說讀起來有點可怕。他指出醛類非常容易發生化學反應，會導致「細胞迅速死亡」，干擾ＤＮＡ去氧核糖核酸與ＲＮＡ核糖核酸，並擾亂細胞基本功能。他仔細列出迄今為止所有的研究，顯示醛類會在各種可能的組織引發極度氧化逆境，對健康有各式各樣的危害，而且全都是在正常人類食用量時就「極有可能」發生。

匈牙利裔生化學家Ａ・莎里・薩拉妮（A. Saari Csallany）說，醛類是「極易起反應的化合物」。她是艾斯特鮑爾的學生，並且是在美國研究這些化合物的主要研究者。「它們持續在反應中。從這一分鐘到下一分鐘，它們就已分解並且變成其他東西。」事實上，醛類直到最近仍未被多方研究的原因即在於，它們很難以確切測量，研究者也因而不知道它們的生發數量如此之大。薩拉妮改良了偵測4-羥基壬烯醛的辦法，顯示它們來自於各種植物油，並且早在到達油炸溫度、油開始生煙或出現味道——這通常是標示油已變質的警報——許久之前就已生成。[16] 許多氧化產物，包括4-羥基壬烯醛，都無法以餐廳用來監測其烹調油的標準方法偵測出來。

薩拉妮最近的研究計畫之一，是到她的明尼蘇達大學辦公室附近的六家速食餐廳買薯條，結果

16. 建議油炸溫度是攝氏一百八十度，但某位頂尖生化學家所做的研究則發現，餐廳幾乎總是以更高的油溫油炸。（Firestone 1993）

她發現人們可以輕易地吃進「鑾多」這些有毒化合物（每一百公克薯條含十三點五二微克4-羥基壬烯醛）。她想做更多研究，但她說國家衛生研究院和美國農業部對資助此議題一點都不感興趣。

過去十年來，積極投入這項議題的研究者，主要是在歐洲。都靈大學的生化學家貴塞彼．波利（Giuseppi Poli）說，如今對於冠狀動脈粥狀硬化，最強的證據是指向4-羥基壬烯醛的作用。都靈大學在二〇〇二年成為國際4-羥基壬烯醛協會（International 4-HNE Club）的創辦者之一，該協會現在每兩年聚會一次。波利還指出，4-羥基壬烯醛會導致低密度脂蛋白膽固醇氧化，而使其變得危險；也有證據顯示，4-羥基壬烯醛與阿茲海默症等腦神經退化疾病的發展有很強的關連性。此外，由於4-羥基壬烯醛能可靠地在身體中引發氧化逆境，因此也被用以作為這個過程的正式標記。

有一個實驗曾餵食老鼠丙烯醛（acrolein）這種醛類，而從中可以觀察到這種氧化壓力。在油熱過頭時，就會產生帶著刺鼻氣味的丙烯醛，它也存在於香菸的煙霧中。餵食老鼠丙烯醛的影響頗為可觀：消化道損傷，而且有稱為「急性期反應」（acute phase response）的全身性反應，顯示身體正激烈地試圖避免感染性休克；[17]發炎標記與其他感染徵兆也激增——有時甚至到一百倍。執行此實驗的心血管生理學家丹尼爾．康克林（Daniel J. Conklin）告訴我，令他「震驚」的是，他發現一般人每日的丙烯醛攝取量，完全有可能達到引起諸如此類反應的劑量，尤其是對嗜吃炸物的人來說。

醛類尚未被正式劃分成一種毒素，但迄今針對人類所做的實驗已越來越少。[18]有個例外是紐西蘭的一個糖尿病患試驗。被餵以「熱壓」紅花油者，較食用橄欖油者有顯著更高的氧化逆境標記。事實上，研究也持續顯示，橄欖油會比多元不飽和油如大豆油、玉米油，產生較少的氧化產物。讀者可能還記得，橄欖油是一種單元不飽和脂肪，只有一個雙鍵與氧反應，而植物油是多元不飽和脂肪，有許多雙鏈。然而，正是沒有任何雙鏈的脂肪，才會製造出最少的氧化產物——也就是牛油、板油、豬油、椰子油和奶油中能找到的飽和脂肪。

二〇〇八年，薩拉妮在鹽湖城的美國油脂化學家學會大會發表她的發現，在場的大多是業界人士。她說：「起初他們很驚慌，然後又沒事了。」而在倫敦，有個研究團隊一直企圖透過新聞媒體和專業會議，警告人們這個問題。該團隊於一九九九年投書到《食品化學》（*Food Chemistry*）期刊，文章標題為「警告：熱壓多元不飽和脂肪對健康有害」，其後又發表了一篇論文，目的旨在「警告食品餐飲業」相關的健康問題，卻未引起多少關注。這個領域裡的其他研究者是分子生物學家或生化學家，與研究實際食品項目或制定營養政策是完全不同的世界。就如我向另一位4-羥基壬烯醛協會的創辦者，魯道夫·約各·蕭爾（Rudolf Jörg Schaur）問起，科學家們是否關切越來越多餐廳使用無反式脂肪液態油，他即在書信中答道：「因為我不是食品化學家，我不知道。」

二〇〇六年，歐盟組成了一個國際團隊進行研究，以期更了解這些脂質氧化產物及其對健康的影響。但是，阿徹丹尼爾斯米德蘭公司的馬克·麥特勒克告訴我，業界對於在他們的產油中會生成醛類，完全無能為力。有些餐廳會使用含低亞麻油酸或高油酸的油，但普通油（通常是大豆油或芥花油）仍是最經濟的選擇。凱瑟琳·華納（Kathleen Warner）是在美國農業部服務了三十多年的油脂化學家，

17. 休克的外表病徵極少，但重要的變化發生在體內，會致使促炎標記激增、某些膽固醇上升及血清總蛋白與白蛋白下降。
18. 毒素的取決經常來自動物實驗，人類資訊則可能來自流行病學研究，但由於使用不飽和油是在二〇〇六年食品藥物管理局執行其食品標示法規後才逐漸普遍，流行病學家尚未能針對餐廳炸鍋內的加熱多元不飽和油進行研究。

也主持美國油脂化學家學會加熱油委員會多年，她告訴我，最好的解決辦法是「期盼」餐廳會時常過濾和更換炸油，而且使用良好的排放油煙系統。大型速食連鎖店也使用精密技術，比如以「氮封」替換炸鍋上方的空氣，以及使用微電場將氧化產物降到最低。不過，華納證實醛類「具有毒性」，因此是個問題。國際4-羥基壬烯醛協會共同創辦人波利說，他不解為何營養學專家如此專注於膽固醇，這不過是身體眾多基本生物功能中的一個重要分子，卻忽略4-羥基壬烯醛，一個潛在的「殺手」分子。另一位資深油脂化學家，在一九五〇年代早期曾任職卡夫和史威夫特等各大食品公司的拉爾斯·魏德曼告訴我，醛類和其他有毒產物，需要更多主流的注意力，他說：「一定會有某人發現回鍋油有多致命。」

阿徹丹尼爾斯米德蘭公司的馬克·麥特勒克告訴我，業界仍在觀望食品藥物管理局是否會對醛類有興趣，畢竟該機構是唯一可正式標示「毒素」的機關。因此，我要求與那裡的科學家相談。在拖延幾個月後，食品藥物管理局的新聞室終於回應，該機構知曉加熱多元不飽和脂肪油會形成如「α或β不飽和醛類」的氧化產物，但關於它們對健康的影響，則尚未取得足夠資訊。那麼該機構是否正朝著找尋更多資訊的方向努力？答案是還沒有。目前看來，對於這種取代反式脂肪進入烘焙與油炸食品中的油品，該機構仍無進一步了解的興趣，美國消費者每一年仍繼續吃掉這種油達數十億磅。[19]

不過，食品藥物管理局已經在調查植物油加工過程中冒出來的其他陌生化合物——單氯丙二醇與甘油酯類（MCPDs）。這些化合物也會在加熱過程中生成，歐洲食品安全局（European Food and Safety Authority）已對這些化合物加以規範，因其可能導致癌症及腎臟病等問題。雖然這種化合物只有殘餘微量，但是麥特勒克告訴我，阿徹丹尼爾斯米德蘭等各家公司已經在尋求除去它們的方法。聽起來很熟悉嗎？在美國首度引介植物油一個世紀後，我們又再次面臨植物油的未知健康影響。

在一九四〇年代最早期的臨床試驗裡就曾發現，採行含高量多元不飽和脂肪的飲食，會因癌症而提高死亡率，更近期則「發現」它們含高度有毒的氧化產物，可見多元不飽和脂肪油一直有著健康疑慮。但在二十世紀，沒有任何其他食物單品像它們一樣，使用率多倍成長，而且大部分是由專家建議多吃。

六十多年來，美國人一直被告知要吃多元不飽和脂肪植物油，而非飽和脂肪，這個建議是基於植物油降低總膽固醇（後來發現還有低密度脂蛋白膽固醇）的簡單事實。加熱植物油時會產生有毒的氧化產物，並引發與心臟病有關連性的發炎反應，似乎對焦點從未離開膽固醇的主流營養學專家並不是那麼重要。大部分的美國人並不知道自己獲得的營養建議是來自於如此狹隘的健康考量，也不明白大型食用油公司一直資助他們信任的健康領導機構，如美國心臟協會、以及醫學和公衛學院。即便大型食品製造商旗下的科學家可能明瞭不飽和油的問題，又因為飽和脂肪的污名強大，他們也沒有其他可行的替代方案。於是，不論是在家庭還是工業廚房，所有人都同步按建議使用植物油。

自二十世紀初，我們已從攝取飽和脂肪改吃氫化油，再到多元不飽和油品。不知不覺中，我們歷經了一連串事件，從一開始淘汰動物脂肪，到最終搞到食物中含有福馬林。展望未來，即使食品藥

19. 二〇一三年末，食品藥物管理局部分為了因應庫莫諾的請求而提議全面禁止反式脂肪時，庫莫諾告訴我，他知道加熱多元不飽和脂肪油會產生氧化產物的問題。事實上，他曾在一九五〇年代親自做過一些相關的原創研究。他說「很不幸」地，各公司如今依然使用一般的油來炸物，並建議麥當勞和漢堡王可以開始改採炙烤薯條。（Kummerow, 作者訪談，November 7, 2013）

物管理局準備全面禁止反式脂肪，也難以安撫人心，因為這將使液態油及其氧化產物更為普遍。小本經營的家庭式餐廳、鄰近的食堂和街角的烘焙坊，也將跟上大型速食連鎖餐廳淘汰反式脂肪的腳步，但他們較不可能在運作中採用嚴謹的換油和排煙標準。儘管原先除去飽和脂肪的意圖良善，後來除去反式脂肪也是一樣，但現實似乎是，就維護健康而言，我們是從熱鍋跳進烈火裡，每下愈況。

解決問題的答案可能是重返穩定、固態的動物性脂肪，如豬油和奶油，因其不含任何神秘異構體，或是如反式脂肪會堵塞細胞膜，也不若液態油會氧化，飽和脂肪還能提升高密度脂蛋白膽固醇，看起來是個不錯的選擇。然而，飽和脂肪會提升低密度脂蛋白，也就是所謂的「壞膽固醇」這一點，乃是不利的重要證據。但就如同那麼多我們相信的科學「真理」在仔細檢視下已開始崩解一樣，或許這種提升低密度脂蛋白膽固醇的效果，也並非是如此鐵定與必然。

10.

為何飽和脂肪有益健康

Why Saturated Fat Is Good for You

避食飽和脂肪，就如我們所見，帶來了兩個意料不到的後果：第一是擁抱植物油；第二則可能是較具傷害力的影響，也就是二十世紀後半另一個主要的飲食改變——碳水化合物替代了脂肪。美國人如今吃更多的麵食、麵包、穀麥片以及其他穀物，還有比以往更多的水果與蔬菜，而非肉、奶、蛋與乳酪——這是長久以來西方國家餐桌上的中堅。畢竟，美國農業部將碳水化合物置於其飲食金字塔的底部——地中海飲食亦然，告訴大眾每天要吃六到十一份的穀物，加上二到四份的水果和三到五份的蔬菜，每天共計有四十五到六十五%的總卡路里來自碳水化合物。美國心臟協會的建議也一樣。而美國人一直認真奉行這套指導意見。由一九七一年到二〇〇〇年，根據美國疾病管制局（Centers for Diseases Control and Prevention）的數據，美國人的碳水化合物食用量增加了將近二十五%，我們也成功達到美國農業部的目標，將總脂肪食用量降到總卡路里的三十五%以下。

衛生當局把這些成就視為往正確的方向更前進了一步，而且隨著年月過去，官方訊息始終不變：美國農業部在二〇一〇年最新發表的《飲食指南》，持續強調美國人應改變飲食攝取，轉換成一種較「以植物為主的飲食，著重蔬菜、煮熟豆類、豌豆、水果、全穀類、堅果與種子。」

近幾十年來，最知名的——或可說是最聲名狼藉的——一個獨排眾議、倡導相反觀念的人物，當然是羅伯特·阿金（Robert C. Atkins），他是在紐約執業的心臟科醫師。一九七二年，《阿金博士的新減肥大革命》（*Dr. Atkins' Diet Revolution*）出版，立即成為暢銷書，再刷了二十八次，在全世界賣出千萬本以上。結果，主流營養學家群起攻擊阿金和他的高脂飲食建議，稱他是個「風尚」飲食醫生，指控他有瀆職之嫌，甚至還有更難聽的說法。但他的方法卻站穩腳步生了根，只因為似乎有效。

根據阿金治療病人的經驗，他相信肉、蛋、鮮奶油和乳酪等這些被放逐到飲食金字塔頂端的食物，是最健康的食物。他的高脂肪、低碳水化合物的招牌飲食計畫，可說是顛倒了美國農業部的飲食金字塔。阿金相信，這種飲食不僅能幫人減重，也能對抗心臟病、糖尿病，甚至還有其他的慢性病。

多年來，阿金飲食法雖有些許改變，但其中的「誘導期」（induction phase）向來嚴格，每天只准許攝取五到二十公克的碳水化合物、或最多半片麵包，直到病人到達想要的體重並趨穩定之後，才容許逐漸升高碳水化合物的攝取量。該飲食的其他部分是蛋白質和脂肪，而且脂肪是蛋白質的兩倍。這種處方代表阿金的病人吃的主要是動物性食品——肉、乳酪、蛋——原因很簡單，因為（除了堅果與種籽之外）這些是蛋白質與脂肪以天然比例結合的唯一食物來源。

阿金因為自己曾經是個受腰圍漸寬所惱的年輕心臟科醫生，而開始走上這條路。他在醫學圖書館找到了兩位威斯康辛大學醫學院的醫生於一九六三年詳細記錄的一個低碳水化合物飲食試驗，而這種飲食為他和他的病人帶來極大的成功。阿金稍加修改了威斯康辛論文，擴展成一篇刊登在《時尚》（*Vogue*）雜誌上的文章（有段時間他的減重菜單就被稱為「時尚瘦身法」），之後再將此飲食法出版成書。

隨著低碳高脂飲食的漸受歡迎，紐約人蜂擁至他在中城的辦公室，阿金也很快又根據自己的健康營養觀點寫了一本書。一九八九年，他還成立了一家成功的公司，販售低碳飲食補充食品，包括阿金營養棒（Atkins Bars）、低碳義大利麵、低碳高脂代餐飲，每年有數百萬美元的銷售額。但是，即使在阿金名利雙收之後，很讓他錯愕的是，他從未受到他的同事們、或是那些對公衛政策有影響力的學者所尊敬。

主要的原因是，當阿金進場時，飲食—心臟假說已經牢牢固著於主流意識中十年，而阿金的理念正與當道的低脂觀點牴觸。他的高脂低碳飲食，對已經相信飽和脂肪和脂肪全體就是殺手的研究者和臨床醫師來說，聽起來就是不健康地荒唐。一九七七年，麥高文委員會聽證會上，著名的哈佛大學營養學教授費卓克．史戴爾，稱阿金是個以叫賣極端的「風尚」瘦身法「快速吸金」的飲食醫生。這種飲食很「危險」，而且「提出此建議的作者犯了醫療不當的罪」，史戴爾說。而美國食療學會（American Dietetic Association）也指稱阿金減肥法是「營養師的噩夢」。

阿金也對上了與高脂減重法正好相反，而且在全美越來越受歡迎的飲食：超級低脂、幾近全素的飲食，其最知名的推動者是另一個二十世紀的名醫——狄恩．歐寧胥。這兩位醫生有很多相似處：他們都靠自己寫的暢銷書賺了幾百萬美元；阿金上了《時代》雜誌封面，而歐寧胥出現在《新聞周刊》的封面。阿金在曼哈頓中城有個生意興隆的私人診所，在高級的南安普敦（South Hampton）還有週末渡假屋；而歐寧胥則在富裕的水畔小鎮蘇沙麗多（Sausalito）有——如今仍有——辦公室，隔著金門大橋就是舊金山。令人疑惑的是，對於健康而不受疾病困擾的生活，這兩個人提供了完全相反的解決之道，但怎麼可能都如此成功？

一九七〇年之後，美國的現實狀況是，國民健康已因為以低脂飲食預防心臟病或肥胖症而每下愈況，人們雜亂地拼拼湊湊，朝四面八方找尋替代方案。阿金與歐寧胥都同意美國心臟協會的飲食建議並不明智，阿金還創出一個新詞「糖尿肥」（diabesity），用以描述二十世紀末的兩大災禍——糖尿病與肥胖症。這些疾病罹患率的增加，為另類的健康飲食營養觀念打開了大門。而他們兩人提供的解決方案乃是天差地別，有如鵝媽媽童謠裡的傑克．史培瑞特（Jack Sprat）和他太太，一個呼籲多吃脂肪，另一個則說少吃點。

二〇〇〇年，這兩位敵對的飲食醫生在華盛頓碰頭，在有線電視新聞網（CNN）一個名為「誰是百萬飲食醫生？」的特別節目中，進行現場辯論。一邊是阿金與他的三顆蛋蛋餅加兩條培根早餐，另一邊是歐寧胥與他的蔬菜水果，以及他對阿金精闢的批評，他說：「我很想告訴大家吃炸豬皮、培根和香腸當早餐，是一種健康的減重方式，但其實不然。」還有，「做化療也可以減肥，但我並不認為那是最佳的方法。」

歐寧胥也指控阿金飲食導致陽萎及口臭。歐寧胥的機智妙語直抵人心，並且激怒了阿金。阿金氣急敗壞地說：「我曾用高蛋白飲食治療了五萬個病人」，「而且他們告訴我的都是，他們的性生活比以往更好。」

然而阿金有個很重大的問題，就是他從未做過任何研究以支撐其飲食主張。如第六章討論，當歐寧胥用一個小實驗機巧地在《美國醫學學會期刊》上刊登了好幾篇文章時，只有幾個小型試驗是以阿金飲食為主題，而且結果令人氣餒。用以捍衛這套飲食法的，都只是些傳聞的證據：據說他的病人中有數萬個成功案例。「我永遠不會做研究，因為我是個開業醫生。我的意思是說，我所做的都是治療病人。」有一次他這樣告訴CNN新聞節目主持人賴瑞．金（Larry King）。阿金幾乎是拜託專家過去檢視他的病歷，但直到他快退休之前，都沒人回應他的請求。

更有甚者，在一個以個人政治手段就似乎能操縱整艘科學領域大船的世界裡，阿金明顯缺乏「人際技巧」以傳達他的理念。歐寧胥是個圓滑的權力追求者，而阿金則像是穿戴著一身令人反感的外殼，給人敏感易怒的印象，這對他很不利。「他接受訪談時，會說美國醫學學會邪惡，或說營養師們愚蠢！」紐約史隆凱特林紀念醫院（Memorial Sloane Kettering Hospital）的營養學研究員暨羅伯特與薇若妮卡·阿金基金會研究中心的前主任艾比·布洛克（Abby Bloch）說。「他這樣當然會與群眾有隔閡，所以他就像根避雷針一樣。」布洛克還指出，阿金講話習慣誇張，這也讓他那些重視科學的醫界同事們感到不悅。「他會說，『我看過六萬個病人，而且我從來沒有什麼問題。』對醫生來說，這種論調讓人很難忍受。他還會說，『我能醫好糖尿病！』然後你就會看到那些醫生的血壓升高。」

布洛克暗示，也許阿金如果能再有點耐心、或是在政治上精算一點，就很可能攻城掠地。但即使是比較明智且受人尊敬的艾仁斯，也難以動搖營養學主流，傳統的飲食智慧已經太過根深柢固。因此，儘管阿金擁有協助人們減重的豐富實務經驗，而且可能預防了心臟病，但到二十一世紀之前，他終究未曾得到任何學界研究者的認真傾聽。

二〇〇三年四月，七十二歲的阿金在曼哈頓的辦公室外踩在冰上滑倒，頭部撞擊到人行道，並陷入昏迷，在一週後過世。關於他的死因，謠言迅速傳開；有人說是因為「心臟病突發」，也有人說他有肥胖症，但他並沒有。[1]兩年後，阿金的營養補充品公司宣布破產，明顯是因為經營不善，以及人們對低碳飲食的興趣也隨著他的辭世而衰退所致，但那些憎惡他理念的專家，卻將這些事件描述成是他的飲食法宣告壽終正寢的證明；尤其是公司破產，更被當成是低脂飲食終於戰勝低碳飲食的確證。就如塔夫茨大學教授愛麗絲·李登斯坦於二〇〇七年告訴我：「結束了。阿金公司剛宣告破產。人們現在已走過低碳飲食期了。」

但這只是一廂情願的想法。雖然阿金的名氣如此響亮，幾乎等同於低碳飲食，但他的死亡並未減低這種飲食受歡迎的程度。這套飲食因為幫助人們成功瘦身而存活了下來，雖然是改走地下路線。事實上，這段飲食歷史悠久得令人訝異——碳水化合物使人肥、而高脂飲食帶來健康的信念，早在阿金醫師之前就已存在，而且很快就有其他更主流的人士加以提倡。「阿金」只是美國人一想到這種飲食時就會最快聯想到的名字，但早在阿金之前，即有其他人開發和滋養這個觀念，而在他之後，也會有其他後來者跟進。

低碳飲食的誕生[2]

以低碳飲食減重為主題，最早出現也最知名的報告，是一本於一八六三年由已退休的倫敦驗屍官威廉·班廷（William Banting）所著的小冊。他的《關於肥胖，致大眾之書》（*Letter on Corpulence, Addressed to the Public*）是那個時代的《阿金博士的新減肥大革命》現象，光是在英國就賣了六萬三千本，在法國、德國和美國也都「大量流傳」。「在對人類有影響的寄生禍害中，」班廷的小冊子一開頭就說，「我並不知道、也無法想像還有什麼比肥胖更令人煎熬的。」班廷述說了他是如何在六十六歲時，五呎五吋的身高但體重超過兩百磅，因視力與聽力退化、一次臍疝氣、膝蓋與腳踝虛弱、胃酸過多、消化不良與胃灼熱而苦。為了減重，他的醫生給了他兩個建議，就如我們今日會得到的一樣：

1. 阿金之死與他活著的時候一樣造成爭議。阿金的批評者公開了一份由紐約市法醫辦公室洩漏出來的文件，透露了阿金有心臟病，但不確定這毛病是源自於營養，或是如阿金醫生的心臟病醫生宣稱的，是因為多年前一趟遠東之旅時的感染。批評者也強調阿金死亡證明上列出他的體重是二百五十八磅，代表他有肥胖症；然而在他入院時，他的體重記錄是一百九十五磅。他的遺孀合乎常理地解釋說，體重之所以迅速增加，是因為他在昏迷時身體積水。（Anon., "Death of a Diet Doctor," 2004）
2. 蓋瑞·陶布斯首先在《好卡路里、壞卡路里》（二〇〇七）一書中整理出實行低碳飲食人士的歷史。

多運動——這點班廷做到了，他每天早上划船兩個小時，還做其他活動；而另一個則為減少卡路里攝取。但是班廷發現，運動只是讓他胃口變得更好，而減少攝取卡路里則讓他筋疲力竭。

一八六二年，班廷開始失去聽力，於是他向倫敦的耳外科醫師威廉·哈維（William Harvey）徵求意見，哈維認為可能是他耳裡的耳脂過剩，擠壓到耳咽管，決定讓班廷採取低碳飲食。哈維知道，農家有時會以含糖、充滿澱粉的飲食讓家畜豐腴，而且他也正確地猜到肥胖可能與糖尿病有連結——在法國，糖尿病常以無碳水化合物飲食治療。因此，班廷開始一日三餐肉、魚或野味，並避開大部分可能含糖或澱粉的食物，尤其是麵包、牛奶（因其以乳糖形式而含有糖分）、啤酒、糖果與根莖類蔬菜。一年內，班廷掉了四十六磅，而且宣稱感覺很棒，所有身體上的不適都消失了。一八六九年，他在第四版的書中報告說他減了五十磅。他認為自己「非常」健康，如他寫道：「確實，我很少遇見沒什麼可抱怨的七十二歲男人。」班廷活到八十一歲，遠超過當時英國男性的平均壽命。

在他死後，歐洲的研究者與臨床醫生採行了班廷飲食的各種版本以治療病人。在美國，十九世紀末全球知名的醫學權威暨約翰霍普金斯醫院創立者之一威廉·奧斯勒男爵（Sir William Osler），也在他一八九二年所出版的基礎醫學教科書中，倡議該飲食的變化版。而倫敦的一位醫生納森·約克戴維斯（Nathaniel Yorke-Davis），則自一九〇五年開始，使用一種低碳飲食治療過重的塔夫特總統（William Taft），幫他減了七十磅。雖然在二十世紀早期，有很多醫生告訴他們的病人要限制總卡路里，而不只是限制來自碳水化合物的熱量，但是低碳飲食仍然一直撐了下來，在二十與二十一世紀一再地「被發現」。

一九一九年，一位在紐約執業的內科醫生布萊克·唐納森（Blake Donaldson），偶然發現了這種飲食。如他在回憶錄《強力醫學》（*Strong Medicine*, 1961）中的敍述，他為無法以減少卡路里幫助肥胖症病人減重而感到挫折。在請教過位於曼哈頓的美國自然歷史博物館的專家之後，他發現了高脂飲食；這些專家告訴他，因紐特人幾乎不太生病，完全仰賴「能狩獵到的最肥的肉」存活。於是，唐納森打算一試，他規定病人主要吃肉，禁食所有的糖與麵粉，一天吃肥肉三次。他推論說，可能有個「肉類攝取上限」，之後人們就無法再減輕體重，「但我尚未找到」。[3]

唐納森堅稱，他有一萬七千名左右的病人，在四十年間採用此飲食而過得非常好，每週減二到三磅，而且無飢餓感。他強調最重要的一點是——不同於其他「抗肥胖療法」，比如說限制卡路里，他的病人不會復胖。

一九四四年，唐納森在紐約一家醫院裡演講他的飲食法，在場有一位任職於杜邦公司的醫生艾佛列・潘寧頓（Alfred Pennington）。如一九四〇年代許多公司一樣，杜邦也為心臟病橫掃中年男性經理人階層而感到擔憂。潘寧頓觀察到，大部分患者不是過重就是肥胖，因此認為第一步就是要有個能讓他們瘦下來的方案。這些主管已歷經好幾種計算卡路里的飲食及運動計畫，當各種方法都宣告失敗，潘寧頓決定嘗試這個他在聽了唐納森演講後自己曾經成功採行的辦法。

3. 一九七〇年中期，佛蒙特大學的艾略特・丹佛斯（Elliot Danforth）以不同的食物進行了一系列暴食（overeating）試驗，結果發現要在一套以肉為主的飲食中暴食幾乎不可能，他的受試者總是面對著一整疊就是吃不完的豬排。「採行阿金飲食法要多吃很難，因其令人饜足。」丹佛斯說。相較之下，他發現人們很容易吃進太多碳水化合物，如餅乾、脆片和穀麥片。（Danforth，作者訪談，January 12, 2009）

潘寧頓的飲食並不限制總卡路里。他選中的二十個男性主管，平均每天吃進超過三千卡，包括六盎司的肉、兩盎司的脂肪，以及每天三餐中各不超過八十卡的碳水化合物。結果如潘寧頓所述，採用他這套飲食的主管們，感到「兩餐之間不再飢餓……體力和健康都更好」。而且儘管吃很多，他們也平均月減七到十磅。

潘寧頓對肥胖症議題著墨甚廣，他不僅只滿足於見到病人體重下降，還企圖了解為何低碳飲食可能有效。不管是什麼原因，都必須考量答案不是減少卡路里，因為潘寧頓的病人似乎並未比平常少吃卡路里，有幾個個案甚至還吃得更多。「不管解釋可能是什麼，」潘寧頓寫到，「似乎是在更幽深之處。」他挖出了一整批一九二〇與一九三〇年代德國和奧地利研究者的研究，他們指出是荷爾蒙驅使人肥胖，並因此得出一個關於人類如何變胖的全新假設——與我們尋常相信的吃太多或運動不足無關的假設。這些研究者的結論是：肥胖是一種代謝異常，在這種狀況下，脂肪組織會開始囤積脂肪，而難以正常釋放或作為熱量使用。

了解這種代謝異常的第一步，是理解到脂肪組織並非某種遲滯不動的死寂區域，而是進行著一連串的代謝和荷爾蒙活動。我們的身體會全天候持續按照需要儲存和提取脂肪，有如持續在提款機存款與提領一樣。當我們用餐時，是在儲存；之後在餐間或夜間睡覺未進食時，就可以提領。由此觀點看來，脂肪只是在短期沒有可得的食物時，讓身體有熱量使用的基礎，有如身體上綁著能量棒一般。然而，在代謝異常的人身上，身體持續儲存，提領功能卻停止運作——身體真的拒絕放棄脂肪。脂肪於是變成有如怪獸哥吉拉，吸取熱量並將其轉換成更多的脂肪，不顧肌肉、大腦、心臟以及其他身體所有的需求。

於是，德國與奧地利的研究者認為，是荷爾蒙應該為脂肪囤積負責。畢竟，荷爾蒙可以解釋為何懷孕與停經後的女人體重上升，以及為何在經歷青春期時，女孩脂肪增加、而男孩肌肉增加。而且，從一九三〇年代末期開始，動物研究就一再證實了這個觀點。科學家透過造成下視丘（大腦的荷爾蒙控制中心）損傷，改變了老鼠的荷爾蒙，而牠們的體重也幾乎在一夜之間膨脹。這些老鼠不只是吃牠們的食物，還以非常「貪婪、猛虎般的食欲」「攻擊」和「吞食」。在貓、狗與猴子身上也有一樣的結果。下視丘有腫瘤的人，有時會經歷大量、迅速的體重增加，包括一個五十七歲的「園丁之妻」，於一九四六年被觀察到在一年之間變得肥胖。

稱為內分泌學（endocrinology）的荷爾蒙研究，在一九二一年時發現了胰島素，這是一種由胰腺生產的荷爾蒙，支配脂肪的能力似乎勝過其他所有的荷爾蒙。及至一九二三年，醫生已開始注射胰島素為體重過輕的兒童增胖。臨床醫生則能在胰島素注射後，告知病人採行高碳水化合物飲食，使其每週最多增加六磅。動物實驗也有一樣的發現。[4]反之，動物若因胰臟被移除而無法生產胰島素而導致欠缺，不管有多會吃以獲取脂肪，仍會死於羸弱。

每當食用碳水化合物時，身體就會分泌胰島素。假使只偶爾食用碳水化合物，身體就有時間在兩波胰島素作用之間恢復，脂肪細胞即有時間釋放儲存的脂肪，而肌肉就可燃燒這些脂肪以作為燃

4. 支持此假設的動物數據，包括以手術引發下視丘腹內側核損傷的老鼠實驗。手術之後，就可見到這些老鼠體內的胰島素即刻戲劇性地增加，而其生成的脂肪則跟循環中的胰島素數量成正比。研究者如何知道是胰島素讓這些老鼠肥胖？在他們切斷了連結下視丘與胰臟之間的迷走神經（vagus nerve）後，胰島素就無法分泌，老鼠也沒有再長脂肪。（Han and Frohman 1970; Hustvedt and LΦvΦ 1972; 根據此研究提出的理論——下視丘在飢餓方面扮演重要角色，可見 Powley 1977）

料。然而，要是整天在餐食、點心與飲料中進食碳水化合物，血液中的胰島素一直是升高的，脂肪就處於持續封鎖狀態。於是，脂肪積累到過量，只是儲存著並未燃燒。潘寧頓描述了限制碳水化合物攝取的飲食，在理論上會發生什麼事：碳水化合物的消失，讓脂肪得以從脂肪組織湧出，不再被循環中的胰島素綁架，即可被當作熱量使用。個人得以減重，並不見得是因為吃得比較少，而是缺乏胰島素讓脂肪細胞釋放脂肪，並讓肌肉細胞燃燒脂肪。

這些觀念都在戰前的荷爾蒙與肥胖研究庫中，潘寧頓只是率先將它們挖掘出來而已。第二次世界大戰導致德國與奧地利科學家帶著他們的理論四散，且因為科學的共通語言在戰後從德語轉變成英語，這些早期對肥胖的「另類假設」也就此遺失。

一九五三年，潘寧頓在《新英格蘭醫學期刊》一篇題為「重新定位肥胖」的文章裡，回顧這批廣大的研究。[5]同一年，安塞・基斯首次提出他的理念，將慢性病歸咎於脂肪，而非碳水化合物——該理論顯然占了上風，因為基斯在領域中聲望較高，潘寧頓則被遺忘——直到最近。當然，基斯與潘寧頓各自指出不同的飲食禍害，但是這兩個假設背後的科學研究品質卻是大為迥異。潘寧頓的分析基礎是對於人體生物系統的精闢理解，包括引自內分泌學與生化學的證據；相較之下，基斯幾乎全然只仰賴粗糙的國際數據，將脂肪與心臟病連結。他的結論是根據統計上的相關性，而不像潘寧頓是根植於治療病人的臨床經驗、或是對於人類生理機能與生物學的學術理解。

再者，脂肪引起肥胖的概念，是建立在沒有人類生物學基礎的泛論之上。基斯與其他人以為，由於膳食脂肪每公克所含的卡路里比蛋白質或碳水化合物高，就一定使人肥。按照此說，吃太多脂肪的人是意外獲取太多卡路里——這是在大腦與胃沒有彼此溝通的狀況下才會犯的演算錯誤。而且基斯在推演這個假設時，並沒有任何實驗作為依據，之後也幾乎少有。他這項理念在智識上的主要優點，一直是它的直接易懂。因此，除了所有我們探討過，基斯的觀念何以能在營養學界傳播廣遠的因素，還有另一個理由可能是，正在找尋簡單答案的營養學家和心臟科醫生，發現基斯的數學方法比潘寧頓關於荷爾蒙異常的複雜概念更容易想像。但就如我們之前所見，很多證據都悖違了膳食脂肪導致肥胖的觀念，而脂肪對於心臟病的作用終究還是少有明證。那麼，潘寧頓指出的另一個選項——碳水化合物，有可能也是心臟病戰線上的一個生物作用者嗎？

碳水化合物與慢性病

布萊克．唐納森在著述裡披露的驚人事實之一，就是他觀察到採行低碳飲食的病人不只減了重，其他健康問題的症狀也告消失。這些健康問題包括心臟病、動脈粥狀硬化、高血壓、骨關節炎、膽結石和糖尿病，在一九〇〇年代早期被通稱為「肥胖六重奏」，因為這六個問題被觀察到較常發生在肥胖者身上。（後來，大部分的這些症狀被併稱為「X症候群」，又名「代謝症候群」；見337頁註16。）當病人採取常吃肉飲食之後，唐納森發現他們「越來越少求助於藥物」來對抗這些疾病。在他的飲食

5. 一位出生於匈牙利、在紐約執業的婦產科醫生赫曼．托勒（Herman Taller）讀了潘寧頓的文章，並於一九五〇年代開始以低碳飲食治療他的病人，還寫了一本飲食暢銷書《卡路里不算數》（*Calories Don't Count*）。（New York: Simon & Schuster, 1961）

中，當碳水化合物被脂肪取代，一切似乎都變好了。無可否認，這很像是江湖郎中在吹噓各種仙丹妙藥的功效，因而讓這些飲食蒙上一層賣膏藥的色彩，但高脂低碳飲食確實常被觀察到似乎可治癒不少的健康問題，而且從班廷在一八六〇年代早期發現自己身上的變化開始，就一直真是如此。

心臟病、糖尿病甚至是癌症，可能由現代飲食中的各種碳水化合物引起，一直是很多醫生與研究者在原始部落人口開始吃這些食物時所觀察到的結論。例如德國醫生奧托．薛佛（Otto Schaefer），曾在一九五一年造訪加拿大北極圈中最知名的肉食因紐特族各部落。他在巴芬島（Baffin Island）找到的族群，尚未受任何西式飲食影響，仍吃著一種完全以肉與脂肪組成的飲食，有開胃的美味珍饈如海豹腸、魚眼，和「生鮮時就縫進海豹皮再曝曬二到三天的北極鮭」。

在一些北極區域，哈德遜灣公司（Hudson's Bay Company）已經開始每年以船載入食品，主要是麵粉、糧餅、茶葉和糖蜜，但是並非所有的族群都獲得這些貨物，也因此讓薛佛有機會比較研究獲得大批西方食品的族群和維持原始飲食的族群。

薛佛發現，凡是在按照「古老原住民方式」飲食的地方，健康狀況普遍良好。在檢查了四千名加拿大因紐特人之後，薛佛表示他並未見到任何維生素或礦物質缺乏的跡象，儘管他們的飲食中完全沒有水果或蔬菜；冬天缺乏日照也未造成維生素D缺乏症。「他們的大部分飲食是由鮮肉和魚組成，大多數是生食或凍著吃。」他也未曾聽聞有人因欠鐵質而貧血。

經由他自己的觀察，以及在艾德蒙頓（Edmonton）一家醫院和附近一間療養院所蒐集到的數據，薛佛的結論為——在採取傳統飲食的因紐特人當中，哮喘、胃潰瘍、痛風、癌症、心血管疾病、糖尿病和潰瘍性結腸炎幾乎不存在，也未見高血壓和身心症引發疾病。他只看見兩個血壓超過一百毫米汞柱的案例，而且發現動脈硬化在因紐特老人之間，要比在老年加拿大白人之間更不常見。他寫道，心臟疾病「沒有出現在六十歲以下的愛斯基摩人身上」。

相較之下，每當因紐特人以碳水化合物替代他們的傳統飲食時，健康就會變差。婦女和兒童大量出現貧血，而且在一個吃了這些「文明」食物的因紐特人身上，薛佛發現了第一個糖尿病案例，這是以往加拿大北極地區從未被通報過的首例。他也發現慢性中耳炎和齲齒，在某些案例中，齲齒甚至嚴重到有些因紐特人以海象牙做了自己的假牙。[6]薛佛推測，極有可能的原因似乎是，這些長期適應脂肪與蛋白質飲食的因紐特人，無法應付西方介紹給他們的澱粉和糖。

在一個叫做伊魁特（Iqaluit）的聚落，薛佛發現那裡的因紐特人傳統食物吃得最少，而其健康狀況也是他見過最糟糕的。他觀察到，因進食大量糖而產生的問題，在西方國家是發展了幾百年才出現，而「對於加拿大的愛斯基摩人，幾乎是唐突顛簸地發生在過去二十年間」。薛佛目睹了一個世代永遠失去了他們的健康和生活方式。凡是放棄吃肉的因紐特部落，都以碳水化合物取而代之。在伊魁特，當地人吃洋芋片和喝汽水；薛佛告訴一家當地報紙，這種飲食改變近似於「自行施加的種族屠殺」。

薛佛並非唯一觀察到這種飲食轉變及其與慢性病關連的人。英國皇家海軍醫生湯瑪斯．克利福（Thomas L. Cleave），曾於一九〇〇年代早期到眾多偏遠地區旅行，也見到同樣的現象。他稱所有的

6. 根據牙醫魏斯頓．普萊斯（Weston A. Price）的研究，在剛引入精製碳水化合物的社會裡，可見到許多健康問題，其中包括齲齒以及臉部結構窄化而導致口腔內牙齒擁擠。普萊斯在一九〇〇年代早期環遊世界時，記錄了許多經歷此種「營養轉移」的族群。（Price［1939］2004）

慢性病為「甜味病」，因為這當中有諸多疾病都是與引入精製碳水化合物同時到來——主要是糖和白麵粉。事實上，一船船的精製糖也早已抵達克利福自己國家的海岸，當英國於一六七〇年代開始兼併西印度群島，英國人的糖食用量就從一七一〇年的每人四磅，到一七九〇年的每人多於二十磅，增加了五倍。[7]

十八世紀後半，英國出現了第一個心臟病病例。因為此時期也是將牛、羊等家畜養到極度肥胖的年代——在圖片中看來幾乎是球形——因此當心臟疾病出現時，比較普遍的解釋是歸因於肥肉，而非糖。[8]然而，在接下來的一個世紀，平均肉類消耗量保持不變甚至下降，但心臟病的罹患率卻見上升。事實上，在飲食中唯一與心臟病罹患率同步上升的是糖的消耗量。及至十九世紀末，一般英國人的糖食用量是每年約八十磅。（相較之下，在二十世紀末，美國食品工業則供應每人多於一百五十磅的糖，如今還包括高果糖玉米糖漿。）

另一個似乎與精製碳水化合物同步出現的慢性病是癌症。在因紐特人這樣的孤立人口中，癌症由罕見變成常見殺手，而每當這些人口開始吃糖和白麵粉時，這個改變就會發生。關於此種癌症崛起的記錄並非少得可憐，也不僅只「侷限於一兩個住在非洲或亞洲的荒野醫生發表的意見」，英國記者與歷史學家巴爾克（J. Ellis Barker）在《癌症：起因與預防》（*Cancer: How Is It Caused; How It Can BE Prevented*, 1924）一書中說明，這樣的證據來自全世界，包括大量的文獻報導與研究，其中有許多最初發表在《英國醫學期刊》或是《刺絡針》——這兩者都是極受敬重的期刊，或是刊登在當地的出版品如《東非醫學期刊》（*East African Medical Journal*）。他蒐集到的所有敍述幾乎都支持這個主張——癌症以及其他慢性病，原本並不存在於孤立人口中，只有在西方碳水化合物到來時才出現。

喬治・普林特斯（George Prentice）是一位曾在二十世紀初於中非南部與孤立族人共處的醫生，他觀察到有一長串的疾病，幾乎是同時在這些孤立人口中出現（後來唐納森把其中一些納入他的「肥胖六重奏」），包括心血管疾病、高血壓和中風、癌症、肥胖症、糖尿病、齲齒、牙周病、闌尾炎、消化性潰瘍、憩室炎、膽結石、痔瘡、便秘和靜脈曲張。

在偏遠人口首度持續接觸西式飲食後，這些疾病就無可避免地成群結隊出現。西方到底是引介了什麼給這些偏遠人口？營養學家一直告訴我們的歷史故事是，工業化的世界帶來「高脂、熱量密集的飲食，有相當分量是以動物為主的食物」。這段引言來自於二〇〇二年世界衛生組織的報告，反映了當時的主流觀點。但是，在薛佛和其他人的歷史敘述中，可見的明顯事實似乎是，西方人一開始輸出到貧窮國家的物資，只限於容易打包與保存的東西，那就代表不是肉或乳製品，因為這些食品很容易腐敗，除了豬油偶爾是例外。喔，不，傳送到世界上每個西方貿易商可達角落的，是四種非常便於攜帶且受歡迎的貨品：糖、糖蜜、白麵粉和白米。換句話說，就是精製碳水化合物。疾病隨著這些西方食物降臨，因此這些病症被稱為「西方病」、或是「文明病」。

7. 英國的食糖量暴增正好與飲茶風氣的逐漸普及吻合，意即飲茶習慣是一種糖的傳遞媒介。（Walvin, 1997, 119-120 and 129-131）

8. 除了糖之外，在此時期逐量進入飲食的其他精製碳水化合物，還有白麵粉；碾磨技術的改良使得白麵粉取代了全麥及穀麥片（並非全都是精製的）。另一個可能促進心臟疾病的飲食變化，是動物飼養方式的轉變，動物由吃草改成吃穀類，這可能改變了肉類的脂肪酸組成。（Michaels 2001, 50-53）

阿金飲食終獲科學測試

根據這些意見，一套沒有各種碳水化合物的飲食會使這些疾病消失，看來是有其道理。這基本上是阿金的觀點，但已被營養當局排除，因為他們的思考已習慣將膳食脂肪當成問題，而不是碳水化合物。但是班廷和阿金等實行者，卻目睹了當麵粉、糖和其他碳水化合物從飲食中被移除時，健康即得到廣泛的改善。問題是，一旦移除了碳水化合物，剩下的就是高脂飲食，而這應該會引起心臟病。在本書中，我們已經探討過顯示高脂飲食與良好健康有正相關的歷史證據，但是對於現代醫學研究者來說，唯一能確定的方法是做臨床實驗，以確認滿載脂肪與飽和脂肪的飲食，是可能延年益壽——如阿金及其他前人所認為、或是會讓人提早死亡——如基斯和他的同事所堅持。

直到一九九〇年代末，已經普及化的阿金飲食終於吸引了一小群研究者，開始進行能在此議題上端正視聽的實驗。這些研究者曾以不同的方式與低碳飲食相遇——在行醫或閱讀科學文獻時。比方說，杜克大學的醫生兼研究員艾瑞克．魏斯曼（Eric Westman）曾遇到一個病人跟他說：「嘿，醫生，我只吃牛排和雞蛋！」並吹噓自己的膽固醇指數已有所改善。魏斯曼是第一個接受阿金的提議，去看他所有醫療檔案的醫生研究者。他在一九九〇年代末期造訪了阿金在紐約的辦公室，對他成功幫助患者減輕體重和改善健康留下深刻印象，但是他認為這些文件還不夠好。「我需要科學。」他這樣告訴阿金。魏斯曼知道，唯一能讓各種軼聞言之成理的方法，就是做隨機對照試驗，這是醫學證據的黃金標準。於是，他與全國各地的幾個同事一起開始進行這些試驗。

這群新進領域的研究者很年輕，而且不太知道這是個會讓他們沉沒的專業領域沙坑。比如說，天普大學的心理學教授蓋瑞·福斯特（Gary Foster），在二〇〇三年參與了一個具指標意義的試驗，比較各種不同的飲食，他說他沒想到將阿金飲食納入研究會如此引發爭議。「我記得有一位著名的科學家，在一次公開會議中站起來說：『我非常厭惡，國家衛生研究院居然浪費我的錢來研究阿金飲食。』」他這樣跟我述說。接著，會議上的其他人就排山倒海地一起鼓掌。福斯特說，他和同事們居然可以獲得如此敵視高脂飲食的國家衛生研究院提供經費，實在非比尋常；事實上，他們必須走這個機構的「側門」——另類醫學部（alternative medicine division），一個也在研究針灸的部門。[9]

相較之下，國家衛生研究院則從未開過一扇門給醫生和營養生化學家史蒂芬·菲尼（Stephen Phinney）。菲尼在一九八〇年代初就已開始以高脂低碳飲食進行實驗，並對此議題痴迷。與福斯特不同的是，菲尼完全擁抱這條研究路線，即使這份興趣讓他成為領域中的「異端」。菲尼說，接下來的二十多年，國家衛生研究院多次拒絕了他提交的研究提案，只「為了一些無關緊要的原因」。

菲尼在這個研究中最親近的同事，是康乃狄克大學的傑夫·弗列克（Jeff Volek），他跟菲尼一樣熱愛健身。弗列克是個運動學家，三十二歲時成為印第安那州的舉重冠軍，而菲尼則是喜歡滑雪、登山健行和騎腳踏車。他們倆一起用全新的方式研究營養學。與其視高脂飲食為減重或預防心臟病之道，他們比較有興趣的是，以飲食作為獲取體力巔峰表現的方法。他們不是出身學院的營養學者，因此並不熟悉飲食—心臟假說，這可能使得他們較容易接受另類的觀點。

9. 福斯特後來選擇在專業上更加謹慎，淡化了研究時在阿金組中發現的正向健康成果。

弗列克知道，運動員和舉重選手通常吃高脂高蛋白且低碳的飲食，好讓肌肉發展最大化，並減少身體脂肪。但為了長程運動，比如說馬拉松中的巔峰表現，一般認為運動員應該在比賽前一晚吃很多的碳水化合物。這是菲尼想測試的第一個觀念。「我們蠻確定，我們能證明加載碳水化合物的觀念是正確的。」菲尼這樣告訴我。然而讓他意外的是，他的發現剛好相反：在他實驗裡的運動員，能在幾近零碳水化合物的狀態下做出最佳表現。在沒有糖原（glycogen，葡萄糖儲存在肌肉與肝臟中的形式）時，身體就是將燃料來源轉換成從血液中脂肪酸而來的分子，稱為酮體（ketone body）。

如菲尼與弗列克所發現的，我們的身體可以被看成是一部生理學上的油電混合動力汽車，在不同的燃料來源之間轉換來去：當我們無法從碳水化合物燃取能量時，就燒儲存的脂肪代替。[10]因此，菲尼的發現可以反駁對阿金飲食的主要批評之一：為了身體的基本運作，人們每天必須吃最少一百公克的葡萄糖。[11]事實上，雖然可能被忘記或是忽略了，人們在五十幾年前就已知道我們的身體對碳水化合物並無要求，而且若沒有更好的物質，只要靠酮體就能好好地支持身體。某些身體組織的確需要少量葡萄糖——比如說眼球晶體和紅血球——而這可以由肝臟運用我們所吃蛋白質食物中的氨基酸來製造。

至於一般對阿金飲食法的其他幾項憂慮，菲尼的實驗也能加以反駁。這些憂慮來自於一九七〇與一九八〇年代的幾個小試驗，發現這種飲食就如歐寧宵提過的會引發頭痛，還有頭暈、脱水、便秘和無力，常被合稱為「阿金流感」症狀。而根據菲尼的研究，這些症狀與過渡時期有關，會發生在人們從一般飲食改換成低碳飲食時。這個轉換期可持續二到三週，這段時間身體組織正在適應使用酮體作為新的燃料來源，會發生很大的代謝改變，此外，腎臟會排出水和鹽，並因而導致某些阿金飲食者有頭暈與便秘的狀況。[12]菲尼解決這些過渡期問題的方式，是讓患者一天喝幾杯肉類清高湯。

而在轉換飲食剛開始時的失水，也讓批評者誤以為任何藉此飲食減少的體重，完全是因為水分流失，而非脂肪。[13]但是，菲尼、弗列克與其他人的研究則顯示了長期因此飲食而失去的磅數，是來自於貯存的脂肪，而非水分流失。到了二〇〇〇年代初，這幾位研究者得以推翻早期幾個關於此飲食的科學研究所造成的錯誤印象，指出那些研究的時間太短，尚未安度過渡時期的問題。這些研究者也證實了該飲食對減重的保證為真。在比較阿金飲食、一般標準飲食與限制卡路里的美國心臟協會建議飲食的試驗中，低碳飲食者減了相當多的體重，而且大部分減去的體重都來自脂肪，而非肌肉。

此外，研究者也終於能夠顯示阿金飲食不會傷害心血管健康，而且事實正好相反。在一個又一個的實驗中，根據幾乎每一個能測量的指標，終於證明相較於美國心臟協會長久提議的低脂與低飽和

10. 當身體改換成以脂肪酸的酮體形式作為燃料時，即進入所謂的「營養性酮化」（nutritional ketosis）狀態。對阿金飲食的長存恐懼之一，就是酮酸是有毒性的，因為在糖尿病失控的病人體內能發現高量有危險性的酮酸循環（這種情形稱為「糖尿病酮酸中毒」）。但是，低碳飲食者體內發現的酮酸含量，比糖尿病患者低五到十倍，而且已被證實不會造成傷害。

11. 一九九九年，一個國際團體將葡萄糖的最低需求量訂為每天一百五十公克。此數值來自於長期認為的每日最少一百公克，再任意加入額外的五十公克作為安全餘量。（Bier et al. 1999, S177-S178）

12. 鹽分與鉀的損失，似乎是這些阿金飲食的早期研究中一個易受譴責的致命弱點。一九八〇年，耶魯大學的研究人員餵食受試者大多為火雞肉的飲食，不巧的是鹽分和鉀在煮沸時流失了大部分；這些必需營養素若無法充足供應，受試者會經歷一系列不愉悅的症狀，於是該研究遂得出結論，認為阿金飲食有其基本缺陷。然而，有一個更可能的解釋或許是，這套水煮火雞版的飲食缺乏必需營養素。（DeHaven et al. 1980）

13. 最常被引用作為此論點「證明」的研究結果只持續了十天，而其假設初期的水分流失是阿金飲食造成的唯一減輕體重的形式，也是錯誤的。（Yang and Van Itallie 1976）。

脂肪飲食，高脂飲食更能降低心臟疾病與糖尿病風險。弗列克從二〇〇〇年開始執行超過十五個控制良好的試驗，發現阿金飲食導致高密度脂蛋白膽固醇升高，而三酸甘油脂、血壓和發炎的標記降低；相較於低脂飲食者，低碳飲食者的血管舒張能力（又稱內皮功能〔endothelial function〕，很多專家相信這是心臟病突發風險的標記）也顯示有所改善。弗列克又驚又疑，他不知道這些改善是否只是因為體重減輕，因為他的受試者無可避免地都在採行阿金飲食時瘦了下來。因此，他做了進一步的研究不讓受試者的體重減輕，而且發現即便如此，低碳飲食還是帶來同樣的改善。

這時期的其他十幾個臨床試驗，是由魏斯曼著手進行，他就是那位看過阿金醫生檔案的杜克大學醫生。他尤其感興趣的部分在於，該飲食對第二型糖尿病（與過重和肥胖相關）的影響。以限制碳水化合物當作糖尿病的「療法」，早在十九世紀晚期就有醫生記述過，但魏斯曼的試驗仍是最初幾個以科學支持此療法的研究之一。[14]魏斯曼發現，降低碳水化合物並以膳食脂肪取代，對於控制糖尿病極度有效；某些受試者的病情完全緩解，血糖和胰島素都被控制到甚至不需服用糖尿病藥物的狀態。根據這個研究，魏斯曼及其同事據理力爭，認為應捨棄通常還要仰賴額外用藥的官方低脂飲食，改採低碳飲食作為糖尿病患者的建議療法。但是美國糖尿病協會（American Diabetes Association, ADA）仍基於糖尿病患有高心臟病風險，而官方也建議以低脂飲食對抗此病的事實，堅持其低脂建議，並推薦以此方法預防糖尿病。（只有在罹患此病時，該協會才建議「監測」碳水化合物，並以「其他碳水化合物」代替糖。）

這些開創新局的阿金飲食研究[15]，在整個二〇〇〇年代持續擴展，以各種對象進行諸多實驗：男性與女性、運動員、肥胖症患者、糖尿病患和代謝症候群患者。[16]雖然收穫五花八門，但他們都一直朝著正確的方向邁進。其中一個較特別的試驗，牽涉到一百四十六名高血壓男性患者，他們採取阿金飲食將近一年。而結果顯示，這一組的血壓比另一組低脂飲食者明顯下降——低脂飲食者也服用控制血壓藥物。

在大部分的實驗當中，展現最佳結果的飲食模式都有超過六十%的卡路里來自脂肪。[17] 這樣的脂肪比例類似因紐特人和馬賽族的飲食，但相較於官方建議脂肪量占總卡路里的三十%或更低，算是驚人地高。然而，從來沒有任何其他飲食，在控制良好的試驗中可以對這麼多不同的族群，在對抗肥胖、

---

14. 班廷的醫生哈維的低碳飲食觀念，部分來自法國醫生以此療法治療糖尿病的新聞。在美國，關於此療法的第一份記載似乎是在艾略特·喬斯林（Elliott Proctor Joslin）的研究中，喬斯林是受哈佛和耶魯教育的醫生，他讓病人在一八九三到一九一六年間採行一種碳水化合物攝取量佔總卡路里十%的飲食。近期，則由瑪莉·維儂（Mary Vernon）和李察·伯恩斯汀（Richard K. Bernstein）重新發現和研發這套方法。瑪莉·維儂是肯塔基州羅倫斯市的家庭醫生，李察·伯恩斯汀則是紐約州麻麻若內克的醫生，他也是《糖尿病飲食：伯恩斯坦醫生的低碳解答》（*The Diabetes Diet: Dr. Bernstein's Low-Carbohydrate Solution*, New York: Little Brown, 2005）的作者。（Joslin 1919; 對喬斯林研究的描述見 Westman, Yancy, and Humphreys 2006, 80-81）

15. 這些研究有部分由羅伯特與薇若妮卡·阿金基金會贊助，該基金會成立於二〇〇三年阿金過世後，提供四千萬美元經費。雖然這些低碳研究者勉強接受了一個有明顯目的的基金會贊助，但他們沒有其他選擇，因為國家心肺及血管研究所和美國心臟協會長久以來都認為高脂飲食太不健康，甚至不必研究，因此並不贊助任何高脂飲食試驗。（「關於基金會」，羅伯特與薇若妮卡·阿金基金會，October 11, 2003. 存取，http://www.atkinsfoundation.org/about.asp）

16. 代謝症候群是指在個體內同時發生的一組異常症狀，其中包括：「中央」肥胖（腹部周邊）、三酸甘油脂升高、高密度脂蛋白膽固醇值低，空腹血糖值高和高血壓。有部分或所有上述問題，則代表罹患冠狀動脈疾病、中風和第二型糖尿病的風險急劇增加。這種症候群是由內分泌學家傑若·睿分（Gerald Reaven）首先描述，因此有時也被稱為「睿分綜合症」。此外，代謝症候群也被稱為「心臟代謝綜合症」，「X症候群」和「胰島素抗阻症候群」，其定義症狀也隨機構而有所不同（如國家衛生研究院、世界衛生組織等）。

糖尿病和心臟疾病方面顯示如此鮮明的優勢。

儘管得出這麼一致性的結果，魏斯曼與其同事仍然是營養學領域的邊緣人。一如預期，他們的研究得到的是沉默、輕蔑，或兩者兼有。他們的研究一直很難發表於知名的期刊，也很少接獲主要會議的邀約。弗列克說，即使當他被邀請到會議上報告、說明自己的研究要如何挑戰飲食傳統智慧的基礎，反應也是相當冷淡：「人們只是沉默。」儘管如今已有一批實質證據支持高脂低碳飲食是最健康的選項，他的同行還是習慣稱此飲食為「賣膏藥」和「一頭熱」。弗列克告訴我，要在此領域堅持下去會讓人很氣餒。「你面臨的是偏見……很難找到研究經費，或是想讓我們發表的研究期刊。」

當既存的偏見是如此強烈時，魏斯曼曾尖銳地寫出在轉移典範時的困境：「對膳食脂肪的不科學恐懼是如此充斥於我們的文化，也因此在研究部門提供經費的研究者，不會允許研究高脂飲食，唯恐會『傷害人』。」就如我們在國家衛生研究院和美國心臟協會所見，「這種情況無法讓科學『自行修正』。由於不太可能拿到經費，因此便製造出了一種科學禁忌，也讓提供資金的機構得以脫身，因為他們說是研究者沒有提交經費申請。」

雖然弗列克與其同事早已敦促主流營養學界對低碳飲食採取「較公正、平衡」的態度，但他們仍然不樂意將此飲食推薦給全美人口，因其尚未歷經長期的臨床試驗。[18] 唯有進行至少兩年以上的試驗，才能為脂肪含量這麼高的飲食長久承受的健康疑慮提供解答，以對抗研究者與臨床醫生的普遍臆測，他們認為吃這麼多脂肪和蛋白質的負面影響，只有在長期採用此飲食後才可能發生。[19]

二〇〇八年，一個為期兩年的試驗結果終於發表。這個研究是在以色列進行，我們曾在地中海飲食的章節中討論過，受試者是三百二十二位過重的男性與女性。按照營養學研究的標準，這個實驗的控制極為理想，是在一家公司的員工餐廳裡提供午餐，這是以色列人每天最主要的一餐。

這個實驗將受試者分成三組：一組吃美國心臟協會開立的低脂飲食，另一組吃地中海飲食，而第三組則吃一種高脂的阿金式飲食（稱「阿金式」是因為受試者被鼓勵吃以植物為來源的脂肪，而非動物性脂肪）。以色列的臨床試驗專家艾瑞絲．舍亞（Iris Shai），與哈佛大學的營養學教授米爾．史坦佛共同主持這項研究。舍亞說她起初只計畫研究前面兩組，在二〇〇四年於哈佛大學聽到魏斯曼的演講，並閱讀了一些新近的低碳飲食試驗後，她決定也加入高脂飲食組。[20]

舍亞發現，在這兩年研究期間，幾乎在每一個可以測量的心臟病指標上，高脂飲食者看起來都是最健康的——他們也減了最多體重。對於研究中的一小組糖尿病患者，阿金飲食與地中海飲食顯示

---

17. 目前只有一小部分人類高脂飲食實驗試圖獨立出飽和脂肪的影響，因為以實驗研究高飽和脂肪飲食一直被認為十分危險。在迄今的幾個小型研究中，並未發現這些飲食有負面影響。（Rivellese et al. 2008; Hays et al. 2003; Forsythe 2010; Cassady 2007）。

18. 及至二〇〇〇年，最長的試驗只持續了一年。那是「A-Z」研究，由史丹佛大學執行，此實驗證明了採行阿金飲食對於前更年期女性的代謝影響，比起採區間飲食（碳水化合物微低）、學習型飲食（LEARN diet，脂肪微低，碳水化合物微高）和歐寧胥飲食（脂肪極低且碳水化合物極高），不但可以相提並論，效果甚或更好。（Garnder et al. 2007）

19. 蛋白質太多的後果是一個考量，而且是合理的——但這只在飲食中沒有脂肪或碳水化合物時才是問題。吃入蛋白質時，腎臟和肝臟會將氮移除，並且透過尿液將其排出體外，而膳食脂肪在此過程中很重要。吃太瘦的肉時，氮就無法被適當處理，而會累積到可能產生毒性。這個情況對今日的節食者來說是常見的危險，他們想少吃碳水化合物，但又不願意多吃脂肪。因紐特人認為太瘦的肉不夠滋養，而斯德凡森則稱此問題為「兔肉營養缺乏綜合症（rabbit-starvation）」，他於一九二八年進行為期一年的只吃肉實驗時，在他只吃瘦肉的那段時間也有這個問題（Stefansson 1956, 31）。

20. 由於這個原因，這部分研究由阿金基金會贊助。

的結果看起來一樣好。而且，在每一種情況下，低脂飲食的表現都是最糟的。

從這個研究的結果，加上近來兩個也是為期兩年的阿金飲食試驗，[21]看來對於該飲食長期下來可能造成潛在傷害的疑慮，應該可以放下了。即使一直採行高脂飲食，兩個主要的疑慮——腎臟功能與骨質密度，也被發現完全良好。但是這些重要的長期發現，就整體而言，並未引起主流營養學專家的關注，也未轉換成對於較高脂飲食的更大支持度。然而，對於低碳飲食派的研究者來說，這些試驗是他們一直在等待的最後一份證據；魏斯曼、弗列克和菲尼做出了合理的結論，就是可以向大眾更廣泛地推薦高脂低碳飲食了。[22]

蓋瑞．陶布斯與「脂肪大謊言」

在大部分的主流醫學與營養學界忽視這些研究者時，過去十年中唯一成功將營養學討論轉向到碳水化合物才是肥胖與其他慢性病驅力而非脂肪的人，是科學記者蓋瑞．陶布斯（Gary Taubes）。二〇〇一年，他為《科學》雜誌寫了一篇飲食—心臟假說的批評史，那是第一次有主要的科學期刊刊登分析低脂教條科學弱點的文章——至少是在一九八〇年代中期，彼特．艾仁斯退出與安塞．基斯的戰役之後。陶布斯也回顧了所有的科學文獻，從戰前的德國與奧地利肥胖症研究者到潘寧頓，並論定肥胖確實是一種荷爾蒙缺陷，而非好吃懶做的結果。在《科學》雜誌的文章裡，他描述最可能導致肥胖的荷爾蒙是胰島素，而它在人們吃碳水化合物時會遽升。事實上，他的主要結論之一，就是膳食脂肪是最不可能讓人發胖的營養素，因為它是一種不會刺激胰島素生成的巨量營養素。

雖然其他研究者和科學家也曾發表對飲食—心臟假說的批評，但陶布斯是將所有與此相關的各種理念匯集成一份完整論述的第一人，而且陶布斯有辦法觸及全國讀者。隨後他在《紐約時報雜誌》的大標題之下二次進擊——「如果這一切都是個大謊言呢？」二〇〇七年，他以此議題出版了《好卡路里，壞卡路里》，這本註釋密集且研究一絲不苟的著作，完整且極具原創性地為肥胖與慢性病提出一個「另類」假說。此書主張，是我們飲食中的精製碳水化合物和糖導致肥胖、糖尿病和相關疾病，而不是膳食脂肪、或是我們吃過頭而產生的「多餘熱量」。

陶布斯是近來對飲食—心臟假說最具影響力的挑戰者。就連主張我們的飲食應該「以植物為主」的暢銷飲食作家麥可．波倫，也讚美陶布斯揭露了低脂教條的偽科學，並封他是「營養學界的索忍尼辛」。陶布斯的作品對低脂教條造成嚴重破壞，以致於大部分的營養學專家都無法回應，只有乾脆置

---

21. 另外兩個研究並未顯示阿金飲食有如此明顯的優勢，因為他們的實驗控制不如以色列實驗，所以不在此討論。舍亞的團隊提供受試者午餐，這是一天中最重要的一餐（這也是一項有力的教育經驗，教導受試者如何依循所制定的飲食，並有商談諮詢時間輔助），另外兩個研究則只給受試者一本食譜、或其他資訊，以及每週一次的諮商建議時間。因此，舍亞的結果應該被視為比較可靠。另外兩個研究其中之一是由天普大學蓋瑞．福斯特的團隊執行，這個試驗有三百零七位成人參與，針對低脂限卡路里的飲食與不限卡路里的阿金飲食進行比較。調查者發現，採行這兩種飲食的受試者，在健康或減重上並無差別——除了，極為明顯地，採阿金飲食者的高密度脂蛋白膽固醇改善了二十三%，而低脂組並未見到這種優勢。（Foster et al. 2010）第二個研究由哈佛大學教授法蘭克．薩克斯執行，比較由不同比例碳水化合物、蛋白質與脂肪組成的四種飲食；最初觀察了八百一十一位過重的成人，但在兩年的研究之後，發現結果鮮有差異。（Sacks et al. 2009）

22. 二〇一〇年，菲尼、弗列克和魏斯曼合寫了一本新的阿金飲食書——《全新阿金飲食、全新的你：讓人減輕體重並感覺良好的終極飲食》（*The New Atkins for a New You: The Ultimate Diet for Shedding Weight and Feeling Great*, New York: Touchstone, 2010），在兩年內賣了五十多萬本。菲尼與弗列克也自費出版了兩本關於低碳飲食的書。

之不理，這正是該領域對待挑戰者的一貫作風。陶布斯的書上市時，《紐約時報》醫藥作家吉娜．柯拉塔稱陶布斯「是個勇敢且大膽的科學記者」，卻在書評結尾輕說了一句「很抱歉，沒有說服我」。[23]二〇〇〇年代中期，當我開始為本書做研究時，也發現沒人想提到他，營養學界對他的冷淡是如此顯而易見。作為科學記者，陶布斯的著述曾為他贏過很多獎項，包括全國科學作家協會（National Association of Science Writers）的三個社會科學獎項，這是該團體允許個人所能得到的最高獎項數目。但是幾乎有三分之二我所採訪的營養學專家，劈頭就會說諸如此類的話：「如果妳跟蓋瑞．陶布斯是同陣線的，那我寧可不跟妳談。」

於是，陶布斯成了挑釁營養科學及其從業者的批判分子。在某個研究機構演講完之後，一位資深教員問他：「陶布斯先生，我們是否可以公允地說，你這場演講有個言外之意是，你覺得我們都是白痴？」「這是個出奇的好問題。」陶布斯後來在他的部落格中寫道。他解釋說，一代又一代的研究者並不愚蠢，他們只是被教育成帶著成見思考。然而，假使科學追求的是得到正確答案，陶布斯寫道，那麼「以如此巨大而悲劇性的規模取得錯誤的答案，幾乎是不可原諒」。在二〇〇二年發表於《紐約時報雜誌》的文章中，他在最後一行引述了某位研究者問的這個不見得是明知故問的問題：「我們可以得到低脂飲食支持者的道歉嗎？」

儘管陶布斯與主流營養學家對彼此絕無好感，但他的著述似乎大多極其可信，因此幾乎立即就被採納。糖與白麵粉當然是不好的！營養學專家說得好像這是早就知道的事。二〇一〇年《洛杉磯時報》的一則頭條宣布「以前脂肪是壞蛋，如今營養學家則把矛頭指向糖與精製穀類」。舉國曾經讀過也消化了陶布斯作品的研究者，突然研究起蔗糖、果糖和葡萄糖，比較它們、並且檢視它們對胰島素的影響。最近有些研究者發現水果、蜂蜜、砂糖和高果糖玉米糖漿裡的果糖，可能比葡萄糖更易刺激與心臟病有關的發炎標記。[24]同時，糖與澱粉類蔬菜中的葡萄糖，似乎與胰島素合作得更為緊密，進而引起肥胖。針對各類精製碳水化合物所開展的科學，目前仍處於起步階段，因此我們真的不知道，是否所有碳水化合物都會引發肥胖、糖尿病和心臟病，或是有些種類要比其他的更糟糕。

目前似乎篤定的一項陳述是——這些美國心臟協會視為是健康避脂飲食的一部分，而建議我們攝取的精製碳水化合物與糖，不僅如我們早已知道的，是無關緊要的「空卡路里」，也會以各種方式對健康造成負面影響。[25]

再者，近年的臨床試驗也意味著，任何的碳水化合物——包括全穀類、水果和澱粉類蔬菜裡所含有的，只要大量食用都不健康。還記得舍亞在以色列的研究發現，地中海飲食組的飲食中有高比例的卡路里來自「複合」碳水化合物，結果顯示這一組較不健康，也比阿金飲食組肥胖，雖然他們較低脂組健康。婦女健康倡導計畫的結果也相同，這項計畫約以十年時間、四萬九千名女性測試含高量複合碳水化合物的飲食，結果只顯示極小幅的疾病風險下降或減重表現。然而，吃太多未精製的碳水化

23. 柯拉塔並未就陶布斯提及的成千上萬科學研究中的任何一個回應。相反地，她的殺手鐧顯然是幾個她所找到、由紐約市的研究者做出的「權威研究」。這些研究針對紐約市住院中的受試者餵以不同的飲食，其中碳水化合物與脂肪成分從零到八十五％都有，而從受試者的健康狀況或體重中並沒有觀察到差異。對此，陶布斯精確地回應道，這樣的研究實際上只有一個，而且只有十六名受試者。（Taubes, October 28, 2007）

24. 砂糖（蔗糖）和高果糖玉米糖漿的組成，差不多同樣是一半果糖一半葡萄糖。

25. 二〇一一年，一群營養學專家發表了第一篇高階、正式的共識論文，陳述食用碳水化合物並未顯示比食用飽和脂肪有益。（Astrup et al. 2011）

合物可能也不利於健康的這項重大訊息，美國人並不愛聽，因為我們已習於把這些食物視為健康。而且無疑地，對營養學家來說，要否定他們自己半世紀以來的高碳飲食建議，並不容易。

即便如此，不管近年來有什麼科學上的進步讓我們大致更認識碳水化合物，這顯然都要歸因於陶布斯的著作。「這是他對此領域最重要的貢獻。」羅納．克勞斯（Ronald M. Krauss）說，他是深具影響力的營養學專家，以及奧克蘭兒童醫院研究中心的研究主任。以記者的身分達到如此成果，有如是科學界的一場叛變。二〇一三年，陶布斯罕見地以記者身分為極受尊重的科學界出版品《英國醫學期刊》寫了一篇經同儕審查的文章。不過，基於基斯的理念已經挾持營養學研究者幾十年，或許其他的假說就無可避免地必須來自圈外人。[26]

膽固醇的典範轉移

陶布斯的研究促使營養學的討論從視脂肪為飲食禍害的偏見轉向，而低碳飲食研究者也執行了臨床實驗，顯示不含精製碳水化合物的飲食有許多值得推薦的理由。過去十五年來，還有第三個關鍵因素，凝聚了「高脂飲食更健康」這個概念背後的證據。這個因素與如何預測心臟病的新科學有關，翻轉了之前我們自以為知道的，關於膽固醇、心臟病與飲食的所有一切。

在此領域中最具影響力的研究者之一是羅納．克勞斯，他是營養學界公認的貴族階級，美國心臟協會與國家衛生研究院經常請他加入專家小組，他也執行了許多國家衛生研究院贊助的研究。在學院菁英當中，克勞斯是個奇葩，因為他定期問診。當營養流行病學家花一整天瀏覽問卷資料、營養生化學家在沒有理想條件的實驗室裡做實驗時，克勞斯是少數為實際受體重與健康困擾的病人看診的營養學研究者，就如在他之前的唐納森與潘寧頓一樣。

關於動搖對飽和脂肪的偏見，克勞斯有幾個重要貢獻，但在科學上最關鍵的是，他發現了關於心臟病的新生物標記。一九九〇年代，克勞斯發現一種能預測心臟病的方法，足以超越且破壞以飲食—心臟假說建立的模式。在心血管研究中，能在血液裡測量到能夠可靠指出心臟病風險的生物標記，是人人都想努力追求的聖杯。六十年前，基斯提議以總血清膽固醇作為標記，對飽和脂肪的譴責，就是完全來自於它提升總血清膽固醇的能力。接著，在一九七〇和一九八〇年代，研究者開始認識到這個「總膽固醇」數值中的複雜性——總膽固醇值其實並非是預測心臟病突發的理想指標，而且還掩蓋了更細微的高密度脂蛋白與低密度脂蛋白膽固醇值，看來飽和脂肪似乎得以脫身除罪了。動物性飽和脂肪確實會提升高密度脂蛋白膽固醇，這是它常被忽視的好處之一；但飽和脂肪也會提升「壞」的低密度脂蛋白膽固醇。這些矛盾的效果成為飽和脂肪的致命傷，因為基於政治和其他因素，在過去幾十年，官方科學看法一直偏好以低密度脂蛋白膽固醇作為生物標記，而非高密度脂蛋白膽固醇。

克勞斯是少數並未被說服，低密度脂蛋白膽固醇一定是心臟病最好也最可靠生物標記的研究者

26. 二〇一二年，陶布斯和醫生彼得．阿提亞（Peter Attia）成立了一個非營利團體，稱為「營養科學倡導計畫」（Nutrition Science initiative, NuSI），並且從蘿拉與約翰．阿諾德基金會取得四千萬美元的經費。這個組織的目標為執行國家衛生研究院與美國心臟協會不願意贊助的高水準研究。二〇一三年，營養科學倡導計畫開始了一個前導試驗，以測試相較於蛋白質與脂肪，碳水化合物的卡路里是否有會令人肥胖的獨特性。包括哥倫比亞大學和國家衛生研究院的五個研究中心參與了這項實驗，監督委員會包括頂尖的營養學專家。關於此研究方法的描述，可在《科學人》雜誌的一篇文章中找到。（Taubes, 2013）

之一。[27]在他自己的診所，他見過已降低低密度脂蛋白膽固醇、或是一開始低密度脂蛋白膽固醇就已在「健康」標準的病人，還是心臟病發作。克勞斯指出，低密度脂蛋白膽固醇預測心臟病的能力，主要只作用於這項數值非常高的人——一百六十 mg/dL 及以上。對一般心臟病患者來說，低密度脂蛋白膽固醇若只比標準略高，相對來說就無甚意義。確實，還有幾個主要研究也發現，低密度脂蛋白膽固醇值與心臟病是否發作完全無關。[28]

簡而言之，不論如何，低密度脂蛋白膽固醇大致上是一個預測心臟病風險的不可靠指標，今日許多研究者都認為「高的低密度脂蛋白膽固醇」已無特殊意義。一位耶魯大學心臟病學家與其同事，在二〇一二年美國心臟協會期刊《循環》刊載的一封致國家衛生研究院的公開信中寫道：「治療低密度脂蛋白達到目標值，並無科學基礎。」或者，就如麥基爾大學醫學暨心臟病學教授艾倫．史奈德曼（Allan Sniderman）向我描述的，「低密度脂蛋白已是歷史灰燼」。

克勞斯搜尋了大量科學研究文獻，企圖找出更好的預測指標線索。他發現有一長串研究都回歸到其他長久被忽略的生物標記，其中一個源自於他的大學。一九五〇年代，醫學物理學家約翰．高夫曼（John W. Gofman）發現，以同樣將總膽固醇分成低密度脂蛋白與高密度脂蛋白的方式，他能夠將低密度脂蛋白粒子分析成幾個次片段（LDL subfractions）的總和。克勞斯在一九八〇年代中期，使用了與高夫曼類似的科技，證實了這些次片段的存在。他發現，有些低密度脂蛋白粒子是又大又輕且有浮力，但有些又小又緊實。這些小而緊實的部分，後來證實與心臟病風險緊密相關，而那些又大又輕且會漂浮的低密度脂蛋白粒子，則與高風險完全無關。而克勞斯發現的結論是，「總低密度脂蛋白」遮掩住一個更複雜的事實：一個人可以有「高的總低密度脂蛋白」。這以常見標準來看似乎很糟，但如果低密度脂蛋白主要是又輕又會漂浮的種類，就不會有問題。反之，若一個人可能有相對來說算低的低密度脂蛋白，這聽起來似乎是好事，但如果這些低密度脂蛋白膽固醇都是又小又緊實的種類，就代表有很高的風險。

就是這個發現，讓克勞斯揭發了為何「高的低密度脂蛋白」無法實現其可預測心臟病發作的承諾，儘管這是主流營養學家的最愛，還有美國心臟協會、國家衛生研究院與得過諾貝爾獎的科學家背書。就如一九八〇年代的總膽固醇，一個被信賴的生物標記結果變得比原先所想的更加複雜、且含更多細分。儘管公衛建議已經發出，他汀類藥物也因能降低血液中的低密度脂蛋白膽固醇而被開給數百萬美國人服用，但是預測心臟病的科學卻仍在開展中。

克勞斯也測試了當給予受試者不同飲食時，低密度脂蛋白次片段會有什麼變化。他發現，當人們攝取較多的總脂肪與飽和脂肪，而不是碳水化合物時，大的「好」的低密度脂蛋白會上升，而與心臟病有關的那種小又緊實的低密度脂蛋白則下降。假使克勞斯是對的，視飽和脂肪為主要飲食禍首的

27. 因為這當中有個很基本的問題：測量低密度脂蛋白膽固醇的測試總是不可靠。標準的方法是先測量總膽固醇值，然後減去高密度脂蛋白膽固醇值，再加上總膽固醇的其他部分——稱為超低密度脂蛋白（very low-density lipoprotein, VLDL）。但是超低密度脂蛋白本身並未經過直接測量，其數值是由測量三酸甘油脂估計出來的，而這一步會讓結果產生差錯，尤其是當三酸甘油脂很高時。麥基爾大學的生物標記專家艾倫·史奈德曼告訴我：「這是嚴重的錯誤。」他解釋說：「如果你的低密度脂蛋白膽固醇回到一百三十 mg/dL，其實有可能是在一百一十五到一百六十五或以上。」（史奈德曼訪談）

28. 再者，在一個以電子光束斷層掃描直接測量三百零四位健康女性血管鈣化程度的研究中，發現在鈣化斑塊與總低密度脂蛋白膽固醇值之間，完全沒有任何關連。（Hecht and Superko 2001）

理由就變得相當薄弱；假使飽和脂肪提高的只是相當無害的低密度脂蛋白，對人體的影響相對來說可謂無傷。若再結合飽和脂肪能提升高密度脂蛋白膽固醇的能力，看起來飽和脂肪不只無害，甚至可能是健康的，而且當然比我們被建議取代的碳水化合物好多了。[29]

然而，克勞斯並未太努力推廣他的低密度脂蛋白次片段發現給領域中的同事。他了解，就算已能成功地複製這項研究，這個發現也必須低調地傳達給其他營養學專家，因為這暗示著他們一直都誤解了低密度脂蛋白膽固醇，而這樣可能會冒犯人。確實，大多數他的同事都覺得乾脆忽略克勞斯的發現比較省事。例如二〇〇六年，我就此請教美國心臟協會會長羅伯特．艾克爾（Robert Eckel），他告訴我，雖然他尊重克勞斯的研究，但他並不覺得那有什麼特別重要（我在二〇一三年再訪問他時，他仍抱持這樣的觀點）。賓州大學的潘妮．克莉絲－艾瑟頓是該領域最有權力的人物之一，她在二〇〇七年向我解釋：「學院派科學家相信飽和脂肪對你不好，有很多人不願意接受相反主張的證據。」

有自己的證據解讀支撐，克勞斯企圖挑戰美國心臟協會飲食指南中的脂肪部分。克勞斯曾長期參與美國心臟協會最高層事務，他以為如果能說服這個團體放寬其少脂建議，或許能對美國人的健康有重大影響。一九九五年，當克勞斯成為該委員會主席時，終於有機會監督美國心臟協會的飲食指南在一九九六年和二〇〇〇年的兩次改版。而委員會裡最反對膳食脂肪的人，是塔夫茨大學的愛麗絲．李登斯坦，她是營養學菁英中另一位具影響力的成員。當克勞斯主張飽和脂肪許可食用量應保持原樣時，李登斯坦則反駁應該將限度逐漸下調至比現有的八％更低，到六或七％。克勞斯試圖強調這樣極端的建議缺乏科學證據，以抵禦她的主張。即使是基斯的克里特島人，他們的飽和脂肪攝入量因「四旬節問題」而有所漏計，他們吃的動物性脂肪也明顯更多。

總之，克勞斯還是設法在美國心臟協會的指南中做了些有意義的調整。一九九六年的版本中，克勞斯強調——這是美國心臟協會歷來飲食報告中的第一次——乳製品、肉類和棕櫚油中的飽和脂肪酸屬於不同種類，而且對血脂有不同效果，畢竟有些飽和脂肪從未被發現對膽固醇有負面影響。[30]但是克勞斯告訴我，這般程度的細節，並無法轉譯到分發給大眾的飲食指南，因為「太複雜了」，即便如此，他仍將此視為一項成功，四年之後在下一套指南中，他便得以將減少攝取飽和脂肪建議的優先性往下挪移，隱藏在好幾個副標題之下。

然而到最後，克勞斯還是輸給了傳統派人士，他們反擊了。李登斯坦在二〇〇六年成為營養委員會主席，又將美國心臟協會的飲食指南推向另一端，把飽和脂肪許可量從克勞斯主張的占總卡路里十%，跳過先前的八%，降到七%或更低。這微小數量的飽和脂肪，與國家衛生研究院最激進的「第二階段」（Step 2）飲食規定是一樣的，而這種飲食是為高風險、曾有心臟病發史的患者所設計，如今卻被推薦給所有的男性、女性與兒童。當我請教李登斯坦，她的委員會是否考量過克勞斯對於低密

29. 近年來有其他可能的生物標記被發現與提倡，比如說載脂蛋白B（ApoB）和非高密度脂蛋白膽固醇，但只有克勞斯的低密度脂蛋白次片段能解釋幾個大型研究中的問題發現——低密度脂蛋白無法可靠地與心臟病後果連結。基於這個理由，克勞斯的次片段有其獨特的意義，而且十分重要。

30. 然而，在其他指南裡納入這些關於不同種類飽和脂肪的精細重點，則又花了十年時間，而且只發生在法國。法國政府在二〇一〇年的官方飲食建議中首度做了這樣的區別，說明只有棕櫚油與椰子油中主要含有的飽和脂肪，因其對低密度脂蛋白的影響，才有可能與心臟病連結，肉和鮭魚中的飽和脂肪（稱為月桂酸、肉荳蔻酸和棕櫚酸）相比之下則較無影響。另外一型主要可在肉、乳製品和蛋中找到的飽和脂肪，則是完全被無罪開釋了。（事實上，自一九五〇年起，就已知硬脂酸對膽固醇沒有負面影響。）

度脂蛋白次片段的研究，以及該研究對飽和脂肪代表的意義，她答道他的研究「很複雜」，而且她「沒有時間」去審查評論。

二〇一三年，李登斯坦與艾克爾合作，成立美國心臟協會與美國心臟病學學會（American College of Cardiology, ACC）聯合專案小組，目標是為全國醫生更新心臟病建議治療方式。這時他們的建議甚至又變得更為嚴苛：所有「有風險的」成人，包括四千五百萬名左右的健康者，都被告知須進一步減少飽和脂肪攝取量，來到前所未見的占總卡路里五或六%[31]，以作為防範。這個標準真是低得嚇人。為達此目標值，個人幾乎要採行無奶蛋的全素飲食。艾克爾的專案小組只引用了兩個臨床試驗作為給予此建議的理由：得舒降血壓研究（DASH）和全方位心臟研究（OmniHeart）。這些試驗給予受試者含飽和脂肪只占五到六%的飲食，結果他們的低密度脂蛋白膽固醇值顯著下降。這可以詮釋成是正向的發現，只要你忽略掉克勞斯的研究、以及其他大型試驗得出的結論——低密度脂蛋白膽固醇對大多數人而言不是有意義的風險指標。該委員會也必須忽略在這兩個試驗當中，受試者的高密度脂蛋白膽固醇顯著下降，這是心臟健康惡化的重要指標。受試者的糖尿病標記也無改善，體重也未降低。

在做此極低飽和脂肪攝取建議時，美國心臟協會與美國心臟病學學會專家小組陳述，他們並未考慮其所提議的飲食對糖尿病與代謝症候群的影響。為什麼沒有考慮呢？這真是令人訝異的決定，因為這些狀況長久以來已被確立是互相連結。「代謝症候群」一詞就是被創造出來用以描述一整組同時發生的風險因子，它們一起增加了冠狀動脈疾病、中風和第二型糖尿病的風險。因此似乎很清楚的是——任何療效，包含飲食，都應該將其對所有這些病症的影響一併評量。

然而，今日主流營養學家身處的現實是：他們對低密度脂蛋白膽固醇的長期忠誠，已將自己逼進了死角。要支撐他們的觀點，必須忽略掉大批科學證據；事實上，美國心臟協會與美國心臟病學學會的治療綱領並未援引任何國家衛生研究院幾十年來所做的大型試驗，包括多重風險因子介入實驗和婦女健康倡導計畫，而這兩個試驗在七年多裡總共測試了超過六萬一千名男性與女性，最終仍無法顯示低飽和脂肪飲食的益處。相較之下，艾克爾的專案小組所援引的兩個試驗，則一共在八週內只測試了五百九十人。

再者，艾克爾、李登斯坦及其同事們一直有種邏輯跳躍，正如一九八四年國家心肺及血管研究所臨床脂質研究與冠心病一級預防試驗的主持人般，將攝取飲食和服用他汀藥物降低低密度脂蛋白膽固醇的生理影響視為相同。然而，並沒有數據能支撐這項推論。假使有任何證據，近年來也只是越顯薄弱，因為如今已有一些研究測試過降低低密度脂蛋白膽固醇的飲食，並發現這個生物標記與心臟病風險的關連越來越小。儘管如此，美國心臟協會與美國心臟病學學會專案小組將飽和脂肪攝取量限制在總卡路里五至六%的飲食建議，已成了需要降低低密度脂蛋白膽固醇者（並未清楚定義此族群）的新規範，而且這個建議還極有機會被廣泛應用到大部分的美國成年人身上。美國農業部也可能奉此綱

31. 這個美國心臟協會與美國心臟病學學會組成的專案小組，不同於自一九六一年起就負責出版飲食指南、聲名狼藉的美國心臟協會營養委員會。該專案小組成立於二〇一三年，主要任務是訂定同時包含飲食與用藥的治療綱領，供醫生依循以治療成年病患。這些給醫生的綱領，以往都由成立於一九八六年的國家衛生研究院國家膽固醇教育計畫負責執筆。國家膽固醇教育計畫寫了三套綱領，分別稱為ATP編號1-3。然而，撰寫最近一套綱領ATP4的小組，在審查數據時陷入困境，遲遲未有所成，延宕了將近十年後，國家心肺及血管研究所於是在二〇一三年六月宣布，將此工作移交給美國心臟協會與美國心臟病學學會，而這代表政府將最重要的飲食與疾病綱領主導角色，交給了私人團體。（Gibbons et al, 2013）

領為圭臬，因為愛麗絲・李登斯坦也是撰寫二〇一五年《飲食指南》的委員會主席。

忽視所有關於飲食和低密度脂蛋白膽固醇的證據，包括克勞斯與其他人對低密度脂蛋白次片段的研究，使得國家衛生研究院和美國心臟協會能繼續以低密度脂蛋白膽固醇作為最鍾愛的生物標記，彷彿過去二十年的科學發展未曾存在。而且就如我們所收到的大量預防心臟病忠告，這些改變的緣由多是因為政治與金錢利益，而非科學：以低密度脂蛋白膽固醇為焦點，有忠實的擁護者及長遠的歷史；每個醫生都了解它是什麼；政府有一整個官僚體系如國家膽固醇教育計畫，致力於降低其數值；學院研究者投注了整個生涯研究它；製藥公司和其賺錢的降低密度脂蛋白膽固醇藥品，也倡導其重要性。長久以來，低密度脂蛋白膽固醇是最廣泛被用以譴責飽和脂肪的理由，而在一個飲食與疾病研究者皆對飽和脂肪有偏見的社群中，低密度脂蛋白也變得特別有吸引力。

這是個極受爭議的舉動——美國心臟協會與美國心臟病學學會專案小組在其二〇一三年制定的指南中，似乎稍微降低了低密度脂蛋白膽固醇的重要性，去除了幾個關於低密度脂蛋白膽固醇的具體治療目標值——這些數值從一九八六年就一直存在。專案小組也計畫推動「非高密度脂蛋白膽固醇」作為新加入的生物標記，因其被認為是更可靠的心血管風險預測指標。[32]這些改變看來是往了解心臟病的正確方向邁進了一步，但是與科學無關的勢力或許也在運作之中。憤世嫉俗的觀察者可能會指出，他汀類藥物的專利在二〇一三年到期了，製藥公司可能較無動機繼續偏袒低密度脂蛋白膽固醇。

包括克勞斯在內的許多飲食與疾病專家，對於低密度脂蛋白持續得到關注深感失望。二〇〇六年，當李登斯坦毀壞了克勞斯在飽和脂肪方面所做的一切努力時，他「對飲食指南的決策過程已感幻滅」，他這樣告訴我，並逐漸減少參與美國心臟協會事務。二〇一一年，他也放棄了由艾克爾與李登斯坦領導的國家膽固醇教育計畫專家小組中令人稱羨的職位，因為他無法為此小組的走向背書。

然而，克勞斯仍有其他知識上的貢獻，而這又更進一步損害了飲食—心臟假說的根基，及其反對飽和脂肪的健康訴求。這項貢獻對於營養學領域有著更廣遠且長久的影響。

克勞斯讓飽和脂肪起死回生

克勞斯持續探究他的低密度脂蛋白膽固醇研究有何意涵，在二〇〇〇年，他決定重新審視所有反對飽和脂肪的科學證據。這些他的學界同事頻頻援引，以支持飲食—心臟假說的早期臨床試驗及流行病學發現，真的有如專家意見描述的那樣鐵證如山嗎？克勞斯並不是企圖重新審視一切的第一人，陶布斯才在他二〇〇七年的書中這麼做過，在他之前的先輩也曾如此。但克勞斯是營養學體制內最具影響力的研究者之一。

二〇〇九年，克勞斯告訴我，他知道這「會是一條要長期耕耘的路」，但他還不知道過程會有多艱辛。臨床試驗如洛杉磯榮民實驗、奧斯陸研究、芬蘭精神病院研究（見第三章），乃是牢固的聖域。這些年來，藉由留意論點的措辭、以及使用對手的語言，克勞斯得以將自己的許多觀念帶進對話中，但即使是他，這次也遇到頑強的抵抗。克勞斯告訴我，在他要發表關於飽和脂肪的論文時，經歷

32. 「非高密度脂蛋白膽固醇」的計算，是由總膽固醇減去高密度脂蛋白膽固醇。然而，就如低密度脂蛋白膽固醇，當三酸甘油脂升高時，其精確度明顯下降。（van Deventer et al. 2011）

了從未有過的挫折與延宕。他說他面臨了「煎熬的一連串審查」，先是《美國醫學學會期刊》——最後還是退了他的稿，再來是《美國臨床營養學期刊》。該研究的草稿在三年內歷經五次「重大變更」，終於在二〇一〇年發表。

最終，克勞斯就他與同事所理解的一切發表了兩篇論文：其一檢視了所有來自流行病學研究、連結飲食與疾病的數據；其二則檢視了所有其他證據，包括臨床試驗。在第一篇論文中，克勞斯與其同事的結論是：就心臟疾病或中風而言，「飽和脂肪與風險增加並無關連」。這是第一次有研究者統合分析了所有流行病學證據，而且克勞斯發現，總計起來這其中是缺乏罪證的。

在第二篇論文中，克勞斯將他的發現包裝在更審慎的警語裡。這篇論文有一個結論是，以傳統的低密度脂蛋白膽固醇作為生物標記，飽和脂肪看來不似多元不飽和脂肪那麼健康。但此處克勞斯只是在企圖隨俗。他不會在論文中發表他私下的看法——他不相信低密度脂蛋白對於心臟病是有意義的生物標記，除了那些數值異常高的人之外。根據他真正相信的生物標記——三酸甘油脂與小而緊實的低密度脂蛋白膽固醇——他做出的結論是：他確切地相信，吃飽和脂肪比吃碳水化合物更健康。換句話說，乳酪可能比麵包健康，而且蛋與培根比燕麥片更好。

《美國臨床營養學期刊》的編輯們，看得出克勞斯的文章會令他們大部分的讀者感到震驚，因而將此文與飲食—心臟假說支持者傑若麥．史戴姆勒的社論一起刊登。史戴姆勒這時已經九十一歲，仍是此假說的狂熱捍衛者，在題為「飲食與心臟：問題的重返」的長篇社論中，他提出很多論點，包括克勞斯的結論違背了地球上幾乎每一個國家和國際性的飲食建議，因此它們一定是錯誤的。這種說法不禁令人想問，若只因為傳統智慧不表贊同，想挑戰傳統智慧的研究者就必定被認為是錯的，這樣的科學如何能夠自我修正。

然而，克勞斯的兩篇論文發表之後，卻成為了營養學討論上的一個轉捩點。這些論文在克勞斯的名望加持下，使地下的討論得以浮上檯面，先前不能說的也得以公開發聲。

比如說，美國營養與食療學院（前身是美國食療學會）在二〇一〇年主辦了一個會議，主題為「脂肪大論辯」。即便考量到飽和脂肪的健康性值得辯論，這也是前所未有之事；而且四位講者中有一位明日之星，是哈佛大學的流行病學家達瑞許．莫薩法瑞恩（Dariush Mozaffarian）。他在幾千位營養學家面前宣布，根據目前對心臟病與肥胖症證據的解讀，專家們應該集中關注碳水化合物。他說：「聚焦於飽和脂肪真的沒有什麼用了。」

更廣泛而言，在美國以及全世界，近年來已有越來越多的研究者願意批判支持飲食—心臟假說的證據，而且有更多科學家正根據陶布斯的另類假說進行調查。然而，可說是一種悲劇性的反諷，官方的營養建議卻在艾克爾和李登斯坦監護下反道而行，朝著更嚴加限制飽和脂肪的版本前進。

過去半世紀以來，為飽和脂肪提出反駁的證據，可總結如下：譴責飽和脂肪的早期試驗並不扎實牢靠；流行病學數據並未顯示負面關連；飽和脂肪對低密度脂蛋白膽固醇（以次片段適當衡量時）的影響是中性的；過去十年裡有相當數量的一批臨床試驗已經證明，飽和脂肪對心臟病、肥胖症或糖尿病等沒有負面影響。換句話說，在嚴格的審核下，不利於飽和脂肪的每一項支持證據都已崩潰瓦解。現在看來，仍然支撐著這個觀念的，與其說是科學，不如說是世代偏見和習慣——就如美國心臟協會與美國心臟病學學會專案小組在二〇一三年最新版飲食指南中所顯示的，偏見和習慣對於變革，若非堅不可摧，也仍是強大的阻礙。

今日的事態

自從美國心臟協會在一九六一年首次推薦低脂飲食為預防心臟病與肥胖的最佳方式後，迄今美國人已恪遵官方飲食建議，限制攝取脂肪與動物性食品六十年。十九年後的一九八〇年，美國農業部也推出了飲食指南。自那時起，政府的數據顯示，美國人的飽和脂肪攝取量減少了十一％，而總脂肪攝取量減少了五％。[33]紅肉的食用量穩定減少，為雞肉所取代。根據美國農業部的一份報告，美國人也遵照官方建議，減少攝取蛋黃與有殼類海鮮中含有的大量膳食膽固醇，即使食物中的膽固醇早已知對血清膽固醇影響不大（如第二章所討論）。[34]

最初要減少攝取脂肪的原因，是為了降低血清膽固醇，而美國人也成功做到了這一點。自一九七八年開始，美國成人的總膽固醇從平均二百一十三 mg/dL，降到二百零三 mg/dL。有「高」膽固醇值（超過二百四十 mg/dL）的美國人比例，也由二十六％降為十九％。再者，大部分的下降是由於低密度脂蛋白膽固醇減少，這是過去三十年來官員們最強調的標的。一九五二年，當安塞．基斯首度主張減脂飲食時，他曾預言，假使「人類停止食用蛋、乳製品、肉類和所有看得見的脂肪」，心臟病會「變得罕見」，而現狀肯定並非如此。

事實是這些年來，儘管做了這些努力、也或者就是因為這些努力，美國人的肥胖症與糖尿病案例暴增，而且美國疾病管制局估計，有七千五百萬美國人有代謝症候群，這是一種脂肪代謝異常，唯有吃更多的飽和脂肪以提高高密度脂蛋白膽固醇，才能減緩脂肪代謝紊亂。雖然因醫療進步，心臟病死亡人數自一九六〇年代以來已下降，但無法確定這段期間心臟病的實際發生率是否也降低許多。

當局當然不情願為這樣的結果負責。美國農業部新近的報告，還記述了大眾遵守飲食指南獲致成功，但將肥胖與疾病的過失究責到美國成人與兒童身上，說這些人之中只有「極少數正在遵循美國飲食指南」——這樣的斷言在整份報告中一再重複，卻無實際依據。

如今，美國農業部與美國心臟協會為解決全國健康問題所提出的飲食建議，基本上是：維持不變。不過，兩個團體對脂肪上限均稍有退讓；最新一套美國心臟協會的飲食指南，將建議的膳食脂肪攝取上限，由占總卡路里三十%改成二十五到三十五%，但這對大部分的人來說是沒有意義的變動。而美國農業部最新出版於二〇一〇年的《飲食指南》，則廢除了蛋白質、脂肪與碳水化合物三種巨量營養素群組的特定百分比標的，[35]但仍嚴格限制攝取飽和脂肪，而且美國農業部報告的立場還是「健康飲食含高量碳水化合物」。

同時，支撐飲食—心臟假說幾十年的偏見仍然存在，而且繼續領導著營養學的討論。因此，在

---

33. 女性尤其是順服這些指南的追隨者，只攝取建議卡路里範圍內最低端的數量，但她們卻是超重最多也最肥胖的。（Dietary Guidelines Advisory Committee, 2010, 67 and 69）
34. 一直到二〇一三年，艾克爾的生活方式專案小組才悄悄承認——這也算是美國當局首度承認，並無「足夠」證據支撐限制膳食膽固醇的建議。（Eckel 2013, 18）
35. 美國農業部也捨棄了其有名的飲食金字塔，選擇以「我的餐盤」（My Plate）這個簡單圖表代替。「我的餐盤」有四個部分，再加一個白色圈圈，應該是放一杯牛奶的地方，標示著「乳製品」。以往占據食物金字塔頂端的「油與脂肪」類別，在這個表中已經找不到了。

二〇〇六年，當婦女健康倡導計畫指出，低脂飲食並未對肥胖或疾病造成差異時，該計畫的研究者以及美國心臟協會與國家心肺及血管研究所的官員，隨即發出新聞稿陳述這個耗資五億美元的研究執行得不夠好，因此不足以做出任何改變大眾飲食的結論。二〇一〇年，當克勞斯的統合分析捎來關於飽和脂肪的好消息時，《美國臨床營養學期刊》為降低其衝擊力，則刊出史戴姆勒的批評社論，作為克勞斯研究的「導論」。至於像弗列克與魏斯曼等讓人不願面對的發現，則仍被忽略、找理由搪塞，或是遭大多數營養學專家錯誤詮釋。

同時，媒體與營養學主流的聯盟關係依然堅固。《紐約時報》食物專欄作家馬克．畢特曼，可謂是繼承了珍．布洛迪的衣缽，成為媒體上鼓勵多吃蔬果少吃肉的最佳典範。記者與營養學權威也繼續攜手放大任何看似譴責紅肉或飽和脂肪的研究發現。[36]大眾也聽到了訊息，於是美國人持續避食各種脂肪：「脂肪替代品」的市場在二〇一二年仍有每年將近六%的成長率，而最常見的脂肪替代品是以碳水化合物為基底。[37]

假使建議美國人避食肉類、乳酪、奶、鮮奶油、奶油、蛋等食物，結果證明是營養學家犯了錯，這將會是一個天大的錯誤。若只以死亡與疾病衡量，先不包括幾百萬人因過重和肥胖而打亂生活，過去六十年來的營養學建議路線，很有可能已在人類歷史上造成了無與倫比的損失。現在看來，自一九六一年起，整個美國人口經歷了一場大型實驗，而結果明顯是失敗的。各種良好健康的可靠指標，皆因低脂飲食而惡化。而高脂飲食已經一而再、再而三地在大批臨床試驗中顯示能改善心臟病、血壓、糖尿病數值，減重效果也較佳。再者，很清楚的是，原來不利於飽和脂肪的緣由是基於錯誤的證據，並在過去十年逐漸崩解。儘管花了二十億的公款，試圖證明減少飽和脂肪攝取能預防心臟病，飲食—

心臟假說還是無法站得住腳。

到頭來，我們現在信以為真的——我們的傳統智慧——真的不過就是六十多年的錯誤營養學研究。在一九六一年之前，我們的祖先以及他們的食譜都還存在著。而在他們之前，還有他們的祖先，和他們的獵弓或陷阱或牲畜——但就如同失落的語言、失傳的技能和歌曲一樣，只需要幾個世代就會被遺忘了。

---

36. 強調反肉食研究的近例是，二〇一三年有許多新聞標題提及，在動物性食品中能找到一種化學物質稱為膽鹼（choline），肝臟可能將膽鹼轉化成一種有機化合物——氧化三甲胺（trimethylamine oxide, TMAO），而氧化三甲胺似乎會引發老鼠的冠狀動脈粥狀硬化。這些是很小的研究，而媒體的關注似乎不成比例。刊登該研究的《自然醫學》（*Natural Medicine*）本身，似乎也誇大了這些研究：當期封面特寫是一張可怕的插圖，其中有兩個暗色皮膚、看來像外星人的食客，正對著牛排狼吞虎嚥。之後有一位批評者指出，含高量氧化三甲胺的動物食品並非是肉或蛋，而是魚和帶殼海鮮。不過總而言之，連結氧化三甲胺與人類冠狀動脈粥狀硬化的證據仍然很初步。（對氧化三甲胺的研究，見 Koeth et al. 2013; Wilson Tang et al. 2013; 媒體報導，見 Kolata April 25, 2013; Kolata April 8, 2013;「一位批評者」，見 Masterjohn April 10, 2013）

37. 比方說，你可能會買的低脂美乃滋醬，含有一種能恢復奶味與豐富「口感」的脂肪替代物。而最廣泛被使用的脂肪替代物，是以碳水化合物為基底的產品，如纖維素、麥芽糖糊精、樹膠、澱粉、纖維和聚葡萄糖。

結語

結合科學與歷史的教訓，走向治癒之路

你可能無意間就讓自己在一天中不開心三次。

——愛德華・品克尼（Edward Pinckney），《膽固醇爭議》（*The Cholesterol Controversy*），一九七三年

本書提出的建議是，含較高量脂肪的飲食，幾乎可以確定在各方面都比低脂肪、高碳水化合物的飲食來得健康。最嚴謹的科學如今已支持這種說法，並且經由簡單的邏輯，導出本書的另一個重要結論——除非你想吃得像義大利的農民，喝幾碗橄欖油當早餐，否則唯一可能攝取足夠的脂肪以使身體健康的方法，就是吃動物性食品內含有的飽和脂肪。就實際面來說，這意味著吃全脂乳製品、雞蛋和肉——甚至是肥肉。簡言之，那些長久以來我們節制戒除、豐盛飽滿的禁忌食物，都是健康飲食的必需部分。

在過去的十年當中，眾多頂尖的科學研究已證明膳食脂肪的重要性，其所累積的證據已發展到幾乎無可爭辯的地步。高脂肪、低碳水化合物的飲食法，已被證明可用來對抗心臟病、肥胖症和糖尿病；在對決測試中，這種飲食也被證明比所謂的地中海飲食帶來更佳的健康成果，更是遠勝於西方國家過去半世紀以來由官方推薦的標準低脂飲食。

這種低脂飲食，已被證實在每一方面都有害健康，例如導致肥胖症與糖尿病暴增，而且無法戰勝心臟病。自從一九六一年美國心臟協會將其作為對抗心臟病的處方而開立給大眾，在一九八〇年又被美國農業部採用為給予每個男性、女性與兒童的官方飲食計畫，如今這套飲食法已宣告失敗。嚴謹

的臨床試驗，也是唯一能夠顯示實際「證明」的科學，在這項低脂建議散布全美許久後才跟上腳步。不過，有一批這樣的研究已經確定，低脂飲食無法對抗肥胖症、心臟病、糖尿病，或是任何種類的癌症。而在這些研究裡所測試的低脂飲食，還不是滿載低脂餅乾和有糖汽水等的最糟狀況，大致上都是我們至今仍持續被建議採行的樣板——大量蔬菜和水果、全穀類與瘦肉。

這麼多受人敬重的權威怎麼可能犯下這樣的錯誤？這故事又長又複雜，但一如其他的人類悲劇故事般，與個人的野心與金錢相關，而本書也已羅列出所有證據以說明是這些人性弱點使然。然而，這誤入歧途的營養學故事，背後也隱含著另一個更高貴的元素：情操高尚的研究者熱烈想救治全美國人心臟的渴望。他們想要拯救這個國家。只是，大致說來，這些人操之過急，在還未進行適當實驗[1]之前就先提出了官方建議，無視那些警告者所言：醫療干預應遵循希波克拉底誓言（Hippocratic oath）：「首先，別造成傷害。」

低脂飲食支持者原先的錯誤，多年來因諸多作用而變得更加複雜——投入數十億美元以試圖證明此假設，既得利益在其後主導安排，研究生涯有賴於此。於是偏見產生、並且僵化了。研究者互相來回引用不當的研究，加強了自己的偏見，彷彿置身鏡屋之中。批評者被邊緣化和消音。到最後，全天下的營養專家都開始相信，肉類、乳製品與雞蛋都是危險的不健康食物，忘記了他們的祖先曾經從

1. 低脂建議反而是來自於更印象式的流行病學研究，此類型研究導致過去五十年來我們接收到反反覆覆的健康建議，包括補充維生素E、荷爾蒙替代療法，當然還有低脂飲食建議。因此，讀者可從本書帶走的實用要點之一，即是應帶著幾分保留的態度看待流行病學研究。這類型研究所指出的是「關連性」這個詞（在新聞報導中常被轉譯為「有所連結」）。而讀者或許寧可去閱讀帶有「試驗」、「實驗」或「引發」詞彙的文章，這是屬於臨床試驗的語言。

牛身上擠過牛奶。

二〇〇六年，有史以來規模最大、以期顯示低脂飲食益處的試驗，結果出乎意外地大為挫敗，使得營養學領域落入近乎完全混亂的狀態。雖然當局如今同意總脂肪的攝取量不應受到嚴格限制，美國心臟協會和美國農業部也悄悄由食用上限退守，但全國最有權勢的專家小組，最近仍建議將飽和脂肪的食用量大幅減低到幾乎前所未見，只有人類史上最貧困時期足可比擬。

根據這項飲食建議，一套理想的飲食（低量肉類、乳製品和蛋，事實上幾近於全素），必然意味著要從唯一可能的其他選項獲取個人所需的大部分脂肪，而這些選項就是植物油和橄欖油。橄欖油似乎是有益健康的，雖然尚無證據成功顯示它有何預防心臟病的特殊能力，它也沒有普遍認為的古老優良傳統。然而，本書所揭示的發現之一是，多元不飽和植物油在加熱到油炸食物所需的溫度時，就會生成可能對健康有毀滅性影響的氧化物。這些高度不穩定的油，現在依然被速食餐廳以及家庭式經營的小餐館使用，以取代反式脂肪。這項用油上的轉變，有一天可能會成為食物製造史上最重大的公衛疏失之一。而半世紀以來，讓美國和整個西方世界採行低脂肪、高碳水化合物飲食，而且沒有控制組加以對照的這場龐大實驗，其所導致的一連串意外後果，更是讓人難以想像會有更甚於此的影響。

亟欲從我們的飲食中驅逐動物性脂肪，已使我們暴露於反式脂肪和氧化植物油的健康風險中。假使我們沒有放棄肉類和乳製品，我們仍可以使用豬油、板油、牛油、奶油作為烹調與飲食的主要脂肪。這些脂肪是穩定的、不會氧化，而且從人類有歷史記錄以來，就一直被食用。

動物脂肪最初遭到譴責的基礎，先是因其能提高總膽固醇、後來則是會提高低密度脂蛋白膽固醇，兩者都已被證實並非是可靠的生物標記，得以預測大多數人的心臟病突發風險。其他不利於飽和脂肪的證據，還包含早期一小部分具有影響力、後來被發現不符合其初始論點的臨床試驗研究。最後，對於飽和脂肪有罪的指控終告崩解。

尤有甚者，我們如今已經知道食用動物性食品，如紅肉、乳酪、蛋以及全脂牛奶等，有著諸多益處——它們富含營養素，而且遠勝過蔬菜與水果；它們含有符合人類所需比例的脂肪與蛋白質；它們已被證實能提供最佳的營養以利健康成長與繁殖。飽和脂肪也是唯一已知能提高高密度脂蛋白膽固醇的食物，而高密度脂蛋白膽固醇已知要比低密度脂蛋白膽固醇更能可靠地預測心臟病突發。而且飽和脂肪，一如所有的脂肪，並不會令人發胖。

因此，我們對飽和脂肪的恐懼其實是沒有實據的，但這種恐懼看來曾經一度是合理的，而且持續迄今，只因它合乎研究者、臨床醫師與公衛當局的偏見。持有偏見的研究者撰寫反對肉類的文章，讓他們輕易登上採行同儕審查制度的期刊，並且仰賴同樣持有偏見的媒體推廣其研究結果。我們都生活在這些偏見中如此之久，以致於幾乎不可能有其他思維。（事實上，我相信我之所以能寫這本書，唯一可能的原因就是，我是以局外人身分來接觸營養學領域，偏見程度只與一般美國人相差無幾。而且不像醫院或大學裡的專家，我沒有各種為了要發表研究、獲取經費或贏得名聲而往往必須面對的壓力。）

我們有充分的理由嘗試克服對飽和脂肪的長期偏見，讓飲食與疾病科學無法再製造任何有說服力的反對論據。畢竟，紅肉、乳酪、奶油都非常美味！更別提奶油煎蛋、鮮奶油白醬，以及焗烤肉類盤中滴下來的肉汁。這些食物之樂早已被遺忘許久，但它們組成美味且讓人極度滿足的餐點。可以推薦的是不只要吃瘦肉，也要吃美味的肥肉，因為它提供了身體亟需的脂肪，也因為它有助於抵消攝入過多蛋白質的危險——如果沒有結合足夠的脂肪，可能導致氮中毒。

吃奶油、喝全脂奶，並且這樣餵養全家大小。庫存起乳脂乳酪、內臟肉、香腸，還有，嗯，培根。這些食物都未曾被證明過會導致肥胖、糖尿病或心臟病，而大量且逐漸增長的新近研究更強烈指出，這些問題是由碳水化合物造成的。糖、白麵粉和其他精製碳水化合物，幾乎肯定是這些疾病的主要驅力。近來的科學研究與歷史記錄都導向同一個結論——食用精製碳水化合物，會導致更高的肥胖症、心臟病和糖尿病風險。

這些疾病也無法歸咎於遺傳，因為相關的基因數量太大，以致於無法顯示意義。人類基因組計畫（Human Genome Project）主持人在二〇〇九年就曾如此寫道：慢性疾病發展牽連的基因如此之多，「遺傳跟每件事都有關，也就等於和什麼都無關」。臨床試驗也證實，這些疾病並非由任何其他環境因素所引起，只有碳水化合物已在臨床實驗中顯示，是可能引起肥胖、心臟病和糖尿病的主要原因。

我承認，這些結論似乎有悖常理，當我為了寫這本書而開始做研究時，也覺得這些理論違反我的直覺。這樣的意涵似乎令人無法置信，即使它已有現今可得的最佳科學證據支持——一盤甜菜沙拉加濃稠果昔當午餐，終究是比一盤奶油煎蛋對你的腰圍和心臟更不健康。牛排沙拉比一盤鷹嘴豆泥配餅乾更好，而全脂乳酪也比水果更好當點心。

除了點心之外，我們也很需要更多隸屬於「健康」欄位的食物當主餐。有人注意到一輩子都吃由蔬菜、魚和義大利麵組成的晚餐，是在食用嚴重受限的餐點嗎？還有魚，自從成為我們唯一的「安全餐點」之後，即迅速從海洋中被過度捕撈。一份更寬廣的菜單，其中包括羊排、燉牛肉和卡酥來燉肉砂鍋，將提供令人樂見的多樣性。總之，要以未加工的全食物做成含更高量脂肪的餐點，就必然要攝取大量動物性食物，這也是人類有史以來一直依循的道路。

失去了對食物傳統的歷史眼光，或許是我們的營養政策會如此嚴重迷失的壓倒性原因。有關當局告訴我們「並沒有」任何長期的「數據記錄」，顯示人類長期食用高飽和脂肪飲食的影響，這是意指沒有歷時兩年以上的臨床試驗測試過富含動物性食品的飲食。但這些專家大可以去查閱四千年的人類歷史，食譜、史書、日記、回憶錄、小說、飲食記錄，或是傳教士、醫生、探險家與人類學家的描述——加總起來幾乎是數不盡的書籍，從《聖經》到莎士比亞的劇本都有——這些文獻清楚說明了數千年來，動物性食品都是人類膳食的核心。在那些年代，人們的壽命確實比較短，但他們多是因為傳染病而英年早逝；當時成年人的生與死，都不受肥胖症、糖尿病和心臟病這些在今日殺死我們的慢性疾病所侵擾；即使他們真的得到心臟病，也一點都不接近我們今日的流行率。從雅典娜為奧德賽擺下「一頭肥山羊和一隻大山豬滿載豬油的脊排」，到舊約《聖經》中以賽亞的預言——主「必為萬民用肥甘設擺筵席，用……滿髓的肥甘」，到狄更斯的小說《遠大前程》中皮普偷了一塊豬肉派，到記錄十八世紀美國人如何比今日的美國人多吃三到四倍紅肉的歷史分析，我們自己的文字歷史可以告訴我們許多事情。肉是整個人類歷史中的核心食物，就如人類自己所記錄。但如今我們似乎已經忘記了自己的歷史，這樣的後果著實堪慮。

歷史告訴我們，心臟病與肥胖症、糖尿病和其他慢性疾病相互關連，而今日所知的代謝症候群這一組慢性醫學毛病，在以往被稱為「肥胖六症」、「西方病」、「文明病」，或是二十世紀初糖橫掃英國殖民地時所稱的「甜味病」。正如我們所看到的，從歷史中得出的結論，與過去十年間最優良、最嚴謹的飲食試驗成果完美吻合。這些觀察評述連成一氣，沒有需要解釋的矛盾。假使我們能同時結合科學和歷史的教訓，也許就會做出開化的決定，讓自己走向從慢性疾病中被治癒的道路。

關於肉食與倫理

在本書中，我尚未探討到我從這項研究中所得出的，關於道德與環境深遠影響的結論。可以想見，食用動物應該會讓很多人猶豫止步。根據早期的人類文化，在宰殺動物為食之前，有繁複的儀式以請求動物原諒，所以當我們不再做這些神聖之舉以調解人類對食物的生理需求時，就會讓人感到無所適從。環境問題也很複雜——牛產生甲烷，會助長溫室氣體，而且相較於種植蔬菜和水果，養牛需要消耗更大量的資源；但以每單位消耗的資源來說，紅肉含有更高度營養，並且能提供植物食品中所找不到的必需營養素。或許，我們可以這樣思考，當一個國家吃更多的肉而獲得更佳的健康時，將可能節省醫療成本，因此整體而言仍屬平衡。另外，我們也可以有這樣的實驗性思考——假使我們恢復食用牛脂與豬油，是否能因此減少利用土地種植大豆、油菜籽、棉花籽、紅花籽與玉米以壓成植物油的需求？這些問題都是複雜的，且超出本書範圍，在此我僅試著探討什麼樣的膳食脂肪有益於人體健康。由於美國正受破壞力如此之大的慢性疾病所苦，與此問題相關的科學，似乎是個好的起點。

資料來源　Notes

導論　還原「脂肪」的真實面貌

p.9　**我那篇文章**：Nina Teicholz, "Heart Breaker," *Gourmet*, June 2004, 100-105.

p.11　**「我們被痛批！」**：David Kritchevsky，作者訪談，May 31, 2005.

p.11　**我們已成功將蔬果攝取量占每日所需卡路里的比例提升到十七％，五穀雜糧類提升到二十九％**：根據美國農業部的數據所計算，"Profiling Food Consumption in America," Agricultural Fact Book 2001-2002 (Washington, DC: US Government Printing Office, 2003): 18-19.

p.11　**從四十％減少到三十三％**：飲食指南諮詢委員會給美國農業部農業研究服務局和衛生與公共服務部的建議標準，Report of the Dietary Guidelines Advisory Committee on the Dietary Guidelines for Americans, 2010. To the Secretary of Agriculture and the Secretary of Health and Human Services, 7th ed. (Washington, DC: US Government Printing Office, May 201), 219.

P11　**飽和脂肪在總脂肪攝取量中所占的比例也繼續下修**： Centers for Disease Control and Prevention (CDC), "'Trends in Intake of Energy and Macronutrients—United States, 1971-2000," *Morbidity and Mortality Weekly Report 53*, no. 4 (2004): 80-82.

P.12　**每七個美國成年人當中，就有一名肥胖症者**：US Centers for Disease Control, National Health Examination Survey, 1960–1962, 存取於 February 12, 2014, http://www.cdc.gov /nchs/nhanes.htm.

p.12　**罹患的成年人由低於一％成長到高於十一％**：Maureen I. Harris, "Prevalence of Noninsulin-Dependent Diabetes and Impaired Glucose Tolerance," *Diabetes in America* 6 (1985): 1-31; G. L. Beckles, C. F. Chou, Centers for Disease Control and Prevention, " Diabetes—United States, 2006 and 2010," *Morbidity and Mortality Weekly Report* 62, suppl. 3 (2012): 99-104.

p.12　**體重未減……任何常見癌症……**：Shirley Beresford et al., "Low-Fat Dietary Pattern and Risk of Colorectal Cancer: The Women's Health Initiative Randomized Controlled Dietary Modification Trial," *Journal of the American Medical Association* 295, no. 6 (2006): 643-654. Barbara V. Howard et al., "Low-Fat Dietary Pattern and Weight Change Over 7 Years: The Women's Health Initiative Dietary Modification Trial," *Journal of the American Medical Association* 295, no. 1 (2006): 39-49; Barbara V. Howard et al., "Low-Fat Dietary Pattern and Risk of Cardiovascular Disease: The Women's Health Initiative Randomized Controlled Dietary Modification Trial," *Journal of the American Medical Association* 295, no. 6 (2006): 655-666; Ross L. Prentice et al., "Low-Fat Dietary Pattern and Risk of Invasive Breast Cancer: The Women's Health Initiative Randomized Controlled Dietary Modification Trial," *Journal of the American Medical Association* 295, no. 6 (2006): 629-642; Ross L. Prentice et al., "Low-Fat Dietary Pattern and Cancer Incidence in the Women's Health Initiative Dietary Modification Randomized Controlled Trial," *Journal of the National Cancer Institute* 99, no. 20 (2007): 1534-1543.

p.13　**在撰寫此書時**：作者不涉及任何利益衝突，從未直接或間接從此書所探討議題相關的各方獲得任何金錢或物質資助。

1.「脂肪矛盾」：高脂飲食吃出健康

p.18　**觀察家估計**：Vihjalmur Stefansson, *The Fat of the Land*, enlg. ed. of *Not by Bread Alone* (1946, repr., New York: Macmillan, 1956), 31; 由以下作者所計算——Hugh M. Sinclair, "The Diet of Canadian Indians

and Eskimos,"(*Proceedings of the Nutrition Society* 12, no. 1[1953]: 74)。

p.18 **囤積的肥油……以及肩胛肉**：Vihjalmur Stefansson, *The Friendly Arctic: The Story of Five Years in Polar Regions* (New York: Greenwood Press, 1921): 231-232.

p.18 **瘦肉較多的部位**：Vihjalmur Stefansson, *The Fat of the Land*, 25.

p.18 **「……蔬食」**：同上，23.

p.18 **「沒有真正的活」**：Stefansson, *The Friendly Arctic*, 24.

p.18 **「他們應該處於悲慘的狀態」**：Stefansson, *Fat of the Land*, xvi.

p.19 **一場抗議風暴……「吃生肉」**：同上，65.

p.19 **必定喪命**：同上，71.

p.19 **「貝爾維尤醫院……所引發的症狀」**：同上， 69.

p.19 **發表了六篇論文**：Clarence W. Lieb, "The Effects on Human Beings of a Twelve Months' Exclusive Meat Diet Based on Intensive Clinical and Laboratory Studies on Two Arctic Explorers Living under Average Conditions in a New York Climate," *Journal of the American Medical Association* 93, no. 1 (July 6, 1929): 20-22; John C. Torrey, "Influence of an Exclusively Meat Diet on the Human Intestinal Flora," *Proceedings of the Society for Experimental Biology and Medicine* 28, no. 3 (1930): 295-296; Walter S. McClellan, Virgil R. Rupp, and Vincent Toscani, "Prolonged Meat Diets with a Study of the Metabolism of Nitrogen, Calcium, and Phosphorus," *Journal of Biological Chemistry* 87 no. 3 (1930): 669-680; Clarence W. Lieb and Edward Tolstoi, "Effect of an Exclusive Meat Diet on Chemical Constituents of the Blood," *Proceedings of the Society for Experimental Biology and Medicine* 26, no. 4 (1929): 324-325; Edward Tolstoi, "The Effect of an Exclusive Meat Diet Lasting One Year on the Carbohydrate Tolerance of Two Normal Men," *Journal of Biological Chemistry* 83 no. 3 (1929): 747-752; Edward Tolstoi, "The Effect of an Exclusive Meat Diet on the Chemical Constituents of the Blood," *Journal of Biological Chemistry* 83 no. 3 (1929): 753-758.

p.20 **每日約飲用二到七公升的奶**：A. Gerald Shaper, "Cardiovascular Studies in the Samburu Tribe of Northern Kenya," *American Heart Journal* 63, no. 4 (1962): 437-442.

p.20 **曼恩發現，馬賽族人的飲食也是如此**：Kurt Biss et al., "Some Unique Biologic Characteristics of the Masai of East Africa," *New England Journal of Medicine* 284, no. 13 (1971): 694-699.

p.20 **「不吃任何蔬菜」**：George V. Mann et al., "Cardiovascular Disease in the Masai," *Journal of Atherosclerosis Research* 4, no. 4 (1964): 289-312.

p.20 **「這些發現重重敲了我一記」**：A. Gerald Shaper，柏萊本的訪談。"Preventing Heart Attack and Stroke: A History of Cardiovascular Disease Epidemiology," 存取於 February 14, 2014. http://www.epi.umn.edu/cvdepi/interview.asp?id=64.

p.20 **回顧二十六篇研究……不太與外界接觸**：Frank W. Lowenstein, "Blood-Pressure in Relation to —Tribes of Brazil Indians," *Lancet* 277, no. 7173 (1961): 389-392。另一個以喀拉哈里沙漠的布須曼人（Bushmen）為對象的研究，結論為「血壓升高並非正常老化過程的特質」；Benjamin Kaminer and W. P. W. Lutz, "Blood Pressure in Bushmen of the Kalahari Desert," *Circulation* 22, no. 2 (1960): 289-295.

p.21 **生存方式「輕鬆自在」……「不太勞心勞力」，而「似乎常久坐」**：Mann, "Cardiovascular Disease in the Masai," 309.

p.21 **找不到任何心臟病跡象**：同上。

p.21 **「可能」有心臟病前兆**：A. Gerald Shaper, "Cardiovascular Studies in the Samburu Tribe of Northern Kenya," *American Heart Journal* 63, no. 4 (1962): 439.

p.21 **五十具馬賽族男性大體，只發現一位**：George V. Mann et al., "Atherosclerosis in the Masai," *American Journal of Epidemiology* 95, no. 1 (1972): 26.

p.21 **馬賽族人也沒有其他慢性病**：Mann, "Cardiovascular Disease in the Masai, 303-306.

p.22 **「要吃得『更健康』的關鍵」**：Mark Bittman, "No Meat, No Dairy, No Problem," *New York Times*, December 29, 2011.

p.22 **美國農業部的飲食指南第一條**：US Department of Agriculture and US Department of Health and Human Services, *Dietary Guidelines for Americans, 2010*, 7th ed. (Washington, DC: US Government Printing Office, December 2010), viii-ix.

p.23 **這些印度北部的族人……「對比鮮明」**：Robert McCarrison, *Nutrition and National Health: The Cantor Lectures* (London: Faber and Faber, 1936), 19.

p.23 **能複製出同樣程度的不健康**：同上， 24-29.

p.23 **將其觀察寫成四百六十頁的報告**：Aleš Hrdlička, *Physiological and Medical Observations among the Indians of Southwestern United States and Northern Mexico, Smithsonian Institution Bureau of American Ethnology Bulletin* 34 (Washington, DC: US Government Printing Office, 1908).

p.23 **看起來從小都是**：W. W. Newcombe, Jr., The Indian of Texas: From Prehistoric to Modern Times (Austin: University of Austi nPress, 1961): 92, 98, 100, 138, 160, 163, 197, and 323.

p.24 **「無庸置疑」**：Hrdlička, *Physiological and Medical Observations*, 40-41.

p.24 **「沒有人是失智或不能自理的」**：同上，158.

p.24 **「有些人似乎推論癌症並不存在」**：George Prentice, "Cancer among Negroes," *British Medical Journal* 2, no. 3285 (1923): 1181.

p.24 **「相對來說的免疫力……當非洲黑人有肉吃時」**：同上。

p.25 **……指出，野生動物的肉**：Michael A. Crawford, "Fatty-Acid Ratios in Free-Living and Domestic Animals," *Lancet* 291, no. 7556 (1968): 1329-1333.

p.26 **鹿腎中有一半的脂肪**：Sally Fallon Morell and Mary Enig, "Guts and Grease: The Diet of Native Americans," *Wise Traditions in Food, Farming, and the Healing Arts* 2, no. 1 (2001): 43.

p.26 **人類歷史上的狩獵模式**：Speth, *Bison Kills and Bone Counts*, 146-159 中蒐集有很多記述。其他記述則見 Michael A. Jochim, *Strategies for Survival: Cultural Behavior in an Ecological Context* (New York: Academic Press, 1981), 80-90, 和 Stefansson, *The Fat of the Land*, 126-131 and 136.

p.26 **肥肉是……「決定因素」**：Philippe Max Rouja, Éric Dewailly, and Carole Blanchet, "Fat, Fishing Patterns, and Health among the Bardi People of North Western Australia," *Lipids* 38, no. 4 (2003): 399-405.

p.26 **「乾柴無味」「棄之如敝屣」**：同上， 400.

p.26 **「假使人們只吃兔肉……」**：John D. Speth, *Bison Kills and Bone Counts: Decision Making by Ancient Hunters* (Chicago: University of Chicago Press, 1983), 151.

p.26 **「他們吃了馬肉……吃了五到六磅……仍日漸衰弱與消瘦」……「而且一直想吃肥肉」**：Randolph B. Marcy, *The Prairie Traveler: A Handbook for Overland Expeditions* (London: Trubner, 1863): 16.

p.27 **大部分的獵獲「太瘦了，沒什麼用」**：同上， 152.

2. 我們何以認為飽和脂肪不健康

p.30 **主流的見解認為**：Daniel Steinberg, "An Interpretive History of the Cholesterol Controversy: Part 1," *Journal of Lipid Research* 45, no. 9 (2004): 1587.

p.30 **「對心臟病坐以待斃的態度」**：Ancel Keys, "Atherosclerosis: A Problem in Newer Public Health," *Journal of the Mount Sinai Hospital*, New York 20, no. 2 (1953): 119.

p.31 **「直接到魯直的程度」**：Henry Blackburn, interview with Ancel Keys, in *Health Revolutionary: The Life*

and Work of Ancel Keys, Public Health Leadership Film, Association of Schools of Public Health, 前次存取於 January 5, 2014, http://www.asph.org /document.cfm?page=793.

p.31 **「至死方休」……「傲慢」與「不留情面」**：Anna Ferro-Luzzi，作者訪談， September 18, 2008；George V. Mann，作者訪談，October 5, 2005；Michael F. Oliver，作者訪談，May 1, 2009.

p.31 **他發現了……熱忱**：Blackburn, interview with Keys, *Health Revolutionary*.

p.31 **K就是基斯名字的縮寫**：Jane Brody, "Dr. Ancel Keys, 100, Promoter of the Mediterranean Diet, Dies," *New York Times*, November 23, 2004.

p.32 **「生物性的鏽」……「擴散到堵塞或減緩（血液）流動」**：Alton Blakeslee and Jeremiah Stamler, *Your Heart Has Nine Lives: Nine Steps to Heart Health* (New York: Pocket Books, 1966), 24.

p.32 **有個女孩心臟病發作**：George Lehzen and Karl Knauss, "Über Xanthoma Multiplex Planum, Tuberosum, Mollusciformis," *Archive A Pathological Anatomy and Histology* 116 (1889): 85-104.

p.32 **讓研究者相信**：S. J. Thannhauser and Heinz Magendantz, "The Different Clinical Groups of Xanthomatous Diseases: A Clinical Physiological Study of 22 Cases," *Annals of Internal Medicine* 11, no. 9 (1938): 1662-1746.

p.33 **阿尼契科曾經提出……**：N. Anitschkow, S. Chalatov, C. Müller, and J. B. Duguid, "Über experimentelle Cholesterinsteatose: Ihre Bedeutung für die Enstehung Einiger Pathologischer Proessen," *Zentralblatt für Allgemeine Pathologie und Pathologische Anatomie* 24 (1913): 1-9.

p.33 **複製到各種動物身上**：書評見 Edward H. Ahrens, Jr. et al., "Dietary Control of Serum Lipids in Relation to Atherosclerosis," *Journal of the American Medical Association* 164, no. 17 (1957): 1905-1911.

p.33 **廣泛複製到各種動物身上**：關於以動物做類比模型的資料，見 Edward H. Ahrens Jr. et al., "The Influence of Dietary Fats on Serum-Lipid Levels in Man," *Lancet* 269, no. 6976 (1957): 943-953.

p.33 **現代研究則是指出，兔子……**：安塞．基斯就是抱持這種反對意見的研究者之一；Ancel Keys, "Human Atherosclerosis and the Diet," *Circulation* 5, no. 1 (1952): 115-118.

p.33 **相對來說，將此實驗**：R. Gordon Gould, "Lipid Metabolism and Atherosclerosis," *American Journal of Medicine* 11, no. 2 (1951): 209; R. Gordon Gould et al., "Cholesterol Metabolism: I. Effect of Dietary Cholesterol on the Synthesis of Cholesterol in Dog Tissue in Vitro," *Journal of Biological Chemistry* 201, no. 2 (1953), 519.

p.33 **由兩位哥倫比亞大學的生化學家……提出**：D. Rittenberg and Rudolf Schoenheimer, "Deuterium as an Indicator in the Study of Intermediary Metabolism XI. Further Studies on the Biological Uptake of Deuterium into Organic Substances, with Special Reference to Fat and Cholesterol Formation," *Journal of Biological Chemistry* 121, no. 1 (1937): 235-253.

p.34 **有「壓倒性的證據」**：Keys, "Human Atherosclerosis and the Diet," 116.

p.34 **很「微不足道」的效果……「無需再做進一步的討論」**：Ancel Keys, "Diet and the Epidemiology of Coronary Heart Disease," *Journal of the American Medical Association* 164, no. 17 (1957): 1912-1919，援引自 Ancel Keys et al., "Effects of Diet on Blood Lipids in Man Particularly Cholesterol and Lipoproteins," *Clinical Chemistry* 1, no. 1 (1955): 40.

p.34 **後來……記錄在一本書**：Uffe Ravnskov, *The Cholesterol Myths: Exposing the Fallacy that Saturated Fat and Cholesterol Cause Heart Disease* (Washington, DC: New Trends, 2000), 111-112.

p.34 **從未顯示**：Eder Qintão, Scott Grundy, and Edward H. Ahrens, Jr., "Effects of Dietary Cholesterol on the Regulation of Total Body Cholesterol in Man," *Journal of Lipid Research* 12, no. 2 (1971): 233-247; Paul J. Nestel and Andrea Poyser, "Changes in Cholesterol Synthesis and Excretion When Cholesterol Intake Is Increased," *Metabolism* 25, no. 12 (1976): 1591-1599.

p.34 **全方位的分析之一**：Paul N. Hopkins, "Effects of Dietary Cholesterol on Serum Cholesterol: A Meta-Analysis and Review," *American Journal of Clinical Nutrition* 55, no. 6 (1992): 1060-1070.

p.34 **英國與大部分的歐洲國家**：A. Stewart Truswell, "Evolution of Dietary Recommendations, Goals, and Guidelines," *American Journal of Clinical Nutrition* 45, no. 5 suppl. (1987): 1068.

p.34 **美國仍持續建議**：Dietary Guidelines Advisory Committee, prepared for the Agricultural Research Service, US Department of Agriculture and US Department of Health and Human Services, *Report of the Dietary Guidelines Advisory Committee on the Dietary Guidelines for Americans, 2010. To the Secretary of Agriculture and the Secretary of Health and Human Services, 7th ed.* (Washington, DC: US Government Printing Office, May 2010), x.

p.35 **基斯建議研究者**：Keys, "Diet and the Epidemiology of Coronary Heart Disease," 1914.

p.35 **「脂質研究這沉睡的古老領域」……研究經費每年上漲……「脂質研究進入黃金時代」**：Edward H. Ahrens, Jr., "After 40 Years of Cholesterol-Watching," *Journal of Lipid Research* 25, no. 13 (1984): 1442.

p.36 **一九五二年首次發現**：Lawrence S. Kinsell et al., "Dietary Modification of Serum Cholesterol and Phospholipid Levels," *Journal of Clinical Endocrinology and Metabolism* 12, no. 7 (1952): 909-913.

p.36 **哈佛大學的一個團隊發現**：Mervyn G. Hardinge and Fredrick J. Stare, "Nutritional Studies of Vegetarians: 2. Dietary and Serum Levels of Cholesterol," *Journal of Clinical Nutrition* 2 no. 2 (1954): 82-88.

p.36 **荷蘭的一個素食者研究**：J. Groen, et al., "Influence of Nutrition, Individual, and Some Other Factors, Including Various Forms of Stress, on Serum Cholesterol; Experiment of Nine Months' Duration in 60 Normal Human Volunteers," *Voeding* 13 (1952): 556-587.

p.36 **奶油……中的飽和脂肪**：Edward H. Ahrens, Jr., David H. Blankenhorn, and Theodore T. Tsaltas, "Effect on Human Serum Lipids of Substituting Plant for Animal Fat in Diet," *Proceedings for the Society of Experimental Biology and Medicine* 86, no. 4 (1954): 872-878; Ahrens et al., "The Influence of Dietary Fats on Serum-Lipid Levels in Man."

p.36 **更多異質性**：Qintão, Grundy, and Ahrens, "Effects of Dietary Cholesterol on the Regulation of Total Body Cholesterol in Man."

p.38 **「最志得意滿的貢獻」之一**：Ahrens, "After 40 Years of Cholesterol-Watching," 1444.

p.38 **發現較低脂的飲食**：Ancel Keys, Joseph T. Anderson, and Francisco Grande, "Prediction of Serum-Cholesterol Responses of Man to Changes in Fats in the Diet," *Lancet* 273, no. 7003 (1957): 959-966.

p.38 **「此生活模式中……沒有其他變因」**：Ancel Keys and Joseph T. Anderson, "The Relationship of the Diet to the Development of Atherosclerosis in Man," *Symposium on Atherosclerosis* (Washington, DC: National Academy of Sciences—National Research Council, 1954), 189.

p.38 **基斯的圖暗示著**：Keys, "Atherosclerosis: A Problem in Newer Public Health."

p.40 **基斯還認為脂肪必定使人肥胖**：Keys, "Diet and the Epidemiology of Coronary Heart Disease," 1918.

p.40 **傑里・賽恩菲爾德……描述**：Jerry Seinfeld, *I'm Telling You for the Last Time*, Broadhurst Theatre, New York, 1998.

p.40 **潛在恐懼**：Peter N. Stearns, *Fat History: Beauty in the Modern West* (New York: New York University Press, 1997), 12 and 25-47.

p.41 **在早期的論文裡，他花了不少篇幅**：Keys, "Diet and the Epidemiology of Coronary Heart Disease," 1913-1914; Ancel Keys and Francisco Grande, "Role of Dietary Fat in Human Nutrition: III. Diet and the Epidemiology of Coronary Heart Disease," *American Journal of Public Health and the Nations Health* 47, no. 12 (1957): 1528-1529.

p.41 **和妻子瑪格麗特……當地人的膽固醇值**：Keys et al., "Effects of Diet on Blood Lipids in Man," 34-52.

p.41 **首次來到那不勒斯，再到馬德里**：Ancel Keys et al., "Studies on Serum Cholesterol and Other Characteristics of Clinically Healthy Men in Naples," *A.M.A. Archives of Internal Medicine* 93, no. 3 (March 1954): 328-336; Ancel Keys et al., "Studies on the Diet, Body Fatness and Serum Cholesterol in Madrid, Spain," *Metabolism Clinical and Experimental* 3, no. 3 (May 1954): 195-212.

p.42 **必然是因為飲食**：Keys and Grande, "Role of Dietary Fat in Human Nutrition," 1520-1530.

p.42 **「只有脂肪因素看來是」**：Keys et al., "Effects of Diet on Blood Lipids in Man," 42。

p.42 **「長期受富含脂肪的飲食模式……」**：Keys, "Diet and the Epidemiology of Coronary Heart Disease," 1912.

p.42 **「冠狀動脈問題的實例借鑒」**：Ancel Keys, "The Inception and Pilot Surveys," in *The Seven Countries Study: A Scientific Adventure in Cardiovascular Disease Epidemiology*, ed. Daan Kromhout, Alessandro Menotti, and Henry W. Blackburn (Bilthoven, Holland: privately published, 1993): 15-26.

p.42 **「顯然」是心臟病生成的「主要因素」**：Keys, "Studies on the Diet, Body Fatness and Serum Cholesterol in Madrid, Spain," 209；「主要因素」見 Keys et al., "Studies on the Diet, Body Fatness and Serum Cholesterol in Madrid, Spain," 210.

p.42 **基斯為他的假說找到了更多的彈藥**：Haqvin Malmros, "The Relation of Nutrition to Health: A Statistical Study of the Effect of the War-Time on Arteriosclerosis, Cardiosclerosis, Tuberculosis and Diabetes," *Acta Medica Scandinavica Supplementum* 138, no. S246 (1950): 137-153。亦見 Gotthard Schettler, "Atherosclerosis during Periods of Food Deprivation Following World Wars I and II," *Preventive Medicine* 12, no. 1 (1983): 75-83.

p.42 **其他科學家曾提出**：George V. Mann, "Epidemiology of Coronary Heart Disease," *American Journal of Medicine* 23, no. 3 (1957): 463-480.

p.43 **全然不被基斯接受**：Ancel Keys, "The Diet and Development of Coronary Heart Disease," *Journal of Chronic Disease* 4, no. 4 (1956): 364-380.

p.43 **……短期的實驗，最後基斯得到這樣的結論**：Keys, Anderson, and Grande, "Prediction of Serum-Cholesterol Responses of Man."。這些研究的摘要和引用請見 Ancel Keys, Joseph T. Anderson, and Francisco Grande, "Serum Cholesterol in Man: Diet Fat and Intrinsic Responsiveness," *Circulation* 19, no. 2 (1959): 201.

p.43 **基斯在……眾多論文，宣告**：Joseph T. Anderson, Ancel Keys, and Francisco Grande, "The Effects of Different Food Fats on Serum Cholesterol Concentration in Man," *Journal of Nutrition* 62, no. 3 (1957); 421-424；Keys, Anderson, and Grande, "Prediction of Serum Cholesterol Responses of Man"; Keys, "Diet and the Epidemiology of Coronary Heart Disease": Ancel Keys, Joseph T. Anderson, and Francisco Grande, "Fats and Disease," *Lancet* 272, no. 6796 (1957): 992-993.

p.43 **他還發表了一個特定的數學公式**：Keys, Anderson, and Grande, "Serum Cholesterol in Man: Diet Fat and Intrinsic Responsiveness.".

p.43 **「變得罕見」……「 急遽減量」**：E. V. Allen et al., "Atherosclerosis: A Symposium," *Circulation* 5, no. 1 (1952): 99.

p.44 **他……爭取到**：Kromhout, Menotti, and Blackburn, eds., *The Seven Countries Study*, 196.

p.44 **基斯是他唯一提及姓名的研究者**：同上，76.

p.45 **他改吃……梅爾巴吐司脆片**：Paul Dudley White, "Heart Ills and Presidency: Dr. White's Views," *New York Times*, October 30, 1955, A1.

p.45 **「富含脂肪的飲食模式」……是「大多數」……病例生成的「極可能」成因**：Keys, "Diet and the Epidemiology of Coronary Heart Disease," 1912.

p.46 **耶路撒米對基斯的質疑**：Jacob Yerushalmy and Herman E. Hilleboe, "Fat in the Diet and Mortality from Heart Disease: A Methodologic Note," *New York State Journal of Medicine* 57, 14 (1957): 2343-2354.

p.46 **「我記得當時那份研究出來時，實驗室裡的氣氛」**：Henry Blackburn，作者訪談，November 9, 2008.

p.46 **曼恩寫道，他希望**：George V. Mann, "Diet and Coronary Heart Disease," *Archives of Internal Medicine* 104 (1959): 921-929.

p.46 **國家統計資料不太可靠**：Ancel Keys, "Epidemiologic Aspects of Coronary Artery Disease," *Journal of Chronic Diseases* 6, no. 4 (1957): 552-559.

p.47 **一九六四年的一個研究**：D. D. Reid and G. A. Rose, "Preliminary Communications: Assessing the Comparability of Mortality Statistics," *British Medical Journal* 2, no. 5422 (1964): 1437-1439.

p.47 **基斯清楚意識到**：Keys, *Symposium on Atherosclerosis*, 119.

p.47 **「負面甚於正面結論」**：Ancel Keys, "Epidemiologic Aspects of Coronary Artery Disease," 552.

p.48 **柏萊本在回憶時形容**：Henry W. Blackburn，作者訪談，July 22, 2008.

p.48 **基斯……這項研究……開始進行，是一筆龐大的款項**："The Fat of the Land," *Time*, January 13, 1961, 48-52.

p.48 **數位評論者曾指出**：Ravnskov, *The Cholesterol Myths*, 18–19; Gary Taubes, *Good Calories, Bad Calories: Fats, Carbs and the Controversial Science of Diet and Health* (New York: Alfred A. Knopf, 2007), 32.

p.49 **如他所寫道，他選擇的是他認為……的地方**：Alessandro Menotti， 致作者的電郵，September 10, 2008.

p.49 **「他能獲得熱忱協助之處」**：Menotti，致作者的電郵，September 10, 2008；Flaminio Fidanza，七國研究原始團隊中的另一位參與研究者，證實了這個評語：Flaminio Fidanza，致作者電郵，September 16, 2008.

p.49 **「基斯自己就不太喜歡」**：Blackburn，作者訪談。

p.49 **至少十五萬的希臘人**：George S. Siampos, *Recent Population Change Calling for Policy Action: With Special Reference to Fertility and Migration* (Athens: National Statistical Service of Greece, 1980): 234-257.

p.50 **單行本……由美國心臟協會……發行**：Ancel Keys, ed., "Coronary Heart Disease in Seven Countries," *Circulation* 61 and 62, suppl. 1, American Heart Association Monograph No. 29 (1970): I-1-I-211.

p.50 **由哈佛大學出版社出版成書**：Ancel Keys, *Seven Countries: A Multivariate Analysis of Death and Coronary Heart Disease* (Cambridge, MA: Harvard University Press, 1980).

p.50 **據統計**：根據 John Aravanis, M.D. 與父親克里斯托斯．艾拉凡尼司私人通信中的數據，艾拉凡尼司負責七國研究中的希臘部分。

p.50 **數據則是荒謬地低……是二百九十人**：Keys, *Seven Countries: A Multivariate Analysis*, 65.

p.50 **「心臟突病發是可以預防的」**：引自 Jane E. Brody, "Dr. Ancel Keys, 100, Promoter of Mediterranean Diet, Dies," *New York Times*, November 23, 2004.

p.50 **飽和脂肪只占**：Keys, "Coronary Heart Disease in Seven Countries."

p.51 **又變得更矛盾了**：Ancel Keys et al., "The Seven Countries Study: 2,289 Deaths in 15 Years," *Preventive Medicine* 13, no. 2 (1984): 141-154.

p.52 **「希臘東正教齋戒嚴格……蛋及奶油」**：Leland Girard Allbaugh, *Crete: A Case Study of an Underdeveloped Area* (Princeton, NJ: Princeton University Press, 1953), 103.

p.52 **pari corajisima 一詞〔他／她看似守齋中〕**：Vito Teti, "Food and Fatness in Calabria," in *Social Aspects of Obesity*, ed. Igor de Garine and Nancy J. Pollock, trans. Nicolette S. James (Amsterdam: Gordon and Breach, 1995), 13.

p.52 **在克里特島所做的研究**：Katerina Sarri et al., "Greek Orthodox Fasting Rituals: A Hidden Characteristic of the Mediterranean Diet of Crete," *British Journal of Nutrition* 92, no. 2 (2004): 277-284.

p.52 **「嚴格信守（四旬期）的人不多」**：Keys, "Coronary Heart Disease in Seven Countries," I-166.

p.52 **完全沒有提及這一點**：Ancel Keys, Christos Aravanis, and Helen Sdrin, "The Diets of Middle-Aged Men in Two Rural Areas of Greece," *Voeding* 27, no. 11 (1966): 575-586.

p.52 **「並未做任何嘗試」……「顯著且棘手的疏漏」**：Katerina Sarri and Anthony Kafatos，讀者投書，"The Seven Countries Study in Crete: Olive Oil, Mediterranean Diet or Fasting?" *Public Health Nutrition* 8, no. 6 (2005): 666.

p.53 **「我們不該那麼做」……「隨時都達到理想狀態」**：Daan Kromhout，作者訪談，October 4, 2007.

p.53 **他知道這本期刊不會被注意到**：Keys, Aravanis, and Sdrin, "Diets of Middle-Aged Men in Two Rural Areas of Greece," 577.

p.54 **食物類別……相關係數**：Alessandro Menotti et al., "Food Intake Patterns and 25-Year Mortality from Coronary Heart Disease: Cross-Cultural Correlations in the Seven Countries Study," *European Journal of Epidemiology* 15, no. 6 (1999): 507-515.

p.54 **重新編碼「太過麻煩」**：Alessandro Menotti，作者訪談， July 24, 2008.

p.54 **「基斯非常反對關於糖的想法」**：Kromhout，訪談。

p.54 **「他十分相信脂肪酸……那個角度看待每件事」**：同上。

p.55 **「一派胡言」**：Ancel Keys, "Sucrose in the Diet and Coronary Heart Disease," *Atherosclerosis* 14, no. 2 (1971): 200.

p.55 **「亞欽和他的商業金主」**：Ancel Keys and Margaret Keys, *How to Eat Well and Stay Well the Mediterranean Way* (Garden City, NY: Doubleday, 1975), 58.

p.55 **基斯……發表了他的數字**：Ancel Keys, "Letter to the Editors," *Atherosclerosis* 18, no. 2 (1973): 352.

p.55 **「糖從未……好好討論過」**：Menotti，訪談。

p.56 **《時代雜誌》曾報導**："Medicine: The Fat of the Land," *Time*, January 13, 1961.

3. 低脂飲食在全美引起風潮

p.60 **很小，而且欠缺經費，一點收入都沒有**：William W. Moore, *Fighting for Life: A History of the American Heart Association 1911–1975* (Dallas: American Heart Association, 1983): 43.

p.60 **寶鹼公司指定**：H. M. Marvin, *1924–1964: The 40 Year War on Heart Disease*, (New York: American Heart Association, 1964)，改編自一九五六年一篇對美國心臟協會所屬幹部的演講。

p.60 **「金庫突然滿了……夢想中的事物！」**：同上，51.

p.60 **「開展」這個團體的「鉅款推進器」**：同上。

p.60 **七個分會……二百六十五萬美元**：同上， 56.

p.60 **分會已達三百多個，每年募款超過三千萬美元**：Moore, *Fighting for Life*, 77; $30 million: *Marvin, 1924–1964: The 40 Year War on Heart Disease.*

p.61 **美國心臟協會得到了比前一年多出四十%的捐款**：Moore, *Fighting for Life*, 72.

p.61 **「人們想知道」**：Irvine Page et al., "Atherosclerosis and the Fat Content of the Diet," *Circulation* 16, no. 2 (1957): 164.

p.61-62 **「無可妥協的立場……無法通過批判性檢視而成立」**：同上。

p.62 **「當今可得的最佳科學證據」**：Irvine Page et al., "Dietary Fat and Its Relation to Heart Attacks and Strokes," *Circulation* 23, no. 1 (1961): 133-136.

p.63 **「有些過於謹慎」**：“Medicine: The Fat of the Land,” *Time*, January 13, 1961.

p.63 **將炒蛋囫圇吞下肚**：Hans H. Hecht, letter to Jeremiah Stamler, February 10, 1969，作者收藏。

p.64 **「醫囑中年男性須慎防脂肪」**：Murray Illson, “Middle-Aged Men Cautioned on Fat: Heart Attacks Linked to Diet as well as Overweight and High Blood Pressure,” *New York Times*, October 24, 1959, 23.

p.64 **《紐約時報》報導**：“Heart Unit Backs Reduction in Fat,” *New York Times*, December 11,1960,1.

p.64 **「以往人們認為」**：Jonathan Probber, “Is Nothing Sacred? Milk's American Appeal Fades,” *New York Times*, February 18, 1987.

p.64 **「大型謀殺」**：援引自 William Borders, “New Diet Decried by Nutritionists: Dangers Are Seen in Low Carbohydrate Intake,” *New York Times*, July 7, 1965.

p.65 **一九八五年，她寫了一篇……文章**：Jane E. Brody, “America Leans to a Healthier Diet,” *New York Times Magazine*, October 13, 1985.

p.66 **他的團隊指認出……祖克爾並無法以……之間有何差別**：William J. Zukel et al., “A ShortTerm Community Study of the Epidemiology of Coronary Heart Disease: A Preliminary Report on the North Dakota Study,” *American Journal of Public Health and the Nation's Health* 49, no. 12 (1959): 1630-1639.

p.66 **在愛爾蘭，則有研究者……分析**：Aileen Finegan et al., “Diet and Coronary Heart Disease: Dietary Analysis on 100 Male Patients,” *American Journal of Clinical Nutrition* 21, no. 2 (1968): 143-148.

p.66 **五十名中年女性**：Aileen Finegan et al., “Diet and Coronary Heart Disease: Dietary Analysis on 50 Female Patients,” *American Journal of Clinical Nutrition* 21, no. 1 (1969): 8-9.

p.66 **馬賀札……進行……心臟病研究**：S. L. Malhotra, “Epidemiology of Ischaemic Heart Disease in Southern India with Special Reference to Causation,” *British Heart Journal* 29, no. 6 (1967): 898; S. L. Malhotra, “Geographical Aspects of Acute Myocardial Infarction in India with Special Reference to Patterns of Diet and Eating,” *British Heart Journal* 29, no. 3 (1967): 337-344.

p.67 **「多吃發酵乳類食品」**：S. L. Malhotra, “Dietary Factors and Ischaemic Heart Disease,” *American Journal of Clinical Nutrition* 24, no. 10 (1971): 1197.

p.67 **「顯著偏低」……動物性脂肪**：Clarke Stout et al., “Unusually Low Incidence of Death from Myocardial Infarction: Study of Italian American Community in Pennsylvania,” *Journal of the American Medical Association* 188, no. 10 (1964): 845-849.

p.67 **一百七十九名羅塞托男性……研究期間**：同上。

p.67 **「浮誇的國際宣傳」**：Ancel Keys, “Arteriosclerotic Heart Disease in Roseto, Pennsylvania,” *Journal of the American Medical Association* 195 no. 2 (1966): 137-139.

p.68 **基斯還是論定，羅塞托的數據**：同上，139.

p.68 **每一個他能找到……的研究**：Frank W. Lowenstein, “Epidemiologic Investigations in Relation to Diet in Groups Who Show Little Atherosclerosis and Are Almost Free of Coronary Ischemic Heart Disease,” *American Journal of Clinical Nutrition* 15, no. 3 (1964): 175-186.

p.68 **脂肪的類型也是各式各樣**：同上。

p.69 **抗拒「心靈的偶像」**：Francis Bacon, *Novum Organum Scientiarum*, England, 1620, Book 1: XXXIV.

p.69 **卡爾·波普爾所描述**：Karl Popper, *Objective Knowledge: An Evolutionary Approach*, rev. ed. (Oxford: Clarendon Press, 1979), 81.

p.69 **早期研究**：不支持飲食 — 心臟假說的早期臨床試驗：A Research Committee, “Low-Fat Diet in Myocardial Infarction: A Controlled Trial,” *Lancet* 2, no. 7411 (1965): 501-504; Research Committee to the Medical Research Council, “Controlled Trial of Soya-bean Oil in Myocardial Infarction,” *Lancet* 2, no. 7570 (1968): 693-699; J. M. Woodhill et al., “Low Fat, Low Cholesterol Diet in Secondary Prevention of Coronary Heart Disease,” *Advances in Experimental Medicine and Biology* 109 (1978): 317-330; Marvin

L. Bierenbaum et al., "Modified-Fat Dietary Management of the Young Male with Coronary Disease," *Journal of the American Medical Association* 202, no. 13 (1967): 59-63.

p.70 **艾仁斯……提出異議**：Aherns et al., "Dietary Control of Serum Lipids in Relation to Atherosclerosis," 1906.

p.70 **矽酸薄層層析法**：Jules Hirsch and Edward H. Ahrens, Jr., "The Separation of Complex Lipide Mixtures by Use of Silic Acid Chromatography," *Journal of Biological Chemistry* 233, no. 2 (1958): 311-320.

p.69-70 **持續顯示……三酸甘油脂**：Edward H. Ahrens, Jr. et al., "The Influence of Dietary Fats on Serum-Lipid Levels in Man," *Lancet* 272, no. 6976 (1957): 943-953；Edward H. Ahrens, Jr. et al., "Carbohydrate-Induced and Fat-Induced Lipemia," *Transactions of the Association of American Physicians* 74 (1961): 134-146；J. L. Knittle and Edward H. Ahrens, Jr., "Carbohydrate Metabolism in Two Forms of Typerglyceridemia," *Journal of Clinical Investigation* 43 (1964): 485-495； Edward H. Aherns, Jr., "Carbohydrates, Plasma Triglycerides, and Coronary Heart Disease," *Nutrition Reviews* 44, no. 2 (1986): 60-64.

p.71 **高三酸甘油脂……更常見**：Margaret J. Albrink, "The Significance of Serum Triglycerides," *Journal of the American Dietetic Association* 42 (1963): 29-31.

p.71 **一些研究者證實**：P. T. Kuo et al., "Dietary Carbohydrates in Hyperlipemia (Hyperglyceridemia); Hepatic and Adipose Tissue Lipogenic Activities," *American Journal of Clinical Nutrition* 20, no. 2 (1967): 116-125; L. E. Bottiger and L. A. Carlson, "Serum Glucoproteins in Men with Myocardial Infarction," *Journal of Atherosclerosis Research* 1 (1961): 184-188.

p.71 **艾仁斯發現三酸甘油脂**：Edward H. Ahrens, Jr. et al., "Carbohydrate-Induced and Fat-Induced Lipemia," *Transactions of the Association of American Physicians* 74 (1961): 136.

p.71 **而另一瓶**：同上。

p.71 **「正常化學程序」**：同上，134.

p.71 **日本偏鄉窮人為何有著低三酸甘油脂值**：Ancel Keys and Noboru Kimora, "Diets of Middle-Aged Farmers in Japan," *American Journal of Clinical Nutrition* 23, no. 2 (1970): 219.

p.71 **歐彬克勾勒出一個情境**：Margaret J. Albrink, "Triglycerides, Lipoproteins, and Coronary Artery Disease," *Archives of Internal Medicine* 109, no. 3 (1962): 345-359.

p.73 **「那我們就來談」……「我們正在研究這個」……「他總是反對任何聲明」**：Jeremiah Stamler，作者訪談，April 22, 2009.

p.73 **「還有亞欽！」……「壞蛋」**：同上。

p.74 **雷蒙・雷瑟……發表了**：Raymond Reiser, "Saturated Fat in the Diet and Serum Cholesterol Concentration: A Critical Examination of the Literature," *American Journal of Clinical Nutrition* 26, no. 5 (1973): 524-555.

p.74 **二十四頁對此回應**：Ancel Keys, Francisco Grande, and Joseph T. Anderson, "Bias and Misrepresentation Revisited: 'Perspective' on Saturated Fat," *American Journal of Clinical Nutrition* 27, no. 2 (1974):「哈哈鏡」，188；「典型的扭曲」，191；「十六字的句子」，189；「陳述誇大」，209；「他完全忽略了」，209；「並不懂」，209.

p.74 **雷瑟寫了一篇簡短的讀者投書……回應**：Raymond Reiser, "Saturated Fat: A Rebuttal," *American Journal of Cl inical Nutrition* 27, no. 3 (1974): 229.

p.75 **證實了曼恩的發現**：Kurt Biss et al., "Some Unique Biologic Characteristics of the Masai of East Africa," *New England Journal of Medicine* 284, no. 13 (1971): 694-699.

p.75 **膽固醇值……高出整整四分之一**：José Day et al., "Anthropometric, Physiological and Biochemical Differences between Urban and Rural Maasai," *Atherosclerosis* 23, no. 2 (1976): 357-361.

p.75 **「那些原始遊牧民族……無甚關連」**：Ancel Keys, "Coronary Heart Disease—The Global Picture," *Atherosclerosis* 22, no. 2 (1975): 153.

p.75 **他認為……比較能……參照**：Ancel Keys and Margaret Keys, *How to Eat Well and Stay Well the Mediterranean Way* (Garden City, NY: Doubleday, 1975), xi.

p.76 **「同聲擁戴」……聲名掃地**：Vihjalmur Stefansson, *The Fat of the Land*, enlg. ed. of Not by Bread Alone (1946, repr., New York: Macmillan, 1956), xxx.

p.76 **「怪異的生活方式」……「肥脂」……「沒有任何基礎」……「並不足以構成……例外」**：Ancel Keys, "Diet and the Epidemiology of Coronary Heart Disease," *Journal of the American Medical Association* 164, no. 17 (1957): 1913.

p.76 **「這對你是好或壞？」……『上等的部位』**：Fredrick J. Stare，*The Fat of the Land*, xxxi. 見書中評論。

p.76 **在結尾說要推薦**：同上， xii.

p.77 **第一個重大發現**：William B. Kannel et al., "Factors of Risk in Development of Coronary Heart Disease—Six-Year Follow-up Experience. The Framingham Study," *Annals of Internal Medicine* 55, no. 1 (1961): 33-50.

p.78 **「就是……緊密連結」**："Findings of Framingham Diet Study Clarified," *The News*, Framingham-Natick, Friday, October 30, 1970, 36.

p.78 **總膽固醇的預估能力，卻變成一點也不如研究領導者原先想像的那樣有效**：Keaven M. Anderson, William P. Castelli, Daniel Levy, "Cholesterol and Mortality: 30 Years of Follow-up from the Framingham Study," *Journal of the American Medical Association* 257 no. 16 (1987): 2176-2180.

p.78 **無法找到**：Carl C. Seltzer, "The Framingham Heart Study Shows No Increases in Coronary Heart Disease Rates from Cholesterol Values of 205–264 mg/dL," *Giornale Italiano di Cardiologia* (Padua) 21, no. 6 (1991): 683.

p.78 **事實上，半數以上……的人**：Anderson, Castelli, and Levy, "Cholesterol and Mortality."

p.79 **增加十一%**：同上，2176.

p.79 **許多其他大型實驗也獲得相同的結果**：Among them are M. M. Gertler et al., "Long-Term Follow-up Study of Young Coronary Patients," *American Journal of Medical Sciences* 247, no. 2 (1964): 153; Charles W. Frank, Eve Weinblatt, and Sam Shapiro, "Angina Pectoris in Men," *Circulation* 47, no. 3 (1973): 509-517; Risteard Mulcahy et al., "Factors Influencing Long-Term Prognosis in Male Patients Surviving a First Coronary Attack," *British Heart Journal* 37, no. 2 (1975): 158-165.

p.79 **由曼恩主持的研究**：George V. Mann et al., "Diet and Cardiovascular Disease in the Framingham Study I. Measurement of Dietary Intake," *American Journal of Clinical Nutrition* 11, no. 3 (1962): 200-225.

p.79 **「並未找到其中的關係」**：William B. Kannel and Tavia Gordon, "The Framingham Study: an Epidemiological Investigation of Cardiovascular Disease," Section 24, unpublished paper (Washington, DC: National Heart, Lung, and Blood Institute, 1987).

p.79 **「這就像是……潑了冷水一樣」……「期望我們獲得的」**：George V. Mann，作者訪談，October 5, 2005.

p.79 **「是一種欺騙」**：George V. Mann, "A Short History of the Diet/Heart Hypothesis," in *Coronary Heart Disease: The Dietary Sense and Nonsense. An Evaluation by Scientists*, ed. George V. Mann for the Veritas Society (London: Janus, 1993), 9.

p.80 **「一個人吃越多飽和脂肪」**：William P. Castelli, "Concerning the Possibility of a Nut…" *Archives of Internal Medicine* 152, no. 7 (1992): 1371-1372.

p.80 **問題一定出在飲食數據中有一部分採集不準確**：William P. Castelli，作者訪談，March 16, 2007.

p.80 **一篇寫於……的文章**：George V. Mann, "Diet-Heart: End of an Era," *New England Journal of Medicine* 297, no. 12 (1977): 644-650.

p.80-81 **「打擊很大」……「她是對的」……「辯才無礙又有說服力」**：Mann，訪談。

p.82 **他們則一起「向全國」提出……報告**：“National Heart, Lung, & Blood Institute: Important Events in NHLBI History,” NIH Almanac 1999, http://www.nih.gov/about/ almanac /archive/1999/organization/nhlbi/history.html.

p.82 **美國心臟協會主席……密切合作**：Moore, *Fighting for Life*, 99 and 271.

p.83 **同樣的名字不斷地出現**：“National Heart, Lung, & Blood Institute: Important Events in NHLBI History,” NIH Almanac 1999，存取於 February 15, 2014. http://www.nih.gov/about/almanac/archive/1999/organization/nhlbi/history .html.

p.83 **美國心臟協會主席「幾乎例行性地」主持**：Moore, *Fighting for Life*, 98. See also, 271-276.

p.83 **懷特協助創辦**：“The International Society of Cardiology (ISC) and CVD Epidemiology,” Division of Epidemiology & Community Health of the School of Public Health, University of Minnesota, http://www.epi.umn.edu/cvdepi/essay.asp?id=186.

p.83 **十五億……心臟病研究**：Henry Blackburn, “Ancel Keys Lecture: The Three Beauties, Bench, Clinical, and Population Research,” *Circulation* 86, no. 4 (1992), 1323.

p.83 **每年也會投入一億，用以開發原創研究**：Jan L. Breslow, “Why You Should Support the American Heart Association!” *Circulation* 94, no. 11 (1996): 3016-3022.

p.84 **「這是個艱鉅的任務」**：George V. Mann, “A Short History of the Diet/Heart Hypothesis,” 12.

p.84 **「數量多到幾乎令人難堪」**：“Coronary Heart Disease and Carbohydrate Metabolism,” editorial, *Journal of the American Medical Association* 201, no. 13 (1967): 164-165.

p.84 **「擁護著教條」……「科學，更像是政治」**：George V. Mann, “Coronary Heart Disease—The Doctor's Dilemma,” *American Heart Journal* 96, no. 5 (1978), 569.

4. 飽和脂肪 VS. 不飽和脂肪的錯誤科學

p.86 **「並非主張有因果關係」**：Ancel Keys et al., “The Diet and 15-Year Death Rate in the Seven Countries Study,” *American Journal of Epidemiology* 124, no. 6 (1986): 903-915.

p.87 **防冠心病社團**：Norman Jolliffe, S. H. Rinzler, and M. Archer, “The Anti- Coronary Club: Including a Discussion of the Effects of a Prudent Diet on the Serum Cholesterol Level of Middle-aged Men,” *American Journal of Clinical Nutrition* 7, no. 4 (1959): 451-462.

p.87 **教導他們少吃**：George Christakis et al., “Summary of the Research Activities of the Anti-Coronary Club,” *Public Health Reports* 81, no. 1 (1966): 64-70.

p.87 **《紐約時報》於一九六二年這樣報導**：Robert K. Plumb, “Diet Linked to Cut in Heart Attacks,” *New York Times*, May 17, 1962, 39.

p.87-88 **「有些不尋常」的結果……風險因素……結果被隱藏**：George Christakis et al., “Effect of the Anti-Coronary Club Program on Coronary Heart Disease Risk-Factor Status,” *Journal of the American Medical Association* 198, no. 6 (1966): 597-604.

p.89 **洛杉磯榮民實驗**：Seymour Dayton et al., “A Controlled Clinical Trial of a Diet High in Unsaturated Fat in Preventing Complications of Atherosclerosis,” *Circulation* 40, no. 1 suppl. 2 (1969): II-1.

p.89 **死於癌症**：Morton Lee Pearce and Seymour Dayton, “Incidence of Cancer in Men on a Diet High in Polyunsaturated Fat,” *Lancet* 297, no. 7697 (1971): 464-467.

p.89 **「是否有可能」……「飲食」**：Dayton et al., “A Controlled Clinical Trial of a Diet High in Unsaturated Fat,” II-2.

p.89 **事實上，植物油食用量的上揚曲線**：Tanya Blasbalg et al., “Changes in Consumption of Omega-3

and Omega-6 Fatty Acids in the United States during the 20th Century," *American Journal of Clinical Nutrition* 93, no. 5 (2011): 950-962.

p.90 **《刺絡針》的編輯群還寫了一篇頗具殺傷力的批判文章**："Diet and Atherosclerosis," editorial, *Lancet* 294, no. 7627 (1969): 939-940.

p.90 **一封投書中捍衛自己的研究**：Pearce and Dayton, "Incidence of Cancer in Men on a Diet High in Polyunsaturated Fat," 464-467.

p.90 **一位頂尖的營養學專家**：Barbara V. Howard，作者訪談，June 13, 2005.

p.91 **「發揮了實質預防的效應」**：Osmo Turpeinen et al., "Dietary Prevention of Coronary Heart Disease: The Finnish Mental Hospital Study," *International Journal of Epidemiology* 8, no. 2 (1979): 99-118.

p.91 **再靠近檢視，卻顯現出**：Matti Miettinen et al., "Effect of Cholesterol-Lowering Diet on Mortality from Coronary Heart-Disease and Other Causes: A Twelve-Year Clinical Trial in Men and Women," *Lancet* 300, no. 7782 (1972): 835-838.

p.91 **投書……批評此研究**：M. Halperin, Jerome Cornfield, and S. C. Mitchell, "Letters to the Editor: Effect of Diet on Coronary-Heart-Disease Mortality," *Lancet* 302, no. 7826 (1973): 438-439.

p.91 **「不夠理想」……「可能永遠無法執行」……「我們並未發現」**：Matti Miettinen et al., "Effect of Diet on Coronary-Heart-Disease Mortality," Lancet 302, no. 7840 (1973): 1266-1267.

p.92 **將實驗對象分成兩組**：Paul Leren, "The Effect of Plasma Cholesterol Lowering Diet in Male Survivors of Myocardial Infarction: A Controlled Clinical Trial," *Acta Medica Scandinavica* Supplementum 466 (1966): 1-92.

p.92 **傳統挪威飲食……脂肪總含量占四十%**：同上，35.

p.92 **「降膽固醇」飲食**：同上， 27.

p.92 **兩種飲食所含的脂肪量相同**：同上，82.

p.92 **「不甚熱烈」**：同上，30.

p.92 **樂倫……發表了他的發現**：同上。

p.92-93 **吃了大量的人造奶油與氫化魚油**：同上，35.

p.95 **史戴姆勒猶記得**：Jeremiah Stamler，作者訪談，April 22, 2009.

p.95 **史威夫特食品公司願意客製……人造奶油給兩組食用**：National Diet-Heart Study Research Group, "The National Diet Heart Study Final Report," American Heart Association Monograph 18 in *Circulation* 37 and 38, suppl. 1 (1968): Appendix 1b: I-7.

p.95 **漢堡肉與熱狗……兩個蛋**：National Diet-Heart Study Research Group, "The National Diet Heart Study Final Report," I-100-I-116.

p.95 **各種確認測試**：同上，I-10-I-11.

p.95 **「一個家庭主婦……訂購……一切都非常理想」**：Stamler，訪談，April 22, 2009.

p.96 **研究者研究以色列人**：S. H. Blondheim et al., "Unsaturated Fatty Acids in Adipose Tissue of Israeli Jews," *Israel Journal of Medical Sciences* 12, no. 7 (1976): 658.

p.96 **提倡「護心飲食」**：Stamler，訪談，April 22, 2009.

p.96 **根據兩個研究估計**：Blasbalg et al., "Changes in Consumption of Omega-3 and Omega-6 Fatty Acids," 950-962; Penny M. Kris-Etherton et al., "Polyunsaturated Fatty Acids in the Food Chain in the United States," *American Journal of Clinical Nutrition* 71, no. 1 suppl. (2000): 179S-186S.

p.97 **美國心臟協會目前建議**：William S. Harris et al., "Omega-6 Fatty Acids and Risk for Cardiovascular Disease: A Science Advisory from the American Heart Association Nutrition Subcommittee of the Council on Nutrition, Physical Activity, and Metabolism; Council on Cardiovascular Nursing; and Council on Epidemiology and Prevention," *Circulation* 199, no. 6 (2009): 902-907.

p.97 不少實驗：各研究清單見 Hans Kaunitz and Ruth E. Johnson, "Exacerbation of the Heart and Liver Lesions in Rats by Feeding Various Mildly Oxidized Fats, *Lipids* 8, no. 6 (1973): 329-336；其中最為知名的實驗為 G. A. Rose, W. B. Thompson, and R. T. Williams, "Corn Oil in Treatment of Ischaemic Heart Disease," *British Medical Journal* 1, no. 5449 (1965): 1531-1533.

p.97 一些棉籽油和芝麻油……儘管如美國總統湯瑪士．傑佛遜：David S. Shields, "Prospecting for Oil," *Gastronomica* 10, no. 4 (2010): 25-34.

p.98 「如一場踩踏事件」：Karl Robe, "Focus Gets Clearer on Confused Food Oil Picture," *Food Processing* (December 1961): 62.

p.98 「越來越高量多元不飽和脂肪」：同上。

p.99 傑若麥．史戴姆勒……一書再度發行時……「大力」贊助：Alton Blakeslee and Jeremiah Stamler, *Your Heart Has Nine Lives: Nine Steps to Heart Health* (New York: Pocket Books, 1966).

p.99 「必須與業界合作」：Stamler，訪談，April 22, 2009.

p.101 盛大的廣告宣傳：Gary R. List and M. A. Jackson, "Giants of the Past: The Battle over Hydrogenation (1903-1920)," *Inform* 18, no. 6 (2007): 404.

p.101 「新」……「更好」……「驚嚇」……現代婦女……「祖母」……「累死人的紡錘輪」一樣：Procter & Gamble Company, "The Story of Crisco," in *The Story of Crisco: 250 Tested Recipes* by Marion Harris Neil (Cincinnati, OH: Procter & Gamble, 1914), 6（斜體強調為原有）。

p.101 好消化：同上，5.

p.101 「金屬檯面」……「亮晶晶房間」：同上，10.

p.102 「廚房的味道」：同上，12.

p.102 四年後上漲了四十倍：F. J. Massiello, "Changing Trends in Consumer Margarines," *Journal of the American Oil Chemists Society* 55, no. 2 (1978): 262-265.

p.102 六十五個工廠……十五億磅……排名第八……銷售居冠的品牌："Focus," *Journal of the American Oil Chemists Society* 61, no. 9 (1984): 1434.

p.102 『克里斯可』一詞取代：Procter & Gamble, in *The Story of Crisco*, 6.

p.102 「邪惡天才以巧藝匠心」：引自 Richard A. Ball and J. Robert Lilly, "The Menace of Margarine: The Rise and Fall of a Social Problem," *Social Problems* 29, no. 5 (1982): 492.

p.103 人造奶油製造商常被稱為「騙子」：Eugene O. Porter, "Oleomargarine: Pattern for State Trade Barriers," *Southwestern Social Science Quarterly* 29 (1948): 38-48.

p.103 「根據本州法令……第六條」：見 S. F. Riepma, *The Story of Margarine* (Washington, DC: Public Affairs Press, 1970): 51.

p.104 瑪佐拉人造奶油便自我宣傳是："Mazola Corn Oil (1960)—Classic TV Commercial," YouTube, accessed January 4, 2014, http://www.youtube.com/watch?v=Y7PW0jUqWeA.

p.104 早期的人造奶油含更高量的反式脂肪：Walter H. Meyer, letter to Fred A. Kummerow, May 22, 1967，作者收藏。

p.104 幾乎……所有主要的食品企業：National Diet-Heart Study Research Group, "National Diet Heart Study Final Report," I-312-I-314.

p.106 「除了廚房水槽外的一切」：Jeremiah Stamler，作者訪談，May 1, 2009.

p.106 實驗結果在一九八二年九月發表：Multiple Risk Factor Intervention Trial Research Group, "Multiple Risk Factor Intervention Trial: Risk Factor Changes and Mortality Results," *Journal of the American Medical Association* 248, no. 12 (1982): 1465-1477.

p.106 提出各種可能的解釋：同上，1476.

p.107 多重風險因子介入實驗……引發了廣泛的議論：舉例而言，George D. Lundberg, "MRFIT and

the Goals of the Journal," *Journal of the American Medical Association* 248, no. 12 (1982): 1501.

p.107 **實驗組被發現**：Barbara J. Shaten et al., "Lung Cancer Mortality after 16 Years in MRFIT Participants in Intervention and Usual-Care Groups: Multiple Risk Factor Intervention Trial," *Annals of Epidemiology* 7, no. 2 (1997): 125-136.

p.107 **「我不知道！……沒有合理的說法！」**：Stamler，訪談，May 1, 2009.

p.107 **「孱弱但仍有火氣」**：Ronald M. Krauss，作者訪談，July 2, 2012.

p.108 **他告訴我的其中一件事**：Stamler 訪談，April 22, 2009.

p.108 **發現低膽固醇與癌症之間的連結**：資料見 Pearce and Dayton, "Incidence of Cancer in Men on a Diet High in Polyunsaturated Fat," 464-467；Uris E. Nydegger and René E. Butler, "Serum Lipoprotein Levels in Patients with Cancer," *Cancer Research* 32, no. 8 (1972): 1756-1760; Michael Francis Oliver et al., "A Co-operative Trial in the Primary Prevention of Ischaemic Heart Disease Using Clofibrate. Report from the Committee of Principal Investigators," *Heart* 40, no. 10 (1978), 1069-1118；Robert Beaglehole et al., "Cholesterol and Mortality in New Zealand Maoris," *British Medical Journal* 280, no. 6210 (1980): 285-287; J. D. Kark, A. H. Smith, and C. G. Hames, "The Relationship of Serum Cholesterol to the Incidence of Cancer in Evans County, Georgia," *Journal of Chronic Diseases* 33, no. 5 (1980): 311-322; M. R. Garcia-Palmieri et al., "An Apparent Inverse Relationship between Serum Cholesterol and Cancer Mortality in Puerto Rico," *American Journal of Epidemiology* 114, no. 1 (1981): 29-40；Grant N. Stemmerman et al., "Serum Cholesterol and Colon Cancer Incidence in Hawaiian Japanese Men," *Journal of the National Cancer Institute* 67, no. 6 (1981): 1179-1182；Seth R. Miller et al., "Serum Cholesterol and Human Colon Cancer," *Journal of the National Cancer Institute* 67, no. 2 (1981): 297-300；Djordje Kozarevic et al., "Serum Cholesterol and Mortality: The Yugoslavia Cardiovascular Disease Study," *American Journal of Epidemiology* 114, no. 1 (1981): 21-28.

p.108 **尤其是腸癌**：Geoffrey Rose et al., "Colon Cancer and Blood-Cholesterol," *Lancet* 303, no. 7850 (1974): 181-183.

p.108 **罹患腸癌的可能性高出三倍**：Roger R. Williams et al., "Cancer Incidence by Levels of Cholesterol," *Journal of the American Medical Association* 245, no. 3 (1981): 247-252.

p.108 **就已受重視**：Elias B. Gammal, Kenneth K. Carroll, and Earl R. Plunkett, "Effects of Dietary Fat on the Uptake and Clearance of 7,12-Dimethylbenz(α)anthacene by Rat Mammary Tissue," *Cancer Research* 28, no. 2 (1968): 384-385.

p.108 **此時的其他研究則認為玉米油可能**：Arthur J. Patek et al., " Cirrhosis-Enhancing Effect of Corn Oil," *Archives of Pathology* 82, no. 6 (1966): 596-601.

p.108 **國家衛生研究院的研究者卻發現**：Hirotsuga Ueshima, Minoru Iida, and Yoshio Komachi, "Letter to the Editor: Is It Desirable to Reduce Total Serum Cholesterol Level as Low as Possible?," *Preventive Medicine* 8, no. 1 (1979): 104-105.

p.108 **這些證據**：Manning Feinleib, "On a Possible Inverse Relationship Between Serum Cholesterol and Cancer Mortality," *American Journal of Epidemiology* 114, no. 1 (1981): 5-10; Manning Feinleib, "Summary of a Workshop on Cholesterol and Noncardiovascular Disease Mortality," *Preventive Medicine* 11, no. 3 (1982): 360-367.

p.109 **顯然……感到沮喪……「讓人相當疑惑」**：Manning Feinleib，作者訪談，April 20, 2009.

p.109 **這種趨勢在……健康男性身上尤其明顯**：Stephen B. Hulley, Judith M. B. Walsh, and Thomas B. Newman, "Health Policy on Blood Cholesterol. Time to Change Directions," *Circulation 86*, no. 3 (1992): 1026-1029.

p.109 **當我向史戴姆勒提到這一切時**：Stamler，訪談，May 1, 2009.

p.110 **生化學家伊凡．法蘭茲就給予**：Ivan D. Frantz et al., "Test of Effect of Lipid Lowering by Diet on

Cardiovascular Risk," *Arteriosclerosis, Thrombosis, and Vascular Biology* 9, no. 1 (1989): 129-135.

p.110 **研究者無法……找到**：同上。

p.111 **「對這樣的結果很失望」**：引自 Gary Taubes, *Good Calories, Bad Calories: Fats, Carbs, and the Controversial Science of Diet and Health* (New York: Alfred A. Knopf, 2007), 38.

p.111 **但在二十年的研究之後……致死風險**：Richard B. Shekelle et al., "Diet, Serum Cholesterol, and Death from Coronary Heart Disease: The Western Electric Study," *New England Journal of Medicine* 304, no. 2 (1981): 68.

p.112 **「沒有單獨的影響力」**：Stamler interview, April 22, 2009.

p.112 **是敬奉上帝**：Jack H. Medalie et al., "Five-Year Myocardial Infarction Incidence—II. Association of Single Variables to Age and Birthplace," *Journal of Chronic Disease 26*, no. 6 (1973): 325-349.

p.112 **另一個在此時期所做的大型流行病學研究……幾近於素食的飲食模式**：Noboru Kimura, "Changing Patterns of Coronary Heart Disease, Stroke, and Nutrient Intake in Japan," *Preventive Medicine* 12, no. 1 (1983): 222-227; Hirotsugu Ueshima, Kozo Tatara, and Shintaro Asakura, "Declining Mortality from Ischemic Heart Disease and Changes in Coronary Risk Factors in Japan, 1956-1980," *American Journal of Epidemiology* 125, no. 1 (1987): 62-72。我根據 Uffe Ravnskov, *The Cholesterol Myths: Exposing the Fallacy that Saturated Fat and Cholesterol Cause Heart Disease* (Washington, DC: New Trends Publishing, 2000)，找到日本研究的部分。

p.113 **心臟病罹患率卻比居住在日本的同胞低**：Hiroo Kato et al., "Epidemiologic Studies of Coronary Heart Disease and Stroke in Japanese Men Living in Japan, Hawaii and California," *American Journal of Epidemiology* 97, no. 6 (1973): 372-385; M. G. Marmot et al., "Epidemiologic Studies of Coronary Heart Disease and Stroke in Japanese Men Living in Japan, Hawaii and California: Prevalence of Coronary and Hypertensive Heart Disease and Associated Risk Factors," *American Journal of Epidemiology* 102, no. 6 (1975): 514-525.

p.113 **「舊金山一位同事的次標本」**：Kato et al., "Epidemiologic Studies of Coronary Heart Disease and Stroke in Japanese Men," 373.

p.113 **顯然並非……「相同方法」**：Jeanne L. Tillotson et al., "Epidemiology of Coronary Heart Disease and Stroke in Japanese Men Living in Japan, Hawaii, and California: Methodology for Comparison of Diet," *American Journal of Clinical Nutrition* 26, no. 2 (1973): 117-184.

p.114 **中風機率要高出許多**：Robert M. Worth et al., "Epidemiologic Studies of Coronary Heart Disease and Stroke in Japanese Men Living in Japan, Hawaii and California: Mortality," *American Journal of Epidemiology* 102, no. 6 (1975): 481-490; Abraham Kagan et al., "Trends in Stroke Incidence and Mortality in Hawaiian Japanese Men," *Stroke* 25, no. 6 (1994): 1170-1175；28-38；與動物脂肪的關係，見 Y. Takeya, J. S. Popper, Y. Shimizu, H. Kato, G. G. Rhoads, and Abraham Kagan, "Epidemiologic Studies of Coronary Heart Disease and Stroke in Japanese Men Living in Japan, Hawaii and California: Incidence of Stroke in Japan and Hawaii," *Stroke* 15, no. 1 (1994): 15-23.

p.114 **較高的腦溢血致命率**：Heizo Tanaka et al., "Risk Factors for Cerebral Hemorrhage and Cerebral Infarction in a Japanese Rural Community," *Stroke* 13, no. 1 (1982): 62-73.

p.114 **企圖忽視這些發現**：Hirotsugu Ueshima, Minoru Iida, and Yoshio Komachi, "Letter to the Editor: Is It Desirable to Reduce Total Serum Cholesterol Level as Low as Possible?" *Preventive Medicine* 8 (1979): 104-111；回應請見 Henry Blackburn, Ancel Keys, and David R. Jacobs, *Preventive Medicine* 8, no. 1 (1979): 109；William Kannel, *Preventive Medicine* 8, no. 1 (1979): 106-107.

p.114 **在現今的日本仍持續存在**：T. Tanaka and T. Okamura, "Blood Cholesterol Level and Risk of Stroke in Community-Based or Worksite Cohort Studies: A Review of Japanese Cohort Studies in the Past 20

Years," *Keio Journal of Medicine* (Tokyo) 61, no. 3 (2012): 79-88.

p.114 **《刺絡針》……評估了這些證據**："Can I Avoid a Heart Attack?," editorial, *Lancet* 303, no. 7858 (1974): 605.

p.115 **「對於降低膽固醇的強烈情感」**：Michael Oliver，作者訪談，May 1, 2009.

p.115 **「這是不科學的」**：A. Gerald Shaper, "Interview with Dr. A. Gerald Shaper," in "Preventing Heart Attack and Stroke: A History of Cardiovascular Disease Epidemiology," 存取於 February 14, 2014, http://www.epi.umn.edu/ cvdepi/interview.asp?id=64.

p.115 **「並無證據顯示，做這件事能抵消」**："Can I Avoid a Heart Attack?," 605.

p.115 **「治療不應該比疾病讓人感覺更糟」**：同上，607.

p.116 **事實上，西蒙・戴頓……擔心**：Dayton et al., "A Controlled Clinical Trial of a Diet High in Unsaturated Fat," II-57.

p.116 **專家們已感嘆**：Martijn B. Katan, Scott M. Grundy, and Walter C. Willett, "Should a Low-Fat, High-Carbohydrate Diet Be Recommended for Everyone? Beyond Low-Fat Diets," *New England Journal of Medicine* 337, no. 8 (1997): 563-566.

p.116 **「我真誠地認為我們不應該」**：Edward H. Ahrens, Jr., "Drugs Spotlight Program: The Management of Hyperlipidemia: Whether, Rather than How," *Annals of Internal Medicine* 85, no. 1 (1976): 92.

p.116 **不可收拾的地步**：Hans Kaunitz, "Importance of Lipids in Arteriosclerosis: An Outdated Theory," in Select Committee on Nutrition and Human Needs of the United States Senate, *Dietary Goals for the United States—Supplemental Views* (Washington, DC: US Government Printing Office, 1977): 42-54.

p.116 **如同膽固醇專家丹尼爾・史坦伯格**：Daniel Steinberg, "An Interpretive History of the Cholesterol Controversy. Part II. The Early Evidence Linking Hypercholesterolemia to Coronary Disease in Humans," *Journal of Lipid Research* 46, no. 2 (2005): 189.

5. 低脂飲食挺進華盛頓

p.120 **之前曾處理過飢餓或營養不良問題**：William J. Broad, "NIH Deals Gingerly with DietDisease Link," *Science* 204, no. 4398 (1979): 1175-1178.

p.121 **莫特恩對這些產業抱持反對意見**：Nick Mottern，作者訪談，March 25, 2009.

p.121 **他相信肉類產業是完全腐敗的**：Mottern，訪談。

p.122 **在他看來，這場爭議是……在對抗**：Mottern，訪談。

p.122 **「好人對抗壞人」**：Marshall Matz，作者訪談，March 29, 2009.

p.122 **「我很佩服他們」**：Mottern，訪談。

p.124 **研究人員……提出報告……基督復臨安息日會男教友**：Roland L. Phillips et al., "Coronary Heart Disease Mortality among Seventh-Day Adventists with Differing Dietary Habits: A Preliminary Report," *American Journal of Clinical Nutrition* 31, no. 10 (1978): S191-S198.

p.124 **女性則相反，從中看不出任何益處**：Paul K. Mills et al., "Cancer Incidence among California Seventh-Day Adventists, 1976–1982," *American Journal of Clinical Nutrition* 59, no. 5 (1994): 1136S-1142S.

p.125 **就足以單獨解釋**：Rekha Garg, Jennifer H. Madans, and Joel C. Kleinman, "Regional Variation in Ischemic Heart Disease Incidence," *Journal of Clinical Epidemiology* 45, no. 2 (1992): 149-156.

p.125 **該研究主持人甚至承認了這些問題**：Gary E. Fraser, Joan Sabaté, and W. Lawrence Beeson, "The Application of the Results of Some Studies of California Seventh-Day Adventists to the General Population," *Archives of Internal Medicine* 115, no. 4 (1993): 533.

p.126 **〈風險：吃越多紅肉，死亡率越高〉**：Nicholas Bakalar, "Risks: More Red Meat, More Mortality," *New York Times*, March 12, 2012.

p.126 **有個研究發現，每天多吃三盎司**：An Pan et al., "Red Meat Consumption and Mortality: Results from 2 Prospective Cohort Studies," *Archives of Internal Medicine* 172, no. 7 (2012): 555-563.

p.126 **死亡風險的增加**：根據 Zoë Harcombe, "Red Meat & Mortality & the Usual Bad Science," Because Everything You Think About Obesity Is Wrong (blog), March 13, 2012 估算，存取於 February 13, 2014, http://www.zoeharcombe .com/2012/03/red-meat-mortality-the-usual-bad-science/#_ednref2.

p.127 **肉食量最大者也被發現**：Pan et al., "Red Meat Consumption and Mortality," 557.

p.127 **統計學家普遍認為**：此段描述見 Gary Taubes, "Do We Really Know What Makes Us Healthy?" *New York Times Magazine*, September 16, 2007.

p.128 **該報告所提出的差異**：World Cancer Research Fund and the American Institute for Cancer Research, *Food, Nutrition, Physical Activity, and the Prevention of Cancer: A Global Perspective* (Washington, DC: American Institute for Cancer Research, 2007), 116-128.

p.128 **「令人信服的證據」……美國癌症研究院本身**：Nancy Nelson, "Epidemiology in a Nutshell," Benchmarks, online publication of the National Cancer Institute, July 8, 2002，存取於 February 13, 2014, http://benchmarks.cancer.gov/2002/07/epidemiology -in-a-nutshell; on "convincing evidence"，見 World Cancer Research Fund and the American Institute for Cancer Research, *Food, Nutrition, Physical Activity, and the Prevention of Cancer*, 116.

p.128 **專家……抨擊**：Stewart A. Truswell, "Problems with Red Meat in the WCRF2," *American Journal of Clinical Nutrition* 89, no. 4 (2009): 1274-1275；Hans Konrad Biesalski, "Meat and Cancer: Meat as a Component of a Healthy Diet," *European Journal of Clinical Nutrition* 56, no. 1 suppl. (2002): S2-S11.

p.129 **「我們的飲食……歷經極端的改變」**：Select Committee on Nutrition and Human Needs of the United States Senate, *Dietary Goals for the United States* (Washington, DC: US Government Printing Office, 1977): 1.

p.129 **「豐富的肉」……「與心臟病……有關連」**：同上，2.

p.129 **「致命疾病」**：同上，1.

p.129 **「在本世紀內」**：Jane E. Brody, *Jane Brody's Good Food Book: Living the High Carbohydrate Way* (New York: W. W. Norton, 1985), 2.

p.129 **獲得迴響與共鳴**：Geoffrey Cannon, *Food and Health: The Experts Agree* (London: Consumers' Association, 1992).

p.130 **「無感」的農民**：引自 Waverley Root and Richard De Rochemont, *Eating in America: A History* (New York: Morrow, 1976), 56.

p.130 **「一樣粗心對待」**：同上，81.

p.130 **是如此肥碩……已滅絕的物種**：同上，72.

p.131 **食物包括牛肉……並未提及**：同上，87.

p.131 **嬰兒甚至在未長牙前就被餵食牛肉**：同上，132.

p.131 **美國人食用的牛肉量是英國人的兩倍**：同上，192.

p.131 **正是觀察家何以認為**：Thomas Cooper, *Some Information Respecting America* (London: J. Johnson, 1794).

p.131 **「可以看見醃豬肉桶的桶底」**：James Fenimore Cooper, *The Chainbearer* (Oxford: Oxford University, 1845), 82-83.

p.131 **動物內臟肉的美味……「極受珍視」**：Root and De Rochemont, *Eating in America*, 40.

p.132 **一份調查八千名都會區美國人的報告**：Roger Horowitz, *Putting Meat on the American Table: Taste, Technology, Transformation* (Baltimore, MD: Johns Hopkins University Press, 2000), 12.

p.132 **刊出一份食物預算表**：Richard Osborn Cummings, *The American and His Food: A History of Food Habits*

in the United States 引用段落 (Chicago: University of Chicago Press, 1940): 264.

p.132 **即使是……奴隸……「這些文獻來源確實給了我們一些信心」**：Horowitz, *Putting Meat on the American Table*, 12.

p.132 出自凱瑞．R．丹尼爾的一篇論文，丹尼爾使用的政府數據來源有二：美國農業部的食物消失數據，以及國家健康與營養檢驗調查（NHANES）的二十四小時回想問卷中的一九九九到二〇〇四年數據。Carrie. R. Daniel et al., "Trends in Meat Consumption in the USA," Public Health Nutrition 14 no. 4 (2011): 575-583.

p.132 **雞的價值主要在於牠們的蛋**：同上，103.

p.132 **根據不同出處的政府數據**：Daniel et al., "Trends in Meat Consumption in the USA."

p.132 **美國農業部近來的一份報告**：United States Department of Agriculture, *Agricultural Fact Book 2001-2002* (Washington, DC: US Government Printing Office, 2003): 15.

p.132 **媒體也不斷複述**：比如 Dan Charles, "The Making of Meat Eating America," Morning Edition, National Public Radio, June 26, 2012.

p.133 **一位十八世紀的觀察家**：Isaac Weld, *Travels through the States of North America, and the Provinces of Upper and Lower Canada, During the Years 1795, 1796, and 1797* (London: printed for John Stockdale, Piccadilly, 1799), 91.

p.133 **「避免綠色葉菜」**：Cummings, *American and His Food*, 128.

p.133 **避食水果與沙拉**：Root and De Rochemont, Eating in America, 130.

p.134 **「將美國人描述成……不正確的」**：同上，232.

p.134 **最權威的心臟病專家**：Austin Flint, *A Practical Treatise on the Diagnosis, Pathology, and Treatment of Diseases of the Heart* (Philadelphia: Blanchard and Lea, 1859).

p.134 **威廉．歐斯樂……也未**：William Osler, *The Principles and Practice of Medicine* (1892; repr. RareBooksClub.com, 2012).

p.134 **第一份臨床描述**：William G. Rothstein, *Public Health and the Risk Factor: A History of an Uneven Medical Revolution. Rochester Studies in Medical History* 3 (Rochester, NY: University of Rochester Press, 2003).

p.134 **「儘管他們當中有許多人已超過六十歲」**：Paul D. White, "Coronary Heart Disease: Then and Now," *Journal of the American Medical Association* 203, no. 9 (1968): 282.

p.134 **五分之一的美國人口**：US Census Office, *Census Reports II: Twelfth Census of the United States, Taken in the Year 1900. Population, Part II* (Washington, DC: US Census Office, 1902), 4-5.

p.135 **比較記述胸痛……的史料文獻**：Leon Michaels, "Aetiology of Coronary Artery Disease: An Historical Approach," *British Heart Journal* 28, no. 2 (1966): 258-264.

p.135 **使得美國肉品販售量……掉了**：James Harvey Young, "The Long Struggle for the Law," US Food and Drug Administration，最後一次存取於 February 13, 2014, http:// www.fda.gov/AboutFDA/WhatWeDo/History/CentennialofFDA/TheLongStrugglefor theLaw.

p.135 **直到二十年後才得以回復**：Root and De Rochemont, *Eating in America*, 211.

p.135 **脂肪攝入量確實是增加了**：Mohamed A. Antar, Margaret A. Ohlson, and Robert E. Hodges, "Perspectives in Nutrition: Changes in Retail Market Food Supplies in the United States in the Last Seventy Years in Relation to the Incidence of Coronary Heart Disease, with Special Reference to Dietary Carbohydrates and Essential Fatty Acids," *American Journal of Clinical Nutrition* 14 (1964): 169-178.

p.136 **強調……是例外**："Panel Stands by Its Dietary Goals but Eases a View on Eating Meat," *New York Times*, January 24, 1978, A22.

p.136 **報告裡建議**：Select Committee on Nutrition and Human Needs, *Dietary Goals for the United States*, 6.

p.137 **「歷經時間的試煉」**：Marshall Matz，作者訪談，March 30, 2009.

p.138 **長久忽視**：Janet M. Levine, "Hearts and Minds: The Politics of Diet and Heart Disease," in *Consuming Fears: The Politics of Product Risks*, ed. Henry M. Sapolsky (New York: Basic Books, 1986), 40-79.

p.138 **十三片麵包**：Marian Burros, "In the Soda Pop Society—Can the American Diet Change for the Better?" *Washington Post*, September 28, 1978, E1.

p.139 **「冒極大的險」**：Mark Hegsted, "Washington—Dietary Guidelines," *Preventing Heart Attack and Stroke: A History of Cardiovascular Disease Epidemiology*, ed. Henry Blackburn，最後一次存取於 January 29, 2014, http://www.epi.umn.edu/cvdepi/pdfs/ Hegsted guidelines.pdf.

p.139 **該小組傾向於認為**：Edward H. Ahrens, Jr., "Introduction," *American Journal of Clinical Nutrition* 32, no. 12 (1979): 2627-2631.

p.139 **「問題……不在於……」**：Broad, "NIH Deals Gingerly with Diet-Disease Link," 1176.

p.139 **「兩面下注」**：Robert Levy, director of NHLBI，引自 William J. Broad, "Academy Says Curb on Cholesterol Not Needed," *Science* 208, no. 4450 (1980): 1355.

p.139 **「預期獲得重大益處」**：Broad, "NIH Deals Gingerly with Diet-Disease Link," 1176.

p.140 **《美國飲食指南》**：USDA and US Department of Health and Human Services, *Nutrition and Your Health: Dietary Guidelines for Americans, Home and Garden Bulletin* No. 228 (Washington, DC: Science and Education Administration, 1980).

p.140 **美國農業部也曾邀請該委員會**：Broad, "NIH Deals Gingerly with Diet-Disease Link," 1175.

p.141 **「結果大致上讓人印象不深」**：National Research Council, Food and Nutrition Board, National Academy of Sciences, *Toward Healthful Diets* (Washington, DC: National Academy Press, 1980).

p.141 **「全世界最好」**：Broad, "NIH Deals Gingerly with Diet-Disease Link," 1175.

p.141 **軍醫總監……附和**：US Public Health Service, Office of the Surgeon General, *Healthy People: The Surgeon General's Report on Health Promotion and Disease Prevention*, US Public Health Service (1979).

p.141 **「和學院不合拍！」**：Hegsted, "Washington—Dietary Guidelines."

p.142 **有大幅報導**：Jane E. Brody, "Panel Reports Healthy Americans Need Not Cut Intake of Cholesterol: Nutrition Board Challenges Notion That Such Dietary Change Could Prevent Coronary Heart Disease," *New York Times*, May 28, 1980, A1; Susan Okie, "Farmers Are Gleeful, Heart Experts Quiver at Fat-Diet Findings," *Washington Post*, May 29, 1980, A2.

p.142 **可就此議題發表社論**："A Confusing Diet of Fact," editorial, *New York Times*, June 3, 1980, A18; "Cholesterol Does Count," editorial, *Washington Post*, June 2, 1980, A18.

p.142 **「麥克尼爾與李爾新聞時間」**："The Cholesterol Question," *The MacNeil/Lehrer Report*, May 28, 1980.

p.142 **《時人》雜誌**：Barbara K. Mills, "The Nutritionist Who Prepared the Pro- Cholesterol Report Defends It Against Critics," *People*, June 16, 1980, 58-64.

p.142 **《紐約時報》指責**："Confusing Diet of Fact," A18.

p.142 **《紐約時報》的結論**：同上。

p.142 **《紐約時報》以頭版報導**：Jane E. Brody, "Experts Assail Report Declaring Curb on Cholesterol Isn't Needed," *New York Times*, June 1, 1980, A1.

p.143 **哈波在……訪談中理直氣壯地說**：Alfred E. Harper，作者訪談，April 2, 2009.

p.143 **批評者指稱**：援引自 "A Few Kind Words for Cholesterol," *Time*, June 9, 1980.

p.143 **舉辦了聽證會……名譽掃地**：Karen De Witt, "Scientists Clash on Academy's Cholesterol Advice," *New York Times*, June 20, 1980, A15; *National Academy of Sciences Report on Healthful Diets: Hearings before the House Subcommittee on Domestic Marketing, Consumer Relations, and Nutrition of the Committee on Agriculture*, House of Representatives, 96th Congress, 2nd Session, 1980; *Dietary Guidelines for Americans: Hearings before the House Subcommittee on Agriculture, Rural Development and Related Agencies, Committee on Appropriations*,

96th Congress, 2nd Session, 1980.

p.144 **《科學雜誌》判斷道**：Nicholas Wade, "Food Board's Fat Report Hits Fire," *Science* 209, no. 4453 (1980): 248.

p.144 **《華盛頓郵報》的編輯室**："Cholesterol Does Count," *Washington Post*, June 2, 1980, 1.

p.144 **臨床脂質研究與冠心病一級預防試驗**：LRC Study Group, "The Lipid Research Clinics Coronary Primary Prevention Trial Results. I: Reduction in Incidence of Coronary Heart Disease," *Journal of the American Medical Association* 251, no. 3 (1984): 351-364; LRC Study Group, "The Lipid Research Clinics Coronary Primary Prevention Trial Results. II: The Relationship of Reduction in Incidence of Coronary Heart Disease to Cholesterol Lowering," *Journal of the American Medical Association* 251, no. 3 (1984): 365-374.

p.146 **膽固醇降下來的男性**：LRC Study Group, "The Lipid Research Clinics Coronary Primary Prevention Trial Results. I," 356.

p.146 **針對六個降膽固醇試驗所做的統合分析**：Matthew F. Muldoon, Stephen B. Manuck, and Karen A. Matthews, "Lowering Cholesterol Concentrations and Mortality: A Quantitative Review of Primary Prevention Trials," *British Medical Journal* 301, no. 6747 (1990): 309；關於低膽固醇與憂鬱症則見：Ju Young Shin, Jerry Suls, and René Martin, "Are Cholesterol and Depression Inversely Related? A Meta-Analysis of the Association between Two Cardiac Risk Factors," *Annals of Behavioral Medicine* 36, no. 1 (2008): 33-43; James M. Greenblatt, "Low Cholesterol and Its Psychological Effects: Low Cholesterol Is Linked to Depression, Suicide, and Violence," *Psychology Today*, June 10, 2011.

p.146 **研究者隨後提出**：Jess G. Fiedorowicz and William G. Haynes, "Cholesterol, Mood, and Vascular Health: Untangling the Relationship. Does Low Cholesterol Predispose to Depression and Suicide, or Vice Versa?" *Current Psychiatry* 9, no. 7 (2010).

p.146 **其他……降膽固醇研究**：Manning Feinleib, "On a Possible Inverse Relationship between Serum Cholesterol and Cancer Mortality," *American Journal of Epidemiology* 114, no. 1 (1981): 5-10; Manning Feinleib, "Summary of a Workshop on Cholesterol and Noncardiovascular Disease Mortality," *Preventive Medicine* 11, no. 3 (1982): 360-367.

p.146 **此外，被發現有極低膽固醇的人口**：Tanaka et al., "Risk Factors for Cerebral Hemorrhage and Cerebral Infarction in a Japanese Rural Community"; Kagan et al., "Epidemiologic Studies of Coronary Heart Disease and Stroke in Japanese Men Living in Japan, Hawaii and California: Incidence of Stroke in Japan and Hawaii."

p.146 **「任何統計學家……就該丟棄他的牌照」**：引自 Gina Kolata, "Heart Panel's Conclusions Questioned," *Science* 227, no. 4682 (1985): 41.

p.147 **「我無法充分解釋這個實驗，它讓我擔心到不行」**：同上。

p.147 **是憑信仰一搏**：Edward H. Ahrens, Jr., "The Diet-Heart Question in 1985: Has It Really Been Settled?" *Lancet* 1, no. 8437 (1985): 1086.

p.147 **生物統計學家李察・A・鄺莫……寫道**：Richard A. Kronmal, "Commentary on the Published Results of the Lipid Research Clinics Coronary Primary Prevention Trial," *Journal of the American Medical Association* 253, no. 14 (1985): 2091.

p.147 **將數據延展到……看來似乎更像「倡議」**：同上，2091 and 2093.

p.147 **保羅・梅爾則評論**：引自 Thomas J. Moore, *Heart Failure: A Critical Inquiry into American Medicine and the Revolution in Heart Care* (New York: Simon & Schuster, 1989), 61.

p.147 **瑞福金還是告訴《時代》雜誌**："Sorry, It's True: Cholesterol Really Is a Killer," *Time*, January 23, 1984.

p.147 **「拱門上的拱心石」**：Kolata, "Heart Panel's Conclusions Questioned," 40.

p.149 **「共識」聲明**：National Institutes of Health, "Lowering Blood Cholesterol to Prevent Heart Disease," *NIH Consensus Statement* 5, no. 7 (1984): 1-11.

p.149 **一九八四年三月，《時代》雜誌在封面上刊登**："Sorry It's True: Cholesterol Really Is a Killer."

p.149 **寫了一篇文章質疑**：Kolata, "Heart Panel's Conclusions Questioned," 40-41.

p.150 **「異議較共識更有新聞價值」**：Daniel Steinberg, "The Pathogenesis of Atherosclerosis: An Interpretive History of the Cholesterol Controversy, Part IV: The 1984 Coronary Primary Prevention Trial Ends It—Almost," *Journal of Lipid Research* 47, no. 1 (2006): 11.

p.151 **「要付出代價」**：Donald J. McNamara，作者訪談，September 26, 2005.

p.151 **「大眾被……洗腦了」**：引自 Moore, *Heart Failure*, 63.

6. 低脂飲食對女性與兒童的影響

p.154 **美國農業部……長期深受……左右**：Marion Nestle, *Food Politics* (Berkeley, CA: University of California Press, 2002).

p.154 **美國人開始質疑並挑戰各種既定常規**：William G. Rothstein, *Public Health and the Risk Factor: A History of an Uneven Medical Revolution, Rochester Studies in Medical History* 3 (Rochester, NY: University of Rochester Press, 2003), 316.

p.154 **史戴姆勒於一九七二年所表示的**：Jeremiah Stamler and Frederick H. Epstein, "Coronary Heart Disease: Risk Factors as Guides to Preventive Action," *Preventive Medicine* 1, no. 1 (1972): 46.

p.155 **「無鹽蝴蝶餅、糖果、軟糖」**：American Heart Association, *An Eating Plan for Healthy Americans: Our American Heart Association Diet* (Dallas, TX: American Heart Association, 1995).

p.155 **這樣一個廣泛被認知的觀點**：比如見 Baum et al. "Fatty Acids in Cardiovascular Health and Disease: A Comprehensive Update," *Journal of Clinical Lipidology* 6, no. 3 (2012): 216-234, 221.

p.155-156 **豐厚的費用……而受罰**：Rothstein, *Public Health and the Risk Factor*, 331-332.

p.156 **「我們是否有足夠的理由」**：Donald S. Fredrickson, "Mutants, Hyperlipoproteinaemia, and Coronary Artery Disease," *British Medical Journal* 2, no. 5755 (1971): 187-192.

p.156 **而這兩個研究的結果卻是相互矛盾的**：A. Korányi, "Prophylaxis and Treatment of the Coronary Syndrome," *Therapia Hungarcia* 12 (1963): 17; Research Committee, "Low-Fat Diet in Myocardial Infarction: A Controlled Trial," *Lancet* 2, no. 7411 (1965): 501-504.

p.157 **「沒人看好的」**：Jane E. Brody, "Tending to Obesity, Inbred Tribe Aids Diabetes Study," *New York Times*, February 5, 1980, C1.

p.157 **《好食物》**：Jane E. Brody, *Jane Brody's Good Food Book: Living the High Carbohydrate Way* (New York: Norton, 1985).

p.158 **第四類食物**："The Proven Lifestyle," *Preventive Medicine Research Institute*, 最後一次存取於 April 2009, http://www.pmri.org/lifestyle_program.html.

p.158 **「疲倦、憂鬱、嗜睡，且有性功能障礙」**：Dean Ornish, "Healing through Diet," TED Talks, Monterey, CA, October 2008，最後一次存取於 February 13, 2014, http://www.ted.com /talks/dean_ornish_on_healing.html.

p.158 **如哈佛公衛學院教授法蘭克．薩克斯……所發現**：引自 Gina Kolata, "Dean Ornish: A Promoter of Programs to Foster Heart Health," *New York Times*, December 29, 1998, F6.

p.158 **「很多……事都是辛苦的」**：引自 George Epaminondas, "The Battle of the Diet Gurus," *The Sun Herald* (Sydney, Australia), February 23, 2003.

p.159 **控制組……他們的動脈則變窄了**：Dean Ornish et al., "Can Lifestyle Changes Reverse Coronary Heart Disease? The Lifestyle Heart Trial," *Lancet* 336, no. 8708 (1990): 129-133.

p.160 《新聞周刊》的封面故事：Geoffrey Cowley, "Healer of Hearts: Dean Ornish's Low-Tech Methods Could Transform American Medicine. But the Doctor Is Still Striving to Transform Himself," *Newsweek*, March 16, 1998.

p.160 未能複製歐寧胥的研究：Steven G. Aldana et al., "The Effect of an Intensive Lifestyle Modification Program on Carotid Artery Intima-Media Thickness: A Randomized Trial," *American Journal of Health Promotion* 21, no. 6 (2007): 510-516.

p.160 顧爾德……不可置信：Kay Lance Gould，作者訪談，April 22, 2009.

p.160 並未顯示都能延長性命：Demosthenes G. Katritsis and John P. A. Ioannidis, "Percutaneous Coronary Intervention versus Conservative Therapy in Nonacute Coronary Artery Disease: A Meta-Analysis," *Circulation* 111, no. 22 (2005): 2906-2912.

p.161 「妳為什麼想知道？」……「那不是最好的證據」：Dean Ornish，作者訪談，May 12, 2009.

p.161 逆轉了心臟病……「我同意」：Dean Ornish，作者訪談， May 14, 2009.

p.161 《紐約時報》意見欄的一篇文章：Dean Ornish, "Eating for Health, Not Weight," *New York Times*, September 22, 2012.

p.161-162 「我們也發現……改善……爭論這些」：Ornish interview, May 14, 2009.

p.162 「絕無」任何「被判定可信的」：World Cancer Research Fund and the American Institute for Cancer Research, *Food, Nutrition, Physical Activity, and the Prevention of Cancer: A Global Perspective* (Washington, DC: American Institute for Cancer Research, 2007), 114.

p.162 素食者與非素食者的整體死亡率：Timothy J. Key et al., "Mortality in British Vegetarians: Results from the European Prospective Investigation into Cancer and Nutrition (EPIC-Oxford)," *American Journal of Clinical Nutrition* 89, no. 5 (2009): 1613S-1619S.

p.162 針對馬賽族與其鄰族吉庫猶族做比較研究：John B. Orr and John L. Gilks, *Studies of Nutrition: The Physique and Health of Two African Tribes*, Medical Research Council for the Dietetics Committee of the Economic Advisory Council. Special Report Series, No. 155 (London: H. M. Stationery Office, 1931).

p.162 「大部分」的食物是由……「豆類以及葉菜」：同上，21.

p.163 罹患風濕性關節炎：同上，9.

p.163 高五吋、重二十三磅……腰部較窄……勞力工作：同上。

p.163 愛麗絲．李登斯坦，與一位同事……評鑑：Alice H. Lichtenstein and Linda Van Horn, "Very Low Fat Diets," *Circulation* 98, no. 9 (1998): 935-939.

p.164 對特定族群「有害」：同上，937.

p.164 「高風險」……「細心監督」：同上，938.

p.165 飲食建議之所以會普及至兒童，最主要的因素：Henry C. McGill et al., "Origin of Atherosclerosis in Childhood and Adolescence," *American Journal of Clinical Nutrition* 72, no. 5, suppl. (2000): 1307S-1315S.

p.165 慎重考慮……臍帶血："Questions Surround Treatment of Children with High Cholesterol," *Journal of American Medical Association* 214, no. 10 (1970): 1783-1785.

p.166 唐納．斐德烈森……質問：Fredrickson, "Mutants, Hyperlipoproteinaemia, and Coronary Artery Disease," 187-192.

p.166 「在科學上無所憑據」……「嬰幼兒所需的」：Food and Nutrition Board, Division of Biological Sciences, Assembly of Life Sciences, National Research Council, National Academy of Sciences, *Toward Healthful Diets* (Washington, DC: National Academy Press, 1980), 4.

p.166 「所需的營養……少動的八十歲長者」：同上 。

p.166 「絕無證據證明，兒童採用降膽固醇飲食是安全的」：引自 Gina Kolata, "Heart Panel's Conclusion Questioned," *Science* 227, no. 4682 (1985): 41.

p.166 **「無良地誇大了所有數據」**：同上，40.

p.166 **在美國小兒科學會期刊……的社論裡**：American Academy of Pediatrics, Committee on Nutrition, "Prudent Life-Style for Children: Dietary Fat and Cholesterol," *Pediatrics* 78, no. 3 (1986): 524.

p.166-167 **「這些飲食的改變……造成影響」**：同上，521-525.

p.167 **「提供了六十%的膳食鈣質」**：同上，523.

p.167 **美國小兒科學會憂慮……缺鐵性貧血率將可能增加**：同上。

p.167 **麥考倫描述了素食老鼠的命運**：Elmer Verner McCollum, *The Newer Knowledge of Nutrition* (New York: MacMillan, 1921), 58.

p.168 **「素食本身並不會」**：同上，62.

p.168 **鈣質……形成無法溶解的「皂塊」**：J. Bruce German et al., "A Reappraisal of the Impact of Dairy Foods and Milk Fat on Cardiovascular Disease Risk," *European Journal of Nutrition* 48, no. 4 (2009): 194.

p.169 **全脂牛奶的消耗量……增加**：Rothstein, *Public Health and the Risk Factor*, 330.

p.169 **愛荷華大學兒科教授羅伊德 · 費樂的說法**：Marian Burros, "Eating Well," *New York Times*, May 18, 1988.

p.169 **一份針對一千名母親所做的調查**：Jane B. Morgan et al., "Healthy Eating for Infants—Mothers' Attitudes," *Acta Pediatrica* 84, no. 5 (1995): 512-515.

p.170 **一九八九年……費瑪 · 李夫須茲**：Fima Lifshitz and Nancy Moses, "Growth Failure. A Complication of Dietary Treatment of Hypercholesterolemia," *American Journal of Diseases of Children* 143, no. 5 (1989): 537-542.

p.171 **「過度狂熱」**：同上，537.

p.171 **「營養缺乏侏儒症」**：同上，540.

p.171 **一九八〇年代，國家心肺血管研究所還是認為**：DISC Collaborative Research Group, "Dietary Intervention Study in Children (DISC) with Elevated Low Density Lipoprotein Cholesterol: Design and Baseline Characteristics," *Annals of Epidemiology* 3, no. 4, (1993): 399.

p.171 **兒童飲食介入研究**：The Writing Group for the DISC Collaborative Research Group, "Efficacy and Safety of Lowering Dietary Intake of Fat and Cholesterol in Children with Elevated Low-Density Lipoprotein Cholesterol," *Journal of the American Medical Association* 273, no. 18 (1995): 1429.

p.171 **位居第八十到九十八百分位**：同上，1429.

p.171 **與飲食改變膽固醇的情況完全不同**：例如見 William E. Stehbens and Elli Wierzbicki, "The Relationship of Hypercholesterolemia to Atherosclerosis with Particular Emphasis on Familial Hypercholesterolemia, Diabetes Mellitus, Obstructive Jaundice, Myxedema, and the Nephrotic Syndrome," *Progress in Cardiovascular Diseases* 30, no. 4 (1988): 289-306.

p.171 **他們不尋常的……這些結論不能被普遍化**：例如見 Alvin M. Mauer, "Should There Be Intervention to Alter Serum Lipids in Children?" *Annual Review of Nutrition* 11 (1991): 383.

p.172 **也比……獲得較少的鎂、磷……**：Eva Obarzanek et al., "Safety of a FatReduced Diet: The Dietary Intervention Study in Children (DISC), *Pediatrics* 100, no. 1 (1997): 51-59.

p.172 **其他幾個針對素食與低脂飲食兒童進行的小型實驗**：Robert M. Kaplan and Michelle T. Toshima, "Does a Reduced Fat Diet Cause Retardation in Child Growth?" *Preventive Medicine* 21, no. 1 (1992): 33-52; Mauer, "Should There Be Intervention to Alter Serum Lipids in Children?" 375-391.

p.172 **得出了這樣的結論**：Obarzanek et al., "Safety of a Fat-Reduced Diet," 58.

p.173 **博嘉露莎心臟研究**：Theresa A. Nicklas et al., "Nutrient Adequacy of Low Fat Intakes for Children: The Bogalusa Heart Study," *Pediatrics* 89, no. 2 (1992): 221-228.

p.173 **圖爾庫冠心症風險因子介入特別計畫是一個控制鬆散的實驗**：Helena Lapinleimu et al., "Prospective Randomized Trial in 1062 Infants of Diet Low in Saturated Fat and Cholesterol," *Lancet* 345, no. 8948

(1995): 473.

p.173 研究者都未發現兒童在生長上有任何差異：Lapinleimu et al., "Prospective Randomised Trial in 1062 Infants"; Harri Niinikoski et al., "Regulation of Growth of 7- to 36-Month-Old Children by Energy and Fat Intake in the Prospective, Randomized STRIP Baby Trial," *Pediatrics* 100, no. 5 (1997): 810-816; Harri Niinikoski et al., "Impact of Repeated Dietary Counseling Between Infancy and 14 Years of Age on Dietary Intakes and Serum Lipids and Lipoproteins: the STRIP Study," *Circulation* 116, no. 9 (2007): 1032-1040, 1034.

p.173 較低的高密度脂蛋白膽固醇值：Olli Simell et al., "Special Turku Coronary Risk Factor Intervention Project for Babies (STRIP), *American Journal of Clinical Nutrition* 72, no. 5, suppl. (2000): 1316S-1331S.

p.173 研究者並未發現有任何維生素缺乏的狀況：同上，1317S.

p.174 主要是來自一小群：Lars Werkö, "Risk Factors and Coronary Heart Disease—Facts or Fancy?" *American Heart Journal* 91, no. 1 (1976): 87-98; Gunnar Biörck, *Contrasting Concepts of Ischaemic Heart Disease* (Stockholm, Sweden: Almqvist & Wiksell International, 1975); John McMichael, "Prevention of Coronary Heart Disease," *Lancet* 308, no. 7985 (1976): 569; Michael Oliver, "Dietary Cholesterol, Plasma Cholesterol and Coronary Heart Disease," *British Heart Journal* 38, no. 3 (1976): 214. A. Stewart Truswell, "Diet and Plasma Lipids—A Reappraisal," American Journal of Clinical Nutrition 31, no. 6 (1978): 977-989.

p.174 美國小兒科學會正式採納：Academy of Pediatrics, Committee on Nutrition, "Cholesterol in Childhood," *Pediatrics* 101, no. 1 (1998): 141-147.

p.175 並未變成由纖維構成的危險斑塊：Russell Ross, "The Pathogenesis of Atherosclerosis— An Update," *New England Journal of Medicine* 295 (1986): 488-500.

p.175 兒童的飲食就完全……無關：Canadian Paediatric Society and Health Canada, Joint Working Group, *Nutrition Recommendations Update: Dietary Fat and Children* (Ottawa, Ontario: Health Canada, 1993).

p.175 母親的脂質套組：Claudio Napoli et al., "Influence of Maternal Hypercholesterolaemia during Pregnancy on Progression of Early Atherosclerotic Lesions in Childhood: Fat of Early Lesions in Children (FELIC) Study," *Lancet* 354, no. 9186 (1999): 1234-1241.

p.175 一半在長為成人時仍有高的總膽固醇值：William R. Clarke et al., "Tracking of Blood Lipids and Blood Pressure in School Age Children: the Muscatine Study," *Circulation* 58, no. 4 (1978): 626-634; Peter Laskarzewski et al., "Lipid and Lipoprotein Tracking in 108 Children over a Four-Year Period," *Pediatrics* 64, no. 5 (1979): 584-591; Trevor J. Orchard et al., "Cholesterol Screening in Childhood: Does It Predict Adult Hypercholesterolemia? The Beaver County Experience," *Journal of Pediatrics* 103, no. 5 (1983): 687-691; David S. Freedman et al., "Tracking of Serum Lipids and Lipoproteins in Children over an 8-Year Period: The Bogalusa Heart Study," *Preventive Medicine* 14, no. 2 (1985): 203-216.

p.176 考科藍合作組織結論道：Vanessa J. Poustie and Patricia Rutherford, "Dietary Treatment for Familial Hypercholesterolaemia," *Cochrane Database of Systematic Reviews* 2 (2001): CD001918-CD001918.

p.176 以此為假設的……嚴謹研究：Benjamin Caballero et al., "Pathways: A School-Based, Randomized Controlled Trial for the Prevention of Obesity in American Indian Schoolchildren," *American Journal of Clinical Nutrition* 78, no. 5 (2003): 1030-1038.

p.176 嬰兒生長遲緩的主因：Andrew M. Prentice and Alison A. Paul, "Fat and Energy Needs of Children in Developing Countries," *American Journal of Clinical Nutrition* 72, suppl. (2000): 1253S.

p.176 他將約一百四十名甘比亞嬰兒……比甘比亞寶寶重八磅：同上，1259S-1260S.

p.177 五％的卡路里來自脂肪：同上，1261S.

p.177 脂肪含量是零："Whole Grain Rice," Earth's Best Organic，存取於 November 15, 2013. http://www.earthsbest.com/products/product/2392390001.

p.177 **十八%為脂肪**：Prentice, "Fat and Energy Needs of Children," 1256S.

p.177 **大地之愛火雞肉與蔬菜餐**："Vegetable Turkey Dinner," Earth's Best Organic，存取於 November 15, 2013. http://www.earthsbest.com/products/product/2392350048.

p.177 **美國兒童的脂肪攝取量呈下降趨勢**：Meghan M. Slining, Kevin C. Mathias, and Barry M. Popkin, "Trends in Food and Beverage Sources among US Children and Adolescents: 1989-2010," *Journal of the Academy of Nutrition and Dietetics* 113, no. 12 (2013): 1683-1694; Richard P. Troiano, Ronette R. Briefel, Margaret D. Carroll, and Karil Bialostosky, "Energy and Fat Intakes of Children and Adolescents in the United States: Data from the National Health and Nutrition Examination Surveys," *American Journal of Clinical Nutrition* 72, no. 5, suppl. (2000): 1343S-1353S.

p.177 **但可怕的是**：Prentice and Paul, "Fat and Energy Needs of Children," 1262S.

p.178 **他們國家裡的兒童脂肪食用量持續增加**：Luis A Moreno, Antonio Sarría, Aurora Lázaro, and Manuel Bueno, "Dietary Fat Intake and Body Mass Index in Spanish Children," *American Journal of Clinical Nutrition* 72, suppl. (2000): 1399S-1403S; Mitsunori Murata, "Secular Trends in Growth and Changes in Eating Patterns of Japanese Children," *American Journal of Clinical Nutrition* 72, no. 5, suppl. (2000): 1379S-1383S.

p.178 **貧窮國家的研究則顯示**：Ricardo Uauy, Charles E. Mize, and Carlos CastilloDuran, "Fat Intake during Childhood: Metabolic Responses and Effects on Growth," *American Journal of Clinical Nutrition* 72, no. 5, suppl. (2000): 1345S-1360S.

p.178 **較富裕國家**：Spain: Moreno, Lázaro, and Bueno, "Dietary Fat Intake and Body Mass Index in Spanish Children"; Germany: Berthold Koletzko et al., "Dietary Fat Intakes of Infants and Primary School Children in Germany," *American Journal of Clinical Nutrition* 72, no. 5, suppl. (2000): 1329S-1398S.

p.178 **會議的摘要報告**：Dennis M. Bier, Ronald M. Lauer, and Olli Simell, "Summary," *American Journal of Clinical Nutrition* 72, no. 5, suppl. (2000): 1410S-1413S.

p.179 **也鮮少成為被研究的對象**：Jacques E. Rossouw et al., "The Evolution of the Women's Health Initiative: Perspectives from the NIH," *Journal of the American Medical Women's Association* 50, no. 2 (1995): 50-55.

p.179 **初期，受影響的男性多於女性**：Rothstein, *Public Health and the Risk Factor*, 202-206.

p.179 **在參與者中只占了二十%的比例，之後則是二十五%**：Patrick Y. Lee et al., "Representation of Elderly Persons and Women in Published Randomized Trials of Acute Coronary Syndromes," *Journal of the American Medical Association* 286, no. 6 (2001): 708-713.

p.179 **研究人員就已警告**：Robert H. Knopp et al., "Sex Differences in Lipoprotein Metabolism and Dietary Response: Basis in Hormonal Differences and Implications for Cardiovascular Disease," *Current Cardiology Reports* 8, no. 6 (2006): 452-459.

p.179 **晚十到二十年……在更年期以前**：C. M. Flavell, "Women and Coronary Heart Disease," *Progress in Cardiovascular Nursing* 9, no. 4 (Fall, 1994): 18-27.

p.179 **佛瑞明罕研究**：William B. Kannel et al., "Serum Cholesterol, Lipoproteins, and the Risk of Coronary Heart Disease: The Framingham Study," *Annals of Internal Medicine* 74, no. 1 (1971): 1-12.

p.180 **國家心肺及血管研究所的專家小組**：David Jacobs et al., "Report of the Conference on Low Blood Cholesterol: Mortality Associations," *Circulation* 86, no. 3 (1992): 1046-1060.

p.180 **一些令人不安的結果**：Robert H. Knopp, "The Dietary Alternatives Study," *Journal of the American Medical Association* 278, no. 18 (1997): 1509-1515.

p.180 **其他的研究也證實了這個結果**：See, e.g., Martijn B. Katan, "High-Oil Compared with LowFat, High-Carbohydrate Diets in the Prevention of Ischemic Heart Disease," *American Journal of Clinical Nutrition*, 66, no. 4, suppl. (1997): 974S-979S.

p.182 **「在所有測量到的脂蛋白」**：Tavia Gordon et al., "High Density Lipoprotein as a Protective Factor Against Coronary Heart Disease: The Framingham Study," *American Journal of Medicine* 62, no. 5 (1977): 707.

p.182 **「關連性顯著」**：同上，707.

p.182 **「最重要的發現」**：William P. Castelli et al., "HDL Cholesterol and Other Lipids in Coronary Heart Disease: The Cooperative Lipoprotein Phenotyping Study," *Circulation* 55, no. 5 (1977): 771.

p.182 **二〇〇二年，國家膽固醇教育計畫呼籲**：National Cholesterol Education Program, *Third Report of the National Cholesterol Education Program (NCEP). Expert Panel on Detection, Evaluation, and Treatment of High Blood Cholesterol in Adults: (Adult Treatment Panel III) Final Report*. NIH Publication No. 02-5215 (Washington, DC: NIH, 2002), II-1.

p.182-183 **有幾個流行病學研究**：Castelli et al., "HDL Cholesterol and Other Lipids," 769-770.

p.183 **麥可・布朗和約瑟夫・高登斯坦**：Michael S. Brown and Joseph L. Goldstein, "How LDL Receptors Influence Cholesterol and Atherosclerosis," *Scientific American* 251, no. 5 (1984): 58.

p.183 **營收高達九千五百六十億美元**：Ryan Fuhrmann, "5 Best-Selling Prescription Meds of All Time," Investopedia, September 24, 2012，最後一次存取於 February 12, 2014, http://www.investo pedia.com/financial-edge/0912/5-best-selling-prescription-meds-of-all-time.aspx.

p.183 **關於他汀類藥物，也有一個公開的秘密**：LaRosa et al., "Intensive Lipid Lowering Atorvastin"; Ray et al., "Statins and All Cause Mortality in High Risk Primary Prevention."

p.184 **眾所周知……期刊編輯**：Robert H. Knopp，作者訪談，February 5, 2009.

p.184 **如同一位油脂化學家向我形容的**：Gerald McNeill，作者訪談，December 10, 2012.

p.184 **米爾・史坦佛**：Meir Stampfer 致 Mark Weyland 電郵，November 20, 2004.

p.185 **七百位波音公司……結果顯示**：Robert H. Knopp et al., "One-year Effects of Increasingly Fat-Restricted Carbohydrate-Enriched Diets on Lipoprotein Levels in Free-living Subjects," *Proceedings for the Society of Experimental Biology and Medicine* 225, no. 3 (2000): 191-199; Carolyn E. Walden et al., "Differential Effect of National Cholesterol Education Program (NCEP) Step II Diet on HDL Cholesterol, Its Subfractions, and Apoprotein A-1 Levels in Hypercholesterolemic Women and Men after 1 Year: The BeFIT Study," *Arteriosclerosis, Thrombosis, and Vascular Biology* 20, no. 6 (2000): 1580-1587.

p.185 **但女職員的高密度脂蛋白膽固醇掉了七到十七%**：事實上，這些數值反映了高密度脂蛋白中一個稱為 HDL2 的次分段值的下降。最初有高膽固醇值的「高血膽固醇」（hypercholesterolemic）組女性，平均下降了十六點七%。最初有高三酸甘油脂值的「高血脂組」女性，下降了七點一%。她們的高密度脂蛋白膽固醇總值也下降：分別是七點六%與三點五%。

p.185 **「沉默」的回應……「沒有人知道要怎麼做」**：Robert H. Knopp，作者訪談，February 5, 2009.

p.186 **其他的試驗也發現……較少發生在女性身上**：Henry N. Ginsberg et al., "Effects of Reducing Saturated Fatty Acids on Plasma Lipids and Lipoproteins in Healthy Subjects: The Delta Study, Protocol 1," *Arteriosclerosis, Thrombosis, and Vascular Biology* 18, no. 3 (1998): 441-449; Zhengling Li et al., "Men and Women Differ in Lipoprotein Response to Dietary Fat and Cholesterol Restriction," *Journal of Nutrition* 133, no. 11 (2003): 3428-3433.

p.186 **柯納普在一篇……評論文章中**：Robert H. Knopp et al., "Gender Differences in Lipoprotein Metabolism and Dietary Response: Basis in Hormonal Differences and Implications for Cardiovascular Disease," *Current Atherosclerosis Reports* 7, no. 6 (2005): 472-479.

p.186 **「他種飲食介入」**：同上，477.

p.186 **減少攝取卡路里**：Dietary Guidelines Advisory Committee, prepared for the Agricultural Research Service, US Department of Agriculture and US Department of Health and Human Services, *Report of the Dietary Guidelines Advisory Committee on the Dietary Guidelines for Americans, 2010. To the Secretary of Agriculture and*

the Secretary of Health and Human Services, 7th ed. (Washington, DC: US Government Printing Office, May 2010), Table D1.1, 67.

p.186 **少吃脂肪和飽和脂肪**：Nancy D. Ernst et al., "Consistency Between US Dietary Intake and Serum Total Cholesterol Concentrations: The National Health and Nutrition Examination Surveys," *American Journal of Clinical Nutrition* 66, no. 4, suppl. (1997): 969S.

p.187 **舉證說，日本本土的男性與女性**：Gio Gori, *Statement to the Senate Select Committee on Nutrition, Select Committee on Nutrition and Human Needs, United States Senate, Volume No. II, Diet Related to Killer Diseases* (July 28, 1976): 176-182.

p.187 **「我現在要強調……食物會引起癌症」**：同上，180.

p.187 **在報告中暗示低脂飲食可能有益於減少癌症風險**：Select Committee on Nutrition and Human Needs, United States Senate, Ninety-Fifth Congress, 1 Session, Dietary Goals for the United States (Washington, DC: US Government Printing Office, 1977).

p.187 **老鼠的實驗數據**：Albert Tannenbaum, "The Genesis and Growth of Tumors. III. Effects of a High-Fat Diet," *Cancer Research* 2, no. 7 (1942): 468-475.

p.188 **食用脂肪與乳癌並沒有直接關連**：Walter C. Willett et al., "Dietary Fat and the Risk of Breast Cancer," *New England Journal of Medicine* 316, no. 1 (1987): 22-28.

p.188 **「並沒有證據」……減少**：Michelle D. Holmes, et al., "Association of Dietary Intake of Fat and Fatty Acids with Risk of Breast Cancer," *Journal of the American Medical Association* 281, no. 10 (1999): 914-920.

p.188 **於《美國醫學學會期刊》上發表了一篇……文章**：Arthur Schatzkin et al., "The Dietary Fat–Breast Cancer Hypothesis is Alive," *Journal of the American Medical Association* 261, no. 22 (1989): 328-427.

p.188 **並沒有什麼致癌效果，除非其中添加了**：Adrienne E. Rogers and Matthew P. Longnecker, "Biology of Disease: Dietary and Nutritional Influences on Cancer—A Review of Epidemiological and Experimental Data," *Laboratory Investigation* 59, no. 6 (1988): 729-759.

p.189 **始終都無法找到**：D. Mazhar and J. Waxman, "Dietary Fat and Breast Cancer," *QJM* 99, no. 7 (2006): 469-473; Walter C. Willett and David J. Hunter, "Prospective Studies of Diet and Breast Cancer," *Cancer* 74, no. S3 (1994): 1085-1089; Sabina Sieri et al., "Dietary Fat and Breast Cancer Risk in the European Prospective Investigation into Cancer and Nutrition," *American Journal of Clinical Nutrition* 88, no. 5 (2008): 1304-1312.

p.189 **國家癌症研究院仍無法……找到**：Rowan T. Chlebowski et al., "Dietary Fat Reduction and Breast Cancer Outcome: Interim Efficacy Results from the Women's Intervention Nutrition Study," *Journal of the National Cancer Institute* 98, no. 24 (2006): 1767-1776.

p.189 **「可能的」證據……富含油脂的飲食……報告作者群這樣寫道**：World Cancer Research Fund and the American Institute for Cancer Research, *Food, Nutrition, Physical Activity, and the Prevention of Cancer*, 139.

p.189 **「我個人的看法是」**：Arthur Schatzkin，作者訪談，May 1, 2009.

p.190 **「重新開始」……「我們越來越不確知」**：Robert N. Hoover，作者訪談，October 2, 2012.

p.190 **《時人》雜誌引用**：Bob Meadows, M. Morehouse, and M. Simmons, "The Problem with Low-Fat Diets," *People*, February 27, 2006, 89-90.

p.191 **在《美國醫學學會期刊》發表一系列文章的研究結果**：Shirley Beresford, et al., "Low-Fat Dietary Pattern and Risk of Colorectal Cancer," *Journal of the American Medical Association* 295, no. 6 (2006): 643-654; Barbara V. Howard et al., "Low-Fat Dietary Pattern and Weight Change over 7 Years," *Journal of the American Medical Association* 295, no. 1 (2006): 39-49; Barbara V. Howard et al., "Low-Fat Dietary Pattern and Risk of Cardiovascular Disease," *Journal of the American Medical Association* 295, no. 6 (2006): 655-666; Ross L. Prentice et al., "Low-Fat Dietary Pattern and Risk of Invasive Breast Cancer," *Journal of the American Medical Association* 295, no. 6 (2006): 629-642; Ross L. Prentice et al., "Low-Fat Dietary Pattern

and Cancer Incidence in the Women's Health Initiative Dietary Modification Randomized Controlled Trial," *Journal of the National Cancer Institute* 99, no. 20 (2007): 1534-1543.

p.191 **「完全不成立」**：引自 Gina Kolata, "Low-Fat Diet Does Not Cut Health Risks, Study Finds," *New York Times*, February 8, 2006, A1.

p.191 **「勞斯萊斯級」……「最終定論」**：同上。

p.191 **柯納普告訴我**：Knopp interview.

p.191 **提姆・拜爾斯如此說道**：引自 Rob Stein, "New Data on Health: Studies in Confusion," *Washington Post*, February 19, 2006, A1.

p.192 **賈克・羅素**：同上。

p.192 **報社得以大作文章**：於此文內引用 Agneta Yngve et al., "Invited Commentary: The Women's Health Initiative. What Is on Trial: Nutrition and Chronic Disease? Or Misinterpreted Science, Media Havoc and the Sound of Silence from Peers?" *Public Health Nutrition* 9, no. 2 (2006): 269.

p.192 **瑪西亞・史提芬妮克這樣說道**：引自 Tara Parker-Pope, "In Study of Women's Health, Design Flaws Raise Questions," *Wall Street Journal*, February 28, 2006.

p.192 **「沿著子彈孔畫標靶」**：Robert L. Wears, Richelle J. Cooper, and David L. Magid, "Subgroups, Reanalyses, and Other Dangerous Things," *Annals of Emergency Medicine* 46, no. 3 (2005): 254.

p.193 **二〇〇八年……回顧了所有……研究**：Food and Agriculture Organization of the United Nations, "Fats and Fatty Acids in Human Nutrition: *Report of an Expert Consultation 10–14 November 2008," FAO Food and Nutrition Paper* 91 (Rome: Food and Agriculture Organization of the United Nations, 2010), 13.

p.193 **二〇一三年，瑞典……**：Anders Hansen, "Swedish Health Advisory Body Says Too Much Carbohydrate, Not Fat, Leads to Obesity," *British Medical Journal*, 347 (November 15, 2013), doi:10.1136/bmj.f6873.

p.193 **胡丙長……寫道**：Frank B. Hu, JoAnn E. Manson, and Walter C. Willett, "Types of Dietary Fat and Risk of Coronary Heart Disease: A Critical Review," *Journal of American College of Nutrition* 20, no. 1 (2001): 5.

p.194 **美國農業部和美國心臟協會……悄悄刪除**：USDA/USDHHS, *Dietary Guidelines*, 2010, x; Alice H. Lichtenstein et al., "Diet and Lifestyle Recommendations, Revision 2006," *Circulation* 114, no. 1 (2006): 82-96.

7. 推廣地中海飲食：科學根據在哪裡？

p.196 **建議從……汲取身體所需的能量……完全不喝奶……橄欖油的引介**：Walter Willett et al., "Mediterranean Diet Pyramid: A Cultural Model for Healthy Eating," *American Journal of Clinical Nutrition* 61, no. 6, suppl. (1995): 1403S.

p.196 **她解釋說，這個觀念的來源其實很簡單**：Antonia Trichopoulos，作者訪談， October 1, 2008.

p.197 **「我們開始砍伐橄欖樹」……她有個直覺**：同上。

p.197 **「八十到百歲以上的人們」**：Ancel Keys et al., *Seven Countries: A Multivariate Analysis of Death and Coronary Heart Disease* (Cambridge, MA: Harvard University Press, 1980), 76.

p.198 **「我們在英國沒有暖氣的房子裡受凍」**：Ancel Keys, "Mediterranean Diet and Public Health," *American Journal of Clinical Nutrition* 61, no. 6, suppl. (1995): 1322S.

p.198 **「往瑞士的一路上」……「全身溫暖」**：Ancel Keys and Margaret Keys, *Eat Well and Stay Well the Mediterranean Way* (Garden City, NY: Doubleday, 1975), 2.

p.198 **基斯回想起用餐時的喜悅**：同上，4.

p.198 **「對我們來說，那就是地中海」**：同上，28.

p.199 **他重新出版一九五九年所寫的食譜**：Ancel Keys and Margaret Keys, *Eat Well and Stay Well* (New

York: Doubleday, 1959); Keys and Keys, *Eat Well and Stay Well the Mediterranean Way*. 以下引文皆指後面這個版本。

p.199 **「我們只想探討」**：Trichopoulos，訪談。

p.199 **這些……早期會議……促成**：Elisabet Helsing and Antonia Trichopoulos, eds., "The Mediterranean Diet and Food Culture—a Symposium," *European Journal of Clinical Nutrition* 43, suppl. 2 (1989): 1-92.

p.199 **那是一場困難的奮戰**：Anna Ferro-Luzzi，作者訪談，July 22, 2008.

p.200 **世界衛生組織……較有興趣**：Elisabet Helsing，作者訪談，July 30, 2008.

p.200 **有「實質上的差異」……「較多奶油」**：Keys and Keys, *Eat Well and Stay Well*, 38-39.

p.201 **一九八九年，在一份嚴謹且具指標意義的論文中**：Anna Ferro-Luzzi and Stefania Sette, "The Mediterranean Diet: An Attempt to Define Its Present and Past Composition," *European Journal of Clinical Nutrition* 43, suppl. 2 (1989): 13-29.

p.201 **「不可能的任務」**：同上，25.

p.201 **「雖然非常具有吸引力……才應該被用」**：同上，26.

p.201 **不認為自己吃的是什麼特別「飲食」**：Ferro-Luzzi，作者訪談，July 22, 2008.

p.201 **「官員們不想把……」**：同上。

p.202 **「健康的」克里特島飲食，實際上是充滿**：Ancel Keys, Christos Aravanis, and Helen Sdrin, "The Diets of Middle-Aged Men in Two Rural Areas of Greece," Voeding 27, no. 11 (1966): 575-586; Keys and Keys, *Eat Well and Stay Well*, 31.

p.202 **「在油裡游泳」**：Keys and Keys, *Eat Well and Stay Well*, 31.

p.202 **「你不能推薦高脂飲食」**：Bonnie Liebman, "Just the Mediterranean Diet Facts," *Nutrition Action Healthletter* 21, no. 10 (1994).

p.202 **費盡心力才確認**：Antonia Trichopoulos and Pagona Lagiou, "Healthy Traditional Mediterranean Diet: An Expression of Culture, History, and Lifestyle," *Nutrition Reviews* 55, no. 11, pt. 1 (1997): 383.

p.202 **「你不能建議我們少吃脂肪！」**：Trichopoulos，訪談。

p.203 **放大檢視**：Anna Ferro-Luzzi, W. Philip. T. James, and Anthony Kafatos, "The High-Fat Greek Diet: A Recipe for All?" *European Journal of Clinical Nutrition* 56, no. 9 (2002): 796-809.

p.203 **宣稱……「鮮有科學依據」**：同上，806。費洛露琪的論文得到了很嚴厲的回應，但不是來自崔柯洛普，而是她的先生迪米崔歐，他也是一名流行病學家，同時任職於雅典大學醫學院與哈佛公衛學院。迪米崔歐大致上捍衛其妻的橄欖油研究，但並未處理費洛露琪指出的希臘食用油數據方法學問題。迪米崔歐使用的貶低語氣，是營養學研究者間有時會用來攻擊對手的語言，他在結論中指出：費洛露琪的論文「假使寫的時候更謹慎、更注重科學證據、更少自負，會更有用。」Dimitrios Trichopoulos, "Letter to the Editor: In Defense of the Mediterranean Diet," European Journal of Clinical Nutrition 56 (2002): 928-929；費洛露琪回應於此：Anna Ferro-Luzzi, W. Philip T. James, and Anthony Kafatos, "Response to the Letter Submitted by D. Trichopoulos Entitled, 'In Defense of the Mediterranean Diet,' " *European Journal of Clinical Nutrition* 56 (2002): 930-931.

p.203 **詹姆士**：W. Philip T. James，作者訪談，October 26, 2008.

p.204 **帶他到當地飯館**：Trichopoulos，訪談； Walter C. Willett，作者訪談，February 8, 2006.

p.204 **密西根長大……天啟**：Willett，作者訪談，January 8, 2007.

p.204 **崔科普洛仍記得**：Trichopoulos，訪談。

p.205 **「每個人的下巴都掉下來了」**：Greg Drescher，作者訪談，August 14, 2008.

p.204-205 **「我們這些烹飪界的人」……「我們很沮喪」**：同上。

p.205 **「魏立特是關鍵人物」**：Drescher，作者訪談，August 14, 2008.

p.206 **決定使用崔科普洛所建議的**：Walter C. Willett，致作者電郵，November 29, 2008.

p.206 「地中海飲食金字塔」：使用金字塔的理由放在三篇論文中：Walter C. Willett et al., "Mediterranean Diet Pyramid: A Cultural Model for Healthy Eating," *American Journal of Clinical Nutrition* 61, no. 6, suppl. (1995): 1402S; Lawrence H. Kushi, Elizabeth B Lenart, and Walter C. Willett, "Health Implications of Mediterranean Diets in Light of Contemporary Knowledge. 1. Plant Foods and Dairy Products," *American Journal of Clinical Nutrition* 61, no. 6, suppl. (1995): 1407S; Lawrence H. Kushi, Elizabeth B Lenart, and Walter C. Willett, "Health Implications of Mediterranean Diets in Light of Contemporary Knowledge. 2. Meat, Wine, Fats and Oils," *American Journal of Clinical Nutrition* 61, no. 6, suppl. (1995): 1416S.

p.207-208 「四處灑滿了橄欖油」：引自 Sheryl Julian, "Mediterranean Diet: A Healthy Alternative? Against a Backdrop of Promotion, Experts Debate the Benefits of Olive Oil," *Boston Globe*, January 27, 1993.

p.208 「這個科學對我來説太印象式了」：Marion Nestle，作者訪談，July 30, 2008.

p.208 「證據……是正確的看法」：Lawrence H. Kushi，作者訪談，September 6, 2008.

p.208 審查者只有一位：Marion Nestle，致作者電郵，August 5, 2008.

p.208 特別增刊：Marion Nestle, ed., "Mediterranean Diets," *American Journal of Clinical Nutrition* 61, no. 6, suppl. (1995): ixS-1427S.

p.208 經費是來自於橄欖油業者：Marion Nestle, "Mediterranean Diets: Science and Policy Implications," *American Journal of Clinical Nutrition* 61, no. 6 (1995): ixS.

p.209 費洛露琪跟我解釋：Ferro-Luzzi，訪談。

p.211 《美國心臟病學期刊》：Henry Blackburn, "The Low Risk Coronary Male," *American Journal of Cardiology* 58, no. 1 (1986): 161.

p.211 「覺得……很浪漫」：Henry Blackburn，作者訪談，July 22, 2008.

p.212 一九九七年四月：Oldways Preservation & Exchange Trust, "Crete, Greece, and Healthy Mediterranean Diets: Celebrating the 50th Anniversary of the Scientific Studies of Healthy Traditional Mediterranean Diets Originating on Crete in 1947: An International Symposium," Apollonia Beach Hotel, Heraklion, Crete, April 5-11, 1997.

p.213 在海爾一波普彗星：Narsai David，致作者電郵，August 17, 2008.

p.213 「彷若到達死後的天堂」……「真的非常棒」：Marion Nestle，作者訪談， July 30, 2008.

p.213 蘿拉・夏比洛……憶及：Laura Shapiro，作者訪談，August 5, 2008.

p.213 「不只是……一堆幻燈片」：Drescher，訪談 。

p.213 夏比洛説：訪談。

p.214 國際橄欖油協會曾試圖……做出：Fausto Luchetti，作者訪談，November 16, 2008.

p.214 國際橄欖油協會很高興：同上。

p.214 塞在花卉中、放在小型購物袋裡：Julian, "Mediterranean Diet: A Healthy Alternative?"

p.214 「我們先拿國際橄欖油協會的錢」：Drescher，訪談。

p.214 「將……利益……湊在一起」：同上。

p.214 經費來自於希臘的依拉伊斯製油公司：Christos Aravanis and Anastasios S. Dontas, "Studies in the Greek Islands," in *The Seven Countries Study: A Scientific Adventure in Cardiovascular Disease Epidemiology*, ed. Daan Kromhout, Alessandro Menotti, and Henry Blackburn (Utrecht, Holland: Brouwer, 1994), 112.

p.215 根據亨利・柏萊本所述：Blackburn，訪談。

p.215 基斯也「大力幫忙」：Aravanis and Dontas, "Studies in the Greek Islands," 112.

p.215 在首度發表研究報告時：Ancel Keys, ed., "Coronary Heart Disease in Seven Countries," *Circulation* 61 and 62, suppl. 1, *American Heart Association Monograph* No. 29 (1970): I-88.

p.215 後來發表另一篇論文時，也只提到其中一筆：Den C. Hartog et al., *Dietary Studies and Epidemiology of Heart Disease* (The Hague, Holland: Stichting tot wetenschappelijke Voorlichting op Voedingsgebied, 1968), 57.

p.215 「有利於商品的事」：Ferro-Luzzi，作者訪談，July 22, 2008.

p.215 西班牙和希臘也進行……整個歐盟……花了二億一千五百萬：Arne Astrup, Peter Mardkmann, and John Blundell, "Oiling of Health Messages in Marketing of Food," *Lancet* 356, no. 9244 (2000): 1786.

p.215 也以歐洲醫生為目標……有些研究者抱怨：同上。

p.216 內索……詳述：Nestle，作者訪談， July 30, 2008.

p.216 「經過古法保存與交流基金會包裝過之後」：Kushi，訪談 。

p.216 「再也沒有邀請她參加會議」……「無法對贊助者解釋我的存在」：Shapiro，訪談。

p.217 「小小的橄欖油使節」：同上。

p.217 將近五十篇關於地中海飲食的論文：五十篇的數字是根據 PubMed, www.ncbi.nih.gov 所列出的文章計算出。

p.218 「飲食的世界尤其容易落入腐敗的陷阱」：Nancy Harmon Jenkins，作者訪談，August 6, 2008.

p.218-219 美食作家，心神蕩漾地……：Molly O'Neill, "A Dietary Debate: Is the Mediterranean A Nutritional Eden? " *New York Times*, February 3, 1993.

p.219 下一個「營養伊甸園」：同上。

p.219 「在嚴峻的低脂飲食現實上裹上絲絨手套」：同上。

p.219 國民消費統計數據……一九九〇年的三倍：IndexMundi calculation of USDA statistics，存取於 January 4, 2014. http://www.indexmundi.com/agriculture /?country=us&commodity=olive-oil&graph= domestic-consumption.

p.220 希波克拉底以其葉作為……處方：Hippocrates, *The Genuine Works of Hippocrates*, trans. Charles Darwin Adams (New York: Dover, 1868), part IV.

p.221 「我們變成好朋友」……「難搞科學家」……「是至死方休」：Anna Ferro-Luzzi et al., "Changing the Mediterranean Diet: Effects on Blood Lipids," *American Journal of Clinical Nutrition* 40, no. 5 (1984): 1027-1037.

p.221 費洛露琪觀察記錄了：同上。

p.222 可能預防……但迄今證據始終非常薄弱：Lawrence Kushi and Edward Giovannucci, "Dietary Fat and Cancer," *American Journal of Medicine* 113, no. 9, suppl. 2 (2002): 63S-70S.

p.222 這方面的數個研究：Álvaro Alonso, Valentina Ruiz-Gutierrez, and Miguel Ángel Martínez-González, "Monounsaturated Fatty Acids, Olive Oil and Blood Pressure: Epidemiological, Clinical and Experimental Evidence," *Public Health Nutrition* 9, no. 2 (2005): 251-257; Álvaro Alonso and Migel Ángel Martínez-González, "Olive Oil Consumption and Reduced Incidence of Hypertension: The SUN Study," *Lipids* 39, no. 12 (2004): 1233-1238.

p.222 類黃酮……都未能顯示：Lee Hooper et al., "Flavonoids, Flavonoid-Rich Foods, and Cardiovascular Risk: A Meta-Analysis of Randomized Controlled Trials," *American Journal of Clinical Nutrition* 88, no. 1 (2008): 38-50.

p.222 發表了一篇具指標性的文章：Antonia Trichopoulos et al., "Adherence to a Mediterranean Diet and Survival in a Greek Population," *New England Journal of Medicine* 348, no. 26 (2003): 2600.

p.222 「攝取高量橄欖油」……「顯著及實質上」：同上，2607.

p.222 從未真正測量過……橄欖油食用量：Antonia Trichopoulos，致作者電郵，December 13, 2013.

p.222 不是她使用的食物頻率問卷中的項目：希臘膳食問卷為此研究方案的附錄：Klea Katsouyanni et al., "Reproducibility and Relative Validity of an Extensive Semi-Quantitative Food Frequency

Questionnaire Using Dietary Records and Biochemical Markers among Greek Schoolteachers," *International Journal of Epidemiology* 26, suppl. 1 (1997): S119.

p.223 **「估計出」橄欖油的使用量**：Katsouyanni，同上。

p.223 **論文中的一個表格**：Trichopoulos et al., "Adherence to a Mediterranean Diet," 2602.

p.223 **蒐集了當時所有……的證據**：Bob Bauer, letter responding to the Health Claim Petition (Docket No 2003Q-0559), Office of Nutritional Products, Labeling and Dietary Supplements, US Food and Drug Administration, November 1, 2004.

p.223 **食品藥物管理局並未被說服**：Office of Nutritional Products, Labeling and Dietary Supplements, FDA, Letter Responding to Health Claim Petirion dated August 28, 2003:Monounsaturated Fatty Acids from Olive Oil and Coronary Heart Diease (Docket No. 2003Q-0559), November 1, 2004.

p.223 **「很難說服」**：同上。

p.224 **進行過幾個關於橄欖油的臨床試驗**：N. R. Damasceno et al., "Crossover Study of Diets Enriched with Virgin Olive Oil, Walnuts or Almonds. Effects on Lipids and Other Cardiovascular Risk Markers," *Nutrition Metabolism Cardiovascular Disease* 21, suppl. 1 (2011): 14S-20S; Paola Bogani et al., "Postprandial Anti-Inflammatory and Antioxidant Effects of Extra Virgin Olive Oil," *Atherosclerosis* 190, no. 1 (2007): 181–186; M. Fitó et al., "Anti-Inflammatory Effect of Virgin Olive Oil in Stable Coronary Disease Patients: A Randomized, Crossover, Controlled Trial," *European Journal of Clinical Nutrition* 62, no. 4 (2004): 570-574.

p.224 **最近有幾個動物研究**：書評見 Seth J. Baum et al., "Fatty Acids in Cardiovascular Health and Disease: A Comprehensive Update," *Journal of Clinical Lipidology* 6, no. 3 (2012): 221-223.

p.224 **《自然》雜誌上有一篇文章**：Gary K. Beauchamp et al., "Phytochemistry: Ibuprofen-Like Activity in Extra-Virgin Olive Oil," *Nature* 437, no. 7055 (2005): 45-46.

p.224 **「唯一的燈泡亮了起來」**：Gary Beauchamp, "Oleocanthal: A Pungent Anti- Inflammatory Agent in Extra-Virgin Olive Oil," 論文發表於 the 15th Anniversary Mediterranean Diet Conference, Oldways Preservation and Exchange Trust and Mediterranean Foods Alliance, Cambridge, Boston, November 17, 2008.

p.224 **如一位批評者所指出**：Vincenzo Fogliano and Raffaele Sacchi, "Oleocanthal in Olive Oil: Between Myth and Reality," *Molecular Nutrition & Food Research* 50, no. 1 (2006): 5-6.

p.224 **在二〇一一年……「驚訝」正是他們所使用的詞語**：Miguel Ruiz-Canela and Miguel A. Martínez-González, "Olive Oil in the Primary Prevention of Cardiovascular Disease," *Maturitas* 68, no. 3 (2011): 245.

p.225 **《奧德賽》中的確切內容**：Homer, *The Odyssey*, trans. A. T. Murray, (Boston: Harvard University Press, 1919), bk. VI, ll. 211-222.

p.225 **法國歷史學家寫到**：Hamis Forbes, "Ethnoarchaeology and the Place of Olive in the Economy of the Southern Argolid, Greece," in *La Production du Vin et L'huile en Mediterranee* (The Production of Wine and Oil in the Mediterranean) BCH suppl. 26, eds. M. C. Amouretti and J. P. Brun (Paris: Ecole Française d'Athenes, 1993), 213-226.

p.225-226 **哈米拉基斯推論……「幾乎沒有證據能確切顯示」……作為「烹飪之用」**：Yannis Hamilakis, "Food Technologies/Technologies of the Today: The Social Context of Wine and Oil Production and Consumption in Bronze Age Crete," *World Archeology* 31, no. 1；重印於 *Food Technology in Its Social Context* (London and New York: Routledge, 1999), 45-46.

p.226 **西班牙也是如此**：Grigg, "Olive Oil, the Mediterranean and the World," 168.

p.226 **橄欖油……「做出了貢獻」是「可疑的」**：Marion Nestle, "The Mediterranean Diet and Disease Prevention," in *The Cambridge World History of Food 2*, eds. K. F. Kiple and K. C. Ornelias (Cambridge, UK: Cambridge University Press, 2000), 1196.

p.226 **豬油**：義大利部分見：Massimo Montanari, *The Culture of Food* (Oxford: Blackwell, 1994), 165; Alan Davidson, "Lard," in *The Penguin Companion on Food* (New York: Penguin Books, 2002), 530-531.

p.226 **如基斯最初所提議**：Keys, "Coronary Heart Disease in Seven Countries," I-88.

p.226 **「社會心理環境」**：Trichopoulos and Lagiou, "Healthy Traditional Mediterranean Diet," 383-389.

p.227 **當安娜・費洛露琪……參加一個國際會議時**：Ferro-Luzzi，作者訪談，July 22, 2008.

p.228 **崔科普洛發現，當她把她的希臘受試者數據……結合時**：Antonia Trichopoulos et al., "Modified Mediterranean Diet and Survival: EPIC-Elderly Prospective Cohort Study," *British Medical Journal* 330 (2005): 991-998.

p.228 **她開發出地中海飲食評分**：Antonia Trichopoulos et al., "Diet and Overall Survival in Elderly People," *British Medical Journal* 311, no. 7018 (1995): 1457-1460.

p.228 **在一項針對這些指標進行的完整評鑑中**：Anna Bach et al., "The Use of Indexes Evaluating the Adherence to the Mediterranean Diet in Epidemiological Studies: A Review," *Public Health Nutrition* 9, no. 1A (2006): 144.

p.229 **安迪・耐斯……告訴我……這些指標……「十分可怕」**：Andy R. Ness，作者訪談， October 13, 2008.

p.229 **崔科普洛回應道，起碼她的努力**：Antonia Trichopoulos，作者訪談，October 1, 2008.

p.229 **「這是我們的呼籲！」**：同上。

p.229 **動力……也來自於「母國希臘」**：James，訪談；Nestle，作者訪談，July 30, 2008；Serra-Majem，訪談。

p.229 **「安東妮雅或許……犯了……錯誤」**：Elisabet Helsing，作者訪談，July 30, 2008.

p.230 **胡丙長……所寫的**：Frank B. Hu, "The Mediterranean Diet and Mortality—Olive Oil and Beyond," *New England Journal of Medicine* 348 (2003): 2595-2596.

p.230 **里昂飲食心臟研究**：Michel de Lorgeril et al., "Mediterranean Alpha-Linolenic AcidRich Diet."

p.231 **如一位研究者評論的「無望地不夠有力」**：Andy R. Ness et al., "The Long-Term Effect of Dietary Advice in Men with Coronary Disease: Follow-Up of the Diet and Reinfarction Trial (DART)," *European Journal of Clinical Nutrition* 56, no. 6 (2002): 512-518.

p.231 **稍微改變了平時的飲食**：De Lorgeril et al., "Mediterranean Alpha-Linolenic Acid-Rich Diet," 1456.

p.232 **「含有西印度醋栗、葡萄」**：Ram B. Singh et al., "Randomised Controlled Trial of Cardioprotective Diet in Patients with Recent Acute Myocardinal Infraction: Results of One Year Follow Up," *British Medical Journal* 304, no. 6833 (1992): 1015–1019; Ram B. Singh et al., "An Indian Experiment with Nutritional Modulation in Acute Myocardinal Infarction," *American Journal of Cardiology* 69, no. 9 (1992): 879.

p.232 **似乎有杜撰之嫌**：Caroline White, "Suspected Research Fraud: Difficulties Getting at the Truth," *British Medical Journal* 331, no. 7511 (2005): 285.

p.232 **血清膽固醇值**：C. R. Soman, "Correspondence: Indo-Mediterranean Diet and Progression of Coronary Artery Disease," *Lancet* 366, no. 9483 (July 30, 2005): 365-366.

p.232 **「疑似不實研究」**：White, "Suspected Research Fraud."

p.233 **「若非杜撰即為造假」**：Sanaa Al-Marzouki et al., "Are These Data Real? Statistical Methods for the Detection of Data Fabrication in Clinical Trials," *British Medical Journal* 331, no. 7511 (July 30, 2005): 270.

p.233 **表達了他們……嚴正的保留態度**：Jane Smith and Fiona Godlee, "Investigating Allegations of Scientific Misconduct," *British Medical Journal* 331, no. 7511 (July 30, 2005): 245–246; Fiona Godlee，致作者電郵，January 27, 2014。在《英國醫學期刊》登出他們的保留態度的同一天，《刺絡針》也有一篇文章中提及他們對於在二〇〇二年刊登辛以同一份試驗數據所寫成的論文一事「表

達關切」。 Richard Horton, "Expression of Concern: Indo-Mediterranean Diet Heart Study," *Lancet* 366, no. 9483 (July 30, 2005): 354-356.

p.233 **李義斯・塞拉－馬杰……一篇影響力重大的文章**：Lluís Serra-Majem, Blanca Roman, and Ramón Estruch, "Scientific Evidence of Interventions Using the Mediterranean Diet: A Systematic Review," *Nutritional Review* 64, no. 2, pt. 2, suppl. (2006): S27-S47.

p.233 **「我們必須謹慎行事」**：Lluís Serra-Majem，作者訪談，October 1, 2008.

p.233 **誠然，在他的文獻回顧中**：Serra-Majem, Roman, and Estruch, "Scientific Evidence of Interventions Using the Mediterranean Diet."

p.233 **「我想為那個研究留點空間」**：Serra-Majem，訪談。

p.233 **心肌梗塞生存研究組織預防性試驗**：GISSI-Prevenzione Investigators (Gruppo Italiano per lo Studio della Sopravvivenza nell'Infarto micardico), "Dietary Supplementation with n-3 Polyunsaturated Fatty Acids and Vitamin E after Myocardial Infarction: Results of the GISSI-Prevenzione Trial," *Lancet* 354, no. 9177 (1999): 447-455.

p.234 **在以色列執行**：Iris Shai et al., "Weight Loss with a Low-Carbohydrate, Mediterranean, or Low-Fat Diet," *New England Journal of Medicine* 359, no. 3 (2008): 229-241.

p.235 **「因此，我保守的結論是」**：Stampfer，訪談。

p.236 **一個在西班牙進行的大型研究**：Ramón Estruch et al., "Primary Prevention of Cardiovascular Disease with a Mediterranean Diet," *New England Journal of Medicine* 368, no. 14 (2013): 1279-1290.

p.236 **《紐約時報》首頁便宣布**：Gina Kolata, "Mediterranean Diet Shown to Ward Off Heart Attack and Stroke," *New York Times*, February 25, 2013, A1.

p.237 **先前的短期實驗**：例如 Alain J. Nordmann et al., "MetaAnalysis Comparing Mediterranean to Low-Fat Diets for Modification of Cardiovascular Risk Factors," *American Journal of Medicine* 124, no. 9 (2011): 841-851.

p.237 **在低脂與地中海飲食這兩組間的最大差別**：Estruch et al., "Primary Prevention of Cardiovascular Disease with a Mediterranean Diet," supplementary appendix, 26.

p.238 **地中海飲食預防醫學研究的附錄中**：同上。

p.238 **塞拉－馬杰就告訴我**：Serra-Majem，訪談。

p.239 **「在加工過程中被破壞」**：Keys, Aravanis, and Sdrin, "Diets of Middle-Aged Men," 62.

p.239 **「陶製容器也吸收掉了一些」**：同上，和 Christos Aravanis，致作者信件，October 6, 2008.

p.239 **「假使三十三人的樣本就能……完整契合」**：Sander Greenland，致作者電郵，January 5, 2008.

p.240 **「果凍遇上克里特島的地震一般」**：Sander Greenland，致作者電郵，October 7, 2008.

p.240 **很久之後的一九八〇年代**：A. Ferro-Luzzi et al., "Changing the Mediterranean Diet: Effects on Blood Lipids," *American Journal of Clinical Nutrition* 40, no. 5 (1984): 1027-1037.

p.240 **七國研究的主持群承認**：Daan Kromhout et al., "Food Consumption Patterns in the 1960s in Seven Countries," *American Journal of Clinical Nutrition* 49, no. 5 (1989): 892.

p.240 **基斯曾發表過一篇論文**：同上。

p.240 **「高量飽和脂肪酸」**：Kushi et al., "Health Implications of Mediterranean Diets in Light of Contemporary Knowledge. 1," 1410S.

p.240 **「在克里特島，肉類主要是山羊肉」**：Keys, Aravanis, and Sdrin, "Diets of Middle-Aged Men," 575-586.

p.240 **一個更早的克里特島飲食調查**：Leland Girard Allbaugh, *Crete: A Case Study of an Underdeveloped Area* (Princeton, NJ: Princeton University Press, 1953), 100.

p.241 **「派卓克洛斯在爐火前放了一張大凳子」**：援引自 John C. Waterlow, "Diet of the Classical Period

of Greece and Rome," *European Journal of Clinical Nutrition* 43, suppl. 2 (1989): 6.

p.241 他這個金字塔的「主要標誌」：Kushi, "Health Implications of the Mediterranean Diets in Light of Contemporary Knowledge. 2," 1416S.

p.241 魏立特與同事們……並沒有引用：同上， Willett, "Health Implications of Mediterranean Diets in Light of Contemporary Knowledge. 2."

p.241 魏立特告訴我：Walter Willett，致作者電郵，November 29, 2008.

p.242 對克里特島飲食做了徹底的研究：Allbaugh, *Crete: A Case Study of an Underdeveloped Area.*

p.242 「主要是由源自植物的食物組成」：同上，100.

p.242 「我們大部分時候都在挨餓」……七十二%受訪的家庭：同上，105.

p.243 「很沒營養」：Vito Teti, "Food and Fatness in Calabria," in *Social Aspects of Obesity*, eds., Igor De Garine and Nancy J. Pollock, trans. Nicolette S. James (Amsterdam: Gordon and Breach, 1995).

p.243 特提有了這樣的結論：同上，9.

p.243 十八%的南義男性……北義只有五%：Instituto Nazionale di Statistica, "Analisi Statistica sui Giovani Iscritti nelle Liste di Leva" (Statistical Analysis of Young Conscripts), *ISTAT Notiziaro Serie* 4 Foglio 41 1993; 14:1-10（義大利文）。

p.243 全國最矮的男性：引自 Teti, "Food and Fatness in Calabria," 9.

p.243 「肉類是……吃了肉的男人」：同上，15.

p.244 多吃了十倍的肉……最大改變：Anna Ferro-Luzzi and Francesco Branca, "Mediterranean Diet, Italian-Style: Prototype of a Healthy Diet," *American Journal of Clinical Nutrition* 61, no. 6 suppl. (1995): 1343S.

p.244 增加了快三吋：World Health Organization, "Health for All: Statistical Database," Geneva: Regional Office for Europe, 1993.

p.244 在西班牙也一樣：Lluís Serra-Majem et al., "How Could Changes in Diet Explain Changes in Coronary Heart Disease Mortality in Spain? The Spanish Paradox," *American Journal of Clinical Nutrition* 61, no. 6 (1995): 1353S.

p.244 瑞士人……多吃了……：E. Guberan, "Surprising Decline of Cardiovascular Mortality in Switzerland: 1951–1976," *Journal of Epidemiology and Community Health* 33, no. 2 (1979): 114-120.

p.244 他發現那裡的農人：Christos Aravanis, "The Classic Risk Factors for Coronary Heart Disease: Experience in Europe," *Preventive Medicine* 12, no. 1 (1983): 19.

p.244 心臟病突發機率仍然：Christos D. Lionis et al., "Mortality Rates in a Cardiovascular 'Low-risk' Population in Rural Crete," *Family Practice* 10, no. 3 (1993): 300-304.

p.244-245 一篇在二〇〇四年發表……論文：Lluís Serra-Majem et al., "Does the Definition of the Mediterranean Diet Need to be Updated?" *Public Health Nutrition* 7, no. 7 (2004): 928.

p.245 「幾乎從未有甜派」：Allbaugh, *Crete: A Case Study*, 103.

p.245 「吃很少的甜麵點」：Kromhout et al., "Food Consumption Patterns in the 1960s in Seven Countries," 892.

p.246 糖與其他碳水化合物的攝取量就大幅驟減：Serra-Majem et al., "How Could Changes in Diet Explain Changes?," 1351S-1359S.

p.246 義大利的食用糖量：Paolo Rubba et al., "The Mediterranean Diet in Italy: An Update," *World Review of Nutrition and Dietetics* 97 (2007): 86.

p.246 如塞拉一馬杰告訴我的：Lluís Serra-Majem，作者訪談，August 2, 2008.

8. 飽和脂肪退場、反式脂肪進場

p.252 都會到他的辦公室請求「核許」：Mark Matlock，作者訪談，November 7, 2005.

p.252 宣傳活動，稱為「襲擊飽和脂肪」：Center for Science in the Public Interest, "Building a Healthier America, 35th Anniversary Report" (Washington, DC: Center for Science in the Public Interest, 2006); Center for Science in the Public Interest, "Saturated Fat Attack," booklet (Washington, DC: Center for Science in the Public Interest, 1988).

p.253 氫化油「並非是個壞交易」：Michael F. Jacobson and Sarah Fritschner, *The Fast-Food Guide: What's Good, What's Bad, and How to Tell the Difference* (New York: Workman, 1986), 51.

p.253 公眾利益科學中心……成功……說服：Center for Science in the Public Interest, "Popcorn: Oil in Day's Work," *Nutrition Action Health Letter*, May 1994, 最後一次存取於 February 12, 2014, http://www.cspinet.org/nah/popcorn.html.

p.253 「一大福音」：Jacobson and Fritschner, *The Fast-Food Guide*, 132.

p.254 如今認為……非常輕微：K. C. Hayes 為專家小組，"Fatty Acid Expert Roundtable: Key Statements about Fatty Acids," *Journal of the American College of Nutrition* 29, no. 3 suppl. (2010): 285S-288S.

p.254 他自己出資數百萬：Ronald J. Adams and Kenneth M. Jennings, "Media Advocacy: A Case Study of Philip Sokolof's Cholesterol Awareness Campaigns," *Journal of Consumer Affairs* 27, no. 1 (1993): 145-165.

p.254 「毒害全美！」：Phil Sokolof, "The Poisoning of America," New York Times, November 1, 1988, A29。同樣的全版廣告也刊登在《華爾街日報》、《華盛頓日報》、《紐約郵報》、《今日美國》等。

p.254 「數千封信」……「僅只有少數答覆」："Food Industry Gadfly Still Buzzing," Associated Press, March 5, 2009.

p.254 他最大的勝利：同上。

p.255 「我們想要保住這個市場」：D. G. Wing, Testimony on Behalf of the American Soybean Association, to the US Congress, House Agricultural Committee, Hearings in March, 1948, printed in *Soybean Digest* (April 1948): 22.

p.255 史蒂文．卓克回憶道：Steven Drake，作者訪談，November 8, 2012.

p.255-256 只占當時油脂消耗量的四到十%：油界於一九八六年的估計，引自 "Tropical Fats Labeling: Malaysians Counterattack ASA Drive," *Journal of the American Oil Chemists' Society* 64, no. 12 (1987): 1596–1598：四%是一九八五年的消耗量，引自 Youngmee K. Park and Elizabeth A. Yetley, "Trench Changes in Use and Current Intakes of Tropical Oils in the United States," *American Journal of Clinical Nutrition* 51, no. 5 (1990): 738-748.

p.256 「取了個名字：『肥樹脂』」：Drake，訪談。

p.256 美國黃豆協會向全國發送的所謂「脂肪戰士」新聞資料：Susan J. Duthie, "Soybean Growers Move to Label Palm Oil as Unhealthy, Bringing Rivalry to a Boil," *Wall Street Journal*, August 31, 1987.

p.256 如《華爾街日報》所描述：同上。

p.256 抗議者也隨之現身：Barbara Crossette, "International Report: Malaysia Opposes Labels on Palm Oil," *New York Times*, October 19, 1987.

p.256 「這幅圖被認為含有種族歧視意味……說實話」：Drake，訪談。

p.257 五到十%：Kalyana Sundram，作者訪談，January 8, 2008.

p.257 急凍效應：Sundram，訪談。

p.257 王順福博士說：王順福，作者訪談，March 11, 2008.

p.258 能預防血栓：關於預防血栓，見 Gerard Hornstra and Anna Vendelmans-Starrenburg, "Induction of Experimental Arterial Occlusive Thrombi in Rats," *Atherosclerosis* 17, no. 3 (1973): 369-382；關於老鼠，

見 Margaret L. Rand, Adje A. Hennissen, and Gerard Hornstra, "Effects of Dietary Pam Oil on Arterial Thrombosis, Platelet Responses and Platelet Membrane Fluidity in Rats," *Lipids* 23, no. 11 (1988): 1019-1023.

p.258 《營養學評論》……寫道：“New Findings on Palm Oil," editorial, *Nutrition Reviews* 45, no. 9 (1987): 205-207.

p.258 在一九八一年就發現：Ian A. Prior et al., "Cholesterol, Coconuts, and Diet on Polynesian Atolls: A Natural Experiment: The Pukapuka and Tokelau Island Studies," *American Journal of Clinical Nutrition* 34, no. 8 (1981): 1552-1561.

p.258 在馬來西亞與菲律賓：Pramod Khosla, "Palm Oil: A Nutritional Overview," *Journal of Agricultural and Food Industrial Organization* 17 (2000): 21-23.

p.258 「貿易問題假扮成健康議題」：王，訪談。

p.258-259 容克……在國會的證詞……廣泛被認為有助於……：Crossette, "International Report: Malaysia Opposes Labels on Palm Oil."

p.259 告訴《紐約時報》：Douglas C. McGill, "Tropical-Oil Exporters Seek Reprieve in U.S." *New York Times*, February 3, 1989, D1.

p.259 納貝斯克的女發言人說：同上。

p.259 但是，有些食品：同上。

p.260 將近二十億磅：“Tropical Fats Labeling: Malaysians Counterattack ASA Drive," *Journal of the American Oil Chemists' Society* 64, no. 12 (1987): 1596.

p.260 一磅換一磅：根據數個訪談，包括 Walter Farr, February 22, 2008, Frank Orthofer, January 15, 2008, Gil Leveille, February 21, 2008, and Lars Wiedermann, January 16, 2004.

p.260 他的「核武」選項：王，訪談。

p.260 全版廣告：Malaysian Oil Palm Grower's Council, "To the American People—The Facts about Palm Oil," 全版廣告也刊登在《紐約時報》、《華爾解日報》、《今日美國》和其他各報，January–February 1989; McGill, "Tropical Oils Exporters."

p.260 美國黃豆協會心知肚明：Drake，訪談。

p.260 「十分嚇人」……「真的動搖我們」……「打擊某一種油」：同上。

p.260-261 「技術上來說並無憑據……沒有格調」：Lars Wiedermann，致作者信函，March 3, 2008.

p.261 《華爾街日報》所報導：引自 "US Soybean Group to Stop Depicting Palm Oil as Risk," *Wall Street Journal*, August 10, 1989, 1.

p.261 「兩年的激烈仇恨」終於落幕：同上。

p.261 榮恩・哈里斯解釋：Ron Harris，作者訪談，August 20, 2007.

p.261 一位美國農業部的反式脂肪專家也證實：Gary List，作者訪談，February 15, 2008.

p.261 華特・法爾……「我們刻意提高反式脂肪量」：Farr，作者訪談，February 22, 2008.

p.262 「我在職業生涯中……那可是突飛猛進式的成長！」：同上。

p.262 一百八十億磅以上的大豆油……高了八十多%：Robert Reeves，致作者電郵，February 2, 2004.

p.262 在一九二〇和一九三〇年代：Thomas Percy Hilditch and N. L. Vidyarthi, "The Products of Partial Hydrogenation of Higher Monoethylenic Esters," *Proceedings of the Royal Society of London. Series A, Containing Papers of a Mathematical and Physical Character* 122, no. 790 (1929): 552-563.

p.262 「並無可議之處」：A. D. Barbour, "The Deposition and Utilization of Hydrogenation Isoleic Acid in the Animal Body," *Journal of Biological Chemistry* 10, no. 1 (1933): 71.

p.262 生長更為緩慢：A. K. Pickat, "The Nutritive Value of Margarine and Soy Bean-Oil," *Voprosy Pitaniia* 2, no. 5 (1933): 34-60.

p.262 正反兩面的結果：Kenneth P. McConnel and Robert Gordon Sinclair, "Passage of Elaidic Acid through the

Placenta and Also into the Milk of the Rat," *Journal of Biological Chemistry* 118, no. 1 (1937): 118-129; E. Aes-Jørgensen et al., "The Role of Fat in the Diet of Rats," *British Journal of Nutrition* 10, no. 4 (1956): 292-304.

p.263 **一九四四年的一項研究**：H. J. Deuel et al., "Studies of the Comparative Nutritive Value of Fats: I. Growth Rate and Efficiency of Conversion of Various Diets to Tissue," *Journal of Nutrition* 27 (1944): 107-121; H. J. Deuel, E. Movitt, and L. F. Hallman, "Studies of the Comparative Nutritive Value of Fats: The Negative Effect of Different Fats on Fertility and Lactation in the Rat," *Journal of Nutrition*, 27, no. 6 (1944): 509-513.

p.263 **一篇社論**：Harry J. Deuel, "The Butter-Margarine Controversy," *Science* 103, no. 2668 (1946): 183-187.

p.263 **唯一……「複雜度幾乎讓人絕望」……「我們消耗的」……還真是幸運**：Ahmed Fahmy Mabrouk and J. B. Brown, "The Trans Fatty Acids of Margarines and Shortenings," *Journal of the American Oil Chemists Society* 33, no. 3 (1956): 102.

p.263 **一九六一年，安塞・基斯**：Joseph T. Anderson, Francisco Grande, and Ancel Keys, "Hydrogenated Fats in the Diet and Lipids in the Serum of Man," *Journal of Nutrition* 75 (1961): 368-394.

p.264 **喬瑟夫・朱德**：Joseph T. Judd，作者訪談，October 27, 2005.

p.264 **在……的公司實驗室執行了一個研究**：Don E. McOsker et al., "The Influence of Partially Hydrogenated Dietary Fats on Serum Cholesterol Levels," *Journal of the American Medical Association* 180, no. 5 (1962): 380-385.

p.264 **《科學》雜誌……第一份研究報告**：Patricia V. Johnston, Ogden C. Johnson, and Fred A. Kummerow, "Occurrence of Trans Fatty Acids in Human Tissue," *Science* 126, no. 3276 (1957): 698-699.

p.265 **「大頭」**：Fred A. Kummerow，作者訪談，November 6, 2005.

p.265 **影片中，和一瓶克里斯可合影**：Fred A. Kummerow，致 Campell Moses 信件，July 11, 1968，作者收藏。

p.266 **同意……庫莫諾……關於反式脂肪的說明**：Kummerow，作者訪談，September 25, 2003.

p.266 **印製了十五萬份飲食指南手冊**：American Heart Association, Committee on Nutrition, "Diet and Heart Disease: This Statement was Developed by the Committee on Nutrition and Authorized for Release by the Central Committee for Medical and Community Program of the American Heart Association," American Heart Association, 1968.

p.266 **該團體不願意揭露**：食用油與酥油協會會長 Malcolm R. Stephens 致 Campbell Moses 信柬，July 2, 1968，作者收藏。

p.266 **重印一批新的飲食指南**：American Heart Association, Committee on Nutrition, "Diet and Heart Disease: Revised Report of the Committee on Nutrition Authorized by the Central Committee for Medical and Community Program of the American Heart Association—1968," American Heart Association, 1968.

p.267 **再也沒重回心臟協會……提供經費協助他**：Kummerow，訪談，September 25, 2003.

p.267 **確認了庫莫諾於一九五七年的原創研究**：Patricia V. Johnston, Ogden C. Johnson, and Fred A. Kummerow, "Deposition in Tissues and Fecal Excretion of Trans Fatty Acids in the Rat," *Journal of Nutrition* 65, no. 1 (1958): 13-23.

p.267 **有如異物入侵般**：Walter J. Decker and Walter Mertz, "Effects of Dietary Elaidic Acid on Membrane Function in Rat Miochondria and Erythrocytes," *Journal of Nutrition* 91, no. 3 (1967): 327; William E. M. Lands et al., "A Comparison of Acyltransferase Activities in Vitro with the Distribution of Fatty Acids in Lecithins and Triglycerides in Vivo," *Lipids* 1, no. 3 (1966): 224; Mohamedain M. Mahfouz, T. L. Smith, and Fred A. Kummerow, "Effect of Dietary Fats on Desaturase Activities and the Biosynthesis of Fatty Acids in Rat-Liver Microsomes," *Lipids* 19, no. 3 (1984): 214-222.

p.267 **吸入最多鈣質**：Fred A. Kummerow, Sherry Q. Zhou, and Mohamedain M. Mahfouz, "Effects of Trans Fatty Acids on Calcium Influx into Human Arterial Endothelial Cells," *American Journal of Clinical*

Nutrition 70, no. 5 (1999): 832-838.

p.267 **五十餘種不自然的脂肪酸**：Randall Wood, Fred Chumbler, and Rex Wiegand, "Incorporation of Dietary cis and trans Isomers of Octadecenoate in Lipid Classes of Liver and Hepatoma," *Journal of Biological Chemistry* 252, no. 6 (1977): 1965-1970.

p.268 **伍德說**：Randall Wood，作者訪談，December 18, 2003.

p.268 **大衛・克瑞契夫斯基呼應道**：David Kritchevsky，作者訪談，May 31, 2005.

p.268 **即便是美國乳品協會，也不願意贊助**：Thomas H. Applewhite, 作者訪談 , December 11, 2003.

p.269 **拉爾斯・魏德曼解釋說**：Wiedermann，作者訪談，January 16, 2004.

p.269 **反式脂肪幫的主謀大頭目**：Applewhite，訪談。

p.270 **魏德曼還記得當時對庫莫諾的追殺**：Wiedermann，作者訪談，January 16, 2004.

p.270 **庫莫諾認為他們很恐怖**：Kummerow，作者訪談， August 21, 2007.

p.270 **「艾柏懷特與杭特的主要作用就是」……「扯了一些與你所說完全不相干的事」**：Wood，作者訪談，December 18, 2003.

p.270 **一項以迷你豬進行實驗的研究結果**：Fred A Kummerow et al., "The Influence of Three Sources of Dietary Fats and Cholesterol on Lipid Composition of Swine Serum Lipids and Aorta Tissue," *Artery* 4 (1978): 360-384.

p.270 **如一位在場的美國農業部化學家對我描述的**：Gary List，作者訪談，February 15, 2008.

p.271 **「我們花很多時間」……「沒有什麼錯誤或是不道德」**：Wiedermann，致作者信件，March 19, 2008.

p.271 **一篇論文，記錄**：Mary Enig, R. Munn, and M. Keeney, "Dietary Fat and Cancer Trends—A Critique," *Federation Proceedings*, Federation of American Societies for Experimental Biology, 37, no. 9 (1978): 2215.

p.271 **「警鈴」大作**：Wiedermann，作者訪談，February 7, 2008.

p.272 **三篇具高度批判性的讀者投書**：Thomas H. Applewhite, " 'Statistical Correlations' Relating Trans-Fats to Cancer: A Commentary," *Federation Proceedings*, Federation of American Societies for Experimental Biology 38, no. 11 (1979): 2435; J. C. Bailar, "Dietary Fat and Cancer Trends—A Further Critique," *Federation Proceedings*, Federation of American Societies for Experimental Biology 38, no. 11 (1979): 2435; W. H. Meyer, "Dietary Fat and Cancer Trends—Further Comments," *Federation Proceedings*, Federation of American Societies for Experimental Biology 38, no. 11 (1979): 2436.

p.272 **伊妮格……憶起……這些「人」還包括**：Applewhite，訪談；Mary G. Enig，作者訪談，October 15, 2003.

p.272 **如伊妮格所述**：Enig，作者訪談，December 29, 2004.

p.272 **「瘋子」……「偏執狂」……「狂熱份子」**：「瘋子」，Edward A. Emken，作者訪談， October 25, 2007；「偏執狂」，Robert J. Nicolosi，作者訪談，October 27, 2005；「異常」，Rick Crystal，作者訪談，October 27, 2005；「狂熱份子」，Steve Hill，作者訪談，February 4, 2008.

p.272 **一位與會者**：List，作者訪談，February 15, 2008.

p.272-273 **另一位則評道**：Frank T. Orthoefer，作者訪談，January 15, 2008.

p.273 **評鑑結果也如預期般認為「沒有證據」**：Life Sciences Research Center, Federation of American Societies for Experimental Biology, *Evaluation of the Health Aspects of Hydrogenated Soybean Oil as a Food Ingredient*, Prepared for Bureau of Foods, Food and Drug Administration, Department of Health, Education, and Welfare (Bethesda, MD: Life Sciences Research Office, Federation of American Societies for Experimental Biology, 1976), 30.

p.273 **庫莫諾……令人不安的發現**：同上，29.

p.274 **反式脂肪……的結論**：Frederic R. Senti, ed., *Health Aspects of Dietary Trans-Fatty Acids*, Prepared for the

Center for Food Safety and Applied Nutrition, Food and Drug Administration, Department of Health and Human Services (Bethesda, MD: Life Sciences Research Office, Federation of American Societies for Experimental Biology, 1985).

p.274 **伊妮格以自己的研究數據告訴在場專家**："FASEB Nutrition Study Using 'Flawed Data,' Researcher Charges," *Food Chemical News*, January 25, 1988, 52-54.

p.274 **持續……痛批伊妮格的研究**：Thomas H. Applewhite, "Nutritional Effects of Isomeric Fats: Facts and Fallacies," *Dietary Fats and Health*, eds. Edward George Perkins and W. J. Visek (Chicago: American Oil Chemists' Society, 1983), 421-422.

p.275 **大衛．歐索諾夫，曾經評論道**：David Ozonoff, "The Political Economy of Cancer Research," *Science and Nature* 2 (1979): 15.

p.275 **他在報告中陳述**：J. Edward Hunter and Thomas H. Applewhite, "Isomeric Fatty Acids in the US Diet: Levels and Health Perspectives," *American Journal of Clinical Nutrition* 44, no. 6 (1986): 707-717.

p.275-276 **伊妮格稱杭特的計算一定有誤**："FASEB Nutrition Study Using 'Flawed Data,' " 52-54.

p.276 **其實是占總卡路里的二十二%**：Mary G. Enig, *Trans Fatty Acids in the Food Supply: A Comprehensive Report Covering 60 Years of Research*, 2nd ed. (Silver Spring, MD: Enig Associates, 1995), 152.

p.276 **根據她的測量**：同上，108.

p.276 **伊妮格的同事貝佛莉．泰特說**：Beverly B. Teter，作者訪談，December 15, 2003.

p.276 **伊妮格認為最佳的估計值**：Mary G. Enig et al., "Isomeric Trans Fatty Acids in the US Diet," *Journal of the American College of Nutrition* 9, no. 5 (1990): 471-486.

p.276 **一九八六年……美國實驗生物學學會聯盟……召集了這個小組**：Sue Ann Anderson, "Guidelines for Use of Dietary Intake Data," *Journal of the American Dietetic Association* 88, no. 10 (1988): 1258-1260.

p.277 **「除了伊妮格之外」**："Trans Fatty Acids Dispute Rages in Letters to FASEB," editorial, *Food Chemical News*, May 30, 1988, 8.

p.277 **生理效應……「沒有根據的無端憂慮」……**：同上， 6.

p.277 **「反式脂肪……不會造成任何傷害」**：同上。

p.277 **公開投書，反問……**：同上。

p.277 **杭特埋怨道**：J. Edward Hunter，作者訪談，December 17, 2003.

p.277 **讀到了……並感到困惑……查看究竟**：Martijn B. Katan，作者訪談，September 27, 2005.

p.278 **柯爾佛說**：Onno Korver，作者訪談，November 2, 2007.

p.278 **「費了一些口舌」**：同上。

p.278 **卡坦……做了一個供食試驗**：Ronald P. Mensink and Martijn B. Katan, "Effect of Dietary Trans Fatty Acids on High-Density and Low-Density Lipoprotein Cholesterol Levels in Healthy Subjects," *New England Journal of Medicine* 323, no. 7 (1990): 439-445.

p.278 **「我以為對高密度脂蛋白膽固醇造成的效應一定有問題」**：Katan，訪談。

p.278 **美聯社……頭條**："Margarine's Fatty Acids Raise Concern," *Associated Press*, August 16, 1990.

p.279 **投書給……主編**：Robert M. Reeves, "Letter to the Editor: Effect of Dietary Trans Fatty Acids on Cholesterol Levels," *New England Journal of Medicine* 324, no. 5 (1991): 338-340.

p.279 **「完全沒有說服力」**：Hunter，訪談。

p.279 **卡坦說**：Katan，訪談。

p.279 **幾項追蹤研究**：Peter L. Zock and Martijn B. Katan, "Hydrogenation Alternatives: Effects of Trans Fatty Acids and Stearic Acid Versus Linoleic Acid on Serum Lipids and Lipoproteins in Humans," *Journal of Lipid Research* 33 (1992): 399-410; Alice H. Lichtenstein et al., "Hydrogenation Impairs the Hypolipidemic Effect of Corn Oil in Humans," *Arteriosclerosis and Thrombosis* 13, no. 2 (1993): 154-161; Randall Wood

et al., "Effect of Butter, Mono- and Polyunsaturated Fatty Acid-Enriched Butter, Trans Fatty Acid Margarine, and Zero Trans Fatty Acid Margarine on Serum Lipids and Lipoproteins in Healthy Men," *Journal of Lipid Research* 34, no. 1 (1993): 1-11; Randall Wood et al., "Effect of Palm Oil, Margarine, Butter and Sunflower Oil on Serum Lipids and Lipoproteins of Normocholesterolemic Middle-Aged Men," *Journal Nutritional Biochemistry* 4, no. 5 (1993): 286-297; Antti Aro et al., "Stearic Acid, Trans Fatty Acids, and Dairy Fat: Effects on Serum and Lipoprotein Lipids, Apolipoproteins, Lipoprotein(a), and Lipid Transfer Proteins in Healthy Subjects," *American Journal of Clinical Nutrition* 65, no. 5 (1997): 1419-1426.

p.279 **食用油與酥油協會的專家指出**：Thomas H. Applewhite, "Trans-Isomers, Serum Lipids and Cardiovascular Disease: Another Point of View," *Nutrition Reviews* 51, no. 11 (1993): 344-345.

p.280 **「必須全數關閉」**：Korver，訪談。

p.280 **卡坦如此評述**：Katan，訪談。

p.280 **「我們所有人都拿業界的錢」**：Robert J. Nicolosi，作者訪談，October 27, 2005.

p.281 **傑瑞．馬克尼爾，對我詳細說明了這一切**：Gerald McNeill，作者訪談，December 10, 2012 and January 29, 2014.

p.281 **幾篇評論已經證明……業界贊助的試驗**：比如 Justin E. Bekelman, "Scope and Impact of Financial Conflicts of Interest in Biomedical Research: A Systematic Review," *Journal of the American Medical Association* 289, no. 4 (2003): 454-465.

p.282 **「使其能兩相中和」**：Joseph T. Judd，作者訪談，October 27, 2005.

p.282 **反而是確認了這些發現**：Joseph T. Judd et al., "Dietary Trans Fatty Acids: Effects on Plasma Lipids and Lipoproteins of Healthy Men and Women," *American Journal of Clinical Nutrition* 59, no. 4 (1994): 861-868.

p.282 **賈德回憶說**：Judd，訪談。

p.282 **海斯津津樂道**：K. C. Hayes，作者訪談，February 18, 2008.

p.282 **杭特承認**：Hunter，訪談。

p.282 **發現自己也被轉調到其他部門**：George Wilhite，作者訪談，February 26, 2008.

p.282 **麥克．默德說**：Michael Mudd，作者訪談，September 30, 2005.

p.283 **默德說**：同上。

p.283 **另一個反式脂肪審查**：Penny M. Kris-Etherton and Robert J. Nicolosi, "Trans Fatty Acids and Coronary Heart Disease Risk," *International Life Sciences Institute, Technical Committee on Fatty Acids*, ILSI Press, 1995; reprinted in "Trans Fatty Acids and Coronary Heart Disease Risk," *American Journal of Clinical Nutrition* 62, no. 3 suppl. (1995): 655S-708S.

p.283 **潘妮．克莉絲一艾瑟頓說**：Penny Kris-Etherton，作者訪談，June 8, 2007.

p.283 **卡坦則認為該報告**：Katan，訪談。

9. 反式脂肪出局，還有什麼更糟的要進場？

p.287 **食用反式脂肪與……相關**：Walter C. Willett et al., "Intake of Trans Fatty Acids and Risk of Coronary Heart Disease among Women," *Lancet* 341, no. 8845 (1993): 581-585.

p.287 **意見評述**：Walter C. Willett and Alberto Ascherio, "Trans Fatty Acids: Are the Effects Only Marginal?," *American Journal of Public Health* 84, no. 5 (1994): 722-724.

p.287 **「只要我活著的一天都不會忘記」**：Michael Mudd，作者訪談，September 30, 2005.

p.287 **「我會永遠記得名譽掃地的那個月」**：Rick Cristol，作者訪談，October 27, 2005.

p.287 「業界簡直要瘋了」：Martijn B. Katan，作者訪談，September 27, 2005.

p.288 一九九四年七月的這場會議："Trans Fatty Acids and Risk of Myocardial Infarction," Toxicology Forum Annual Meeting, July 11-15, 1994.

p.288 魏立特……報告了他的流行病學研究發現……之後：同上； Samuel Shapiro，作者訪談，December 27, 2005.

p.289 沒有人真正知道：同上。

p.290 「弱」或「非常弱」：David J. Hunter et al., "Comparisons of Measures of Fatty Acid Intake by Subcutaneous Fat Aspirate, Food Frequency Questionnaire, and Diet Records in a Free-Living Population of US Men," *American Journal of Epidemiology* 135, no. 4 (1992): 418-427.

p.290 國家癌症研究院領導的國際團隊表明：Ernst J. Schaefer et al., "Lack of Efficacy of a FoodFrequency Questionnaire in Assessing Dietary Macronutrient Intakes in Subjects Consuming Diets of Known Composition," *American Journal of Clinical Nutrition* 71, no. 3 (2000): 746-751。以下論文描述了食物頻率問卷的其他問題：Somdat Mahabir et al., "Calorie Intake Misreporting by Diet Record and Food Frequency Questionnaire Compared to Doubly Labeled Water among Postmenopausal Women," *European Journal of Clinical Nutrition* 60, no. 4 (2005): 561-565; Alan R. Kristal, Ulrike Peters, and John D. Potter, "Is It Time to Abandon the Food Frequency Questionnaire?" *Cancer Epidemiology, Biomarkers and Prevention* 14, no. 12 (2005): 2826-2828; Arthur Schatzkin et al., "A Comparison of a Food Frequency Questionnaire with a 24-Hour Recall for Use in an Epidemiological Cohort Study: Results from the Biomarker-Based Observing Protein and Energy Nutrition (OPEN) Study," *International Journal of Epidemiology* 32, no. 6 (2003): 1054-1062.

p.290 還只是一小部分的干擾而已：Sheila A. Bingham, "Limitations of the Various Methods for Collecting Dietary Intake Data," *Annals of Nutrition and Metabolism* 35, no. 3 (1991): 117-127.

p.290 增加三十倍：R. Doll et al., "Mortality in Relation to Smoking: 40 Years' Observations on Male British Doctors," *British Medical Journal* 309, no. 6959 (1994): 901-911.

p.291 理查．霍爾回憶道：Richard Hall，作者訪談，December 19, 2007.

p.291 麥克．派瑞薩則說：Michael Pariza，作者訪談，February 6, 2008.

p.292 刊登了多篇文章：Frank Sacks and Lisa Litlin, "Trans-Fatty-Acid Content of Common Foods," *New England Journal of Medicine* 329, no. 26 (1993): 1969–1970; K. Michels and F. Sacks, "Trans Fatty Acids in European Margarines," *New England Journal of Medicine* 332, no. 8 (1995); 541-542; Tim Byers, "Hardened Fats, Hardened Arteries?" *New England Journal of Medicine* 337, no. 21 (1997), 1544-1545; A. Ascherio et al., "Trans Fatty Acids and Coronary Heart Disease," *New England Journal of Medicine* 340, no. 25 (1999): 1994-1998; S. J. Dyerberg, and A. N. Astrup, "High Levels of Industrially Produced Trans Fat in Popular Fast Foods," *New England Journal of Medicine* 354, no. 15 (2006): 1650-1652; D. Mozaffarian et al., "Trans Fatty Acids and Cardiovascular Disease," *New England Journal of Medicine* 354, no. 15 (2006): 1601-1613.

p.292 「多重比較」……S．史丹利．楊說：S. Stanley Young，作者訪談，January 2, 2007; S. Stanley Young, "Gaming the System: Chaos from Multiple Testing," *IMS Bulletin* 36, no. 10 (2007): 13.

p.292 檢視……星座：Peter C. Austin et al., "Testing Multiple Statistical Hypotheses Resulted in Spurious Associations: A Study of Astrological Signs and Health," *Journal of Clinical Epidemiology* 59, no. 9 (2006): 964-969.

p.292 羅伯特．尼克洛西說：Bob Nicolosi，作者訪談，October 27, 2005.

p.293 「我們真是在做一個……極大型全國人體實驗」："Trans Fatty Acids and Risk of Myocardial Infarction," Toxicology Forum Annual Meeting.

p.293 原本宣稱……「並非是個壞交易」……封面上以標題招告：「反式脂肪是幽靈脂肪」：Elaine Blume, "The Truth About Trans: Hydrogenated Oils Aren't Guilty as Charged," *Nutrition Action Healthletter*

15, no. 2 (1988): 8-9; Margo Wootan, Bonnie Liebman, and Wendie Rosofsky, "Trans: The Phantom Fat," *Nutrition Action Healthletter* 23, no. 7 (1996): 10-14.

p.294 **傑克布森說**：Michael Jacobson，作者訪談，October 25, 2005.

p.294 **食品藥物管理局發布「擬議法規」**：Food and Drug Administration, Department of Health and Human Services, "Food Labeling: Trans Fatty Acids in Nutrition Labeling, Nutrient Content Claims, and Health Claims," *Federal Register* 68, no. 133 (July 11, 2003), docket no. 94P-0036: 41436.

p.294 **醫學研究所的專家小組建議攝取量**：Institute of Medicine of the National Academies, Panel on Macronutrients, Panel on the Definition of Dietary Fiber, Subcommittee on Upper Reference Levels of Nutrients, Subcommittee on Interpretation and Uses of Dietary Reference Intakes, and the Standing Committee on the Scientific Evaluation of Dietary Reference Intakes, "Letter Report on Dietary Reference Intakes for Trans Fatty Acids," 採自此報告，*Dietary Reference Intakes for Energy, Carbohydrate, Fiber, Fat, Fatty Acids, Cholesterol, Protein, and Amino Acids, part 1* (Washington, DC: National Academies Press, 2002), 14.

p.294 **過度醜化**：FDA, *Federal Register* 68, 41459.

p.294 **「在科學上並不正確且會造成誤導」**：同上， 41452.

p.295 **「足以」推論**：同上，41444.

p.295 **被視為次要**：同上，41448.

p.295 **長久以來……難以稱職**：比如見 "The F.D.A. in Crisis: It Needs More Money and Talent," editorial, *New York Times*, February 3, 2008, 14.

p.295-296 **馬克．麥特勒克……跟我描述**：Mark Matlock，作者訪談，November 7, 2005.

p.296 **法爾說**：Walter Farr，作者訪談，February 22, 2008.

p.296 **「非吐實不可」**：Bruce Holub，作者訪談，September 23, 2007.

p.296 **存在於大約四萬二千七百二十種包裝食品**：Food and Drug Administration, Department of HHS, "Food Labeling: Trans Fatty Acids in Nutrition Labeling, Nutrient Content Claims, and Health Claims: Proposed Rule" (1999), 62776-62777.

p.297 **馬克．麥特勒克如此反映**：Matlock，訪談，October 9, 2005.

p.297 **派特．費度因說**：Qutoted in Kim Severson and Melanie Warner, "Fat Substitute Is Pushed Out of the Kitchen," *New York Times*, February 15, 2005, A1.

p.298 **卡坦說**：Martijn Katan，作者訪談， September 27, 2005.

p.298 **吉爾．拉維爾說**：Gil Leveille，作者訪談，February 27, 2008.

p.298 **歐澎湃的烘焙主廚……說**：援引自 P. Cobe et al., "Best Do-Over That We'll All Be Doing Soon," *Restaurant Business*, April 6, 2007.

p.299 **克里斯．查爾斯說**：援引自 Delroy Alexander, Jeremy Manier, and Patricia Callahan, "For Every Fad, Another Cookie: How Science and Diet Crazes Confuse Consumers, Reshape Recipes and Rail, Ultimately, to Reform Eating Habits," *Chicago Tribune*, August 23, 2005.

p.299 **中間的乳白夾心……融化了……餅乾也很容易碎裂**：同上。

p.299 **他要的是一道……禁制令**：Stephen L. Joseph，作者訪談，November 2003.

p.299 **感到深切憂慮與憤怒**：BanTransFat.com, Inc., "Citizen Petition Regarding Trans Fats Labeling," *Ban Trans Fats*, May 22, 2003, http://bantransfats.com/fdapetition .html.

p.300 **重新配方奧利奧餅乾**：Kantha Shelke, "How Food Processors Removed Trans Fats Ahead of Deadline," *Food Processing*, October 4, 2006, http://www.foodprocessing.com /articles/2006/013/.

p.301 **交酯化有如……**：Gil Leveille，作者訪談，June 24, 2006.

p.301 **「我們就是不知道，」「可能潛藏著另一種反式脂肪……」**：同上。

p.302 **「脂肪替代物」**：Mimma Pernetti et al., "Structuring Edible Oil with Lecithin and Sorbitan Tri-Stearate,"

Food Hydrocolloids 21, nos. 5-6 (2007): 855-861.

p.302 **丹尼斯克**：Keith Seiz, "Formulations: Sourcing Ideal Trans-Free Oils," *Functional Foods & Nutraceuticals*, July 2005, 37.

p.303 **此油實際上可能在某些方面對健康有益**：見整本增刊，Pramad Khasla and Kalyanan Sundram, eds., "A Supplement on Palm Oils," *Journal of the American College of Nutrition* 29, no. 3 suppl. (2010): 237S–342S。要提醒的是編輯群受雇於棕櫚油業者。

p.304 **omega-6 與憂鬱症和情緒障礙有關**：Joseph R. Hibbeln and Norman Salem Jr., "Dietary Polyunsaturated Fatty Acids and Depression: When Cholesterol Does Not Satisfy," *American Journal of Clinical Nutrition* 62, no. 1 (1995): 1-9; J. R. Hibbeln et al., "Do Plasma Polyunsaturates Predict Hostility and Violence?" 於 *Nutrition and Fitness: Metabolic and Behavior Aspects in Health and Disease*, *World Review of Nutrition and Diatetics* 82, eds., A. P. Simopoulos and K. N. Pavlou (Basel, Switzerland: Karger, 1996): 175-186.

p.304 **美國心臟協會最近……的飲食評估**：William S. Harris et al., "Omega-6 Fatty Acids and Risk for Cardiovascular Disease. A Scientific Advisory from the American Heart Association Nutrition Subcommittee of the Council of Nutrition, Physical Activity, and Metabolism; Council on Cardiovascular Nursing; and Council on Epidemiology and Prevention," *Circulation* 119, no. 6 (2009): 902-907.

p.305 **傑瑞．馬克尼爾……說**：Gerald McNeill，作者訪談，December 10, 2012.

p.305 **這些油加熱時**：同上。

p.305 **羅伯特．瑞舍……「那個會堆積」**：Robert Ryther，作者訪談，January 11, 2013.

p.306 **「每個有炸鍋的人都可能有這個問題」**：同上。

p.306 **大廚和餐廳員工，被發現有較高……罹患率**：D. Coggon et al., "A Survey of Cancer and Occupation of Young and Middle Aged Men. Cancers of the Respiratory Tract," *British Journal of Industrial Medicine* 43, no. 5 (1986): 332-338; E. Lund and J. K. Borgan, "Cancer Mortality among Cooks," *Tidsskrift for Den Norske Legeforening* 107 (1987): 2635-2637; I. Foppa and C. Minder, "Oral, Pharyngeal and Laryngeal Cancer as a Cause of Death among Swiss Cooks," *Scandinavian Journal of Work, Environment and Health* 18 (1992): 287-292；也見 She-Ching Wu and Gow-Chin Yen, "Effects of Cooking Oil Fumes on the Genotoxicity and Oxidative Stress in Human Lung Carcinoma (A-549) Cells," *Toxicology in Vitro* 18, no. 5 (2004): 571-580.

p.307 **「可能」致癌**：World Health Organization, International Agency for Research on Cancer (IARC), "Household Use of Solid Fuels and High-Temperature Frying," *IARC Monographs on the Evaluation of Carcinogenic Risks to Humans*, vol. 95 (Lyon, France: IARC, 2006), 392.

p.307 **一塊炸雞**：Jian Tang et al., "Isolation and Identification of Volatile Compounds from Fried Chicken," *Journal of Agricultural and Food Chemistry* 31, no. 6 (1983): 1287-1292.

p.307 **發表了大量研究**：書評見 E. W. Crampton et al., "Studies to Determine the Nature of the Damage to the Nutritive Value of Some Vegetable Oils from Heat Treatment: IV. Ethyl Esters of Heat Polymerized Linseed, Soybean and Sunflower Seed Oils," *Journal of Nutrition* 60, no. 1 (1956): 13-24；也見 John S. Andrews et al., "Toxicity of Air-Oxidized Soybean Oil," *Journal of Nutrition* 70, no. 2 (1960): 199-210; and Samuel M. Greenberg and A. C. Frazer, "Some Factors Affecting the Growth and Development of Rats Fed Rancid Fat," *Journal of Nutrition* 50, no. 4 (1953): 421-440.

p.308 **「黏在鐵絲地板層」**：Crampton et al., "Studies to Determine the Nature of the Damage to Nutritive Value," 18.

p.308 **化學家丹南．哈爾門**："Letter to the Editor. Atherosclerosis: Possible Ill-Effects of the Use of Highly Unsaturated Fats to Lower Serum Cholesterol Levels," *Lancet* 275, no. 7005 (1957): 1116-1117.

p.308 **來自日本的食品化學家團隊在報告中指出**：Takehi Ko Ohfuji and Takashi Kaneda, "Characterization of Toxic Components in Thermally Oxidized Oil," *Lipids* 8, no. 6 (1973): 353-359; Toshimi Akiya, Chuji

Araki, and Kiyoko Igarashi, "Novel Methods of Evaluation Deterioration and Nutritive Value of Oxidized Oil," *Lipids* 8, no. 6 (1973): 348-352.

p.308 **病理學家……指出**：Hans Kaunitz and Ruth E. Johnson, "Exacerbation of the Heart and Liver Lesions in Rats by Feeding Various Mildly Oxidized Fats, *Lipids* 8, no. 6 (1973): 329-336.

p.309 **一九九一年一一檢視了領域中的各種證據**：Hermann Esterbauer, Rudolf Jörg Schaur, and Helmward Zollner, "Chemistry and Biochemistry of 4-Hydroxynonenal, Malonaldehyde and Related Aldehydes," *Free Radical Biology & Medicine* 11, no. 1 (1991): 81-128；「細胞迅速死亡」: 91；「有各式各樣的危害」及「極有可能」: 118.

p.309 **醛類是「極易起反應的化合物」……「它們持續在反應中」**：A. Saari Csallany，作者訪談，February 21, 2013.

p.309 **醛類……未被多方研究的原因**：Earl G. Hammond，作者訪談，October 9, 2007.

p.309 **薩拉妮改良了偵測……的辦法**：Song-Suk Kim, Daniel D. Gallaher, and A. Saari Csallany, "Lipophilic Aldehydes and Related Carbonyl Compounds in Rat and Human Urine," *Lipids* 34, no. 5 (1999): 489-495.

p.309 **顯示它們來自於各種植物油**：C. M. Seppanen and A. Saari Csallany, "Simultaneous Determination of Lipophilic Aldehydes by High-Performance Liquid Chromatography in Vegetable Oil," *Journal of the American Oil Chemists' Society* 78, no. 12 (2001): 1253-1260; C. M. Seppanen and A. Saari Csallany, "Formation of 4-Hydroxynonenal, a Toxic Aldehyde, in Soybean Oil at Frying Temperature," *Journal of the American Oil Chemists' Society* 79, no. 10 (2002): 1033-1038; 於 n Hwa Han and A. Saari Csallany, "Formation of Toxic a,b-Unsaturated 4-Hydroxy-Aldehydes in Thermally Oxidized Fatty Acid Methyl Esters," *Journal of the American Oil Chemists' Society* 86, no. 3 (2009): 253-260.

p.309 **無法以……標準方法偵測出來**：Csallany，訪談；Mark Matlock，作者訪談，February 19, 2013；Kathleen Warner，作者訪談， November 8, 2013.

p.309 **薩拉妮最近的研究計畫之一**：A. Saari Csallany et al., "4-Hydroxynonenal (HNE), a Toxic Aldehyde in French Fries from Fast Food Restaurants," 會議海報於 the HNE Symposium of the 16th Bi-Annual Conference of the Free Radical Society and HNE Symposium, London, September 1–9, 2012.

p.310 **她想做更多研究**：Csallany，訪談。

p.310 **貴塞彼・波利說**：Giuseppi Poli，作者訪談，February 12, 2014.

p.310 **導致低密度脂蛋白膽固醇氧化**：Hermann Esterbauer et al., "Autoxidation of Human Low Density Lipoprotein: Loss of Polyunsaturated Fatty Acids and Vitamin E and Generation of Aldehydes," *Journal of Lipid Research* 28, no. 5 (1987): 495-509.

p.310 **冠狀動脈粥狀硬化……4- 羥基壬烯醛的作用**：I. Staprans et al., "Oxidized Cholesterol in the Diet Accelerates the Development of Atherosclerosis in LDL Receptor- and Apolipoprotein E-Deficient Mice," *Arteriosclerosis, Thrombosis, and Vascular Biology* 20, no. 3 (2000): 708-714。關於醛類在各種疾病中的角色的主要評估：Giuseppi Poli et al., "4-Hydroxynonenal: A Membrane Lipid Oxidation Product of Medicinal Interest," *Medicinal Research Reviews* 28, no. 4 (2008): 569-631; Anne Negre-Salvayre et al., "Pathological Aspects of Lipid Peroxidation," *Free Radical Research* 44, no. 10 (2010): 1125-1171; Neven Zarkovic, "4-Hydroxynonenal as a Bioactive Marker of Pathophysiological Processes," *Molecular Aspects of Medicine* 24, nos. 4-5 (2003): 285-286; Rachel M. Haywood et al., "Detection of Aldehydes and Their Conjugated Hydroperoxydiene Culinary Oils and Fats: Investigations Using High Resolution Proton NMR Spectroscopy," *Free Radical Research* 22, no. 5 (1995): 441-482; Hermann Esterbauer, "Cytotoxicity and Genotoxicity of Lipid Oxidation Products," *American Journal of Clinical Nutrition* 57, no. 5 suppl. (1993): 779S-786S; Giuseppe Poli and Rudolf Jörg Schaur, eds., "4-Hydroxynonenal: A Lipid Degradation Product Provided with Cell Regulatory Functions," *Molecular Aspects of* Medicine 24, nos. 4-5, suppl. (2003):

147S-313S; V. J. Feron et al., "Aldehydes: Occurrence, Carcinogenic Potential, Mechanism of Action and Risk Assessment," *Mutation Research* 259, nos. 3-4 (1991): 363-385; Quing Zhang et al., "Chemical Alterations Taken Place During Deep-Fat Frying Based on Certain Reaction Products: A Review," *Chemistry and Physics of Lipids* 165, no. 6 (2012): 662-681; Martin Grootveld et al., "Health Effects of Oxidized Heated Oils." *Foodservice Research International* 13, no. 1 (2001): 41-55.

p.310 **這個過程的正式標記**：Zarkovic, "4-Hydroxynonenal as a Bioactive Marker," 285-286.

p.310 **有一個實驗曾餵食老鼠……觀察到這種氧化壓力**：Daniel J. Conklin et al., "Acrolein Consumption Induces Systemic Dyslipidemia and Lipoprotein Modification," *Toxicology and Applied Pharmacology* 243, no. 1 (2010): 1-12; Daniel J. Conklin et al., "AcroleinInduced Dyslipidemia and Acute-Phase Response Are Independent of HMG-CoA Reductase," *Molecular Nutrition and Food Research* 55 (2011): 1411-1422.

p.310 **告訴我，令他「震驚」的是……發現**：Daniel J. Conklin，作者訪談，November 8, 2013.

p.310 **紐西蘭的一個……試驗**：A. J. Wallace et al., "The Effects of Meals Rich in Thermally Stressed Olive and Safflower Oils on Postprandial Serum Paraoxonase Activity in Patients with Diabetes," *European Journal of Clinical Nutrition* 55, no. 11 (2001): 951-958.

p.310 **也持續顯示……橄欖油**：Andres Fullana, Angel A. Carbonell-Barrachina, and Sukh Sidhu, "Comparison of Volatile Aldehydes Present in the Cooking Fumes of Extra Virgin Olive, Olive, and Canola Oils," *Journal of Agriculture and Food Chemistry* 52, no. 16 (2004): 5207-5214.

p.310 **產生較少的氧化產物**：關於牛肉與豬油，見 Andrew W. D. Claxson et al., "Generation of Lipid Peroxidation Products in Culinary Oils and Fats during Episodes of Thermal Stressing: A High Field 'H NMR Study," *FEBS Letters* 355, no. 1 (1994): 88；關於奶油，見 Hwa Han and A. Saari Csallany, "Temperature Dependence of HNE Formation in Vegetable Oils and Butter Oil," *Journal of the American Oil Chemists' Society* (June 2008)；關於椰子油，見 Claxson et al., "Generation of Lipid Peroxidation Products in Culinary Oils," 88.

p.311 **「起初他們很驚慌，然後又沒事了」**：Csallany，訪談。

p.311 **投書到《食品化學》期刊**：Martin Grootveld, Christopher J. L. Silwood, Andrew W. D. Claxson. "Letter to the Editor. Warning: Thermally-Stressed Polyunsaturates are Damaging to Health." *Food Chemistry* 67 (1999): 211-213.

p.311 **其後又再發表了一篇論文……「警告」**：Martin Grootveld et al., "Health Effects of Oxidized Heated Oils," *Foodservice Research International* 13, no. 1 (2001): 41-55.

p.311 **「因為我不是食品化學家」**：Rudolf Jörg Schaur，致作者電郵， February 10, 2014.

p.311 **二〇〇六年，歐盟組成了一個……團隊**：Tilman Grune, Neven Zarkovic, and Kostelidou Kalliopi, "Lipid Peroxidation Research in Europe and the COST B35 Action 'Lipid Peroxidation Associated Disorders,' " *Free Radical Research* 44, no. 10 (2010): 1095-1097.

p.312 **是「期盼」**：Warner，作者訪談，November 8, 2013.

p.312 **大型速食連鎖店也使用精密技術**：Bob Wainright，致作者電郵，February 9, 2014.

p.312 **他不解……如此專注**：Poli，訪談。

p.312 **「回鍋油有多致命」**：Lars Wiedermann，致作者電郵，November 9, 2013.

p.312 **阿徹丹尼爾斯米德蘭公司的馬克．麥特勒克告訴我**：Mark Matlock，作者訪談，February 19, 2013.

p.312 **食品藥物管理局的新聞室終於回應**：Shelly Burgess，致作者電郵，April 11, 2013.

p.312 **歐洲食品安全局**：European Food and Safety Authority, "Analysis of Occurrence of 3-monochloropropane-1,2-diol (3-MCPD) in Food in Europe in the Year 2009–2011 and Preliminary Exposure Assessment," *EFSA Journal* 11, no. 9 (2013): 3381. doi:10.29303/j.efsa.2013.3381.

p.313 **醫學和公衛學院**：見 Beatrice Trum Hunter, *Consumer Beware* (New York: Simon & Schuster, 1971): 30-50.

10. 為何飽和脂肪有益健康

p.316 根據美國疾病管制局的數據：Centers for Disease Control and Prevention (CDC), "Trends in Intake of Energy and Macronutrients—United States, 1971–2000," *Morbidity and Mortality Weekly Report* 53, no. 4 (2004): 80-82.

p.316 「以植物為主的飲食」：Dietary Guidelines Advisory Committee, 為 Agricultural Research Service 所準備, US Department of Agriculture and US Department of Health and Human Services, *Report of the Dietary Guidelines Advisory Committee on the Dietary Guidelines for Americans, 2010. To the Secretary of Agriculture and the Secretary of Health and Human Services, 7th ed.* (Washington, DC: US Government Printing Office, May 2010), 2.

p.316 《阿金博士的新減肥大革命》：Robert C. Atkins, *Dr. Atkins' Diet Revolution: The High Calorie Way to Stay Thin Forever* (New York: David McKay, 1972).

p.317 一九六三年詳細記錄的一個……試驗：Edgar S. Gordon, Marshall Goldberg, and Grace J. Chosy, "A New Concept in the Treatment of Obesity," *Journal of the American Medical Association* 186, no. 1 (1963): 156-166.

p.317 有段時間……被稱為「時尚瘦身法」："Beauty: Vogue's Take It Off, Keep It Off Super Diet . . . Devised with the Guidance of Dr. Robert Atkins," *Vogue* 155, no. 10 (1970): 84-85.

p.318 「犯了醫療不當的罪」：Select Committee on Nutrition and Human Needs of the United States Senate, "Obesity and Fad Diets," Ninety-Third Congress (Washington, DC: US Government Printing Office, April 12, 1973).

p.318 「營養師的噩夢」：引自 "The Battle of Pork Rind Hill," *Newsweek*, March 5, 2000.

p.318 上了《時代雜誌》封面：Joel Stein, "The Low-Carb Diet Craze," *Time*, November 1, 1999.

p.318 歐寧胥出現在《新聞周刊》的封面：Geoffrey Cowley, "Healer of Hearts: Dean Ornish's Low-Tech Methods Could Transform American Medicine. But the Doctor Is Still Striving to Transform Himself," *Newsweek*, March 16, 1998.

p.318 創出一個新詞「糖尿肥」：Robert C. Atkins, *Larry King Live*, CNN, January 6, 2003.

p.319 在有線電視新聞網……特別節目："What's the Healthiest Way to Lose Weight?" *Crossfire*, CNN, May 30, 2000.

p.319 有一次他這樣告訴……賴瑞・金：Atkins, *Larry King Live*.

p.320 艾比・布洛克說：Abby Bloch，作者訪談，August 24, 2005.

p.320 經營不善……興趣……衰退：Pallavi Gogoi, "Atkins Gets Itself in a Stew," *Bloomberg Businessweek*, August 1, 2005.

p.320 李登斯坦……告訴我：Alice C. Lichtenstein，作者訪談， October 11, 2005.

p.321 一本於一八六三年……的小冊：William Banting, "Letter on Corpulence: Addressed to the Public," in *Letter on Corpulence* (New York: Cosimo Classics, 2005).

p.321 班廷的小冊子：同上，6-7.

p.322 法國常以……治療：Alfred W. Pennington, "Treatment of Obesity: Developments of the Past 150 Years," *American Journal of Digestive Diseases* 21, no. 3 (1954): 65.

p.322 班廷開始一日三餐：同上，65-69.

p.322 平均壽命：Paul Clayton and Judith Rowbotham, "How the Mid-Victorians Worked, Ate and Died," *International Journal of Environmental Research and Public Health* 6, no. 3 (2009): 1239.

p.322 歐洲的……臨床醫生：Per Hanssen, "Treatment of Obesity by a Diet Relatively Poor in Carbohydrates," *Acta Medica Scandinavica* 88, no. 1 (1936): 97-106; Robert Kemp, "Carbohydrate Addiction," *Practitioner* 190 (1963): 358-364; H. R. Rony, *Obesity and Leanness* (Philadelphia: Lea and Febiger, 1940).

p.322 **約克戴維斯……使用一種低碳飲食……減了七十磅**：Deborah Levine, "Corpulence and Correspondence: President William H. Taft and the Medical Management of Obesity," *Annals of Internal Medicine* 159, no. 8 (2013): 565-570.

p.323 **他在回憶錄《強力醫學》**：Blake F. Donaldson, *Strong Medicine* (London: Cassell, 1961).

p.323 **「能狩獵到的最肥的肉」**：同上，34.

p.323 **「攝取上限」……「尚未找到」**：同上，35.

p.323 **「抗肥胖療法」**：同上。

p.324 **「兩餐之間不再飢餓」**：Alfred W. Pennington, "Obesity in Industry: The Problem and Its Solution," *Industrial Medicine & Surgery* 18, no. 6 (1949): 259.

p.324 **月減七到十磅**：Alfred W. Pennington, "Symposium on Obesity: A Reorientation on Obesity," *New England Journal of Medicine* 248, no. 23 (1953): 963.

p.324 **潘寧頓……著墨甚廣**：同上，959-964.

p.324 **「似乎是在更幽深之處」**：Pennington, "Treatment of Obesity," 67.

p.324 **一連串的代謝和荷爾蒙活動**：E. Wertheimer and B. Shapiro, "The Physiology of Adipose Tissue," *Physiology Reviews* 28, no. 4 (1948): 451-464.

p.325 **改變了老鼠的荷爾蒙**：John R. Brobeck, "Mechanism of the Development of Obesity in Animals with Hypothalamic Lesions," *Physiological Reviews* 26, no. 4 (1946): 544.

p.325 **「貪婪、猛虎般的食欲」「攻擊」和「吞食」**：同上，549.

p.325 **有一樣的結果**：同上，541-559。也見 A. W. Hetherington and S. W. Ranson, "The Spontaneous Activity and Food Intake of Rats with Hypothalamic Lesions," *American Journal of Physiology—Legacy Content* 136, no. 4 (1942): 609.

p.325 **下視丘有腫瘤的人**：Brobeck, "Mechanism of the Development of Obesity," 541.

p.325 **胰島素……支配脂肪的能力似乎勝過其他**：C. Von Noorden, *Clinical Treatises on Pathology and Therapy of Disorders of Metabolism and Nutrition, Part VIII.* Diabetes Mellitus (New York: E. B. Treat, 1907), 60.

p.325 **醫生……為體重過輕的兒童增胖**：Louis Fischer and Julian Rogatz, "Insulin in Malnutrition," *Archives of Pediatrics & Adolescent Medicine* 31, no. 3 (1926): 363.

p.325 **無法生產胰島素而導致欠缺**：Wilhelm Falta, *Endocrine Diseases: Including Their Diagnosis and Treatment* (Philadelphia: P. Blakiston's Son, 1923), 584.

p.326 **潘寧頓描述**：A. W. Pennington, "Obesity: Overnutrition or Disease of Metabolism?" *American Journal of Digestive Diseases* 20, no. 9 (1953): 268-274.

p.326 **潘寧頓在……回顧這批廣大的研究**：Alfred W. Pennington, "Obesity," Medical Times 80, no. 7 (1952): 390; Alfred W. Pennington, "A Reorientation on Obesity," *New England Journal of Medicine* 248, no. 23 (1953): 959-964.

p.327 **驚人事實之一……「肥胖六重奏」**：Donaldson, *Strong Medicine*, 2.

p.327 **「越來越少求助於藥物」**：同上，3.

p.328 **他在巴芬島找到的族群**：Otto Schaefer, "Medical Observations and Problems in the Canadian Arctic: Part II," *Canadian Medical Association Journal* 81, no. 5 (1959): 387

p.328 **以船載入食品**：David Damas, *Arctic Migrants/Arctic Villagers: The Transformation of Inuit Settlement in the Central Arctic* (Quebec: McGill-Queen's Press, 2002), 29-30.

p.328 **「由鮮肉……組成」**：Schaefer, "Medical Observations and Problems in the Canadian Arctic: Part II," 386.

p.329 **心臟疾病「沒有出現」……**：同上，387.

p.329 「無法應付」：Otto Schaefer, "Glycosuria and Diabetes Mellitus in Canadian Eskimos: A Preliminary Report and Hypothesis," *Canadian Medical Association Journal* 99, no. 6 (1968): 252-262.

p.329 唐突顛簸：Otto Schaefer, "When the Eskimo Comes to Town," *Nutrition Today* 6, no. 6 (1971): 11.

p.329 「自行施加的種族屠殺」：援引自 *Yukon News* (June 4, 1975), 19: in Gerald W. Hankins, *Sunrise Over Pangnirtung: The Story of Otto Schaefer*, M.D. (Calgary, Canada: Arctic Institute of North America of the University of Calgary, 2000), 168.

p.329-330 稱所有的慢性病為「甜味病」：Thomas L. Cleave and George Duncan Campbell, *Diabetes, Coronary Thrombosis, and the Saccharine Disease* (Bristol: John Wright & Sons, 1966).

p.330 增加了五倍：James Walvin, *Fruits of Empire: Exotic Produce and British Taste, 1660–1800* (New York: New York University Press, 1997), 119.

p.330 第一個心臟病病例：Leon Michaels, *The Eighteenth-Century Origins of Angina Pectoris: Predisposing Causes, Recognition and Aftermath, Medical History*, suppl. 21 (London: The Wellcome Trust Centre for the History of Medicine at UCL, 2001), 9.

p.330 一百五十磅的糖：US Department of Agriculture, "Profiling Food Consumption in America," *Agricultural Fact Book 2001–2002* (Washington, DC: US Government Printing Office, 2003), 20.

p.331 喬治・普林特斯……與孤立族人共處的醫生：H. C. Trowell and D. P. Burkitt, eds. *Western Diseases: Their Emergence and Prevention* (London: Edward Arnold, 1981).

p.331 來自於二〇〇二年世界衛生組織的報告：Joint WHO/FAO Expert Consultation, "Diet, Nutrition, and the Prevention of Chronic Diseases," *World Health Organization Technical Report Series* 916 (2003): 6.

p.331 四種非常便於攜帶且受歡迎的貨品：其中許多故事見 Cleave and Campbell, *Diabetes, Coronary Thrombosis, and the Saccharine Disease*; Weston A. Price, *Nutrition and Physical Degeneration* (1936, repr., La Mesa, CA: The Price-Pottenger Nutrition Foundation, 2004); Vilhjalmur Stefansson, *The Fat of the Land, Not By Bread Alone* 之擴增版 (1946, repr., New York: Macmillan, 1956).

p.332 「嘿，醫生，我只吃牛排和雞蛋！」：Eric C. Westman，作者訪談，September 12, 2004.

p.333 具指標意義的試驗：Gary Foster et al., "Weight and Metabolic Outcomes after 2 Years on a Low-Carbohydrate versus Low-Fat Diet: A Randomized Trial," *Annals of Internal Medicine* 153, no. 3 (2010): 147-157.

p.333 他這樣跟我述說：Gary Foster，作者訪談，August 18, 2005.

p.333 領域中的「異端」……「為了一些無關緊要的原因」：Stephen D. Phinney，致作者電郵，August 28, 2012.

p.334 「我們蠻確定，我們能證明……觀念是正確的」：同上。

p.334 他發現的剛好相反：Stephen D. Phinney et al., "Capacity for Moderate Exercise in Obese Subjects after Adaptation to a Hypocaloric, Ketogenic Diet," *Journal of Clinical Investigation* 66, no. 5 (1980): 1152.

p.334 而且若沒有更好的物質，只要靠酮體就能……：Robert S. Gordon, Jr. and Amelia Cherkes, "Unesterified Fatty Acids in Human Blood Plasma," *Journal of Clinical Investigation* 35, no. 2 (1956): 206-212.

p.334 這可以由肝臟……來製造：Combined Staff Clinic, "Obesity," *American Journal of Medicine* 19, no. 1 (1955): 117

p.334 與過渡時期有關：Stephen D. Phinney et al., "The Human Metabolic Response to Chronic Ketosis without Caloric Restriction: Physical and Biochemical Adaption," *Metabolism* 32, no. 8 (1983): 757-768; P. C. Kelleher et al., "Effects of Carbohydrate-Containing and Carbohydrate-Restricted Hypocaloric and Eucaloric Diets on Serum Concentrations of Retinol-Binding Protein, Thyroxine-Binding Prealbumin and Transferrin," *Metabolism* 32, no. 1 (1983): 95-101; G. L. Blackburn, "Mechanisms of Nitrogen Sparing with Severe Calorie Restricted Diets," *International Journal of Obesity* 5, no. 3 (1981): 215-216.

p.334 **根據菲尼的研究……腎臟會排出水和鹽……**：Phinney et al., "The Human Metabolic Response to Chronic Ketosis."

p.335 **在比較阿金飲食、一般標準飲食……的試驗中**：Jeff S. Volek et al., "Comparison of Energy-Restricted Very Low-Carbohydrate and Low-Fat Diets on Weight Loss and Body Composition in Overweight Men and Women," *Nutrition & Metabolism* 1, no. 13 (2004): 1-32; J. W. Krieger et al., "Effects of Variation in Protein and Carbohydrate Intake on Body Mass and Composition During Energy Restriction: A MetaRegression," *American Journal of Clinical Nutrition* 83, no. 2 (2006): 260-274.

p.336 **內皮功能……也顯示**：Jeff S. Volek et al., "Effects of Dietary Carbohydrate Restriction versus Low-Fat Diet on Flow-Mediated Dilation," *Metabolism* 58, no. 12 (2009): 1769-1777.

p.336 **進一步的研究不讓受試者的體重減輕**：Eric C. Westman, Jeff S. Volek, and Richard D. Feinman, "Carbohydrate Restriction Is Effective in Improving Atherogenic Dyslipidemia even in the Absence of Weight Loss," *American Journal of Clinical Nutrition* 84, no. 6 (2006): 1549-1549.

p.336 **以科學支持此療法**：在魏斯曼的研究之前有一個研究為 Bruce R. Bistrian et al., "Nitrogen Metabolism and Insulin Requirements in Obese Diabetic Adults on a Protein-Sparing Modified Fast," *Diabetes* 25, no. 6 (1976): 494-504.

p.336 **甚至不需服用糖尿病藥物**：Mary C. Vernon et al., "Clinical Experience of a Carbohydrate-Restricted Diet: Effect on Diabetes Mellitus," *Metabolic Syndrome and Related Disorders* 1, no. 3 (2003): 234.

p.336 **魏斯曼及其同事據理力爭**：Anthony Accurso et al., "Dietary Carbohydrate Restriction in Type 2 Diabetes Mellitus and Metabolic Syndrome: Time for a Critical Appraisal," *Nutrition & Metabolism* 5, no. 1 (2008): 1-8.

p.336 **美國糖尿病協會……而官方也……**：American Diabetes Association, position statement, "Nutrition Recommendations and Interventions for Diabetes," *Diabetes Care* 31, suppl. 1 (2008): S66.

p.336 **以各種對象進行諸多實驗**：Eric C. Westman et al., "Low-Carbohydrate Nutrition and Metabolism," *American Journal of Clinical Nutrition* 86, no. 2 (2007): 276-284; Volek et al., "Comparison of Energy-Restricted Very Low-Carbohydrate and Low-Fat Diets," 1-32; Jeff S. Volek et al., "Comparison of a Very Low-Carbohydrate and Low-Fat Diet on Fasting Lipids, LDL Subclasses, Insulin Resistance, and Postprandial Lipemic Responses in Overweight Women," *Journal of the American College of Nutrition* 23, no. 2 (2004); 177-184; Matthew J. Sharman et al., *Human Nutrition and Metabolism* 134, no. 4 (2004): 880-885; Frederick F. Samaha et al., "A Low-Carbohydrate as Compared with a Low-Fat Diet in Severe Obesity," *New England Journal of Medicine* 348, no. 21 (2003): 2074-2081; Linda Stern et al., "The Effects of Low-Carbohydrate versus Conventional Weight Loss Diets in Severely Obese Adults: One-Year Follow-up of a Randomized Trial," *Annals of Internal Medicine* 140, no. 10 (2004): 778-786; William S. Yancy et al., "A LowCarbohydrate, Ketogenic Diet versus a Low-Fat Diet to Treat Obesity and Hyperlipidemia: A Randomized, Controlled Trial," *Annals of Internal Medicine* 140, no. 10 (2004): 769-777; James H. Hays et al., "Effect of a High Saturated Fat and No-Starch Diet on Serum Lipid Subfractions in Patients with Documented Atherosclerotic Cardiovascular Disease," *Mayo Clinic Proceedings* 78, no. 11 (2003): 1331-1336; Kelly A. Meckling, Caitriona O'Sullivan, and Dayna Saari, "Comparison of a Low-Fat Diet to a Low- Carbohydrate Diet on Weight Loss, Body Composition, and Risk Factors for Diabetes and Cardiovascular Disease in Free-Living, Overweight Men and Women," *Journal of Clinical Endocrinology & Metabolism* 89, no. 6 (2004): 2717-2723; Eric C. Westman, "A Review of Low- Carbohydrate Ketogenic Diets," *Current Atherosclerosis Reports* 5 (2003): 476-483.

p.337 **其中一個較特別的試驗**：Yancy, et al., "A Low-Carbohydrate, Ketogenic Diet versus a Low-Fat Diet."

p.338 **弗列克說……「人們只是沉默」**：Jeff Volek，作者訪談，April 18, 2006.

p.338 魏斯曼曾尖銳地寫出：Eric C. Westman, "Rethinking Dietary Saturated Fat," *Food Technology* 63, no. 2 (2009): 30.

p.338 「較公正、平衡」：Jeff S. Volek, Matthew J. Sharman, and Cassandra E. Forsythe, "Modification of Lipoproteins by Very Low-Carbohydrate Diets," *Journal of Nutrition* 135, no. 6 (2005): 1339-1342.

p.338 兩年以上的試驗：Iris Shai et al., "Weight Loss with a Low-Carbohydrate, Mediterranean, or Low-Fat Diet," *New England Journal of Medicine* 359, no. 3 (2008): 229-241.

p.339 此實驗結束四年之後，舍亞做了追蹤評鑑，以檢視受試者的狀態。在大部分的評量項目中，之前採地中海飲食者看起來最健康也最苗條，而採阿金式飲食者又復胖回先前的體重，低脂飲食組則是最差的。但因為實驗已結束四年多，而且並沒有繼續維持飲食改變（或是只測試那些自願維持飲食改變者），因此詮釋這些結果時務必謹慎。比方說，很可能是採地中海飲食的受試者比較容易維持飲食改變，因為這是他們當地的飲食。相較之下，阿金式飲食組所吃的就不是典型餐點，而且大部分的專業醫學人員都相信這有害健康，因此可能比較不容易持續這樣的飲食改變。實驗結束後四年，很難知道評量結果是否還能反映當初的飲食改變。Dan Schwarzfuchs, Rachel Golan, and Iris Shai, Letter to the Editor, "Four-Year Follow-Up After Two-Year Dietary Interventions," *New England Journal of Medicine* 367, no. 14 (2012): 1373-1374.

p.341 其他研究者和科學家也曾發表：Russell L. Smith and Edward R. Pinckney, *Diet, Blood Cholesterol and Coronary Heart Disease: A Critical Review of the Literature* (Santa Monica, CA: privately published, 1988); Thomas J. Moore, *Heart Failure: A Critical Inquiry into American Medicine and the Revolution in Heart Care* (New York: Random House, 1989); George V. Mann, "A Short History of the Diet/Heart Hypothesis," 於 *Coronary Heart Disease: The Dietary Sense and Nonsense. An Evaluation by Scientists*, ed. George V. Mann for the Veritas Society (London: Janus, 1993), 1-17; Uffe Ravnskov, *The Cholesterol Myths: Exposing the Fallacy that Saturated Fat and Cholesterol Cause Heart Disease* (Washington, DC: New Trends, 2000).

p.341 「如果這一切都是個大謊言呢？」：Gary Taubes, "What if It's All Been a Big Fat Lie?" *New York Times Magazine*, July 7, 2002.

p.341 二〇〇七年，他以此議題出版了：Gary Taubes, *Good Calories, Bad Calories: Challenging the Conventional Wisdom on Diet, Weight Control, and Disease* (New York: Alfred A. Knopf, 2007).

p.342 吉娜．柯拉塔稱：Gina Kolata, "Carbophobia," *New York Times*, October 7, 2007.

p.342 陶布斯後來在他的部落格中寫道：Gary Taubes, "Catching Up on Lost Time: The Ancestral Health Symposium, Food Reward, Palatability, Insulin Signaling and Carbohydrates, Kettles, Pots and Other Odds and Ends (with Some Philosophy of Science as a Special Added Attraction). Part I," *Gary Taubes* (blog), September 2, 2011，存取於 February 12, 2014 http://garytaubes.com/2011/09/catching-up-on-lost-time-ancestral-health- symposium -food-reward-palatability-insulin-signaling-carbohydrates-kettles-pots-other-odds-ends -part-i/.

p.342 「幾乎是不可原諒」：同上。

p.342 《洛杉磯時報》……宣布：Marni Jameson, "A Reversal on Carbs: Fat Was Once the Devil. Now More Nutritionists Are Pointing Accusingly at Sugar and Refined Grains," *Los Angeles Times*, December 20, 2010.

p.343 最近有些研究者發現在水果……的果糖：Richard J. Johnson, *The Fat Switch* (Mercola.com, 2012).

p.344 羅納．克勞斯說：Ronald M. Krauss，作者訪談， August 21, 2013.

p.344 《英國醫學期刊》：Gary Taubes, "The Science of Obesity: What Do We Really Know About What Makes Us Fat? An Essay by Gary Taubes," *British Medical Journal* 346 (2013), doi: 10.1136/bmj.f1050.

p.346 有幾個主要研究：Michel de Lorgeril et al., "Mediterranean Alpha-Linolenic Acid-Rich Diet in Secondary Prevention of Coronary Heart Disease," *Lancet* 343, no. 8911 (1994): 1454-1459; Jean-Pierre Després,

"Bringing Jupiter Down to Earth," *Lancet* 373, no. 9670 (2009): 1147-1148; J. C. LaRosa et al., "Intensive Lipid Lowering with Atorvastatin in Patients with Stable Coronary Disease," *New England Journal of Medicine* 352 (2005): 1425-1435; K. K. Ray et al., "Statins and All-Cause Mortality in High-Risk Primary Prevention: A Meta-Analysis of 11 Randomized Controlled Trials Involving 65,229 Participants," *Archives of Internal Medicine* 170 (2010): 1024-1031; Castelli et al., "HDL Cholesterol and Other Lipids," 於 "Coronary Heart Disease: The Cooperative Lipoprotein Phenotyping Study," *Circulation* 55, no. 5 (1977): 771.

p.346 **美國心臟協會期刊《循環》**：Rodney A. Hayward and Harlan M. Krumholz, "Three Reasons to Abandon Low-Density Lipoprotein Targets: An Open Letter to the Adult Treatment Panel IV of the National Institute of Health," *Circulation* 5 (2012): 2-5。也見 Harlan M. Krumholz, "Editorial: Target Cardiovascular Risk Rather than Cholesterol Concentration," *British Medical Journal* 347 (2013): doi:10.1136/bmj.f7110.

p.346 **「歷史灰燼」**：Allan Sniderman，作者訪談，September 6, 2012.

p.346 **約翰・高夫曼發現**：John W. Gofman et al., "The Role of Lipids and Lipoproteins in Atherosclerosis," *Science* 111, no. 2877 (1950): 166-186.

p.346 **克勞斯……證實了這些次片段的存在**：Darlene M. Dreon et al., "A Very-Low-Fat Diet Is Not Associated with Improved Lipoprotein Profiles in Men with a Predominance of Large, Low-Density Lipoproteins," *American Journal of Clinical Nutrition* 69, no. 3 (1999): 411-418; Ron M. Krauss and Darlene M. Dreon, "Low-Density-Lipoprotein Subclasses and Response to a Low-Fat Diet in Healthy Men," *American Journal of Clinical Nutrition* 62, no. 2 (1995): 478S-487S.

p.347 **他發現……總脂肪與飽和脂肪**：Krauss and Dreon, "Low-Density-Lipoprotein Subclasses and Response to a Low-Fat Diet"; Dreon et al., "A Very-Low-Fat Diet Is Not Associated with Improved Lipoprotein Profiles"; Ronald M. Krauss, "Dietary and Genetic Probes of Atherogenic Dyslipidemia," *Arteriosclerosis, Thrombosis, and Vascular Biology* 25, no. 11 (2005): 2265-2272; Ronald M. Krauss et al. "Separate Effects of Reduced Carbohydrate Intake and Weight Loss on Atherogenic Dyslipidemia," *American Journal of Clinical Nutrition* 83, no. 5 (2006): 1025-1031.

p.348 **他了解，就算已經**：Krauss，作者訪談，June 12, 2006.

p.348 **能成功地複製這項研究**：Benoît Lamarche et al., "Small, Dense Low-Density Lipoprotein Particles as a Predictor of the Risk of Ischemic Heart Disease in Men," *Circulation* 95, no. 1 (1997): 69-75.

p.348 **我就此請教……羅伯特・艾克爾……我……再訪問他時**：Robert H. Eckel，作者訪談，May 1, 2006, and November 19, 2013.

p.348 **潘妮・克莉絲—艾瑟頓……向我解釋**：Penny Kris-Etherton，作者訪談， June 7, 2007.

p.348 **李登斯坦則反駁**：Krauss interview; Eric B. Rimm，作者訪談，January 7, 2008；Lichtenstein 訪談。

p.349 **克勞斯強調**：Ronald M. Krauss et al., "AHA Dietary Guidelines Revision 2000: A Statement for Healthcare Professionals from the Nutrition Committee of the American Heart Association," *Circulation* 102, no. 18 (2000): 2284-2299.

p.349 **「太複雜了」**：Krauss，訪談，August 20, 2012.

p.349 **他便得以……往下挪移**：同上。

p.349 **將美國心臟協會的飲食指南推向另一端**：Alice H. Lichtenstein et al., "Diet and Lifestyle Recommendations Revision 2006: A Scientific Statement from the American Heart Association Nutrition Committee," *Circulation* 114, no. 1 (2006): 82-96.

p.350 **她答道**：Alice H. Lichtenstein，作者訪談，September 7, 2007.

p.350 **他們的建議……又變得更為嚴苛**：Robert H. Eckel et al., "2013 AHA/ACC Guideline on Lifestyle Management to Reduce Cardiovascular Risk: A Report of the American College of Cardiology/American Heart Association Task Force on Practice Guidelines," *Circulation* (2013), epub ahead of print,

doi: 10.1161/ 01 .cir .0000437740 .48606.d1.

p.350 得舒降血壓研究和全方位心臟研究：Eva Obarzanek et al., "Effects on Blood Lipids of a Blood Pressure–Lowering Diet: The Dietary Approaches to Stop Hypertension (DASH) Trial," *American Journal of Clinical Nutrition* 74 (2001): 80-89; Lawrence Appel et al., "Effects of Protein, Monounsaturated Fat, and Carbohydrate Intake on Blood Pressure and Serum Lipids: Results of the OmniHeart Randomized Trial," *Journal of the American Medical Association* 294, no. 19 (2005): 2455-2464.

p.353 「已感幻滅」：Krauss，訪談，August 20, 2012.

p.353 在他之前的先輩也曾如此：Smith and Pinckney, *Diet, Blood Cholesterol and Coronary Heart Disease.* 在陶布斯的書出版之前，這本自費印行的手冊是飲食—心臟假說懷疑者最重要的參考資料。也見 Michael F. Oliver, "It Is More Important to Increase the Intake of Unsaturated Fats than to Decrease the Intake of Saturated Fats: Evidence from Clinical Trials Relating to Ischemic Heart Disease," *American Journal of Clinical Nutrition* 66, no. 4 suppl. (1997): 980S-986S.

p.353 「會是一條要長期耕耘的路」：Krauss，致作者電郵，January 4, 2009.

p.353 克勞斯告訴我：Krauss，致作者電郵，June 14, 2009.

p.354 「煎熬的一連串審查」……歷經五次「重大變更」：同上。

p.354 在第一篇論文中：Patty W. Siri-Tarino et al., "Saturated Fat, Carbohydrate, and Cardiovascular Disease," *American Journal of Clinical Nutrition* 91.3 (2010): 502.

p.354 在……的社論中：Jeremiah Stamler, "Diet-Heart: A Problematic Revisit," *American Journal of Clinical Nutrition 91*, no. 3 (2010): 497-499.

p.355 達瑞許・莫薩法瑞恩……宣布：Dariush Mozaffarian, "The Great Fat Debate: Taking the Focus off of Saturated Fat," *Journal of the American Dietetic Association* 111, no. 5 (2011): 665.

p.356 美國人的飽和脂肪攝取量減少：Centers for Disease Control and Prevention, "Trends in Intake of Energy and Macronutrients, 1971–2000," 80-82.

p.356 總膽固醇……降到……「高」膽固醇值：National Cholesterol Education Program, "Program Description," 存取於 October 29 2013, http://www.nhlbi .nih.gov/about/ncep/ncep_pd.htm.

p.356 由於低密度脂蛋白膽固醇減少：Nancy D. Ernst et al., "Consistency between US Dietary Fat Intake and Serum Total Cholesterol Concentrations: The National Health and Nutrition Examination Surveys," *American Journal of Clinical Nutrition* 66, 4 suppl. (1997): 965S-972S.

p.356 他曾預言，假使「人類」：Edgar V. Allen, "Clinical Progress: Atherosclerosis. A Symposium," *Circulation* 5, no. 1 (1952): 99.

p.357 心臟病的實際發生率是否也降低許多：Wayne D. Rosamond et al., "Trends in the Incidence of Myocardial Infarction and in Mortality Due to Coronary Heart Disease, 1987 to 1994," *New England Journal of Medicine* 339, no. 13 (1998): 861-867; Hugh Tunstall-Pedoe et al., "Contribution of Trends in Survival and Coronary-Event Rates to Changes in Coronary Heart Disease Mortality: 10-Year Results from 37 WHO MONICA Project Populations. Monitoring Trends and Determinants in Cardiovascular Disease," *Lancet* 353, no. 9164 (1999): 1547-1557.

p.357 只有「極少數正在遵循美國飲食指南」：Dietary Guidelines Advisory Committee, *Report of the Dietary Guidelines Advisory Committee*, 72.

p.357 最新一套美國心臟協會的飲食指南：Alice H. Lichtenstein et al., "Diet and Lifestyle Recommendations Revision 2006: A Scientific Statement from the American Heart Association Nutrition Committee," *Circulation* 114, no. 1 (2006): 82-96.

p.357 仍嚴格限制攝取飽和脂肪：Dietary Guidelines Advisory Committee, *Report of the Dietary Guidelines Advisory Committee*, 4 and 13, 及其他。

p.357 **「健康飲食含高量碳水化合物」**：同上，311.

p.358 **每年將近六%**：Caroline Scott-Thomas, "Low-Fat Trend Continues to Grow Fat Replacer Sales," FoodNavigatorusa.com, March 7, 2012, 最後一次存取於 February 14, 2014, http://www.food navigator-usa.com/Markets/Low-fat-trend-continues-to-grow -fat-replacer-sales-says-GIA.

結語　結合科學與歷史的教訓，走向治療之路

p.360 **「你可能無意間……就讓自己……不開心」**：Edward R. Pinckney and Cathey Pinckney, *The Cholesterol Controversy* (Los Angeles, Shelbourne Press, 1973), 3.

p.362 **專家小組，最近仍建議**：Robert H. Eckel et al., "2013 AHA/ACC Guideline on Lifestyle Management to Reduce Cardiovascular Risk: A Report of the American College of Cardiology/American Heart Association Task Force on Practice Guidelines," *Circulation* (2013), doi: 10.1161/ 01.cir.0000437740.48606.d1.

p.364 **「遺傳……等於和什麼都無關」**：David B. Goldstein, "Common Genetic Variation and Human Traits," *New England Journal of Medicine* 360 no. 17 (2009): 1696–1698; David B. Goldstein，致作者電郵，November 26, 2013.

專有名詞　Glossary

AAP —— American Academy of Pediatrics，美國小兒科學會，美國最重要的小兒科醫生學會。

AHA —— American Heart Association，美國心臟協會，美國歷史最悠久的志工團體，致力於戰勝心臟病與中風；也是全國最大的非營利組織。

Case control study —— 病例對照研究法。一種流行病學研究，主要是將已有疾病確診的受試者與健康的對照組做比較，並評比風險因子（如飲食、運動、血清膽固醇）。此種研究相對來說成本較低，因為通常只對受試者做一次評鑑，並不做日後追蹤。

Clinical trial —— 臨床試驗。主要是讓指定受試者接受一或多種介入，以評量所做介入對健康的影響。「隨機」試驗指任意分派受試者到不同實驗分組，而「對照」研究則是含有一個未受介入的對照組。「隨機對照研究」向來被視為臨床試驗及科學證據的黃金準則。

Dietary Goals for the United States —— 《美國飲食目標》。美國參議院營養和人類需求特別委員會於一九七七年提出的五個目標（即「麥高文報告」）。

Dietary Guidelines for Americans —— 《美國飲食指南》。美國農業部與美國衛生與公共服務部自一九八〇年開始，定期共同發表提供給美國人追求健康的營養建議報告。美國農業部的飲食金字塔即基於此指南原則。

Double bond —— 雙鍵，化學名詞，指兩個原子的連結方式。雙鍵有如兩個原子雙手交握。有一或多個雙鍵的脂肪酸分子為「不飽和的」，是在橄欖油中能找到的主要脂肪酸形式；而不帶任何雙鍵的脂肪酸為「飽和的」，是動物性食品中能找到的主要脂肪。雙鍵有兩種型態：「反式」與「順式」。

Epidemiological Study —— 流行病學研究。找出一個族群中的疾病罹患率或是其他疾病發展狀況的研究方式。營養學流行病學包括評估一個族群的飲食，有時是定期的，並將此資訊與該族群的健康狀況做連結。此種研究能顯示關連性但非因果關係，又稱為「觀察型」研究。

Fatty acids —— 脂肪酸，由氫原子圍繞的碳原子鏈，可能是飽和或非飽和的。以釘耙狀串連在一起的三種脂肪酸，稱為三酸甘油脂。

FDA —— Food and Drug Administration，美國食品藥物管理局，是美國衛生與公共服務部下的部門，職責為保護國家的食品供應。

HDL-cholesterol —— 高密度脂蛋白膽固醇，是總膽固醇的一部分。含高密度脂蛋白的膽固醇，又稱為「好膽固醇」，此數值高者有較低心臟病風險。

LDL-cholesterol —— 低密度脂蛋白膽固醇。含低密度脂蛋白的膽固醇，又稱為「壞膽固醇」，此數值高者有較高心臟病風險。

Low-fat diet —— 低脂飲食，通常是指脂肪占總卡路里攝取量二十五％到三十五％的飲食計畫。低脂飲食與「護心飲食」不同，後者只針對飽和脂肪以及在蛋、動物性食品與帶殼海鮮中的膽固醇限量，並不限制脂肪總量。

Monounsaturated fats —— 單元不飽和脂肪，所含的脂肪酸只帶一個雙鍵。最常見的單元不飽和脂肪稱為「油酸」，是常見於橄欖油中的脂肪種類。

NCEP —— National Cholesterol Education Program，國家膽固醇教育計畫，是由國家心肺及血管研究所執掌的計畫，開始於一九八五年，目標為教育美國民眾如何防範動脈粥狀硬化型的心血管疾病。一直到二〇一三年，國家膽固醇教育計畫都定期向全美醫生發布國內最重要的、如何以飲食和／或藥物降低膽固醇的指南。

NHI —— National Heart Institute， 國家心臟研究所，是國家衛生研究院下專司對抗心臟病的單位。一九四八年由杜魯門總統創建，一九六九年改名為國家心肺及血管研究所。

NHLBI —— National Heart, Lung and Blood Institute， 國家心肺及血管研究所，是國家衛生研究院下專司心臟、肺、血液疾病以及心臟病預防與治療的單位。前身為國家心臟研究所。

NIH —— National Institute of Health， 國家衛生研究院，是美國負責生物醫學與衛生相關研究的首要政府機構，位於馬里蘭州貝賽斯達。

Nurses Health Study —— 護士健康研究，在美國進行過的最大型且最長期的流行病學研究，始於一九七六年（「第一期」），並於一九八九年擴大規模（「第二期」），總共追蹤逾二十萬名女性。該研究每兩年寄出食物頻率問卷以調查飲食與生活型態。經費來自國家衛生研究院，由哈佛大學公衛學院的華特．魏立特教授主持。

Polyunsaturated fats —— 多元不飽和脂肪，所含脂肪酸帶有多個雙鍵的脂肪。多元不飽和脂肪酸的來源包括植物油，如大豆油、玉米油、紅花籽油、葵花油、棉籽油，以及芥花油（Canola）中的主要油類——油菜籽油。

Prudent diet —— 護心飲食，為美國官方首次建議的預防心臟病飲食，廣被採用於一九四〇到一九七〇年代，之後被低脂飲食取代。護心飲食限制飽和脂肪以及在蛋類、動物性食品與帶殼海鮮中的膽固醇，但與「低脂飲食」不同的是，護心飲食並不限制脂肪總量，通常有四十％總卡路里來自脂肪。

Saturated fats —— 飽和脂肪，所含脂肪酸並無雙鍵的脂肪。這些脂肪主要存在於動物性食品中，如蛋、乳製品、肉類，以及棕櫚油和椰子油。

Trans fats —— 反式脂肪，所含脂肪酸帶有一個結構為「反式」雙鍵的脂肪。「反式」雙鍵形成之字形分子，相鄰於脂肪酸並得以整齊並列，形成一種在室溫下為固態的脂肪。

Triglycerides —— 三酸甘油脂，於血液中循環的一種脂肪酸型式。三酸甘油脂是以甘油分子連結三種脂肪酸尾部而組成，形似三齒釘耙。自一九四〇年開始，三酸甘油脂被認為是心臟病的生物標記。

Unsaturated fats —— 不飽和脂肪，所含脂肪酸帶有一個（單元不飽和）或多個（多元不飽和）雙鍵的脂肪。

USDA —— United States Department of Agriculture，美國農業部，自一九八〇年開始，即為《美國飲食指南》的共同作者。一九九二到二〇〇一年，美國農業部依照該指南發表了飲食金字塔，之後則由「我的餐盤」圖示取代了飲食金字塔。

WHI —— Women's Health Initiative， 婦女健康倡導計畫，是迄今最大規模的低脂飲食臨床試驗，以將近五萬名女性為對象，於七年之間進行，成果發表於二〇〇六年。該研究經費來自國家衛生研究院，估計花費上達七億美元，於全美各地的醫學中心執行，分成三種採不同介入的子實驗——荷爾蒙補充療法、補充鈣質／維生素 D 和低脂飲食。

WHO —— World Health Organization，世界衛生組織，專司全球公共衛生事務的聯合國機構。

參考書目 Bibliography

Aaes-Jorgensen, E., J. P. Funch, and H. Dam. "The Role of Fat in the Diet of Rats." *British Journal of Nutrition* 10, no. 04 (1956): 317–324.

"About the Foundation." http://www.atkinsfoundation.org/about.asp, last accessed October 11, 2013.

Accurso, Anthony, Richard K. Bernstein, Annika Dahlqvist, et al. "Dietary Carbohydrate Restriction in Type 2 Diabetes Mellitus and Metabolic Syndrome: Time for a Critical Appraisal." *Nutrition & Metabolism* 5 (April 8, 2008): 9.

Adams, Charles Darwin, trans. *The Genuine Works of Hippocrates.* New York: Dover, 1868.

Adams, Ronald J., and Kenneth M. Jennings. "Media Advocacy: A Case Study of Philip Sokolof's Cholesterol Awareness Campaigns." *Journal of Consumer Affairs* 27, no. 1 (Summer 1993): 145–165.

Ahrens, Edward H. Jr. "The Management of Hyperlipidemia: Whether, Rather than How." *Annals of Internal Medicine* 85, no. 1 (July 1976): 87–93.

———. "The Evidence Relating Six Dietary Factors to the Nation's Health. Introduction." *American Journal of Clinical Nutrition* 32, no. 12 Suppl. (December 1979): 2627–2631.

———. "After 40 Years of Cholesterol-Watching." *Journal of Lipid Research* 25, no. 13 (December 15, 1984): 1442–1449.

———. "The Diet-Heart Question in 1985: Has It Really Been Settled?" *Lancet* 1, no. 8437 (May 11, 1985): 1085–1087.

———. "Carbohydrates, Plasma Triglycerides, and Coronary Heart Disease." *Nutrition Reviews* 44, no. 2 (February 1986): 60–64.

Ahrens, Edward H., Jr., David H. Blankenhorn, and Theodore T. Tsaltas. "Effect on Human Serum Lipids of Substituting Plant for Animal Fat in Diet." *Proceedings for the Society of Experimental Biology and Medicine* 86, no. 4 (August-September 1954): 872–878.

Ahrens, Edward H. Jr., Jules Hirsch, William Insull Jr., Theodore T. Tsaltas, Rolf Blomstrand, and Malcolm L. Peterson. "Dietary Control of Serum Lipids in Relation to Atherosclerosis." *Journal of the American Medical Association* 164, no. 17 (August 24, 1957): 1905–1911.

Ahrens, Edward H. Jr., Jules Hirsch, Kurt Oette, John W. Farquhar, and Yechezkiel Stein. "Carbohydrate-Induced and Fat-Induced Lipemia." *Transactions of the Association of American Physicians* 74(1961): 134–146.

Ahrens, Edward H. Jr., William Insull Jr., Rolf Blomstrand, Jules Hirsch, Theodore T. Tsaltas, and Malcolm L. Peterson. "The Influence of Dietary Fats on Serum-Lipid Levels in Man." *Lancet* 272, no. 6976 (May 11, 1957): 943–953.

Akiya, Toshimi, Chuji Araki, and Kiyoko Igarashi. "Novel Methods of Evaluation Deterioration and Nutritive Value of Oxidized Oil." *Lipids* 8, no. 6 (June 1973): 348–352.

Alberti-Fidanza, Adalberta. "Mediterranean Meal Patterns." *Bibliotheca Nutritio et Dieta* 45(1990): 59–71.

Albrink, Margaret J. "Triglycerides, Lipoproteins, and Coronary Artery Disease." *Archives of Internal Medicine* 109, no. 3 (March 1962): 345–359.

———. "The Significance of Serum Triglycerides." *Journal of the American Dietetic Association* 42 (January 1963): 29–31.

Aldana, Steven G., Roger Greenlaw, Audrey Salberg, Ray M. Merrill, Ron Hager, Rick B. Jorgensen. "The Effects of an Intensive Lifestyle Modification Program on Carotid Artery Intima-Media Thickness: A Randomized Trial." *American Journal of Health Promotion* 21, no. 6 (July-August 2007): 510–516.

Allbaugh, Leland Girard. *Crete: A Case Study of an Underdeveloped Area.* Princeton, NJ: Princeton University Press,

1953.
Allen, Edgar V., Louis N. Katz, Ancel Keys, and John W. Gofman, "Atherosclerosis: A Symposium," *Circulation* 5, no. 1 (January 1952): 98–134.
Al-Marzouki, Sanaa, Stephen Evans, Tom Marshall, and Ian Roberts. "Are These Data Real? Statistical Methods for the Detection of Data Fabrication in Clinical Trials." *British Medical Journal* 331, no. 7511 (July 30, 2005): 267–270.
Alonso, Alvaro, and Miguel Angel Martinez-Gonzalez. "Olive Oil Consumption and Reduced Incidence of Hypertension: The SUN Study." *Lipids* 39, no. 12 (December 2004): 1233–1238.
Alonso, Alvaro, Valentina Ruiz-Gutierrez, and Miguel Angel Martinez-Gonzalez. "Monounsaturated Fatty Acids, Olive Oil and Blood Pressure: Epidemiological, Clinical and Experimental Evidence." *Public Health Nutrition* 9, no. 2 (April 2005): 251–257.
American Academy of Pediatrics, Committee on Nutrition. "Prudent Life-style for Children: Dietary Fat and Cholesterol." *Pediatrics* 78, no. 3 (September 1, 1986): 521–525.
———. "Cholesterol in Childhood." *Pediatrics* 101, no. 1, part 1 (January 1998): 141–147.
American Diabetes Association. "Position Statement. Nutrition Recommendations and Interventions for Diabetes." *Diabetes Care* 31, suppl. 1 (January 2008): S61–S78.
American Heart Association. *An Eating Plan for Healthy Americans: Our American Heart Association Diet.* Dallas: American Heart Association, 1995.
———. Committee on Nutrition. "Diet and Heart Disease." New York: American Heart Association, 1968.
———. "Diet and Coronary Heart Disease." New York: American Heart Association, 1973.
———. "Diet and Coronary Heart Disease." New York: American Heart Association, 1978.
Anderson, Joseph T., Francisco Grande, and Ancel Keys. "Hydrogenated Fats in the Diet and Lipids in the Serum of Man." *Journal of Nutrition* 75 (1961): 388–394.
Anderson, Joseph T., Ancel Keys, and Francisco Grande. "The Effects of Different Food Fats on Serum Cholesterol Concentration in Man." *Journal of Nutrition* 62, no. 3 (July 10, 1957); 421–424.
Anderson, Keaven M., William P. Castelli, and Daniel Levy. "Cholesterol and Mortality: 30 Years of Follow-up from the Framingham Study." *Journal of the American Medical Association* 257, no. 16 (April 24, 1987): 2176–2180.
Anderson, Sue Ann. "Guidelines for Use of Dietary Intake Data." *Journal of the American Dietetic Association* 88, no. 10 (October 1988): 1258–1260.
Andrews, John S., Wendell H. Griffith, James F. Mead, and Robert A. Stein. "Toxicity of Air-Oxidized Soybean Oil." *Journal of Nutrition* 70, no. 2 (February 1, 1960): 199–210.
Anitschkow, Nikolai N. and S. Chalatow, "Ueber Experimentelle Cholester-insteatose undihre Bedeutehung fur die Entstehung Einiger Pathologischer Prozesse." *Zentralblatt fur Allgemeine Pathologie und Pathologische Anatomie* 24 (1913): 1–9.
Anon. "The Fat of the Land." *Time* 67 no. 3 (January 13, 1961): 48–52.
———. "Beauty: Vogue's Take It Off, Keep It Off Super Diet . . . Devised with the Guidance of Dr. Robert Atkins." *Vogue* 155, no. 10 (1970): 184–185.
———. "A Few Kind Words for Cholesterol." *Time*, June 9, 1980.
———. "Focus." *Journal of the American Oil Chemists' Society* 61, no. 9 (1984): 1434.
———. "Sorry, It's True: Cholesterol Really Is a Killer." *Time*, January 23, 1984.
———. "New Findings on Palm Oil." *Nutrition Reviews* 45, no. 9 (1987): 205–207.
———. "Tropical Fats Labeling: Malaysians Counterattack ASA Drive." *Journal of the American Oil Chemists' Society* 64, no. 12 (December 1987): 1596–1598.
———. "FASEB Nutrition Study Using 'Flawed Data,' Researcher Charges." *Food Chemical News* (January 25, 1988): 52–54.
———. "Congress Hears Cholesterol Debate." Associated Press, December 9, 1989.
———. "The Battle of Pork Rind Hill," *Newsweek*, March 5, 2000.

———. "Death of a Diet Doctor." Snopes.com, last modified February 11, 2004, http://www.snopes.com/medical/doctor/atkins.asp.

Antar, Mohamed A., Margaret A. Ohlson, and Robert E. Hodges. "Perspectives in Nutrition: Changes in Retail Market Food Supplies in the United States in the Last Seventy Years in Relation to the Incidence of Coronary Heart Disease, with Special Reference to Dietary Carbohydrates and Essential Fatty Acids." *American Journal of Clinical Nutrition* 14(March 1964): 169–178.

Appel, Lawrence J., Frank M. Sacks, Vincent J. Carey, et al. "Effects of Protein, Monounsaturated Fat, and Carbohydrate Intake on Blood Pressure and Serum Lipids: Results of the OmniHeart Randomized Trial." *Journal of the American Medical Association* 294, no. 19(November 16, 2005): 2455–2464.

Applewhite, Thomas H. " 'Statistical Correlations' Relating Trans-Fats to Cancer: A Commentary." *Federation Proceedings* 38, no. 11 (1979): 2435.

———. "Nutritional Effects of Isomeric Fats: Facts and Fallacies." In *Dietary Fats and Health*. Edited by Edward George Perkins and W. J. Visek. Chicago: American Oil Chemists' Society (1983).

———. "Trans-Isomers, Serum Lipids and Cardiovascular Disease: Another Point of View." *Nutrition Reviews* 51, no. 11 (November 1993): 344–345.

Aravanis, Christos. "The Classic Risk Factors for Coronary Heart Disease: Experience in Europe." *Preventive Medicine* 12, no. 1 (January 1983): 16–19.

Aro, Antti, Matti Jauhiainen, Raija Partanen, Irma Salminen, and Marja Mutanen. "Stearic Acid, Trans Fatty Acids, and Dairy Fat: Effects on Serum and Lipoprotein Lipids, Apolipoproteins, Lipoprotein(a), and Lipid Transfer Proteins in Healthy Subjects." *American Journal of Clinical Nutrition* 65, no. 5 (May 1997): 1419–1426.

Aro, Antti, I. Salminen, J. K. Huttunen, et al. "Adipose Tissue Isomeric *Trans* Fatty Acids and Risk of Myocardial Infarction in Nine Countries: the EURAMIC Study." *Lancet* 345, no. 8945 (February 4, 1995): 273–278.

Ascherio, Alberto, Martijn B. Katan, Peter L. Zock, Meir J. Stampfer, and Walter C. Willett. "Trans Fatty Acids and Coronary Heart Disease." *New England Journal of Medicine* 340, no. 25 (June 24, 1999): 1994–1998.

Association of Schools of Public Health. "Health Revolutionary: The Life and Work of Ancel Keys." Public Health Leadership Film. Last accessed February 14, 2014. http://www.asph .org/document.cfm?page=793.

Astrup, Arne, Jorn Dyerberg, Peter Elwood, et al. "The Role of Reducing Intakes of Saturated Fat in the Prevention of Cardiovascular Disease: Where Does the Evidence Stand in 2010?" *American Journal of Clinical Nutrition* 93, no. 4 (April 2011): 684–688.

Astrup, Arne, Peter Marckmann, and John Blundell. "Oiling of Health Messages in Marketing of Food." *The Lancet* 356, no. 9244 (November 25, 2000): 1786.

Atkins, Robert C. *Dr. Atkins' Diet Revolution: The High-Calorie Way to Stay Thin Forever*. Philadelphia: David McKay Co., 1972.

———. Interview with Larry King. *Larry King Live*. CNN, January 6, 2003.

Austin, Peter C., Muhammad M. Mamdani, David N. Juurlink, and Janet E. Hux. "Testing Multiple Statistical Hypotheses Resulted in Spurious Associations: A Study of Astrological Signs and Health." *Journal of Clinical Epidemiology* 59, no. 9 (September 2006): 964–969.

Bach, Anna, Lluis Serra-Majem, Josep L. Carrasco, et al. "The Use of Indexes Evaluating the Adherence to the Mediterranean Diet in Epidemiological Studies: A Review." *Public Health Nutrition* 9, no. 1A (February 2006): 132–146.

Bacon, Francis. *Novum Organum Scientiarum*, England, 1620, Book 1: XXXIV.

Bailar, John C. "Dietary Fat and Cancer Trends—A Further Critique." *Federation Proceedings* 38, no. 11 (October 1979): 2435–2436.

Ball, Richard A. and J. Robert Lilly. "The Menace of Margarine: The Rise and Fall of a Social Problem." *Social Problems* 29, no. 5 (June 1982): 488–498.

Banting, William. *Letter on Corpulence. Addressed to the Public*. London, 1863. Reprinted: New York: Cosimo Classics,

2005.
Barbour, Andrew D. "The Deposition and Utilization of Hydrogenation Isooleic Acid in the Animal Body." *The Journal of Biological Chemistry* 101, no. 1 (June 1933): 63–72.
Barker, J. Ellis. *Cancer.* London: John Murray, 1924.
Bauer, Bob. Letter Responding to the Health Claim Petition (Docket No. 2003Q-0559). Office of Nutritional Products, Labeling and Dietary Supplements, US Food and Drug Administration, November 1, 2004.
Baum, Seth J., Penny M. Kris-Etherton, Walter C. Willett, et al. "Fatty Acids in Cardiovascular Health and Disease: A Comprehensive Update." *Journal of Clinical Lipidology* 6, no. 3(May 2012): 216–234.
Beaglehole, Robert, Mary A. Foulkes, Ian A. M. Prior, and Elaine F. Eyles. "Cholesterol and Mortality in New Zealand Maoris." *British Medical Journal* 280, no. 6210 (February 2, 1980): 285–287.
Beauchamp, Gary K., Russell S. J. Keast, Diane Morel, et al. "Phytochemistry: Ibuprofen-like Activity in Extra-Virgin Olive Oil." *Nature* 437, no. 7055 (September 1, 2005): 45–46.
Beckles, G. L., C. F. Chou, Centers for Disease Control and Prevention, "Diabetes—United States, 2006 and 2010," *Morbidity and Mortality Weekly Report* 62, suppl. 3 (2012): 99–104.
Bekelman, Justin E., Yan Li, and Cary P. Gross. "Scope and Impact of Financial Conflicts of Interest in Biomedical Research; A Systematic Review." *Journal of the American Medical Association* 289, no. 4 (January 22–29, 2003): 454–465.
Bendsen, N. T., R. Christensen, E. M. Bartels, and A. Astrup. "Consumption of Industrial and Ruminant Trans Fatty Acids and Risk of Coronary Heart Disease: A Systematic Review and Meta-Analysis of Cohort Studies." *European Journal of Clinical Nutrition* 65, no. 7 (July 2011): 773–783.
Beresford, Shirley A. A., Karen C. Johnson, et al. "Low-Fat Dietary Pattern and Risk of Colorectal Cancer: The Women's Health Initiative Randomized Controlled Dietary Modification Trial." *Journal of the American Medical Association* 295, no. 6 (February 8, 2006): 643–654.
Bier, Dennis M., J. T. Brosnan, J. P. Flatt, et al. "Report of the IDECG Working Group on Lower and Upper Limits of Carbohydrate and Fat Intake." *European Journal of Clinical Nutrition* 53, no. 1 suppl. (April 1999): S177–S178.
Bier, Dennis M., Ronald M. Lauer, and Olli Simell. "Summary." *The American Journal of Clinical Nutrition* 72, no. 5 suppl. (November 2000): 1410S–1413S.
Bierenbaum, Marvin L., Donald P. Green, Alvin Florin, Alan Fleischman, and Anne B. Caldwell. "Modified-Fat Dietary Management of the Young Male with Coronary Disease," *Journal of the American Medical Association* 202, no. 13 (1967): 59–63.
Biesalski, Hans Konrad. "Meat and Cancer: Meat as a Component of a Healthy Diet." *European Journal of Clinical Nutrition* 56, Suppl. 1 (March 2002): S2–S11.
Bingham, Sheila A. "Limitations of the Various Methods for Collecting Dietary Intake Data." *Annals of Nutrition and Metabolism* 35, no. 3 (1991): 117–127.
Biss, Kurt, Kang-Jey Ho, Belma Mikkelson, Lena Lewis, and C. Bruce Taylor. "Some Unique Biologic Characteristics of the Masai of East Africa." *New England Journal of Medicine* 284, no. 13 (April 1971): 694–699.
Bistrian, Bruce R., George L. Blackburn, Jean-Pierre Flatt, Jack Sizer, Nevin S. Scrimshaw, and Mindy Sherman. "Nitrogen Metabolism and Insulin Requirements in Obese Diabetic Adults on a Protein-Sparing Modified Fast." *Diabetes* 25, no. 6 (June 1976): 494–504.
Bittman, Mark. "No Meat, No Dairy, No Problem." *New York Times Sunday Magazine*, January 1, 2012.
Blackburn, G. L. "Mechanisms of Nitrogen Sparing with Severe Calorie Restricted Diets." *International Journal of Obesity* 5, no. 3 (1981): 215–216.
Blackburn, Henry. "The Low Risk Coronary Male." *American Journal of Cardiology* 58, no. 1(July 1986): 161.
———. "Ancel Keys Lecture: The Three Beauties: Bench, Clinical, and Population Research." *Circulation* 86, no. 4 (October 1992): 1323–1331.
Blackburn, Henry, and Darwin Labarthe. "Stories for the Evolution of Guidelines for Casual Interference in Epidemiologic Associations: 1953–1965." *American Journal of Epidemiology* 176, no. 12 (December 5, 2012):

1071–1077.
Blakeslee, Alton, and Jeremiah Stamler. *Your Heart Has Nine Lives: Nine Steps to Heart Health.* New York: Pocket Books, 1966.
Blasbalg, Tanya L., Joseph R. Hibbeln, Christopher E. Ramsden, Sharon F. Majchrzak, and Robert R. Rawlings. "Changes in Consumption of Omega-3 and Omega-6 Fatty Acids in the United States During the 20th Century." *American Journal of Clinical Nutrition* 93, no. 5 (May 2011): 950–962.
Blondheim, S. H., T. Horne, R. Davidovich, J. Kapitulnik, S. Segal, and N. A. Kaufmann. "Unsaturated Fatty Acids in Adipose Tissue of Israeli Jews." *Israel Journal of Medical Sciences* 12, no. 7 (July 1976): 658–661.
Blume, Elaine. "The Truth About Trans: Hydrogenated Oils Aren't Guilty as Charged." *Center for Science in the Public Interest: Nutrition Action Healthletter* 15, no. 2 (March 1, 1988): 8–10.
Bogani, Paola, Claudio Galli, Marco Villa, and Francesco Visioli. "Postprandial Anti-inflammatory and Antioxidant Effects of Extra Virgin Olive Oil." *Atherosclerosis* 190, no. 1 (Jan 2007): 181–186.
Boniface, D. B., and M. E. Tefft, "Dietary Fats and 16-year Coronary Heart Disease Mortality in a Cohort of Men and Women in Great Britain." *European Journal of Clinical Nutrition* 56, no. 8 (August 2002): 786–792.
Bostock, John, and H. T. Riley. *The Natural History of Pliny.* London: Taylor and Francis, 1855.
Bottiger, Lars-Erik, and Lars A. Carlson. "Serum Glucoproteins in Men with Myocardial Infarction." *Journal of Atherosclerosis Research* 1, no. 3 (May 6, 1961): 184–188.
Breslow, Jan L. "Why You Should Support the American Heart Association!" *Circulation* 94, no. 11 (December 1, 1996): 3016–3022.
Broad, William James. "NIH Deals Gingerly with Diet-Disease Link." *Science* 204, no. 4398(June 15, 1979): 1175–1178.
———. "Academy Says Curb on Cholesterol Not Needed." *Science* 208, no. 4450 (June 20, 1980): 1354–1355.
Brobeck, John R. "Mechanisms in the Development of Obesity in Animals with Hypothalamic Lesions." *Physiological Reviews* 26, no. 4 (October 1, 1946): 541–559.
Brody, Jane E. *Jane Brody's Good Food Book: Living the High Carbohydrate Way.* New York: W. W. Norton, 1985.
Brown, Michael S., and Joseph L. Goldstein. "How LDL Receptors Influence Cholesterol and Atherosclerosis." *Scientific American* 251, no. 5 (November 1984): 58–66.
Byers, Tim. "Hardened Fats, Hardened Arteries?" *New England Journal of Medicine* 337, no. 21 (November 20, 1997): 1544–1545.
Caballero, Benjamin, Theresa Clay, Sally M. Davis, et al. "Pathways: A School-Based, Randomized Controlled Trial for the Prevention of Obesity in American Indian Schoolchildren." *American Journal of Clinical Nutrition* 78, no. 5 (Nov 2003): 1030–1038.
Campbell, T. Colin, and Chen Junshi. "Diet and Chronic Degenerative Diseases: Perspectives from China." *American Journal of Clinical Nutrition* 59, no. 5 suppl. (May 1994): 1153S–1161S.
Campbell, T. Colin, Banoo Parpia, and Junshi Chen. "Diet, Lifestyle, and the Etiology of Coronary Artery Disease: The Cornell China Study." *American Journal of Cardiology* 82, no. 10B (November 26, 1998): 18T–21T.
Canadian Pediatric Society and Health Canada, Joint Working Group. *Nutrition Recommendations Update: Dietary Fat and Children.* Ottowa, Ontario: Health Canada, 1993.
Cannon, Geoffrey. *Food and Health: The Experts Agree.* London: Consumers' Association, 1992.
Capewell, Simon, and Martin O'Flaherty. "What Explains Declining Coronary Mortality? Lessons and Warnings." *Heart* 94, no. 9 (September 2008): 1105–1108.
Carlson, Lars A., Lars E. Bottiger, and P-E. Ahdfeldt. "Risk Factors for Myocardial Infarction in the Stockholm Prospective Study." *Acta Medica Scandinavica* 206, no. 5 (1979): 351–360.
Cassady, Bridget A., Nicole L. Charboneau, Emily E. Brys, Kristin A. Crouse, Donald C. Beitz, and Ted Wilson. "Effects of Low Carbohydrate Diets High in Red Meats or Poultry, Fish and Shellfish on Plasma Lipids and Weight Loss." *Nutrition & Metabolism* 4, no. 23 (October 31, 2007). doi:10.1186/1743–7075–4–23.

Castelli, William P. "Concerning the Possibility of a Nut . . ." *Archives of Internal Medicine* 152, no. 7 (July 1992): 1371–1372.

Castelli, William P., Joseph T. Doyle, Tavia Gordon, et al. "HDL Cholesterol and Other Lipids in Coronary Heart Disease: The Cooperative Lipoprotein Phenotyping Study." *Circulation* 55, no. 5 (May 1977): 767–772.

Center for Food Safety and Applied Nutrition, US Food and Drug Administration. "FDA Issues Draft Guidance for Industry on How to Reduce Acrylamide in Certain Foods." *CFSAN Constituent Update*, November 14, 2013, http://www.fda.gov/Food/NewsEvents/ConstituentUpdates/ucm374601.htm.

Center for Science in the Public Interest. *Saturated Fat Attack*. Washington, DC: Center for Science in the Public Interest, 1988.

———. "Building a Healthier America, 35th Anniversary Report." Washington, DC: Center for Science in the Public Interest, 2006.

Centers for Disease Control and Prevention. "Trends in Intake of Energy and Macronutrients in the United States, 1971–2000." *Morbidity and Mortality Weekly Report* 53, no. 4 (February 6, 2004): 80–82.

———. National Health Examination Survey, 1960–1962. Available at http://www.cdc.gov/nchs/nhanes.htm.

Central Committee for Medical and Community Program, American Heart Association. "Dietary Fat and Its Relation to Heart Attacks and Strokes: Report by the Central Committee for Medical and Community Program of the American Heart Association." *Journal of the American Medical Association* 175 (February 4, 1961): 389–391.

Chamberlin, Thomas C. "The Method of Multiple Working Hypotheses." (Repr. *Journal of Geology*, 1897.) *Science* 148, no. 3671 (May 7, 1965): 754–759.

Charles, Dan. "The Making of Meat Eating America." Morning Edition, National Public Radio, June 26, 2012.

Chlebowski, Rowan T., George L. Blackburn, Cynthia A. Thomson, et al. "Dietary Fat Reduction and Breast Cancer Outcome: Interim Efficacy Results from the Women's Intervention Nutrition Study." *Journal of the National Cancer Institute* 98, no. 24 (December 20, 2006): 1767–1776.

Christakis, George, Seymour H. Rinzler, Morton Archer, and Arthur Kraus. "Effect of the Anti-Coronary Club Program on Coronary Heart Disease: Risk-Factor Status." *Journal of the American Medical Association* 198, no. 6 (November 7, 1966): 597–604.

Christakis, George, Seymour H. Rinzler, Morton Archer, and Ethel Maslansky. "Summary of the Research Activities of the Anti-Coronary Club." *Public Health Reports* 81, no. 1 (January 1966): 64–70.

Clarke, William R., Helmut G. Schrott, Paul E. Leaverton, William E. Connor, and Ronald M. Lauer. "Tracking of Blood Lipids and Blood Pressures in School Age Children: The Muscatine Study." *Circulation* 58, no. 4 (October 1978): 626–634.

Claxson, Andrew W. D., Geoffrey E. Hawkes, David P. Richardson, et al. "Generation of Lipid Peroxidation Products in Culinary Oils and Fats During Episodes of Thermal Stressing: A High Field 1H NMR Study." *FEBS Letters* 355, no. 1 (November 21, 1994): 81–90.

Clayton, Paul, and Judith Rowbotham. "How the Mid-Victorian Worked, Ate and Died." *International Journal of Environmental Research and Public Health* 6, no. 3 (March 2009): 1235–1253.

Cleave, Thomas L., and George D. Campbell. *Diabetes, Coronary Thrombosis, and the Saccharine Disease.* Bristol: John Wright & Sons, 1966.

Cobe, P., J. M. Lang, T. H. Strenk, and D. Tanyeri. "Best Do-Over That We'll All Be Doing Soon." *Restaurant Business*, April 6, 2007.

Coggon, D., B. Pannett, C. Osmond, and E. D. Acheson. "A Survey of Cancer and Occupation in Young and Middle Aged Men. I. Cancers of the Respiratory Tract." *British Journal of Industrial Medicine* 43, no. 5 (May 1986): 332–338.

Combined Staff Clinic. "Obesity." *American Journal of Medicine* 19, no. 1 (July 1955): 115–125.

Committee of Principal Investigators. "A Co-operative Trial in the Primary Prevention of Ischaemic Heart Disease Using Clofibrate: A Report from the Committee of Principal Investigators." *British Heart Journal* 40 (October

1978): 1069–1118.

Conklin, Daniel J., Oleg A. Barski, Jean-Francois Lesgards, et al. "Acrolein Consumption Induces Systemic Dyslipidemia and Lipoprotein Modification." *Toxicology and Applied Pharmacology* 243, no. 1 (February 15, 2010): 1–12.

Conklin, Daniel J., Russell A. Prough, Peter Juvan, et al. "Acrolein-Induced Dyslipidemia and Acute-Phase Response Are Independent of HMG-CoA Reductase." *Molecular Nutrition and Food Research* 55, no. 9 (September 2011): 1411–1422.

Cooper, Thomas. *Some Information Respecting America.* London: J. Johnson, 1794.

———. *The Chainbearer.* Oxford: Oxford University, 1845.

Cordain, Loren, Janette Brand Miller, S. Boyd Eaton, Neil Mann, Susanne H. Holt, and John D. Speth. "Plant-animal Subsistence Ratios and Macronutrient Energy Estimations in Worldwide Hunter-gatherer Diets." *American Journal of Clinical Nutrition* 71, no. 3(March 2000): 682–692.

Cowley, Geoffrey. "Healer of Hearts: Dean Ornish's Low-Tech Methods Could Transform American Medicine. But the Doctor Is Still Striving to Transform Himself." *Newsweek*, March 16, 1998.

Crampton, E. W., R. H. Common, E. T. Pritchard, and Florence A. Farmer. "Studies to Determine the Nature of the Damage to the Nutritive Value of Some Vegetable Oils from Heat Treatment: IV. Ethyl Esters of Heat Polymerized Linseed, Soybean and Sunflower Seed Oils." *Journal of Nutrition* 60, no. 1 (September 10, 1956): 13–24.

Crawford, Michael A. "Fatty-Acid Ratios in Free-Living and Domestic Animals." *Lancet* 291, no. 7556 (June 22, 1968): 1329–1333.

Csallany, A. Saari, I. Han, D.W. Shoeman, and C. Chen. "4-Hydroxynonenal (HNE), a Toxic Aldehyde in French Fries from Fast Food Restaurants." Poster presentation at the HNE Symposium of the 16th Bi-Annual Conference of the Free Radical Society and HNE Symposium, London, September 1–9, 2012.

Cummings, Richard Osborn. *The American and His Food: A History of Food Habits in the United States.* Chicago: The University of Chicago Press, 1940.

Damas, David. *Arctic Migrants/Arctic Villagers: The Transformation of Inuit Settlement in the Central Arctic.* Quebec: McGill-Queen's Press, 2002.

Damasceno, N. R., A. Perez-Heras, M. Serra, et al. "Crossover Study of Diets Enriched with Virgin Olive Oil, Walnuts or Almonds. Effects on Lipids and Other Cardiovascular Risk Markers." *Nutrition Metabolism Cardiovascular Disease* 21, no. 1 suppl. (2011): 14S–20S.

Daniel, Carrie R., Amanda J. Cross, Corinna Koebnick, and Rashmi Sinha. "Trends in Meat Consumption in the USA." *Public Health Nutrition* 14, no. 4 (2011): 575–583.

Davidson, Alan. "Lard" in *The Penguin Companion to Food.* New York: Penguin Books, 2002, 530–531.

Day, Ivan. *Cooking in Europe 1650–1850.* Westport, CT: Greenwood Press, 2009.

Day, Jose, Malcolm Carruthers, Alan Bailey, and David Robinson. "Anthropometric, Physiological and Biochemical Differences Between Urban and Rural Masai." *Atherosclerosis* 23, no. 2 (1976): 357–361.

Dayton, Seymour, and Morton Lee Pearce. "Diet and Atherosclerosis." *Lancet* 295, no. 7644(February 28, 1970): 473–474.

Dayton, Seymour, Morton Lee Pearce, Sam Hashimoto, Wilfrid J. Dixon, and Uwamie Tomiyasu. "A Controlled Clinical Trial of a Diet High in Unsaturated Fat in Preventing Complications of Atherosclerosis." *Circulation* 40, no. 1, suppl. 2 (1969): II-1–II-63.

Decker, Walter J., and Walter Mertz. "Effects of Dietary Elaidic Acid on Membrane Function in Rat Mitochondria and Erythrocytes." *Journal of Nutrition* 91, no. 3 (March 1967): 324–330.

DeHaven, Joseph, Robert Sherwin, Rosa Hendler, and Philip Felig. "Nitrogen and Sodium Balance and Sympathetic-Nervous-System Activity in Obese Subjects Treated With a Low-Calorie Protein or Mixed Diet." *New England Journal of Medicine* 302, no. 9 (February 28, 1980): 477–482.

Despres, Jean-Pierre. "Bringing JUPITER Down to Earth." *Lancet* 373, no. 9670 (April 4, 2009): 1147–1148.

Deuel, Harry J. Jr. "The Butter-Margarine Controversy." *Science* 103, no. 2668 (February 15, 1946): 183–187.

Deuel, Harry J. Jr., Samuel M. Greenberg, Evelyn E. Savage, and Lucien A. Bavetta. "Studies on the Comparative Nutritive Value of Fats: XIII. Growth and Reproduction Over 25 Generations on Sherman Diet B Where Butterfat was Replaced by Margarine Fat, Including a Study of Calcium Metabolism." *Journal of Nutrition* 42, no. 2 (1950): 239–255.

Deuel, Harry J. Jr., Eli Movitt, and Lois F. Hallman. "Studies of the Comparative Nutritive Value of Fats: IV. The Negative Effect of Different Fats on Fertility and Lactation in the Rat." *Journal of Nutrition* 27, no. 6 (June 1944): 509–513.

Deuel, Harry J. Jr., Eli Movitt, Lois F. Hallman, Fred Mattson, and Evelyn Brown. "Studies of the Comparative Nutritive Value of Fats: I. Growth Rate and Efficiency of Conversion of Various Diets to Tissue." *Journal of Nutrition* 27, no. 1 (January 1944): 107–121.

Dietary Guidelines Advisory Committee. Prepared for the Agricultural Research Service, US Department of Agriculture and US Department of Health and Human Services. *Report of the Dietary Guidelines Advisory Committee on the Dietary Guidelines for Americans, 2010. To the Secretary of Agriculture and the Secretary of Health and Human Services.* Washington, DC: US Government Printing Office, June 15, 2010.

DISC Collaborative Research Group. "Dietary Intervention Study in Children (DISC) with Elevated Low Density Lipoprotein Cholesterol: Design and Baseline Characteristics." *Annals of Epidemiology* 3, no. 4 (July 1993): 393–402.

Doll, R., R. Peto, K. Wheatley, R. Gray, and I. Sutherland. "Mortality in Relation to Smoking: 40 Years' Observations on Male British Doctors." *British Medical Journal* 309, no. 6959 (October 8, 1994): 901–911.

Donaldson, Blake F. *Strong Medicine.* New York: Cassell, 1963.

Dreon, Darlene M., Harriett A. Fernstrom, Paul T. Williams, and Ronald M. Krauss. "A Very-Low-Fat Diet Is Not Associated with Improved Lipoprotein Profiles in Men with a Predominance of Large, Low-Density Lipoproteins." *American Journal of Clinical Nutrition* 69, no. 3 (March 1999): 411–418.

Drewnowski, Adam. "The Cost of U.S. Foods as Related to Their Nutritive Value." *American Journal of Clinical Nutrition* 92, no. 5 (Nov, 2010): 1181–1188.

Dupre, Ruth. " 'If It's Yellow, It Must be Butter': Margarine Regulation in North America Since 1886." *Journal of Economic History* 59, no. 2 (June 1999): 353–371.

Duthie, Susan J. "Soybean Growers Move to Label Palm Oil as Unhealthy, Bringing Rivalry to a Boil." *Wall Street Journal*, August 31, 1987.

Eckel, Robert H., J. M. Jakicic, V. S. Hubbard, et al. "2013 AHA/ACC Guideline on Lifestyle Management to Reduce Cardiovascular Risk: A Report of the American College of Cardiology/American Heart Association Task Force on Practice Guidelines." *Circulation*, (2013), doi:10.1161/01.cir.0000437740.48606.d1.

Editors. "Coronary Heart Disease and Carbohydrate Metabolism." *Journal of the American Medical Association* 201, no. 13 (September 25, 1967): 164.

———. "Diet and Atherosclerosis." *Lancet* 2, no. 7627 (November 1, 1969): 939–940.

———. "Can I Avoid a Heart Attack?" *Lancet* 303, no. 7858 (April 6, 1974): 605–607.

———. "Trans Fatty Acids Dispute Rages in Letters to FASEB." *Food Chemical News*(May 30, 1988): 6–10.

———. "Expression of Concern." *British Medical Journal* 331, no. 7511 (July 30, 2005): 266.

Enig, Mary G. *Trans Fatty Acids in the Food Supply: A Comprehensive Report Covering 60 Years of Research,* 2nd Edition. Silver Spring, MD: Enig Associates, 1995.

Enig, Mary G., S. Atal, M. Keeney, and J. Sampugna. "Isomeric Trans Fatty Acids in the U.S. Diet." *Journal of the American College of Nutrition* 9, no. 5 (October 1990): 471–486.

Enig, Mary G., R. Munn, and M. Keeney, "Dietary Fat and Cancer Trends—A Critique." *Federation Proceedings* 37, no. 9 (July 1978): 2215–2220.

Ernst, Nancy D., C. T. Sempos, R. R. Briefel, and M. B. Clark. "Consistency Between US Dietary Fat Intake and Serum Total Cholesterol Concentrations: The National Health and Nutrition Examination Surveys." *American*

Journal of Clinical Nutrition 66, no. 4 suppl. (October 1997): 965S–972S.

Esposito, Katherine, Raffaele Marfella, Miryam Ciotola, et al. "Effect of a Mediterranean-Style Diet on Endothelial Dysfunction and Markers of Vascular Inflammation in the Metabolic Syndrome: A Randomized Trial." *Journal of the American Medical Association* 292, no. 12 (September 22, 2004): 1440–1446.

Esterbauer, Hermann. "Cytotoxicity and Genotoxicity of Lipid-Oxidation Products." *American Journal of Clinical Nutrition* 57, no. 5 suppl. (May 1993): 779S–786S.

Esterbauer, Hermann, K. H. Cheeseman, M. U. Dianzani, G. Poli, and T. F. Slater. "Separation and Characterization of the Aldehydic Products of Lipid Peroxidation Stimulated by ADP-Fe2+ in Rat Liver Microsomes." *Biochemical Journal* 208, no. 1 (October 15, 1982): 129–140.

Esterbauer, Hermann, Gunther Jurgens, Oswald Quehenberger, and Ernst Koller. "Autoxidation of Human Low Density Lipoprotein: Loss of Polyunsaturated Fatty Acids and Vitamin E and Generation of Aldehydes." *Journal of Lipid Research* 28, no. 5 (May 1987): 495–509.

Esterbauer, Hermann, Rudolf Jorg Schaur, and Helmward Zollner. "Chemistry and Biochemistry of 4-Hydroxynonenal, Malonaldehyde and Related Aldehydes." *Free Radical Biology & Medicine* 11, no. 1 (1991): 81–128.

Estruch, Ramon, Emilio Ros, Jordi Salas-Salvado, et al. "Primary Prevention of Cardiovascular Disease with a Mediterranean Diet." *New England Journal of Medicine* 368, no. 14(April 4, 2013): 1279–1290.

European Food Safety Authority. "Analysis of Occurrence of 3 monochloropropane 1,2 diol(3 MCPD) in Food in Europe in the Year 2009–2011 and Preliminary Exposure Assessment." *EFSA Journal* 11, no. 9 (2013): 3381. doi:10.2903/j.efsa.2013.3381.

Expert Panel on Trans Fatty Acids and Coronary Heart Disease. "Trans Fatty Acids and Coronary Heart Disease Risk." *American Journal of Clinical Nutrition* 62, no. 3 suppl. (1995): 655S–708S.

Falta, Wilhelm. *Endocrine Diseases, Including Their Diagnosis and Treatment*. Philadelphia: P. Blakiston's Sons, 1923.

Federal Trade Commission, Complaint, "In the Matter of Standard Brands, Inc., et al.: Consent Order, Etc., In Regard to the Alleged Violation of the Federal Trade Commission Act." Docket C-2377, April 9, 1973.

Fehily, A. M., J. W. G. Yarnell, P. M. Sweetnam, and P. C. Elwood. "Diet and Incident of Ischaemic Heart Disease: The Caerphilly Study." *British Journal of Nutrition* 69, no. 2(March 1993): 303–314.

Feinleib, Manning. "On a Possible Inverse Relationship Between Serum Cholesterol and Cancer Mortality." *American Journal of Epidemiology* 114, no. 1 (July 1981): 5–10.

———. "Summary of a Workshop on Cholesterol and Noncardiovascular Disease Mortality." *Preventive Medicine* 11, no. 3 (May 1982): 360–367.

Feron, V. J., H. P. Til, Flora de Vrijer, et al. "Aldehydes: Occurrence, Carcinogenic Potential, Mechanism of Action and Risk Assessment." *Mutation Research* 259, no. 3–4 (March–April 1991): 363–385.

Ferro-Luzzi, Anna, and Francesco Branca. "Mediterranean Diet, Italian-Style: Prototype of a Healthy Diet." *American Journal of Clinical Nutrition* 61, no. 6 suppl. (June 1995): 1338S–1345S.

Ferro-Luzzi, Anna, Philip James, and Anthony Kafatos. "The High-Fat Greek Diet: a Recipe for All?" *European Journal of Clinical Nutrition* 56, no. 9 (September 2002): 796–809.

Ferro-Luzzi, Anna, W. Philip T. James, and Anthony Kafatos. "Response to Letter: Response to the Letter Submitted by D. Trichopoulos entitled, 'In Defense of the Mediterranean Diet.' " *European Journal of Clinical Nutrition* 56, no. 9 (September 2002): 930–931.

Ferro-Luzzi, Anna, and Stefania Sette. "The Mediterranean Diet: An Attempt to Define Its Present and Past Composition." *European Journal of Clinical Nutrition* 43, no. 2 suppl. (1989): 13–29.

Ferro-Luzzi, Anna, Pasquale Strazzullo, Cristina Scaccini, et al. "Changing the Mediterranean Diet: Effects on Blood Lipids." *American Journal of Clinical Nutrition* 40, no. 5 (November 1984): 1027–1037.

Fiedorowicz, Jess G., and William G. Haynes. "Cholesterol, Mood, and Vascular Health: Untangling the Relationship. Does Low Cholesterol Predispose to Depression and Suicide, or Vice Versa?" *Current Psychiatry* 9, no. 7 (July

2010): 17–22.
———. "Diet and Coronary Heart Disease: Dietary Analysis on 100 Male Patients." *American Journal of Clinical Nutrition* 21, no. 2 (February 1968): 143–148.
Finegan, Aileen, Noel Hickey, Brian Maurer, and Risteard Mulcahy. "Diet and Coronary Heart Disease: Dietary Analysis on 50 Female Patients." *American Journal of Clinical Nutrition* 21, no. 1 (1969): 8–9.
Firestone, David. "Worldwide Regulation of Frying Fats and Oils." *Inform* 4 (1993): 1366–1371.
Fischer, Louis, and Julian L. Rogatz. "Insulin in Malnutrition." *Archives of Pediatrics & Adolescent Medicine* 31, no. 3 (March 1926): 363–372.
Fito, M., M. Cladellas, R. de la Torre, et al. "Anti-Inflammatory Effect of Virgin Olive Oil in Stable Coronary Disease Patients: A Randomized, Crossover, Controlled Trial." *European Journal of Clinical Nutrition* 62, no. 4 (April 2004): 570–574.
Flavell, C. M. "Women and Coronary Heart Disease." *Progress in Cardiovascular Nursing* 9, no. 4 (Fall 1994): 18–27.
Flint, Austin. *A Practical Treatise on the Diagnosis, Pathology, and Treatment of Diseases of the Heart.* Philadelphia: Blanchard and Lea, 1859.
Flock, M. R., J. A. Fleming, and Penny M. Kris-Etherton. "Macronutrient Replacement Options for Saturated Fat: Effects on Cardiovascular Health." *Current Opinion in Lipidology* 25, no. 1 (February 2014): 67–74.
Fogliano, Vincenzo, and Raffaele Sacchi. "Oleocanthal in Olive Oil: Between Myth and Reality." *Molecular Nutrition & Food Research* 50, no. 1 (January 2006): 5–6.
Food and Agriculture Organization of the United Nations. "Fats and Fatty Acids in Human Nutrition: Report of an Expert Consultation. 10–14 November 2008." *FAO Food and Nutrition Paper* 91. Rome: Food and Agriculture Organization of the United Nations, 2010.
Food and Drug Administration, US Department of Health and Human Services. "Food Labeling: Trans Fatty Acids in Nutrition Labeling, Nutrient Content Claims, and Health Claims; Proposed Rule." Washington, DC: US Government Printing Office, 1999.
———. "Food Labeling: *Trans* Fatty Acids in Nutrition Labeling, Nutrient Content Claims, and Health Claims, Final and Proposed Rule." *Federal Register* 68, no. 133. Washington, DC: US Government Printing Office, July 11, 2003.
Food and Nutrition Board, Division of Biological Sciences, Assembly of Life Sciences, The National Research Council, National Academy of Sciences. *Toward Healthful Diets.* Washington, DC: National Academy Press, 1980.
Foppa, Ivo, and Christoph E. Minder. "Oral, Pharyngeal and Laryngeal Cancer as a Cause of Death Among Swiss Cooks." *Scandinavian Journal of Work, Environment & Health* 18, no. 5 (October 1992): 287–292.
Forbes, Hamish. "Ethnoarchaeology and the Place of Olive in the Economy of the Southern Argolid, Greece." In *La Production du Vin et l'Huile en Mediterranee.* Edited by M. C. Amouretti and J. P. Brun, 213–226. Paris: Ecole Francaise d'Athenes, 1993.
Forsythe, Cassandra E., Stephen D. Phinney, Richard D. Feinman, et al. "Limited Effect of Dietary Saturated Fat on Plasma Saturated Fat in the Context of a Low Carbohydrate Diet." *Lipids* 45, no. 10 (October 2010): 947–962.
Foster, Gary D., Holly R. Wyatt, James O. Hill, et al. "Weight and Metabolic Outcomes After 2 Years on a Low-Carbohydrate Versus Low-Fat Diet: A Randomized Trial." *Annals of Internal Medicine* 153, no. 3 (August 3, 2010): 147–157.
Frank, Charles W., Eve Weinblatt, and Sam Shapiro. "Angina Pectoris in Men." *Circulation* 42, no. 3 (March 1973): 509–517.
Frantz, Ivan D., Emily A. Dawson, Patricia L. Ashman, et al. "Test of Effect of Lipid Lowering by Diet on Cardiovascular Risk. The Minnesota Coronary Survey." *Arteriosclerosis, Thrombosis, and Vascular Biology* 9, no. 1 (January–February 1989): 129–135.
Fraser, Gary E. "Determinants of Ischemic Heart Disease in Seventh-Day Adventists: A Review." *American Journal of Clinical Nutrition* 48, no. 3 suppl. (September 1988): 833–836.

Fraser, Gary E., Joan Sabate, and W. Lawrence Beeson. "The Application of Results of Some Studies of California Seventh-Day Adventists to the General Population." *Archives of Internal Medicine* 153, no. 4 (February 22, 1993): 533–534.

Fredrickson, Donald S. "Mutants, Hyperlipoproteinaemia, and Coronary Artery Disease." *British Medical Journal* 2, no. 5755 (April 24, 1971): 187–192.

Freedman, David S., Charles L. Shear, Sathanur R. Srinivasan, Larry S. Webber, and Gerald S. Berenson. "Tracking of Serum Lipids and Lipoproteins in Children Over an 8-year Period: The Bogalusa Heart Study." *Preventive Medicine* 14, no. 2 (March 1985): 203–216.

Fullanana, Andres, Angel A. Carbonell-Barrachina, and Sukh Sidhu. "Comparison of Volatile Aldehydes Present in the Cooking Fumes of Extra Virgin Olive, Olive, and Canola Oils." *Journal of Agriculture and Food Chemistry* 52, no. 16 (August 11, 2004): 5207–5214.

Galan, Pilar, Emmanuelle Kesse-Guyot, Sebastien Czernichow, Serge Briancon, Jacques Blacher, and Serge Hercberg. "Effects of B Vitamins and Omega 3 Fatty Acids on Cardiovascular Disease: A Randomised Placebo Controlled Trial." *British Medical Journal* 341 (November 29, 2010): 1–9.

Gammal, Elias B., Kenneth K. Carroll, and Earl R. Plunkett. "Effects of Dietary Fat on the Uptake and Clearance of 7,12-Dimethylbenz(α)anthracene by Rat Mammary Tissue." *Cancer Research* 28, no. 2 (February 1968): 384–385.

Garcia-Palmieri, Mario R., Paul D. Sorlie, Raul Costas, Jr., and Richard J. Havlik. "An Apparent Inverse Relationship Between Serum Cholesterol and Cancer Mortality in Puerto Rico." *American Journal of Epidemiology* 114, no. 1 (July 1981): 29–40.

Gardner, Christopher D., Alexandre Kiazand, Sofiya Alhassan, et al. "Comparison of the Atkins, Zone, Ornish, and LEARN Diets for Change in Weight and Related Risk Fac-tors Among Overweight Premenopausal Women: The A TO Z Weight Loss Study: A Randomized Trial." *Journal of the American Medical Association* 297, no. 9 (March 7,2007): 969–977; "Corrections: Incorrect Wording and Data Error." Journal of the American Medical Association 298, no. 2(2007): 178.

Garg, Rekha, Jennifer H. Madans, and Joel C. Kleinman. "Regional Variation in Ischemic Heart Disease Incidence." *Journal of Clinical Epidemiology* 45, no. 2 (February 1992): 149–156.

German, J. Bruce, Robert A. Gibson, Ronald M. Krauss, et al. "A Reappraisal of the Impact of Dairy Foods and Milk Fat on Cardiovascular Disease Risk." *European Journal of Nutrition* 48, no. 4 (2009): 191–203.

Gertler, Menard M., Paul D. White, Raoul Simon, and Lida G. Gottsch. "Long-Term Follow-up of Young Coronary Patients." *American Journal of Medical Sciences* 247, no. 2(February 1964): 145–155.

Gibbons, Gary H., John Gordon Harold, Mariell Jessup, Rose Marie Robertson, and William Oetgen. "The Next Steps in Developing Clinical Practice Guidelines for Prevention." *Circulation* 128, no. 15 (October 8, 2013): 1716–1717.

Gilchrist, A. Rae. "The Edinburgh Tradition in Clinical Cardiology." *Scottish Medical Journal* 17, no. 8 (August 1972): 282–287.

Ginsberg, Henry N., Penny Kris-Etherton, Barbara Dennis, et al. "Effects of Reducing Dietary Saturated Fatty Acids on Plasma Lipids and Lipoproteins in Healthy Subjects The DELTA Study, Protocol 1." *Arteriosclerosis, Thrombosis, and Vascular Biology* 18, no. 3 (March 1998): 441–449.

GISSI-Prevenzione Investiagtors (Gruppo Italiano per lo Studio della Sopravvivenza nell'Infarto Micardico). "Dietary Supplementation with n-3 Polyunsaturated Fatty Acids and Vitamin E after Myocardial Infarction: Results of the GISSI-Prevenzione Trial." *Lancet* 354, no. 9177 (August 7, 1999): 447–455.

Glazer, M. D., and J. W. Hurst. "Coronary Atherosclerotic Heart Disease: Some Important Differences Between Men and Women." *American Journal of Noninvasive Cardiology* 61, no. 1 (1987).

Gofman, John W., Frank Lindgren, Harold Elliott, et al. "The Role of Lipids and Lipoproteins in Atherosclerosis." *Science* 111, no. 2877 (February 17, 1950): 166–186.

Gofman, John W., Alex Y. Nichols, and E. Virginia Dobbin. *Dietary Prevention and Treatment of Heart Disease.* New

York: Putnam, 1958.

Gogoi, Palavi. "Atkins Gets Itself in a Stew." *Bloomberg Businessweek,* August 1, 2005.

Goldbourt, U., S. Yaari, and J. H. Medalie. "Factors Predictive of Long-Term Coronary Heart Disease Mortality Among 10,059 Male Israeli Civil Servants and Municipal Employees. A 23-Year Mortality Follow-up in the Israeli Ischemic Heart Disease Study." *Cardiology* 82, nos. 2–3 (1993): 100–121.

Gordon, Edgar S., Marshall Goldberg, and Grace J. Chosy. "A New Concept in the Treatment of Obesity." *Journal of the American Medical Association* 186, no. 1 (October 5, 1963): 156–166.

Gordon, Robert S., and Amelia Cherkes. "Unesterified Fatty Acid in Human Blood Plasma." *Journal of Clinical Investigation* 35, no. 2 (February 1956): 206–212.

Gordon, Tavia, William P. Castelli, Marthana C. Hjortland, William B. Kannel, and Thomas R. Dawber. "High Density Lipoprotein as a Protective Factor Against Coronary HeartDisease: The Framingham Study." *American Journal of Medicine* 62, no. 5 (May 1977): 707–714.

Gould, K. Lance, Dean Ornish, Larry Scherwitz, et al. "Changes in Myocardial Perfusion Abnormalities by Positron Emission Tomography after Long-Term, Intense Risk Factor Modification." *Journal of the American Medical Association* 274, no. 11 (September 20, 1995): 894–901.

Gould, R. Gordon. "Lipid Metabolism and Atherosclerosis." *American Journal of Medicine* 11, no. 2 (August 1951): 209–227.

Gould, R. Gordon, C. Bruce Taylor, Joanne S. Hagerman, Irving Warner, and Donald J. Campbell. "Cholesterol Metabolism: I. Effect of Dietary Cholesterol on the Synthesis of Cholesterol in Dog Tissue in Vitro." *Journal of Biological Chemistry* 201, no. 2 (April 1, 1953): 519–528.

Greenberg, Samuel M., and A. C. Frazer. "Some Factors Affecting the Growth and Development of Rats Fed Rancid Fat." *Journal of Nutrition* 50, no. 4 (August 1953): 421–440.

Greenblatt, James M. "Low Cholesterol and Its Psychological Effects Low Cholesterol Is Linked to Depression, Suicide, and Violence." *Psychology Today,* June 10, 2011. Accessed January 2, 2014. http://www.psychologytoday.com/blog/the-breakthrough-depression-solution/201106/low-cholesterol-and-its-psychological-effects.

Griel, Amy E., and Penny Kris-Etherton. "Brief Critical Review: Beyond Saturated Fat: The Importance of the Dietary Fatty Acid Profile on Cardiovascular Disease." *Nutrition Reviews* 64, no. 5 (May 2006): 257–262.

Grigg, David. "Olive Oil, the Mediterranean and the World." *GeoJournal* 53, no. 2 (February 2001): 163–172.

Groen, J., B. K. Tjiong, C. E. Kamminga, and A. F. Willebrands. "Influence of Nutrition, Individual, and Some Other Factors, Including Various Forms of Stress, on Serum Cholesterol; Experiment of Nine Months' Duration in 60 Normal Human Volunteers." *Voeding* 13 (October 1952): 556–587.

Grootveld, Martin, Christopher J. L. Silwood, Paul Addis, Andrew Claxson, Bartolome Bonet Serra, and Marta Viana. "Health Effects of Oxidized Heated Oils." *Foodservice Research International* 13, no. 1 (October 2001): 41–55.

Grootveld, Martin, Christopher J. L. Silwood, and Andrew W. D. Claxson. "Letter to the Editor. Warning: Thermally-Stressed Polyunsaturates Are Damaging to Health." *Food Chemistry* 67 (1999): 211–213.

Grundy, Scott, David Bilheimer, Henry Blackburn, et al. "Rationale of the Diet-Heart Statement of the American Heart Association." *Circulation* 65, no. 4 (April 1982): 839A–854A.

Grune, Tilman, Neven Zarkovic, and Kostelidou Kalliopi. "Lipid Peroxidation Research in Europe and the COST B35 Action 'Lipid Peroxidation Associated Disorders." *Free Radical Research* 44, no. 10 (October 2010): 1095–1097.

Guberan, E. "Surprising Decline of Cardiovascular Mortality in Switzerland: 1951–1976." *Journal of Epidemiology and Community Health* 33, no. 2 (June 1979): 114–120.

Halperin, M., Jerome Cornfield, and S. C. Mitchell. "Letters to the Editor: Effect of Diet on Coronary-Heart-Disease Mortality." *Lancet* 302, no. 7826 (August 25, 1973): 438–439.

Hamilakis, Yannis. "Food Technologies/Technologies of the Today: The Social Context of Wine and Oil Production and Consumption in Bronze Age Crete." *World Archeology* 31, no. 1 (June 1999): 38–54.

Han, In Hwa, and A. Saari Csallany. "Formation of Toxic α- 偕 -Unsaturated 4-Hydroxy-Aldehydes in Thermally

Oxidized Fatty Acid Methyl Esters." *Journal of the American Oil Chemists' Society* 86, no. 3 (March 2009): 253–260.

———. "Temperature Dependence of HNE Formation in Vegetable Oils and Butter Oil." *Journal of the American Oil Chemists' Society* 85, no. 8 (August 2008): 777–782.

Han, Paul W., and Lawrence A. Frohman. "Hyperinsulinemia in Tube-fed Hypophysectomized Rats Bearing Hypothalamic Lesions." *American Journal of Physiology* 219, no. 6(1970): 1632–1636.

Hankins, Gerald W. *Sunrise Over Pangnirtung: The Story of Otto Schaefer, M.D.* Calgary, Canada: The Arctic Institute of North America of the University of Calgary, 2000.

Hansen, Anders. "Swedish Health Advisory Body Says Too Much Carbohydrate, Not Fat, Leads to Obesity." *British Medical Journal* 347 (November 15, 2013). doi: 10.1136/bmj.f6873.

Hanssen, Per. "Treatment of Obesity by a Diet Relatively Poor in Carbohydrates." *Acta Medica Scandinavica* 88, no. 1 (January 1936): 97–106.

Hardinge, Mervyn G., and Fredrick J. Stare. "Nutritional Studies of Vegetarians. 2. Dietary and Serum Levels of Cholesterol." *American Journal of Clinical Nutrition* 2, no. 2 (March 1954): 83–88.

Hardy, Stephen C., and Ronald E. Kleinman. "Fat and Cholesterol in the Diet of Infants and Young Children: Implications for Growth, Development, and Long-Term Health." *Journal of Pediatrics* 125, no. 5, part 2 (November 1994): S69–S77.

Harman, Denham. "Letter to the Editor. Atherosclerosis: Possible Ill-Effects of the Use of Highly Unsaturated Fats to Lower Serum Cholesterol Levels." *Lancet* 275, no. 7005(November 30, 1957): 1116–1117.

Harris, Maureen I. "Prevalence of Noninsulin-Dependent Diabetes and Impaired Glucose Tolerance." In *Diabetes in America: Diabetes Data Compiled in 1984*, 1–31. US Department of Health and Human Services, Public Health Service, August 1985.

Harris, William S., Dariush Mozaffarian, Eric Rimm, et al. "Omega-6 Fatty Acids and Risk for Cardiovascular Disease. A Science Advisory from the American Heart Association Nutrition Subcommittee of the Council of Nutrition, Physical Activity, and Metabolism; Council on Cardiovascular Nursing; and Council on Epidemiology and Prevention." *Circulation* 119, no. 6 (February 17, 2009): 902–907.

Hayes, Kenneth C., for the Expert Panel. "Fatty Acid Expert Roundtable: Key Statements about Fatty Acids." *Journal of the American College of Nutrition* 29, no. 3 suppl. (2010): 285S–288S.

Hays, James H., Angela DiSabatino, Robert T. Gorman, Simi Vincent, and Michael E. Stillabower. "Effect of a High Saturated Fat and No-Starch Diet on Serum Lipid Subfractions in Patients with Documented Atherosclerotic Cardiovascular Disease." *Mayo Clinic Proceedings* 78, no. 11 (November 2003): 1331–1336.

Hayward, Rodney A., and Harlan M. Krumholz. "Three Reasons to Abandon Low-Density Lipoprotein Targets: An Open Letter to the Adult Treatment Panel IV of the National Institute of Health." *Circulation: Cardiovascular Quality and Outcomes* 5, no. 1 (January 2012): 2–5.

Haywood, Rachel M., Andrew W. D. Claxson, Geoffrey W. Hawkes, et al. "Detection of Aldehydes and Their Conjugated Hydroperoxydiene Precursors in Thermally-Stressed Culinary Oils and Fats: Investigations Using High Resolution Proton NMR Spectroscopy." *Free Radical Research* 22, no. 5 (May 1995): 441–482.

Hecht, Harvey S., and H. Robert Superko. "Electron Beam Tomography and National Cholesterol Education Program Guidelines in Asymptomatic Women." *Journal of the American College of Cardiology* 37, no. 6 (May 2001): 1506–1511.

Hegsted, Mark. "Washington—Dietary Guidelines." Preventing Heart Attack and Stroke: A History of Cardiovascular Disease Epidemiology, ed. Henry Blackburn, last accessed January 29, 2014, http://www.epi.umn.edu/cvdepi/pdfs/Hegstedguidelines.pdf.

Helsing, Elisabet, and Antonia Trichopoulos, eds. "The Mediterranean Diet and Food Culture—a Symposium." *European Journal of Clinical Nutrition* 43, suppl. 2 (1989): 1–92.

Hetherington, A. W., and S. W. Ranson. "The Spontaneous Activity and Food Intake of Rats with Hypothalamic Lesions." *American Journal of Physiology* 136, no. 4 (1942): 609–617.

Hibbeln, Joseph R., and Norman Salem, Jr. "Dietary Polyunsaturated Fatty Acids and Depression: When Cholesterol Does Not Satisfy." *American Journal of Clinical Nutrition* 62, no. 1 (July 1995): 1–9.

Hibbeln Joseph R., John C. Umhau, David T. George, and Norman Salem, Jr. "Do Plasma Polyunsaturates Predict Hostility and Violence?" In *Nutrition and Fitness: Metabolic and Behavior Aspects in Health and Disease, World Review of Nutrition and Diatetics*. Edited by A. P. Simopoulos and K. N. Pavlou, Basel, Switzerland: Karger, 1996, 175–186.

Hilditch, Thomas Percy, and N. L. Vidyarthi. "The Products of Partial Hydrogenation of Higher Monoethylenic Esters." *Proceedings of the Royal Society of London. Series A, Mathematical, Physical and Engineering Sciences* 122, no. 790 (February 1, 1929): 552–570.

Hirsch, Jules, and Edward H. Ahrens, Jr. "The Separation of Complex Lipide Mixtures by the Use of Silic Acid Chromatography." *Journal of Biological Chemistry* 233, no. 2 (August 1958): 311–320.

Hite, Adele H., Richard David Feinman, Gabriel E. Guzman, Morton Satin, Pamela A. Schoenfeld, and Richard J. Wood. "In the Face of Contradictory Evidence: Report of the Dietary Guidelines for Americans Committee." *Nutrition* 26, no. 10 (October 2010): 915–924.

Hoffman, William. "Meet Monsieur Cholesterol." Update. University of Minnesota, 1979. Accessed January 2, 2013. http://mbbnet.umn.edu/hoff/hoff_ak.html.

Holmes, Michelle D., David J. Hunter, Graham A. Colditz, et al. "Association of Dietary Intake of Fat and Fatty Acids with Risk of Breast Cancer." *Journal of the American Medical Association* 281, no. 10 (March 10, 1999): 914–920.

Hooper, Lee, Paul A. Kroon, Eric B. Rimm, et al. "Flavonoids, Flavonoid-Rich Foods, and Cardiovascular Risk: a Meta-Analysis of Randomized Controlled Trials." *American Journal of Clinical Nutrition* 88, no. 1 (July 2008): 38–50.

Hopkins, Paul N. "Effects of Dietary Cholesterol on Serum Cholesterol: A Meta-Analysis and Review." *American Journal of Clinical Nutrition* 55, no. 6 (June 1992): 1060–1070.

Hornstra, Gerard, and Anna Vendelmans-Starrenburg. "Induction of Experimental Arterial Occlusive Thrombi in Rats." *Atherosclerosis* 17, no. 3 (May-June 1973): 369–382.

Horowitz, Roger. *Putting Meat on the American Table: Taste, Technology, Transformation*. Baltimore, MD: The Johns Hopkins University Press, 2006.

Horton, Richard. "Expression of Concern: Indo-Mediterranean Diet Heart Study." *The Lancet* 366, no. 9483 (July 30, 2005): 354–356.

Howard, Barbara V., JoAnn E. Manson, Marcia L. Stefanick, et al. "Low-Fat Dietary Pattern and Weight Change Over 7 Years: The Women's Health Initiative Dietary Modification Trial." *Journal of the American Medical Association* 295, no. 1 (January 4, 2006): 39–49.

Howard, Barbara V., Linda Van Horn, Judith Hsia, et al. "Low-Fat Dietary Pattern and Risk of Cardiovascular Disease: The Women's Health Initiative Randomized Controlled Dietary Modification Trial." *Journal of the American Medical Association* 295, no. 6 (February 8, 2006): 655–666.

Hrdlička, Aleš. Physiological and Medical Observations Among the Indians of Southwestern United States and Northern Mexico, No. 34. Washington, DC: US Government Printing Office, 1908.

Hu, Frank B. "The Mediterranean Diet and Mortality—Olive Oil and Beyond." *New England Journal of Medicine* 348, no. 26 (June 26, 2003): 2595–2596.

Hu, Frank B., JoAnn E. Manson, and Walter C. Willett. "Types of Dietary Fat and Risk of Coronary Heart Disease: A Critical Review." *Journal of American College of Nutrition* 20, no. 1 (February 2001): 5–19.

Hulley, Stephen B., Judith M. B. Walsh, and Thomas B. Newman. "Health Policy on Blood Cholesterol. Time to Change Directions." *Circulation* 86, no. 3 (September 1992): 1026–1029.

Hunter, Beatrice Trum. *Consumer Beware*. New York: Simon & Schuster, 1971.

Hunter, David J., Eric B. Rimm, Frank M. Sacks, Meir J. Stampfer, Graham A. Colditz, Lisa B. Litin, and Walter

C. Willett. "Comparison of Measures of Fatty Acid Intake by Subcutaneous Fat Aspirate, Food Frequency Questionnaire, and Diet Records in a Free-Living Population of US Men." *American Journal of Epidemiology* 135, no. 4 (February 15, 1992): 418–427.

Hunter, J. Edward. "Dietary *trans* Fatty Acids: Review of Recent Human Studies and Food Industry Responses." *Lipids* 41, no. 11 (November 2006): 967–992.

Hunter, J. Edward, and Thomas H. Applewhite. "Isomeric Fatty Acids in the US Diet: Levels and Health Perspectives." *American Journal of Clinical Nutrition* 44, no. 6 (December 1986): 707–717.

Hustvedt, B. E., and A. Lovo. "Correlation between Hyperinsulinemia and Hyperphagia in Rats with Ventromedial Hypothalamic Lesions." *Acta Physiologica Scandinavica* 84, no. 1 (January 1972): 29–33.

Institute of Medicine of the National Academies, Panel on Macronutrients, Panel on the Definition of Dietary Fiber, Subcommittee on Upper Reference Levels of Nutrients, Subcommittee on Interpretation and Uses of Dietary Reference Intakes, and the Standing Committee on the Scientific Evaluation of Dietary Reference Intakes. "Dietary Fats: Total Fat and Fatty Acids." In *Dietary Reference Intakes for Energy, Carbohydrate, Fiber, Fat, Fatty Acids, Cholesterol, Protein, and Amino Acids, part 1*. Washington, DC: National Academies Press, 2002.

———. "Letter Report on Dietary Reference Intakes for Trans Fatty Acids." In *Dietary Reference Intakes for Energy, Carbohydrate, Fiber, Fat, Fatty Acids, Cholesterol, Protein, and Amino Acids, part 1*. Washington, DC: National Academies Press, 2002.

Instituto Nazionale di Statistica. "Statistical Analysis on Young Conscripts" (Analisi Statistica sui Giovani Iscritti nelle Liste di Leva). ISTAT Notiziaro Serie 4 Foglio 41 (1993): 1–10.

International Agency for Research on Cancer, World Health Organization. "Household Use of Solid Fuels and High-Temperature Frying." *IARC Monographs on the Evaluation of Carcinogenic Risks to Humans*, vol. 95. Lyon, France: IARC, 2006.

Jacobs, David, Henry Blackburn, Millicent Higgins, et al. "Report of the Conference on Low Blood Cholesterol: Mortality Associations." *Circulation* 86, no. 3 (January 1992): 1046–1060.

Jacobson, Michael F., and Sarah Fritschner. *The Fast-Food Guide: What's Good, What's Bad, and How to Tell the Difference.* New York: Workman, 1986.

Jochim, Michael A. *Strategies for Survival: Cultural Behavior in an Ecological Context.* New York: Academic Press, 1981.

Johnson, Richard J. *The Fat Switch.* Mercola.com, 2012.

Johnston, Patricia V., Ogden C. Johnson, and Fred A. Kummerow. "Occurrence of Trans Fatty Acids in Human Tissue." *Science* 126, no. 3276 (October 11, 1957): 698–699.

———. "Deposition in Tissues and Fecal Excretion of Trans Fatty Acids in the Rat." *Journal of Nutrition* 65, no. 1 (May 10, 1958): 13–23.

Jolliffe, Norman, Seymour H. Rinzler, and Morton Archer. "The Anti-Coronary Club: Including a Discussion of the Effects of a Prudent Diet on the Serum Cholesterol Level of Middleaged Men." *The American Journal of Clinical Nutrition* 7, no. 4 (July 1959): 451–462.

Jones, David S. "Visions of a Cure: Visualization, Clinical Trials, and Controversies in Cardiac Therapeutics, 1968–1998." *Isis* 91, no. 3 (September 2000): 504–541.

Joslin, Elliot Proctor. *A Diabetic Manual for the Mutual Use of Doctor and Patient.* Philadelphia: Lea & Febiger, 1919.

Judd, Joseph T., Beverly A. Clevidence, Richard A. Muesing, Janet Wittes, Matthew E. Sunkin, and John J. Podczasy. "Dietary Trans Fatty Acids: Effects on Plasma Lipids and Lipoproteins of Healthy Men and Women." *American Journal of Clinical Nutrition* 59, no. 4 (April 1994): 861–868.

Kaaks, Rudolf, Nadia Slimani, and Elio Riboli. "Pilot Phase Studies on the Accuracy of Dietary Intake Measurements in the EPIC Project: Overall Evaluation of Results." *International Journal of Epidemiology* 26, no. 1 suppl. (1997): S26–36.

Kagan, Abraham, Jordan Popper, Dwayne M. Reed, Charles J. MacLean, and John S. Grove. "Trends in Stroke Incidence and Mortality in Hawaiian Japanese Men." *Stroke* 25, no. 6(June 1994): 1170–1175.

Kaminer, Benjamin, and W. P. W. Lutz. "Blood Pressure in Bushmen of the Kalahari Desert." *Circulation* 22, no. 2 (August 1960): 289–295.

Kannel, William B. "Metabolic Risk Factors for Coronary Heart Disease in Women: Perspective from the Framingham Study." *American Heart Journal* 114, no. 2 (August 1987): 413–419.

Kannel, William B., William P. Castelli, Tavia Gordon, and Patricia M. McNamara. "Serum Cholesterol, Lipoproteins, and the Risk of Coronary Heart Disease, The Framingham Study." *Annals of Internal Medicine* 74, no. 1 (January 1, 1971): 1–12.

Kannel, William B., Thomas R. Dawber, Abraham Kagan, Nicholas Revotskie, and Joseph Stokes. "Factors of Risk in the Development of Coronary Heart Disease—Six-Year Follow-up Experience. The Framingham Study." *Annals of Internal Medicine* 55, no. 1(July 1961): 33–50.

Kannel, William B., and Tavia Gordon. "The Framingham Study: An Epidemiological Investigation of Cardiovascular Disease." Section 24, unpublished paper. Washington, DC: National Heart, Lung, and Blood Institute, 1987.

Kaplan, Robert M. *Disease, Diagnosis and Dollars.* New York: Copernicus Books, 2009.

Kaplan, Robert M., and Michelle T. Toshima. "Does a Reduced Fat Diet Cause Retardation in Child Growth?" *Preventive Medicine* 21, no. 1 (January 1992): 33–52.

Kark, J. D., A. H. Smith, and C. G. Hames. "The Relationship of Serum Cholesterol to the Incidence of Cancer in Evans County, Georgia." *Journal of Chronic Diseases* 33, no. 5(1980): 311–322.

Katan, Martijn B. "High-oil Compared with Low-Fat, High-Carbohydrate Diets in the Prevention of Ischemic Heart Disease." *American Journal of Clinical Nutrition* 66, no. 4 suppl. (1997): 974S–979S.

Katan, Martijn B., Scott M. Grundy, and Walter C. Willett. "Should a Low-Fat, High-Carbohydrate Diet Be Recommended for Everyone? Beyond Low-Fat Diets." *New England Journal of Medicine* 337, no. 8 (August 21, 1997): 563–566.

Katan, Martijn B., Peter L. Zock, and Ronald P. Mensink. "Dietary Oils, Serum Lipoproteins, and Coronary Heart Disease." *American Journal of Clinical Nutrition* 61, no. 6 (1995): 1368S–1373S.

Kato, Hiroo, Jeanne Tillotson, Milton Z. Nichaman, George G. Rhoads, and Howard B. Hamilton. "Epidemiologic Studies of Coronary Heart Disease and Stroke in Japanese Men Living in Japan, Hawaii and California." *American Journal of Epidemiology* 97, no. 6(June 1973): 372–385.

Katritsis, Demosthenes G., and John P. A. Ioannidis. "Percutaneous Coronary Intervention Versus Conservative Therapy in Nonacute Coronary Artery Disease: A Meta-Analysis." *Circulation* 111, no. 22 (June 7, 2005): 2906–2912.

Katsouyanni, Klea, Eric B. Rimm, Charalambos Gnardellis, Dimitrio Trichopoulos, Evangelos Polychronopoulos, and Antonia Trichopoulos. "Reproducibility and Relative Validity of an Extensive Semi-Quantitative Food Frequency Questionnaire Using Dietary Records and Biochemical Markers among Greek Schoolteachers." *International Journal of Epidemiology* 26, no. 1 suppl. 1 (1997): S118–S127.

Kaunitz, Hans. "Importance of Lipids in Arteriosclerosis: An Outdated Theory," in Select Committee on Nutrition and Human Needs of the United States Senate, *Dietary Goals for the United States—Supplemental Views.* 42–54. Washington, DC: US Government Printing Office, 1977.

Kaunitz, Hans, and Ruth E. Johnson. "Exacerbation of the Heart and Liver Lesions in Rats by Feeding Various Mildly Oxidized Fats." *Lipids* 8, no. 6 (June 1973): 329–336.

Kelleher, Philip C., Stephen D. Phinney, Ethan A. H. Sims, et al. "Effects of Carbohydrate- Containing and Carbohydrate-Restricted Hypocaloric and Eucaloric Diets on Serum Concentrations of Retinol-Binding Protein, Thyroxine-Binding Prealbumin and Transferrin." *Metabolism* 32, no. 1 (January 1983): 95–101.

Key, Timothy J., Paul N. Appleby, Elizabeth A. Spencer, Ruth C. Travis, Andrew W. Roddam, and Naomi E. Allen. "Mortality in British Vegetarians: Results from the European Prospective Investigation into Cancer and Nutrition (EPIC-Oxford)." *American Journal of Clinical Nutrition* 89, no. 5 (May 2009): 1613S–1619S.

Keys, Ancel. "Human Atherosclerosis and the Diet." *Circulation* 5, no. 1 (1952): 115–118.

———. "Atherosclerosis: A Problem in Newer Public Health." *Journal of the Mount Sinai Hospital, New York* 20, no. 2 (July-August 1953): 118–139.

———. "The Diet and Development of Coronary Heart Disease." *Journal of Chronic Disease* 4, no. 4 (October 1956): 364–380.

———. "Diet and the Epidemiology of Coronary Heart Disease." *Journal of the American Medical Association* 164, no. 17 (August 24, 1957): 1912–1919.

———. "Epidemiologic Aspects of Coronary Artery Disease." *Journal of Chronic Diseases* 6, no. 5 (November 1957): 552–559.

———. "Arteriosclerotic Heart Disease in Roseto, Pennsylvania." *Journal of the American Medical Association* 195, no. 2 (January 10, 1966): 137–139.

———. "Sucrose in the Diet and Coronary Heart Disease." Atherosclerosis 14, no. 2(September–October 1971): 193–202.

———. "Letter: Sucrose in the Diet and Coronary Heart Disease." *Atherosclerosis* 18, no. 2(September-October 1973): 352.

———. "Letter to the Editors." *Atherosclerosis* 18, no. 2 (September-October 1973): 352.

———. "Coronary Heart Disease—The Global Picture." *Atherosclerosis* 22, no. 2 (September–October 1975): 149–192.

———. *Seven Countries: A Multivariate Analysis of Death and Coronary Heart Disease.* Cambridge, MA: Harvard University Press, 1980.

———. "From Naples to Seven Countries—A Sentimental Journey." In *Progress in Biochemical Parmacology* 19. Edited by R. J. Hegyeli, 1–30. Basel, Switzerland: Karger, 1983.

———. "Mediterranean Diet and Public Health." *American Journal of Clinical Nutrition* 61, no. 6 suppl. (June 1995): 1321S–1323S.

Keys, Ancel, ed. "Coronary Heart Disease in Seven Countries." *Circulation* 41 and 42, no. 1 suppl. 1, American Heart Association Monograph No. 29 (April 1970): 1–211.

Keys, Ancel, and Joseph T. Anderson. "The Relationship of the Diet to the Development of Atherosclerosis in Man." In *Symposium on.* Publication 338. Washington, DC: National Academy of Sciences—National Research Council, 1954, 181-196.

Keys, Ancel, Joseph T. Anderson, Flaminio Fidanza, Margaret Haney Keys, and Bengt Swahn. "Effects of Diet on Blood Lipids In Man Particularly Cholesterol and Lipoproteins." *Clinical Chemistry* 1, no. 1 (February 1955): 34–52.

Keys, Ancel, Joseph T. Anderson, and Francisco Grande. "Fats and Disease." *Lancet* 272, no. 6796 (May 11, 1957): 992–993.

———. "Prediction of Serum-Cholesterol Responses of Man to Changes in Fats in the Diet." *Lancet* 273, no. 7003 (November 16, 1957): 959–966.

———. "Serum Cholesterol in Man: Diet Fat and Intrinsic Responsiveness." *Circulation* 19, no. 2 (1959): 201–214.

Keys, Ancel, Christos Aravanis, and Helen Sdrin. "The Diets of Middle-aged Men in Two Rural Areas of Greece." *Voeding* 27, no. 11 (1966): 575–586.

Keys, Ancel, Flaminio Fidanza, Vicenzo Scardi, Gino Bergami, Margaret Haney Keys, and Ferruccio Di Lorenzo. "Studies on Serum Cholesterol and Other Characteristics ofClinically Healthy Men in Naples." *Archives of Internal Medicine* 93, no. 3 (March 1954): 328–336.

Keys, Ancel, and Francisco Grande. "Role of Diectary Fat in Human Nutrition: III. Diet and the Epidemiology of Coronary Heart Disease." *American Journal of Public Health and the Nation's Health 47,* no. 12 (December 1957): 1520–1530.

Keys, Ancel, Francisco Grande, and Joseph T. Anderson. "Bias and Misrepresentation Revisited: 'Perspective' on

Saturated Fat." *The American Journal of Clinical Nutrition* 27, no. 2(February 1974): 188–212.

Keys, Ancel, and Margaret Keys. *Eat Well and Stay Well*. New York: Doubleday, 1959.

———. *How to Eat Well and Stay Well the Mediterranean Way*. Garden City, NY: Doubleday, 1975.

Keys, Ancel, and Noboru Kimora. "Diets of Middle-Aged Farmers in Japan." *American Journal of Clinical Nutrition* 23, no. 2 (February 1970): 212–223.

Keys, Ancel, Alessandro Menotti, Christos Aravanis, et al. "The Seven Countries Study: 2,289 Deaths in 15 Years." *Preventive Medicine* 13, no. 2 (March 1984): 141–154.

Keys, Ancel, Alessandro Menotti, Mariti J. Karvonen, et al. "The Diet and 15-year Death Rate in the Seven Countries Study." *American Journal of Epidemiology* 124, no. 6 (December 1986): 903–915.

Keys, Ancel, Francisco Vivanco, J. L. Rodriguez Minon, Margaret Haney Keys, and H. Castro Mendoza. "Studies on the Diet, Body Fatness and Serum Cholesterol in Madrid, Spain." *Metabolism Clinical and Experimental* 3, no. 3 (May 1954): 195–212.

Khosla, Pramod. "Palm Oil: A Nutritional Overview." *Journal of Agriculture and Food Industry* 17 (2000): 21–23.

Khosla, Pramod, and Kalyana Sundram, eds. "A Supplement on Palm Oil." *Journal of the American College of Nutrition* 29, no. 3 suppl. (June 2010): 237S-239S.

Kim, Song-Suk, Daniel D. Gallaher, and A. Saari Csallany. "Lipophilic Aldehydes and Related Carbonyl Compounds in Rat and Human Urine." *Lipids* 34, no. 5 (May 1999): 489–495.

Kimura, Noboru. "Changing Patterns of Coronary Heart Disease, Stroke, and Nutrient Intake in Japan." *Preventive Medicine* 12, no. 1 (January 1983): 222–227.

Kinsell, Lawrence W., J. Partridge, Lenore Boling, S. Margen, and G. Michaels. "Dietary Modification of Serum Cholesterol and Phospholipid Levels." *Journal of Clinical Endocrinology and Metabolism* 12, no. 7 (July 1952): 909–913.

Kinsella, John E., Geza Bruckner, J. Mai, and J. Shrimp. "Metabolism of Trans Fatty Acids with Emphasis on the Effects of Trans, Trans-Octadecadeionoate on Lipid Composition, Essential Fatty Acid, and Prostaglandins: An Overview." *American Journal of Clinical Nutrition* 34, no. 10 (October 1981): 2307–2318.

Knittle, J. L., and Edward H. Ahrens, Jr. "Carbohydrate Metabolism in Two Forms of Hyperglyceridemia." *Journal of Clinical Investigation* 43 (March 1964): 485–495.

Knopp, Robert H., Pathmaja Paramsothy, Barbara M. Retzlaff, et al. "Gender Differences in Lipoprotein Metabolism and Dietary Response: Basis in Hormonal Differences and Implications for Cardiovascular Disease." *Current Atherosclerosis Reports* 7, no. 6 (November 2005): 472–479.

———. "Sex Differences in Lipoprotein Metabolism and Dietary Response: Basis in Hormonal Differences and Implications for Cardiovascular Disease." *Current Cardiology Reports* 8, no. 6 (November 2006): 452–459.

Knopp, Robert H., Barbara Retzlaff, Carolyn Walden, Brian Fish, Brenda Buck, and Barbara McCann. "One-Year Effects of Increasingly Fat-Restricted, Carbohydrate-Enriched Dietson Lipoprotein Levels in Free-living Subjects." *Proceedings for the Society of Experimental Biology and Medicine* 225, no. 3 (December 2000): 191–199.

Koertge, Jenny, Gerdi Weidner, Melanie Elliot-Eller, et al. "Improvement in Medical Risk Factors and Quality of Life in Women and Men with Coronary Artery Disease in the Multricenter Lifestyle Demonstration Project." American Journal of Cardiology 91, no. 11(June 2003): 1316–1322.

Koeth, Robert A., Zeneng Wang, Bruce S. Levison, et al. "Intestinal Microbiota Metabolism of L-Carnitine, a Nutrient in Red Meat, Promotes Atherosclerosis." *Nature Medicine* 19, no. 5 (May 2013): 576–585.

Kolata, Gina. "Heart Panel's Conclusions Questioned." *Science* 227, no. 4682 (January 4, 1985): 40–41.

———. "Culprit in Heart Disease Goes Beyond Meat's Fat." *New York Times*, April 8, 2013: A14.

———. "Eggs, Too, May Provoke Bacteria to Raise Heart Risk." *New York Times*, April 25, 2013: A14.

Koletzko, Berthold, Katharina Dokoupil, Susanne Reitmayr, Barbara Weimert-Harendza, and Erich Keller. "Dietary Fat Intakes of Infants and Primary School Children in Germany." *American Journal of Clinical Nutrition* 72, no. 5 suppl. (November 2000): 1329S–1398S.

Koranyi, A. "Prophylaxis and Treatment of the Coronary Syndrome." *Therapia Hungarcia* 12(1963): 17.

Kozarevic, Djordje, D. L. McGee, N. Vojvodic, et al. "Serum Cholesterol and Mortality: The Yugoslavia Cardiovascular Disease Study." *American Journal of Epidemiology* 114, no. 1(1981): 21–28.

Krauss, Ronald M. "Dietary and Genetic Probes of Atherogenic Dyslipidemia." *Arteriosclerosis, Thrombosis, and Vascular Biology* 25, no. 11 (November 2005): 2265–2272.

Krauss, Ronald M., Patricia J. Blanche, Robin S. Rawlings, Harriett S. Fernstrom, and Paul T. Williams. "Separate Effects of Reduced Carbohydrate Intake and Weight Loss on Atherogenic Dyslipidemia." *American Journal of Clinical Nutrition* 83, no. 5 (May 2006): 1025–1031.

Krauss, Ronald M., and Darlene M. Dreon. "Low-density-lipoprotein Subclasses and Response to a Low-fat Diet in Healthy Men." *American Journal of Clinical Nutrition* 62, no. 2 Suppl. (August 1995): 478S–487S.

Krauss, Ronald M., Robert H. Eckel, Barbara Howard, et al. "AHA Dietary Guidelines Revision 2000: A Statement for Healthcare Professionals from the Nutrition Committee of the American Heart Association." *Circulation* 102, no. 18 (October 31, 2000): 2284–2299.

Krieger, James W., Harry S. Sitren, Michael J. Daniels, and Bobbi Langkamp-Henken. "Effects of Variation in Protein and Carbohydrate Intake on Body Mass and Composition During Energy Restriction: A Meta-Regression." *American Journal of Clinical Nutrition* 83, no. 2 (February 2006): 260–274.

Kris-Etherton, Penny M., Robert H. Eckel, Barbara V. Howard, Sachiko St. Jeor, and Terry L. Bazzarre. "Lyon Diet Heart Study Benefits of a Mediterranean-Style, National Cholesterol Education Program/American Heart Association Step I Dietary Pattern on Cardiovascular Disease." *Circulation* 103, no. 13 (April 3, 2001): 1823–1825.

Kris-Etherton, Penny M., and Robert J. Nicolosi. "Trans Fatty Acids and Coronary Heart Disease Risk." *American Journal of Clinical Nutrition* 62, no. 3 suppl. (1995): 655S–708S.

Kris-Etherton, Penny M., Denise Shaffer Taylor, Shaomei Ya-Poth, et al. "Polyunsaturated Fatty Acids in the Food Chain in the United States." *American Journal of Clinical Nutrition* 71, no. 1 suppl. (January 2000): 179S–188S.

Kristal, Alan R., Ulrike Peters, and John D. Potter. "Is It Time to Abandon the Food Frequency Questionnaire?" *Cancer Epidemiology, Biomarkers and Prevention* 14, no. 12(December 2005): 2826–2828.

Kromhout, Daan, and Bennie Bloemberg. "Diet and Coronary Heart Disease in the Seven Countries Study." In *Prevention of Coronary Heart Disease: Diet, Lifestyle and Risk Factors in the Seven Countries Study.* Edited by Daan Kromhout, Alessandro Menotti, and Henry Blackburn. Dordrecht, The Netherlands: Kluwer Academic Publishers, 2002, 43–70.

Kromhout, Daan, Erik J. Giltay, and Johanna M. Geleijnse. "n-3 Fatty Acids and Cardiovascular Events after Myocardial Infarction." *New England Journal of Medicine* 363, no. 21(November 18, 2010): 2015–2026.

Kromhout, Daan, Ancel Keys, Christ Aravanis, et al. "Food Consumption Patterns in the 1960s in Seven Countries." *American Journal of Clinical Nutrition* 49, no. 5 (May 1989): 889–894.

Kromhout, Daan, Alessandro Menotti, and Henry W. Blackburn, eds. *The Seven Countries Study: A Scientific Adventure in Cardiovascular Disease Epidemiology.* Bilthoven, The Netherlands, privately published, 1993.

Kronmal, Richard A. "Commentary on the Published Results of the Lipid Research Clinics Coronary Primary Prevention Trial." *Journal of the American Medical Association* 253, no. 14 (April 12, 1985): 2091–2093.

Krumholz, Harlan M. "Editorial: Target Cardiovascular Risk Rather than Cholesterol Concentration." *British Medical Journal* 347 (2013). doi:10.1136/bmj.f7110.

Kummerow, Fred A., T. Mizuguchi, T. Arima, B. H. S. Cho, W. J. Huang, and R. Tracey. "The Influence of Three Sources of Dietary Fats and Cholesterol on Lipid Composition of Swine Serum Lipids and Aorta Tissue." *Artery* 4 (1978): 360–384.

Kummerow, Fred A., Sherry Q. Zhou, and Mohamedain M. Mahfouz. "Effects of Trans Fatty Acids on Calcium Influx into Human Arterial Endothelial Cells." *American Journal of Clinical Nutrition* 70, no. 5 (November 1999): 832–838.

Kuo, Peter T., Louise Feng, Norman N. Cohen, William T. Fitts, and Leonard D. Miller. "Dietary Carbohydrates in Hyperlipemia (Hyperglyceridemia); Hepatic and Adipose Tissue Lipogenic Activities." *American Journal of Clinical Nutrition* 20, no. 2 (February 1967): 116–125.

Kurlansky, Mark. "Essential Oil." *Bon Appetit*. September 30, 2008. http://www.bonappetit.com /trends/article/essential-oil.

Kushi, Lawrence H., and Edward Giovannucci. "Dietary Fat and Cancer." *American Journal of Medicine* 113, no. 9, suppl. B (December 30, 2002): 63S–70S.

Kushi, Lawrence H., Elizabeth B. Lenart, and Walter C. Willett. "Health Implications of Mediterranean Diets in Light of Contemporary Knowledge. 1. Plant Foods and Dairy Products." *American Journal of Clinical Nutrition* 61, no. 6 suppl. (June 1995): 1407S–1415S.

———. "Health Implications of Mediterranean Diets in Light of Contemporary Knowledge. 2. Meat, Wine, Fats and Oils." *American Journal of Clinical Nutrition* 61, no. 6 suppl.(June 1995): 1416S–1427S.

L'Abbe, M. R., Steen Stender, C. M. Skeaff, B. Ghafoorunissa, and M. Tavella. "Approaches to Removing *Trans* Fats from the Food Supply in Industrialized and Developing Countries." *European Journal of Clinical Nutrition* 63 (2009): S50–S67.

Lamarche, Benoit, A. Tchernof, Sital Moorjani, et al. "Small, Dense Low-Density Lipoprotein Particles as a Predictor of the Risk of Ischemic Heart Disease in Men: Prospective Results From the Quebec Cardiovascular Study." *Circulation* 95, no. 1 (January 7, 1997): 69–75.

Lands, William E. M., M. Blank, L. J. Nutter, and O. Privett. "A Comparison of Acyltransferase Activities in Vitro with the Distribution of Fatty Acids in Lecithins and Triglycerides in Vivo." *Lipids* 1, no. 3 (May 1966): 224–229.

Lapinleimu, Helena, Jorma Vilkari, Eero Jokinen, et al. "Prospective Randomised Trial in 1062 Infants of Diet Low in Saturated Fat and Cholesterol." *Lancet* 345, no. 8948 (February 25, 1995): 471–476.

LaRosa, John C., Scott M. Grundy, David D. Waters, et al. "Intensive Lipid Lowering with Atorvastatin in Patients with Stable Coronary Disease." *New England Journal of Medicine* 352, no. 14 (April 7, 2005): 1425–1435.

Laskarzewski, Peter, John A. Morrison, I. deGroot, et al. "Lipid and Lipoprotein Tracking in 108 Children Over a Four-Year Period." *Pediatrics* 64, no. 5 (November 1979): 584–591.

Lawson, Larry D., and Fred A. Kummerow. "B-Oxidation of the Coenzyme A Esters of Vaccenic, Elaidic, and Petroselaidic Acids by Rat Heart Mitochondria." *Lipids* 14, no. 5 (May 1979): 501–503.

Lee, Patrick Y., Karen P. Alexander, Bradley G. Hammill, Sara K. Pasquali, and Eric D. Peterson. "Representation of Elderly Persons and Women in Published Randomized Trials of Acute Coronary Syndromes." *Journal of the American Medical Association* 286, no. 6(August 8, 2001): 708–713.

Lehzen, George, and Karl Knauss. "Uber Xanthoma Multiplex Planum, Tuberosum, Mollusciformis." *Archiv A, Pathological Anatomy and Histology* 116 (1889): 85–104.

Leren, Paul. "The Effect of Plasma Cholesterol Lowering Diet in Male Survivors of Myocardial Infarction: A Controlled Clinical Trial." *Acta Medica Scandinavica Supplementum* 466 (1966): 1–92.

Lesser, Lenard I., Cara B. Ebbeling, Merrill Goozner, David Wypij, and David S. Ludwig. "Relationship between Funding Source and Conclusion among Nutrition-Related Scientific Articles." *PLoS Medicine* 4, no. 1 (January 2007): 41–46.

Levenstein, Harvey. *Paradox of Plenty: A Social History of Eating in Modern America*. Berkeley, CA: University of California Press, 2003.

Levine, Deborah. "Corpulence and Correspondence: President William H. Taft and the Medical Management of Obesity." *Annals of Internal Medicine* 159, no. 8 (2013): 565–570.

Levine, Janet M. "Hearts and Minds: The Politics of Diet and Heart Disease." In *Consuming Fears: The Politics of Product Risks*. Edited by Henry M. Sapolsky, New York: Basic Books, 1986, 40–79.

Li, Zhengling, James D. Otvos, Stefania Lamon-Fava, et al. "Men and Women Differ in Lipoprotein Response to

Dietary Saturated Fat and Cholesterol Restriction." *Journal of Nutrition* 133, no. 11 (November 2003): 3428–3433.

List, Gary R., and M. A. Jackson. "Giants of the Past: The Battle Over Hydrogenation (1903–1920)." *Inform* 18, no. 6 (June 2007): 403–405.

Lichtenstein, Alice H., Lawrence J. Appel, Michael Brands, et al. "Diet and Lifestyle Recommendations, Revision 2006: A Scientific Statement from the American Heart Association Nutrition Committee." *Circulation* 114, no. 1 (July 4, 2006): 82–96.

Lichtenstein, Alice H., Lynne M. Ausman, Wanda Carrasco, Jennifer L. Jenner, Jose M. Ordovas, and Ernst J. Schaefer. "Hydrogenation Impairs the Hypolipidemic Effect of Corn Oil in Humans. Hydrogenation, Trans Fatty Acids, and Plasma Lipids." *Arteriosclerosis, Thrombosis, and Vascular Biology* 13, no. 2 (February 1993): 154–161.

Lichtenstein, Alice H., and Linda Van Horn. "Very Low Fat Diets." *Circulation* 98, no. 9(1998): 935–939.

Lieb, Clarence W. "The Effects on Human Beings of a Twelve Months' Exclusive Meat Diet: Based on Intensive Clinical and Laboratory Studies on Two Arctic Explorers Living Under Average Conditions in a New York Climate." *Journal of the American Medical Association* 93, no. 1 (July 6, 1929): 20–22.

Lieb, Clarence W., and Edward Tolstoi. "Effect of an Exclusive Meat Diet on Chemical Constituents of the Blood." *Proceedings of the Society for Experimental Biology and Medicine* 26, no. 4 (January 1929): 324–325.

Liebman, Bonnie. "Just the Mediterranean Diet Facts." *Nutrition Action Health Letter* 21, no. 10 (1994).

Life Sciences Research Center, Federation of American Societies for Experimental Biology. Prepared for the Bureau of Foods, Food and Drug Administration. *Evaluation of the Health Aspects of Hydrogenated Soybean Oil as a Food Ingredient.* Bethesda, MD: Federation of American Societies for Experimental Biology, 1976.

Lifshitz, Fima, and Nancy Moses. "Growth Failure. A Complication of Dietary Treatment of Hypercholesterolemia." *American Journal of Diseases of Children* 143, no. 5 (May 1989): 537–542.

Lionis, Christos D., Antonis D. Koutis, Nikos Antonakis, Ake Isacsson, Lars H. Lindholm, and Michael Fioretos. "Mortality Rates in a Cardiovascular 'Low -Risk' Population in Rural Crete." *Family Practice* 10, no. 3 (September 1993): 300–304.

Lloyd-Jones, Donald, R. J. Adams, T. M. Brown, et al. "Heart Disease and Stroke Statistics—2010 Update: A Report From the American Heart Association." *Circulation* 121, no. 7 (February 23, 2010): 46–215.

Lloyd-Jones, Donald, Robert Adams, Mercedes Carnethon, et al. "Heart Disease and Stroke Statistics—2009 Update: A Report from the American Heart Association Statistics Committee and Stroke Statistics Subcommittee." *Circulation* 119, no. 3 (2009): 480–486.

De Lorgeril, Michel, Serge Renaud, P. Salen, et al. "Mediterranean Alpha-Linolenic Acid-Rich Diet in Secondary Prevention of Coronary Heart Disease." *Lancet* 343, no. 8911(June 11, 1994): 1454–1459.

De Lorgeril, Michael, P. Salen, E. Caillat-Vallet, M. T. Hanauer, J. C. Barthelemy, and N. Mamelle. "Control of Bias in Dietary Trial to Prevent Coronary Recurrences: The Lyon Diet Heart Study." *European Journal of Clinical Nutrition* 51, no. 2 (February 1997): 116–122.

Lowenstein, Frank W. "Blood-pressure in Relation to Age and Sex in the Tropics and Subtropics: A Review of the Literature and an Investigation in Two Tribes of Brazil Indians." *Lancet* 277, no. 7173 (February 18, 1961): 389–392.

———. "Epidemiologic Investigations in Relation to Diet in Groups Who Show Little Atherosclerosis and Are Almost Free of Coronary Ischemic Heart Disease." *American Journal of Clinical Nutrition* 15, no. 3 (1964): 175–186.

LRC Study Group. "The Lipid Research Clinics Coronary Primary Prevention Trial Results. I: Reduction in Incidence of Coronary Heart Disease." *Journal of the American Medical Association* 251, no. 3 (January 20, 1984): 351–364.

———. "The Lipid Research Clinics Coronary Primary Prevention Trial Results. II: The Relationship of Reduction

in Incidence of Coronary Heart Disease to Cholesterol Lowering." *Journal of the American Medical Association* 251, no. 3 (January 20, 1984): 365–374.

Lund, E., and J. K. Borgan. "Cancer Mortality Among Cooks." *Tidsskrift for Den Norske Legeforening* 107 (1987): 2635–2637.

Lundberg, George D. "MRFIT and the Goals of the Journal." *Journal of the American Medical Association* 248, no. 12 (September 24, 1982): 1501.

Mabrouk, Ahmed Fahmy, and J. B. Brown. "The Trans Fatty Acids of Margarines and Shortenings." *Journal of the American Oil Chemists' Society* 33, no. 3 (March 1956): 98–102.

Mahabir, S., D. J. Baer, C. Giffen, et al. "Calorie Intake Misreporting by Diet Record and Food Frequency Questionnaire Compared to Doubly Labeled Water Among Postmenopausal Women." *European Journal of Clinical Nutrition* 60, no. 4 (April 2005): 561–565.

Mahfouz, Mohamedain M., T. L. Smith, and Fred A. Kummerow. "Effect of Dietary Fats on Desaturase Activities and the Biosynthesis of Fatty Acids in Rat-Liver Microsomes." *Lipids* 19, no. 3 (March 1984): 214–222.

Malhotra, S. L. "Geographical Aspects of Acute Myocardial Infarction in India with Special Reference to Patterns of Diet and Eating." *British Heart Journal* 29, no. 3 (May 1967): 337–344.

———. "Epidemiology of Ischaemic Heart Disease in Southern India with Special Reference to Causation." *British Heart Journal* 29, no. 6 (November 1967): 895–905.

———. "Dietary Factors and Ischemic Heart Disease." *American Journal of Clinical Nutrition* 24, no. 10 (1971): 1195–1198.

Malmros, Haqvin. "The Relation of Nutrition to Health: A Statistical Study of the Effect of the War-Time on Arteriosclerosis Cardiosclerosis, Tuberculosis and Diabetes." *Acta Medica Scandinavica Supplementum* 246 (1950): 137–153.

Mann, George V. "Epidemiology of Coronary Heart Disease." *American Journal of Medicine* 23, no. 3 (1957): 463–480.

———. "Diet and Coronary Heart Disease." *Archives of Internal Medicine* 104 (1959): 921–929.

———. "Diet-Heart: End of an Era." *New England Journal of Medicine* 297, no. 12 (September 22, 1977): 644–650.

———. "Coronary Heart Disease—the Doctor's Dilemma." *American Heart Journal* 96, no. 5 (November 1978): 569–571.

———. "A Short History of the Diet/Heart Hypothesis." In *Coronary Heart Disease: The Dietary Sense and Nonsense. An Evaluation by Scientists*. Edited by George V. Mann for the Veritas Society. London: Janus, 1993, 1–17.

Mann, George V., Georgiana Pearson, Tavia Gordon, Thomas R. Dawber, Lorna Lyell, and Dewey Shurtleff. "Diet and Cardiovascular Disease in the Framingham Study I. Measurement of Dietary Intake." *American Journal of Clinical Nutrition* 11, no. 3 (September 1962): 200–225.

Mann, George V., R. D. Shaffer, R. S. Anderson, et al. "Cardiovascular Disease in the Masai." *Journal of Atherosclerosis Research* 4, no. 4 (1964): 289–312.

Mann, George V., Anne Spoerry, Margarete Gary, and Debra Jarashow. "Atherosclerosis in the Masai." *American Journal of Epidemiology* 95, no. 1 (1972): 26–37.

Mann, George V., and Fredrick J. Stare. "Nutrition and Atherosclerosis." In *Symposium on Atherosclerosis*. Washington, DC: National Academy of Sciences—National Research Council, 1954, 169–180.

Marcy, Randolph B. *The Prairie Traveler: A Handbook for Overland Expeditions*. London: Trubner, 1863.

Marmot, M. G., Sherman L. Syme, Abraham Kagan, Hiroo Kato, J. B. Cohen, and J. Belsky. "Epidemiologic

Studies of Coronary Heart Disease and Stroke in Japanese Men Living in Japan, Hawaii and California: Prevalence of Coronary and Hypertensive Heart Disease and Associated Risk Factors." *American Journal of Epidemiology* 102, no. 6 (December 1975): 514–525.

Massiello, F. J. "Changing Trends in Consumer Margarines." *Journal of the American Oil Chemists' Society* 55, no. 2 (February 1978): 262–265.

Masterjohn, Chris. "The China Study by Colin T. Campbell." *Wise Traditions in Food, Farming, and the Healing Arts* 6,

no. 1 (Spring 2005): 41–45.

———. "Does Carnitine from Red Meat Contribute to Heart Disease Through Intestinal Bacterial Metabolism to TMAO?" *Mother Nature Obeyed* (blog). April 10, 2013.

Mattson, Fred H. and Scott M. Grundy. "Comparison of Effects of Dietary Saturated, Unsaturated, and Polyunsaturated Fatty Acids on Plasma Lipids and Lipoproteins in Man." *Journal of Lipid Research* 26, no. 2 (February 1985): 194–202.

Mauer, Alvin M. "Should There Be Intervention to Alter Serum Lipids in Children?" *Annual Review of Nutrition* 11 (July 1991): 375–391.

Mazhar, D., and J. Waxman. "Dietary Fat and Breast Cancer." *Quarterly Journal of Medicine* 99, no. 7 (2006): 469–473.

McCarrison, Robert. *Nutrition and National Health: The Cantor Lectures*. London: Faber and Faber Limited, 1936.

McClellan, Walter S., Virgil R. Rupp, and Vincent Toscani. "Prolonged Meat Diets with a Study of the Metabolism of Nitrogen, Calcium, and Phosporus." *Journal of Biological Chemistry* 87, no. 3 (July 1930): 669–680.

McCollum, Elmer Verner. *The Newer Knowledge of Nutrition*. New York: MacMillan, 1921.

McConnell, Kenneth P. and Robert Gordon Sinclair. "Passage of Elaidic Acid Through the Placenta and Also into the Milk of the Rat." *Journal of Biological Chemistry* 118, no. 1(1937): 123–129.

McGill, Henry C., C. Alex McMahan, Edward E. Herderick, Gray T. Malcom, Richard E. Tracy, and Jack P. Strong. "Origin of Atherosclerosis in Childhood and Adolescence." *American Journal of Clinical Nutrition* 72, no. 5 suppl. (November 2000): 1307S–1315S.

McMichael, John. "Prevention of Coronary Heart-Disease." *Lancet* 308, no. 7985 (September 11, 1976): 569.

McOsker, Don E., Fred H. Mattson, H. Bruce Sweringen, and Albert M. Kligman. "The Influence of Partially Hydrogenated Dietary Fats on Serum Cholesterol Levels." *Journal of the American Medical Association* 180, no. 5 (May 5, 1962): 380–385.

Meadows, Bob, M. Morehouse, and M. Simmons. "The Problem with Low-Fat Diets." *People*, February 27, 2006, 89–90.

Meckling, Kelly A., Caitriona O'Sullivan, and Dayna Saari. "Comparison of a Low-Fat Diet to a Low-Carbohydrate Diet on Weight Loss, Body Composition, and Risk Factors for Diabetes and Cardiovascular Disease in Free-Living, Overweight Men and Women." *Journal of Clinical Endocrinology & Metabolism* 89, no. 6 (June 2004): 2717–2723.

Medalie, Jack H., Harold A. Kahn, Henry N. Neufeld, Egon Riss, and Uri Goldbourt. "Five- Year Myocardial Infarction Incidence—II. Association of Single Variables to Age and Birthplace." *Journal of Chronic Diseases* 26, no. 6 (1973): 329–349.

Medical News. "Questions Surround Treatment of Children with High Cholesterol." *Journal of American Medical Association* 214, no. 10 (1970): 1783–1785.

Menotti, Alessandro, Daan Kromhout, Henry Blackburn, Flaminio Fidanza, Ratko Buzina, and Aulikki Nissinen. "Food Intake Patterns and 25-Year Mortality from Coronary Heart Disease: Cross-Cultural Correlations in the Seven Countries Study." *European Journal of Epidemiology* 15, no. 6 (1999): 507–515.

Mensink, Ronald P., and Martijn B. Katan. "Effect of Dietary Trans Fatty Acids on High-Density and Low-Density Lipoprotein Cholesterol Levels in Healthy Subjects." *New England Journal of Medicine* 323, no. 7 (August 16, 1990): 439–445.

Meyer, W. H. "Dietary Fat and Cancer Trends—Further Comments." *Federation Proceedings* 38, no. 11 (November 1979): 2436–2437.

Michaels, Leon. "Atiology of Coronary Artery Disease: An Historical Approach." *British Heart Journal* 28, no. 2 (March 1966): 258–264.

———. *The Eighteenth-Century Origins of Angina Pectoris: Predisposing Causes, Recognition and Aftermath,* Medical History, suppl. 21. London: The Wellcome Trust Centre for the History of Medicine at UCL, 2001.

Michels, Karin, and Frank Sacks. "Trans Fatty Acids in European Margarines." *New England Journal of Medicine* 332,

no. 8 (February 23, 1995): 541–542.

Miettinen, Matti, Martti Karvonen, Osmo Turpeinen, Reino Elosuo, and Erkki Paavilainen. "Effect of Cholesterol-Lowering Diet on Mortality from Coronary Heart-Disease and Other Causes: A Twelve-Year Clinical Trial in Men and Women." *Lancet* 300, no. 7782(October 1972): 835–838.

———. "Effect of Diet on Coronary-Heart-Disease Mortality." *Lancet* 302, no. 7840 (1973): 1266–1267.

Miller, Seth R., Paul I. Tartter, Angelos E. Papatestas, Gary Slater, and Arthur H. Aufses. "Serum Cholesterol and Human Colon Cancer." *Journal of the National Cancer Institute* 67, no. 2 (August 1981): 297–300.

Mills, Barbara K. "The Nutritionist Who Prepared the Pro-Cholesterol Report Defends It Against Critics." *People*, June 16, 1980.

Mills, Paul K., W. Lawrence Beeson, Roland L. Phillips, and Gary E. Fraser. "Cancer Incidence Among California Seventh-Day Adventists, 1976–1982." *American Journal of Clinical Nutrition* 59, no. 5, suppl. (May 1994): 1136S–1142S.

Minger, Denise. "The China Study." *Rew Food SOS*(blog).

Montanari, Massimo. *The Culture of Food.* Translated by Carl Ipsen. Cambridge, MA: Wiley-Blackwell, 1996.

Moore, Thomas J. "The Cholesterol Myth." *The Atlantic* 264, no. 3 (September 1989): 37.

———. *Heart Failure: A Critical Inquiry into American Medicine and the Revolution in Heart Care.* New York: Simon and Schuster, 1989.

Moore, William W. *Fighting for Life: A History of the American Heart Association 1911–1975.* Dallas: American Heart Association, 1983.

Moreno, Luis A., Antonio Sarria, Aurora Lazaro, and Manuel Bueno. "Dietary Fat Intake and Body Mass Index in Spanish Children." *American Journal of Clinical Nutrition* 72, no. 5 suppl. (November 2000): 1399S–1403S.

Morgan, Jane B., A. C. Kimber, A. M. Redfern, and B. J. Stordy. "Healthy Eating for Infants—Mothers' Attitudes." *Acta Paediatrica* 84, no. 5 (May 1995): 512–515.

Morrell, Sally Fallon and Mary Enig. "Guts and Grease: The Diet of Native Americans," *Wise Traditions in Food, Farming and the Healing Arts* 2, no. 1 (Spring 2001): 40–47.

Mozaffarian, Dariush. "Taking the Focus off of Saturated Fat."Presented as part of the "The Great Fat Debate" at a conference and exposition of the Academy of Nutritiob and Dietetics, Boston, Massachusetts, November 8, 2010. Available from the Academy as an audio recording.

Mozaffarian, Dariush, Martijn B. Katan, Alberto Ascherio, Meir J. Stampfer, and Walter C. Willett. "Trans Fatty Acids and Cardiovascular Disease." *New England Journal of Medicine* 354, no. 15 (April 13, 2006): 1601–1613.

Mulcahy, Risteard, Noel Hickey, Ian Graham, and Gilbert McKenzie. "Factors Influencing Long-Term Prognosis in Male Patients Surviving a First Coronary Attack." *British Heart Journal* 37, no. 2 (February 1975): 158–165.

Muldoon, Matthew F., Stephen B. Manuck, and Karen A. Matthews. "Lowering Cholesterol Concentrations and Mortality: A Quantitative Review of Primary Prevention Trials." *British Medical Journal* 301, no. 6747 (August 11, 1990): 309–314.

Multiple Risk Factor Intervention Trial Research Group. "Multiple Risk Factor Intervention Trial: Risk Factor Changes and Mortality Results." *Journal of American Medicine* 248, no. 12 (September 24, 1982): 1465–1477.

Murata, Mitsunori. "Secular Trends in Growth and Changes in Eating Patterns of Japanese Children." *American Journal of Clinical Nutrition* 72, no. 5 suppl. (November 2000): 1379S–1383S.

Murphy, Suzanne P., and Rachel K. Johnson. "The Scientific Basis of Recent US Guidance on Sugars Intake," *American Journal of Clinical Nutrition* 78, no. 4 (2003): 8275–8335.

Napoli, Claudio, Christopher K. Glass, Joseph L. Witztum, Reena Deutsch, Francesco P. D'Armiento, and Wulf Palinski. "Influence of Maternal Hypercholesterolaemia During Pregnancy on Progression of Early Atherosclerotic Lesions in Childhood: Fat of Early Lesions in Children (FELIC) Study." *Lancet* 354, no. 9186 (October 9, 1999): 1234–1241.

Naska, Androniki, Eleni Oikonomou, Antonia Trichopoulos, Theodora Psaltopoulou, and Dimitrios Trichopoulos.

"Siesta in Healthy Adults and Coronary Mortality in the General Population." *Archives of Internal Medicine* 167, no. 3 (February 12, 2007): 296–301.

———. Author reply to "Siesta, All-Cause Mortality, and Cardiovascular Mortality: Is there a "Siesta" at Adjudicating Cardiovascular Mortality?" by Sripal Bangalore, Sabrina Sawhney, and Franz H. Messerli. *Archives of Internal Medicine* 167, no. 19 (October 22, 2007): 2143–2144.

National Cholesterol Education Program. *Third Report of the National Cholesterol Education Program (NCEP). Expert Panel on Detection, Evaluation, and Treatment of High Blood Cholesterol in Adults: (Adult Treatment Panel III) Final Report.* NIH Publication No. 02-5215. Washington, DC: NIH, 2002.

National Diet-Heart Study Research Group. "The National Diet Heart Study Final Report." *American Heart Association Monograph* 18 in *Circulation* 37 and 38, suppl. 1 (March 1968): I-ix-I-428.

National Institutes of Health. "Lowering Blood Cholesterol to Prevent Heart Disease." *NIH Consensus Statement* 5, no. 7 (December 10–12, 1984): 1–11.

National Research Council, Division of Medical Sciences. *Symposium on Atherosclerosis.* Publication 338. Washington, DC: National Academy of Sciences-National Research Council, March, 1954.

National Toxicology Program, US Public Health Service, US Department of Health and Human Services. "Report on Carcinogens: 12th Edition." Washington, DC: US Government Printing Office, 2011.

Negre-Salvayre, Anne, Nathalie Auge, Victoria Ayala, et al. "Pathological Aspects of Lipid Peroxidation." *Free Radical Research* 44, no. 10 (October 2010): 1125–1171.

Ness, Andy R., J. Hughes, P. C. Elwood, E. Whitley, G. D. Smith, and M. L. Burr. "The Long-Term Effect of Dietary Advice in Men with Coronary Disease: Follow-Up of the Diet and Reinfarction Trial (DART)." *European Journal of Clinical Nutrition* 56, no. 6(June 2002): 512–518.

Nestel, Paul J., and Andrea Poyser. "Changes in Cholesterol Synthesis and Excretion When Cholesterol Intake is Increased." *Metabolism* 25, no. 12 (December 1976): 1591–1599.

Nestle, Marion. "Mediterranean Diets: Historical and Research Overview." *American Journal of Clinical Nutrition* 61, no. 6 suppl. (June 1995): 1313S–1320S.

———. "The Mediterranean (Diet and Disease Prevention)." In *Cambridge World History of Food 2*. Edited by Kenneth Kiple and Kriemhild Conee Ornelas, 1193–1203. Cambridge, England: Cambridge University Press, 2000, 1193–1203.

———. *Food Politics.* Berkeley, CA: University of California Press, 2002.

Nestle, Marion, ed. "Mediterranean Diets." *American Journal of Clinical Nutrition* 61, no. 6 suppl. (1995): ix–1427S.

Newcombe, W.W., Jr. *The Indians of Texas: From Prehistoric to Modern Times.* Austin: University of Texas Press, 1961.

Nicklas, Theresa A., Larry S. Webber, MaryLynn Koschak, and Gerald S. Berenson. "Nutrient Adequacy of Low Fat Intakes for Children: The Bogalusa Heart Study." *Pediatrics* 89, no. 2 (February 1, 1992): 221–228.

Niinikoski, Harri, Hanna Lagstrom, Eero Jokinen, et al. "Impact of Repeated Dietary Counseling Between Infancy and 14 Years of Age on Dietary Intakes and Serum Lipids and Lipoproteins: The STRIP Study." *Circulation* 116, no. 9 (August 13, 2007): 1032–1040.

Niinikoski, Harri, Jorma Viikari, Tapani Ronnemaa, et al. "Regulation of Growth of 7- to 36-Month-Old Children by Energy and Fat Intake in the Prospective, Randomized STRIP Baby Trial." *Pediatrics* 100, no. 5 (November 1997): 810–816.

Noakes, Tim D. "The Women's Health Initiative Randomized Controlled Dietary Modification Trial: An Inconvenient Finding and the Diet-Heart Hypothesis." *South African Medical Journal* 103, no. 11 (September 30, 2013): 824–825.

Nordmann, Alain J., Katja Suter-Zimmermann, Heiner C. Bucher, et al. "Meta-Analysis Comparing Mediterranean to Low-Fat Diets for Modification of Cardiovascular Risk Factors." *American Journal of Medicine* 124, no. 9 (September 2011): 841–851.

Nydegger, Uris E., and Rene E. Butler. "Serum Lipoprotein Levels in Patients with Cancer." *Cancer Research* 32, no. 8

(August 1972): 1756–1760.

Obarzanek, Eva, Sally A. Hunsberger, Linda Van Horn, et al. "Safety of a Fat-Reduced Diet: The Dietary Intervention Study in Children (DISC)." *Pediatrics* 100, no. 1 (July 1997): 51–59.

Obarzanek, Eva, Frank M. Sacks, William M. Vollmer, et al. "Effects on Blood Lipids of a Blood Pressure-Lowering Diet: The Dietary Approaches to Stop Hypertension (DASH) Trial." *American Journal of Clinical Nutrition* 74, no. 1 (2001): 80–89.

O'Brien, Patrick. "Dietary Shifts and Implications for US Agriculture." *American Journal of Clinical Nutrition* 61, no. 6 suppl. (1995): 1390S–1396S.

Office of the Surgeon General, US Public Health Service, US Department of Health and Human Services. "Healthy People: The Surgeon General's Report on Health Promotion and Disease Prevention." Docket number 79-55071, Washington DC: US Government Printing Office, 1979.

Ohfuji, Takehi Ko, and Takashi Kaneda. "Characterization of Toxic Components in Thermally Oxidized Oil." *Lipids* 8 (1973): 353–359.

Oliver, Michael Francis. "Ischaemic Heart Disease: A Secondary Prevention Trial Using Clofibrate." *Pharmacological Control of Lipid Metabolism* 26 (1972): 255–259.

———. "Dietary Cholesterol, Plasma Cholesterol and Coronary Heart Disease." *British Heart Journal* 38, no. 3 (March 1976): 214–218.

———. "It Is More Important to Increase the Intake of Unsaturated Fats than to Decrease the Intake of Saturated Fats: Evidence from Clinical Trials Relating to Ischemic Heart Disease." *American Journal of Clinical Nutrition* 66, no. 4 suppl. (October 1997): 980S–986S.

Opie, Lionel H. "Letter to the Editor: Mediterranean Diet for the Primary Prevention of Heart Disease." *New England Journal of Medicine* 369, no. 7 (August 15, 2013): 672–673.

Orchard, Trevor J., Richard P. Donahue, Lewis H. Kuller, Patrick N. Hodge, and Allan L. Drash. "Cholesterol Screening in Childhood: Does It Predict Adult Hypercholesterolemia? The Beaver County Experience." *Journal of Pediatrics* 103, no. 5 (November 1983): 687–691.

Ornish, Dean, Shirley E. Brown, J. H. Billings, et al. "Can Lifestyle Changes Reverse Coronary Heart Disease? The Lifestyle Heart Trial." *Lancet* 336, no. 8708 (July 21, 1990): 129–133.

Ornish, Dean, Larry W. Scherwitz, Rachelle S. Doody, et al. "Effects of Stress Management Training and Dietary Changes in Treating Ischemic Heart Disease." *Journal of the American Medical Association 249,* no. 1 (January 7, 1983): 54–59.

Ornish, Dean, Larry W. Scherwitz, James H. Billings, et al. "Intensive Lifestyle Changes for Reversal of Coronary Heart Disease." *Journal of the American Medical Association* 280, no. 23 (December 16, 1998): 2001–2007.

Orr, John B., and John L. Gilks. *Studies of Nutrition: The Physique and Health of Two African Tribes.* Medical Research Council. Special Report Series. No. 155. London: Stationery Office, 1931.

Osler, William. *The Principles and Practice of Medicine.* 1892. Reprint, RareBooksClub.com, 2012.

Ozonoff, David. "The Political Economy of Cancer Research." *Science and Nature* 2 (1979): 14–16.

Page, Irvine H., Edgar V. Allen, Francis L. Chamberlain, Ancel Keys, Jeremiah Stamler, and Fredrick J. Stare. "Dietary Fat and Its Relation to Heart Attacks and Strokes." *Circulation* 23, no. 1 (1961): 133–136.

Page, Irvine H., Fredrick J. Stare, A. C. Corcoran, Herbert Pollack, and Charles F. Wilkinson. "Atherosclerosis and the Fat Content of the Diet." *Circulation* 16, no. 2 (August 1957): 163–178.

Pagoto, Sherry L., and Bradley M. Appelhans. "A Call for an End to the Diet Debates." *Journal of the American Medical Association* 310, no. 7 (2013): 687–688.

Palmieri, Luigi, Kathleen Bennett, Simona Giampaoli, and Simon Capewell. "Explaining the Decrease in Coronary Heart Disease Mortality in Italy between 1980 and 2000." *American Journal of Public Health* 100, no. 4 (April 2010): 684–692.

Pan, An, Qi Sun, Adam M. Bernstein, et al. "Red Meat Consumption and Mortality: Results from 2 Prospective

Cohort Studies." *Archives of Internal Medicine* 172, no. 7 (April 9, 2012): 555–563.

Park, Youngmee K., and Elizabeth A. Yetley. "Trench Changes in Use and Current Intakesn of Tropical Oils in the United States." *American Journal of Clinical Nutrition* 51, no. 5 (1990): 738–748.

Patek, Arthur J., Forrest E. Kendall, Nancy M. deFritsch, and Robert L. Hirsch. "Cirrhosis-

Enhancing Effect of Corn Oil." *Archives of Pathology* 82, no. 6 (December 1966): 596–601.

Patel, Sanjay R. "Is Siesta More Beneficial than Nocturnal Sleep?" *Archives of Internal Medicine* 167, no. 19 (October 22, 2007): 2143–2144.

Pearce, Morton Lee, and Seymour Dayton. "Incidence of Cancer in Men on a Diet High in Polyunsaturated Fat." *Lancet* 297, no. 7697 (March 6, 1971): 464–467.

Pennington, Alfred W. "Obesity in Industry: The Problem and Its Solution." *Industrial Medicine & Surgery* 18, no. 6 (June 1949): 259.

———. "Obesity." *Medical Times* 80, no. 7 (July 1952): 389–398.

———. "An Alternate Approach to the Problem of Obesity." *American Journal of Clinical Nutrition* 1, no. 2 (1953): 100–106.

———. "A Reorientation on Obesity." *New England Journal of Medicine* 248, no. 23 (June 4, 1953): 959–964.

———. "Treatment of Obesity with Calorically Unrestricted Diets." *Journal of Clinical Nutrition* 1, no. 5 (July–August 1953): 343–348.

———. "Obesity: Overnutrition or Disease of Metabolism?" *American Journal of Digestive Diseases* 20, no. 9 (September 1953): 268–274.

———. "Treatment of Obesity: Developments of the Past 150 Years." *American Journal of Digestive Diseases* 21, no. 3 (March 1954): 65–69.

Pernetti, Mimma, Kees van Malssen, Daniel Kalnin, and Eckhard Floter. "Structuring Edible Oil with Lecithin and Sorbitan Tri-Stearate." *Food Hydrocolloids* 21, nos. 5–6 (July–August 2007): 855–861.

Phillips, Roland L., Frank R. Lemon, W. Lawrence Beeson, and Jan W. Kuzma. "Coronary Heart Disease Mortality Among Seventh-Day Adventists with Differing Dietary Habits: A Preliminary Report." *American Journal of Clinical Nutrition* 31, no. 10 (October 1978): S191–S198.

Phinney, Stephen D., Bruce R. Bistrian, W. J. Evans, E. Gervino, and G. L. Blackburn "The Human Metabolic Response to Chronic Ketosis Without Caloric Restriction: Preservation of Submaximal Exercise Capability Without Reduced Carbohydrate Oxidation.." *Metabolism* 32, no. 8 (August 1983): 769–776.

Phinney, Stephen D., Bruce R. Bistrian, R. R. Wolfe, and G. L. Blackburn. "The Human Metabolic Response to Chronic Ketosis Without Caloric Restriction: Physical and Biochemical Adaption." *Metabolism* 32, no. 8 (August 1983): 757–768.

Phinney, Stephen D., and Jeff S. Volek. *New Atkins for A New You: The Ultimate Diet for Shedding Weight and Feeling Great.* New York: Touchstone, 2010.

Phinney, Stephen D., James A. Wortman, and Douglas Bibus. "Oolichan Grease: A Unique Marine Lipid and Dietary Staple of the North Pacific Coast." *Lipids* 44, no. 1 (January 2009): 47–51.

Pickat, A. K. "The Nutritive Value of Margarine and Soy Bean-Oil." *Voprosy Pitaniia* 2, no. 5 (1933): 34–60.

Pinckney, Edward R., and Cathey Pinckney. *The Cholesterol Controversy.* Los Angeles: Sherbourne Press, 1973.

Plourde, Melanie, and Stephen C. Cunnane. "Extremely Limited Synthesis of Long Chain Polyunsaturates in Adults: Implications for Their Dietary Essentiality and Use as Supplements." *Applied Physiology, Nutrition and Metabolism* 32, no. 4 (August 2007): 619–634.

Plumb, Robert K. "Diet Linked to Cut in Heart Attacks." *New York Times*, May 17, 1962, 39.

Poli, Giuseppi, and Rudolph Jorg Schaur. "4-Hydroxynonenal: A Lipid Degradation Product Provided with Cell Regulatory Functions." *Molecular Aspects of Medicine* 24, nos. 4–5 suppl. (August-October 2003): 147–313.

Poli, Giuseppi, Rudolph Jorg Schaur, W. G. Sterns, and G. Leonnarduzzi. "4-Hydroxynonenal: A Membrane Lipid Oxidation Product of Medicinal Interest." *Medicinal Research Reviews* 28, no. 4 (July 2008): 569–631.

Popper, Karl. *Objective Knowledge: An Evolutionary Approach.* Revised edition. Oxford: Clarendon Press, 1979.

Porter, Eugene O. "Oleomargarine: Pattern for State Trade Barriers." *Southwestern Social Science Quarterly* 29 (1948): 38–48.

Poustie, Vanessa J., and Patricia Rutherford. "Dietary Treatment for Familial Hypercholesterolaemia." *Cochrane Database of Systematic Reviews,* no. 2 (2001): CD001918.

Powley, Terry L. "The Ventromedial Hypothalamic Syndrome, Satiety and a Cephalic Phase Hypothesis." *Psychological Review* 84, no. 1 (1977): 89–126.

Prentice, Andrew M., and Alison A. Paul. "Fat and Energy Needs of Children in Developing Countries." *American Journal of Clinical Nutrition* 72, no. 5 suppl. (November 2000): 1253s-1265s.

Prentice, George. "Cancer Among Negroes." *British Medical Journal* 2, no. 3285 (December 15, 1923): 1181.

Prentice, Ross L., Bette Caan, Rowan T. Chlebowski, et al. "Low-Fat Dietary Pattern and Risk of Invasive Breast Cancer: The Women's Health Initiative Randomized Controlled Dietary Modification Trial." *Journal of the American Medical Association* 295, no. 6 (February 8, 2006): 629–642.

Prentice, Ross L., Cynthia A. Thomson, Bette Caan, et al. "Low-Fat Dietary Pattern and Cancer Incidence in the Women's Health Initiative Dietary Modification RandomizedControlled Trial." *Journal of the National Cancer Institute* 99, no. 20 (October 17, 2007): 1534–1543.

Price, Weston A. *Nutrition and Physical Degeneration.* 1939. Reprinted, La Mesa, CA: The Price-Pottenger Nutrition Foundation, 2004.

Prior, Ian A., Flora Davidson, Clare E. Salmond, and Z. Czochanska. "Cholesterol, Coconuts, and Diet on Polynesian Atolls: A Natural Experiment: The Pukapuka and Tokelau Island Studies." *American Journal of Clinical Nutrition* 34, no. 8 (August 1981): 1552–1561.

The Procter & Gamble Company. "The Story of Crisco." In *The Story of Crisco: 250 Tested Recipes*, by Marion Harris Neil. Cincinnati, OH: Procter & Gamble, 1914, 5–17.

Psaltopoulou, Theodora, Androniki Naska, Philoppos Orfanos, Dimitrios Trichopoulos, Theodoros Mountokalakis, and Antonia Trichopoulos. "Olive Oil, the Mediterranean Diet, and Arterial Blood Pressure: The Greek European Prospective Investigation into Cancer and Nutrition (EPIC) Study." *American Journal of Clinical Nutrition* 80, no. 4 (October 1, 2004): 1012–1018.

Qintao, Eder, Scott Grundy, and Edward H. Ahrens, Jr. "Effects of Dietary Cholesterol on the Regulation of Total Body Cholesterol in Man." *Journal of Lipid Research* 12, no. 2 (March 1971): 233–247.

Ramsden, Christopher E., Joseph R. Hibbeln, Sharon F. Majchrzak, and John M. Davis. "N-6 Fatty Acid-Specific and Mixed Polyunsaturate Dietary Interventions Have Different Effects on CHD Risk: A Meta-Analysis of Randomised Controlled Trials." *British Journal of Nutrition* 104, no. 11 (December 2010): 1586–1600.

Ramsden, Christopher E., Daisy Zamora, Boonseng Leelarthaepin, et al. "Use of Dietary Linoleic Acid for Secondary Prevention of Coronary Heart Disease and Death: Evaluation of Recovered Data from the Sydney Diet Heart Study and Updated Meta-Analysis." *British Medical Journal* 346 (February 4, 2013): doi: 10.1136/bmj.e8707.

Rand, Margaret L., Adje A. Hennissen, and Gerard Hornstra. "Effects of Dietary Palm Oil on Arterial Thrombosis, Platelet Responses and Platelet Membrane Fluidity in Rats." *Lipids* 23, no. 11 (November 1988): 1019–1023.

Rauch B., R. Schiele, S. Schneider, et al. "OMEGA, a Randomized, Placebo Controlled Teial to Test the Effect of Highly Purified Omega-3 Fatty Acids on Top of Modern Guideline-Adiusted Therapy After Myocardial Infarction. " *Circulation* 122, no. 21 (November 23, 2010): 2152-2159.

Ravnskov, Uffe. *The Cholesterol Myths: Exposing the Fallacy that Saturated Fat and Cholesterol Cause Heart Disease.* Washington, DC: New Trends, 2000.

Ray, Kausik K., Sreenivasa Rao Kondapally Seshasai, Sebhat Erqou, et al. "Statins and All-Cause Mortality in High-Risk Primary Prevention: A Meta-Analysis of 11 Randomized Controlled Trials Involving 65,229 Participants." *Archives of Internal Medicine* 170, no. 12 (June 28, 2010): 1024–1031.

Reeves, Robert M. Letter to the Editor. "Effect of Dietary Trans Fatty Acids on Cholesterol Levels." *New England*

Journal of Medicine 324, no. 5 (January 31, 1991): 338–340.

———. Presentation at a conference hosted by the Institute of Shortening and Edible Oils, Las Vegas, August 2007.

Reid, D. D., and G. A. Rose. "Preliminary Communications: Assessing the Comparability of Mortality Statistics." *British Medical Journal* 2, no. 5422 (December 5, 1964): 1437–1439.

Reiser, Raymond. "Saturated Fat in the Diet and Serum Cholesterol Concentration: A Critical Examination of the Literature." *American Journal of Clinical Nutrition* 26, no. 5 (May 1973): 524–555.

———. "Saturated Fat: A Rebuttal." *American Journal of Clinical Nutrition* 27, no. 3 (March 1974): 228–229.

Research Committee. "Low-Fat Diet in Myocardial Infarction: A Controlled Trial." *Lancet* 2, no. 7411 (September 11, 1965): 501–504.

Riepma, S. F. *The Story of Margarine.* Washington, DC: Public Affairs Press, 1970.

Rillamas-Sun, Eileen, Andrea Z. LaCroix, Molly E. Warring, et al. "Obesity and Late-Age Survival Without Major Disease or Disability in Older Women." *Journal of the American Medical Association, Internal Medicine* 174, no. 1 (January 2014): 98–106.

Rittenberg, D., and Rudolf Schoenheimer. "Deuterium as an Indicator in the Study of Intermediary Metabolism: XI. Further Studies on the Biological Uptake of Deuterium into Organic Substances, with Special Reference to Fat and Cholesterol Formation." *Journal of Biological Chemistry* 121, no. 1 (October 1, 1937): 235–253.

Rivellese, Angela A., Rosalba Giacco, Giovanni Annuzzi, et al. "Effects of Monounsaturated vs. Saturated Fat on Postprandial Lipemia and Adipose Tissue Lipases in Type 2 Diabetes." *Clinical Nutrition* 27, no. 1 (February 2008): 133–141.

Robe, Karl. "Focus Gets Clearer on Confused Food Oil Picture." *Food Processing*, December 1961, 62–68.

Roberts, T. L., D. A. Wood, R. A. Riemersma, P. J. Gallagher, and Fiona C. Lampe. "Trans Isomers of Oleic and Linoleic Acids in Adipose Tissue and Sudden Cardiac Death." *Lancet* 345, no. 8945 (February 4, 1995): 278–282.

Rogers, Adrianne E., and Matthew P. Longnecker. "Biology of Disease: Dietary and Nutritional Influences on Cancer—A Review of Epidemiological and Experimental Data." *Laboratory Investigation* 59, no. 6 (1988): 729–759.

Rony, H. R. *Obesity and Leanness.* Philadelphia: Lea and Febiger, 1940.

Root, Waverley, and Richard De Rochemont. *Eating in America: A History.* New York: Morrow, 1976.

Rosamond, Wayne D., Lloyd E. Chambless, Aaron R. Folsom, et al. "Trends in the Incidence of Myocardial Infarction and in Mortality Due to Coronary Heart Disease, 1987 to 1994." *New England Journal of Medicine* 339, no. 13 (September 24, 1998): 861–867.

Rose, Geoffrey, Henry Blackburn, Ancel Keys, et al. "Colon Cancer and Blood-Cholesterol." *Lancet* 303, no. 7850 (February 9, 1974): 181–183.

Rose, Geoffrey, W. B. Thompson, and R. T. Williams. "Corn Oil in Treatment of Ischaemic Heart Disease." *British Medical Journal* 1, no. 5449 (June 12, 1965): 1531–1533.

Ross, Russell. "The Pathogenesis of Atherosclerosis—An Update." *New England Journal of Medicine* 314, no. 8 (February 20, 1986): 488–500.

Rothstein, William G. *Public Health and the Risk Factor: A History of an Uneven Medical Revolution.* Rochester Studies in Medical History 3. Rochester, NY: University of Rochester Press, 2003.

Rouja, Philippe Max, Eric Dewailly, and Carole Blanchet. "Fat, Fishing Patterns, and Health Among the Bardi People of North Western Australia." *Lipids* 38, no. 4 (April 2003): 399–405.

Roussouw, Jacques E., Loretta Finnegan, William R. Harlan, Vivian W. Pinn, Carolyn Clifford, and Joan A. McGowan. "The Evolution of the Women's Health Initiative: Perspectives from the NIH." *Journal of the American Medical Women's Association* 50, no. 2 (March/April 1995): 50–55.

Rubba, Paolo, F. Mancini, M. Gentile, and M. Mancini. "The Mediterranean Diet in Italy: An Update." *World Review*

of Nutrition and Dietetics 97 (2007): 85–113.

Ruiz-Canela, Miguel, and Miguel A. Martinez-Gonzalez. "Olive Oil in the Primary Prevention of Cardiovascular Disease." *Maturitas* 68, no. 3 (March 2011): 245–250.

Sacks, Frank M., George A. Bray, Vincent J. Carey, et al. "Comparison of Weight-Loss Diets with Different Compositions of Fat, Protein, and Carbohydrates." *New England Journal of Medicine* 360, no. 9 (February 26, 2009): 859–873.

Sacks, Frank M., and Lisa Litlin. "Trans-Fatty-Acid Content of Common Foods." *New England Journal of Medicine* 329, no. 26 (December 23, 1993): 1969–1970.

Samaha, Frederick F., Nayyar Iqbal, Prakash Seshadri, et al. "A Low-Carbohydrate as Compared with a Low-Fat Diet in Severe Obesity." *New England Journal of Medicine* 348, no. 21 (May 22, 2003): 2074–2081.

Samuel, Paul, Donald J. McNamara, and Joseph Shapiro. "The Role of Diet in the Etiology and Treatment of Atherosclerosis." *Annual Review of Medicine* 34, no. 1 (1983): 179–194.

Sarri, Katerina, and Anthony Kafatos. Letter to the Editor. "The Seven Countries Study in Crete: Olive Oil, Mediterranean Diet or Fasting?" *Public Health Nutrition* 8, no. 6 (2005): 666.

Sarri, Katerina, Manolis K. Linardakis, Frosso N. Bervanaki, Nikolaos E. Tzanakis, and Anthony G. Kafatos. "Greek Orthodox Fasting Rituals: A Hidden Characteristic of the Mediterranean Diet of Crete." *British Journal of Nutrition* 92, no. 2 (2004): 277–284.

Schaefer, Ernst J., Joi L. Augustin, Mary M. Schaefer, et al. "Lack of Efficacy of a Foodfrequency Questionnaire in Assessing Dietary Macronutrient Intakes in Subjects Consuming Diets of Known Composition." *American Journal of Clinical Nutrition* 71, no. 3 (March 2000): 746–751.

Schaefer, Otto. "Medical Observations and Problems in the Canadian Arctic: Part II." *Canadian Medical Association Journal* 81, no. 5 (September 1, 1959): 386–393.

———. "Glycosuria and Diabetes Mellitus in Canadian Eskimos: A Preliminary Report and Hypothesis." *Canadian Medical Association Journal* 99, no. 5 (August 3, 1968): 201–206.

———. "When the Eskimo Comes to Town." *Nutrition Today* 6, no. 6 (November-December 1971): 8–16.

Schatzkin, Arthur, Peter Greenwald, David P. Byar, and Carolyn K. Clifford. "The Dietary Fat–Breast Cancer Hypothesis is Alive." *Journal of the American Medical Association* 261, no. 22 (June 9, 1989): 3284–3287.

Schatzkin, Arthur, Victor Kipnis, Raymond J. Carroll, et al. "A Comparison of a Food Frequency Questionnaire with a 24-hour Recall for Use in an Epidemiological Cohort Study: Results from the Biomarker-based Observing Protein and Energy Nutrition(OPEN) Study." *International Journal of Epidemiology* 32, no. 6 (December 2003): 1054–1062.

Schettler, Gotthard. "Atherosclerosis During Periods of Food Deprivation Following World Wars I and II." *Preventive Medicine* 12, no. 1 (1983): 75–83.

Schleifer, David. "Reforming Food: How Trans Fats Entered and Exited the American Food System." PhD dissertation. New York University, 2010.

———. "The Perfect Solution: How Trans Fats Became the Healthy Replacement for Saturated Fats." *Technology and Culture* 53, no. 1 (January 2012): 94–119.

Schwarzfuchs, Dan, Rachel Golan, and Iris Shai. Letter to the Editor. "Four-Year Follow-Up Ater Two-Year Dietary Interventions." *New England Journal of Medicine* 367, no. 14(October 4, 2012): 1373–1374.

Seinfeld, Jerry. *I'm Telling You for the Last Time.* Broadhurst Theatre, New York, NY, August 6–9, 1998.

Seiz, Keith. *Dietary Goals for the United States,* Ninety-Fifth Congress (Washington, DC: US Government Printing Office, 1977).

———. "Formulations: Sourcing Ideal Trans-Free Oils." *Functional Foods & Neutraceuticals* (July 2005): 36–37.

Seltzer, Carl C. "The Framingham Heart Study Shows No Increases in Coronary Heart Disease Rates from Cholesterol Values of 205–264 mg/dL." *Giornale Italiano di Cardiologia* (Padua) 21, no. 6 (1991): 683.

Senti, Frederic R., ed. Prepared for the Center for Food Safety and Applied Nutrition, Food and Drug

Administration. *Health Aspects of Dietary Trans-Fatty Acids.* Bethesda, MD: Life Sciences Research Office, Federation of American Societies for Experimental Biology, August 1985.

Seppanen, C. M., and A. Saari Csallany. "Simultaneous Determination of Lipophilic Aldehydes by High-Performance Liquid Chromatography in Vegetable Oil." *Journal of the American Oil Chemists' Society* 78, no. 12 (December 1, 2001): 1253–1260.

———. "Formation of 4-Hydroxynonenal, a Toxic Aldehyde, in Soybean Oil at Frying Temperature." *Journal of the American Oil Chemists' Society* 79, no. 10 (October 1, 2002): 1033–1038.

Serra-Majem, Lluis, J. Ngo de la Cruz, L. Ribas, and L. Salleras. "Mediterranean Diet and Health: Is All the Secret in Olive Oil?" *Pathophysiology of Haemostasis and Thrombosis* 33, nos. 5–6 (September-December 2003/2004): 461–465.

Serra-Majem, Lluis, Lourdes Ribas, Ricard Tresserras, Joy Ngo, and Llufs Salleras. "How Could Changes in Diet Explain Changes in Coronary Heart Disease Mortality in Spain? The Spanish Paradox." *American Journal of Clinical Nutrition* 61, no. 6 suppl. (June 1995): 1351S–1359S.

Serra-Majem, Lluis, Blanca Roman, and Ramon Estruch. "Scientific Evidence of Interventions Using the Mediterranean Diet: A Systematic Review." *Nutritional Reviews* 64, no. 2 (February 2006): S27–S47.

Serra-Majem, Lluis, Antonia Trichopoulos, Joy Ngo de la Cruz, et al. "Does the Definition of the Mediterranean Diet Need to be Updated?" *Public Health Nutrition* 7, no. 7 (October 2004): 927–929.

Shai, Iris, Dan Schwarzfuchs, Yaakov Henkin, et al. "Weight Loss with a Low-Carbohydrate, Mediterranean, or Low-Fat Diet." *New England Journal of Medicine* 359, no. 3 (July 17, 2008): 229–241.

Shaper, A. Gerald. "Cardiovascular Studies in the Samburu Tribe of Northern Kenya." *American Heart Journal* 63, no. 4 (April 1962): 437–442.

———.Interview with Henry Blackburn. In "Preventing Heart Attack and Stroke: A History of Cardiovascular Disease Epidemiology," last accessed February 14, 2014. http://www.epi.umn.edu/cvdepi/interview.asp?id=64.

Sharman, Matthew J., Ana L. Gomez, William J. Kraemer, and Jeff S. Volek. "Very Low-Carbohdryate and Low-Fat Diets Affect Fasting Lipids and Postprandial Lipemia Differently in Overweight Men." *Journal of Nutrition* 134, no. 4 (April 1, 2004): 880–885.

Shaten, Barbara J., Lewis H. Kuller, Marcus O. Kjelsberg, et al. "Lung Cancer Mortality After 16 Years in MRFIT Participants in Intervention and Usual-Care Groups." *Annals of Epidemiology* 7, no. 2 (February 1997): 125–136.

Shekelle, Richard B., Anne MacMillan Shryock, Oglesby Paul, et al. "Diet, Serum Cholesterol, and Death from Coronary Heart Disease: The Western Electric Study." *New England Journal of Medicine* 304, no. 2 (January 8, 1981): 65–70.

Shekelle, Richard, and Salim Yusuf. "Report of the Conference on Low Blood Cholesterol: Mortality Associations." *Circulation* 86, no. 3 (1992): 1046–1060.

Shi, Z., X. Hu, B. Yuan, G. Hu, X. Pan, Y. Dai, J. E. Byles, and G. Holmboe-Ottesen. "Vegetable-

Rich Food Pattern Is Related to Obesity in China." *International Journal of Obesity* 32, no. 6 (2008): 975–984.

Shields, David S. "Prospecting for Oil." *Gastronomica* 10, no. 4 (2010): 25–34.

Shin, Ju Young, Jerry Suls, and Rene Martin. "Are Cholesterol and Depression Inversely Related? A Meta-Analysis of the Association Between Two Cardiac Risk Factors." *Annals of Behavioral Medicine* 36, no. 1 (August 2008): 33–43.

Siampos, George S. *Recent Population Change Calling for Policy Action: With Special Reference to Fertility and Migration.* Athens: National Statistical Service of Greece, 1980.

Sieri, Sabina, Vittorio Krogh, Pietro Ferrari, et al. "Dietary Fat and Breast Cancer Risk in the European Prospective Investigation into Cancer and Nutrition." *American Journal of Clinical Nutrition* 88, no. 5 (November 2008): 1304–1312.

Silverman, Anna, Rajni Banthia, Ivette S. Estay, Colleen Kemp, et al. "The Effectiveness and Efficacy of an Intensive

Cardiac Rehabilitation Program in 24 Sites." *American Journal of Health Promotion* 24, no. 4 (2010): 260–266.

Silwood, Christopher J. L., and Martin C. Grootveld. "Application of High-Resolution, Two- Dimensional H and C Nuclear Magnetic Resonance Techniques to the Characterization of Lipid Oxidation Products in Autoxidized Linoleoyl Linolenoylglycerols." *Lipids* 34, no. 7 (July 1999): 741–756.

Simell, Olli, Harri Niinikoski, Tapani Ronnemaa, et al. "Special Turku Coronary Risk Factor Intervention Project for Babies (STRIP)." *American Journal of Clinical Nutrition* 72, no. 5 suppl. (November 2000): 1316S–1331S.

Simons, Leon A., Yechiel Friedlander, John McCallum, and Judith Simons. "Risk Factors for Coronary Heart Disease in the Prospective Dubbo Study of Australian Elderly." *Atherosclerosis* 117, no. 1 (1995): 107–118.

Sinclair, Hugh M. "The Diet of Canadian Indians and Eskimos." *Proceedings of the Nutrition Society* 12, no. 1 (1953): 74.

Singh, Ram B., Shanti S. Rastogi, Rakesh Verma, Laxmi Bolaki, and Reema Singh. "An Indian Experiment with Nutritional Modulation in Acute Myocardial Infarction." *American Journal of Cardiology* 69, no. 9 (April 1, 1992): 879–885.

Singh, Ram B., Shanti S. Rastogi, Rakesh Verma, B. Laxmi, Reema Singh, S. Ghosh, and Mohammad A. Niaz. "Randomised Controlled Trial of Cardioprotective Diet in Patients with Recent Acute Myocardinal Infarction: Results of One Year Follow Up." *British Medical Journal* 304, no. 6833 (April 18, 1992): 1015–1019.

Siri-Tarino, Patty W., Qi Sun, Frank B. Hu, and Ronald M. Krauss. "Saturated Fat, Carbohydrate, and Cardiovascular Disease." *American Journal of Clinical Nutrition* 91, no. 3 (March 2010): 502–509.

Slining, Meghan M., Kevin C. Mathias, and Barry M. Popkin. "Trends in Food and Beverage Sources among US Children and Adolescents: 1989–2010." *Journal of the Academy of Nutrition and Dietetics* 113, no. 12 (December 2013): 1683–1694.

Smith, Jane, and Fiona Godlee. "Investigating Allegations of Scientific Misconduct." *British Medical Journal* 331, no. 7511 (July 30, 2005): 245–246.

Smith, Leland L. "The Autoxidation of Cholesterol." In *Autoxidation in Food and Biological Systems.* Edited by Michael G. Simic and Marcus Karel. New York: Springer Science+Business Media, 1980, 119–132.

Smith, Russell Lesley, and Edward Robert Pinckney. *Diet, Blood Cholesterol, and Coronary Heart Disease: A Critical Review of the Literature.* Santa Monica, CA: privately published, July 1988.

Soman, C. R. "Correspondence: Indo-Mediterranean Diet and Progression of Coronary Artery Disease." *Lancet* 366, no. 9483 (July 30, 2005): 365–366.

Spencer, Colin. *Vegetarianism: A History.* London: Grub Street, 2000.

Speth, John D. *Bison Kills and Bone Counts: Decision Making by Ancient Hunters.* Chicago: University of Chicago Press, 1983.

Squires, Sally. "Hearts and Minds." *Washington Post*, July 24, 2001.

Stamler, Jeremiah. "Diet-Heart: A Problematic Revisit." *American Journal of Clinical Nutrition* 91, no. 3 (March 2010): 497–499.

Stamler, Jeremiah, and Frederick H. Epstein. "Coronary Heart Disease: Risk Factors as Guides to Preventive Action." *Preventive Medicine* 1, no. 1 (1972): 27–48.

Staprans, Ilona, Xian-Mang Pan, Joseph H. Rapp, Carl Grunfeld, and Kenneth R. Feingold. "Oxidized Cholesterol in the Diet Accelerates the Development of Atherosclerosis in LDL Receptor- and Apolipoprotein E–Deficient Mice." *Journal of Arteriosclerosis, Thrombosis, and Vascular Biology* 20, no. 3 (March 2000): 708–714.

Stearns, Peter N. *Fat History: Bodies and Beauty in the Modern West.* New York: New York University Press, 1997.

Stefanick, Marcia L., Sally Mackey, Mary Sheehan, Nancy Ellsworth, William L. Haskell, and Peter D. Wood. "Effects of Diet and Exercise in Men and Postmenopausal Women with Low Levels of HDL Cholesterol and High Levels of LDL Cholesterol." *New England Journal of Medicine* 339, no. 1 (July 2, 1998): 12–20.

Stefansson, Vilhjalmur. *The Fat of the Land.* Enlarged Edition of *Not By Bread Alone*, first published in 1946. New York: Macmillan, 1956.

———. *The Friendly Arctic: The Story of Five Years in Polar Regions*. New edition (First edition: New York: MacMillian, 1921) New York: Greenwood Press, 1969.

Stehbens, William E., and Elli Wierzbicki. "The Relationship of Hypercholesterolemia to Atherosclerosis with Particular Emphasis on Familial Hypercholesterolemia, Diabetes Mellitus, Obstructive Jaundice, Myxedema, and the Nephrotic Syndrome." *Progress in Cardiovascular Diseases* 30, no. 4 (January-February 1988): 289–306.

Stein, Joel. "The Low-Carb Diet Craze." *Time*, November 1, 1999.

Steinberg, Daniel. "An Interpretive History of the Cholesterol Controversy: Part 1." *Journal of Lipid Research* 45, no. 9 (September 2004): 1583–1593.

———. "An Interpretive History of the Cholesterol Controversy. Part II. The Early Evidence Linking Hypercholesterolemia to Coronary Disease in Humans." *Journal of Lipid Research* 46, no. 2 (February 2005): 179–190.

———. "The Pathogenesis of Atherosclerosis: An Interpretive History of the Cholesterol Controversy, Part IV: The 1984 Coronary Primary Prevention Trial Ends It—Almost." *Journal of Lipid Research* 47, no. 1 (January 2006): 1–14.

Stemmermann, Grant N., Abraham Nomura, Lance K. Heilbrun, Earl S. Pollack, and Abraham Kagan. "Serum Cholesterol and Colon Cancer Incidence in Hawaiian Japanese Men." *Journal of the National Cancer Institute* 67, no. 6 (December 1981): 1179–1182.

Stender, Steen, and Jorn Dyerberg. "High Levels of Industrially Produced Trans Fat in Popular Fast Foods." *New England Journal of Medicine* 354, no. 15 (April 13, 2006): 1650–1652.

Stern, Linda, Nayyar Iqbal, Prakash Seshadri, et al. "The Effects of Low-Carbohydrate versus Conventional Weight Loss Diets in Severely Obese Adults: One-Year Follow-up of a Randomized Trial." *Annals of Internal Medicine* 140, no. 10 (May 18, 2004): 778–785.

Stout, Clarke, Jerry Morrow, Edward N. Brandt, Jr., and Stewart Wolf. "Unusually Low Incidence of Death from Myocardial Infarction: Study of Italian American Community in Pennsylvania." *Journal of the American Medical Association* 188, no. 10 (June 8, 1964): 845–849.

Sturdevant, Richard A. L., Morton Lee Pearce, and Seymour Dayton. "Increased Prevalence of Cholelithiasis in Men Ingesting a Serum-Cholesterol-Lowering Diet." *New England Journal of Medicine* 288, no. 1 (January 4, 1973): 24–27.

Sutherland, Wayne H. F., Sylvia A. de Jong, Robert J. Walker, et al. "Effect of Meals Rich in Heated Olive and Safflower Oils on Oxidation of Postprandial Serum in Healthy Men." *Atherosclerosis* 160, no. 1 (January 2002): 195–203.

Svendsen, Kristin, Hanne Naper Jensen, Ingvill Sivertsen, and Ann Kristin Sjaastad. "Exposure to Cooking Fumes in Restaurant Kitchens in Norway." *Annals of Occupational Hygiene* 46, no. 4 (2002): 395–400.

Takeya, Yo, Jordan S. Popper, Yukiko Shimizu, Hiroo Kato, George G. Rhoads, and Abraham Kagan. "Epidemiologic Studies of Coronary Heart Disease and Stroke in Japanese Men Living in Japan, Hawaii and California: Incidence of Stroke in Japan and Hawaii." *Stroke* 15, no. 1 (January-February 1984): 15–23.

Tanaka, Heizo, Yutaka Ueda, Masayuki Hayashi, et al. "Risk Factors for Cerebral Hemorrhage and Cerebral Infarction in a Japanese Rural Community." *Stroke* 13, no. 1 (January-February 1982): 62–73.

Tanaka, T., and T. Okamura. "Blood Cholesterol Level and Risk of Stroke in Community-Based or Worksite Cohort Studies: A Review of Japanese Cohort Studies in the Past 20 Years." *Keio Journal of Medicine* 61, no. 3 (2012): 79–88.

Tang, Jian, Qi Zhang Jin, Guo Hui Shen, Chi Tang Ho, and Stephen S. Chang. "Isolation and Identification of Volatile Compounds from Fried Chicken." *Journal of Agricultural and Food Chemistry* 31, no. 6 (1983): 1287–1292.

Tang, W. H. Wilson, Zeneng Wang, Bruce S. Levison, et al. "Intestinal Microbial Metabolism of Phosphatidylcholine and Cardiovascular Risk." *New England Journal of Medicine* 368, no. 17 (April 25, 2013): 1575–1584.

Tannenbaum, Albert. "The Genesis and Growth of Tumors. III. Effects of a High-Fat Diet." *Cancer Research* 2, no.

7 (July 1942): 468–475.

Taubes, Gary. "The Soft Science of Dietary Fat." *Science* 291, no. 5513 (March 2001): 2536–2545.

———. "What if It's All Been a Big Fat Lie?" *New York Times Magazine*, July 7, 2002.

———. *Good Calories, Bad Calories: Fats, Carbs, and the Controversial Science of Diet and Health*. New York: Alfred A. Knopf, 2007.

———. "Do We Really Know What Makes Us Healthy?" *New York Times Magazine*, September 16, 2007.

———. Letter to the Editor. "Eat, Drink and Be Wary." *New York Times*, October 28, 2007.

———. "The Science of Obesity: What Do We Really Know about What Makes Us Fat? An Essay by Gary Taubes." *British Medical Journal* 346 (April 16, 2013).

———. "What Makes You Fat: Too Many Calories, or the Wrong Carbohydrates?" *Scientific American* 309, no. 3 (September 2013): 60–65.

Teicholz, Nina. "Heart Breaker." *Gourmet,* June 2004, 100–105.

Teti, Vito. "Food and Fatness in Calabria." In *Social Aspects of Obesity #1*. Edited by Igor De Garine and Nancy J. Pollock. Translated by Nicolette S. James. Amsterdam: Gordon and Breach, 1995.

Thannhauser, S. J., and Heinz Magendantz. "The Different Clinical Groups of Xanthomatous Diseases: A Clinical Physiological Study of 22 Cases." *Annals of Internal Medicine* 11, no. 9 (March 1, 1938): 1662–1746.

Tillotson, Jeanne L., Hiroo Kato, Milton Z. Nichaman, et al. "Epidemiology of Coronary Heart Disease and Stroke in Japanese Men Living in Japan, Hawaii, and California: Methodology for Comparison of Diet." *American Journal of Clinical Nutrition* 26, no. 2 (February 1973): 177–184.

Tolstoi, Edward. "The Effect of an Exclusive Meat Diet Lasting One Year on the Carbohydrate Tolerance of Two Normal Men." *Journal of Biological Chemistry* 83, no. 3 (September 1929): 747–752.

———. "The Effect of an Exclusive Meat Diet on the Chemical Constituents of the Blood." *Journal of Biological Chemistry* 83, no. 3 (September 1929): 753–758.

Torrey, John C. "Influence of an Exclusively Meat Diet on the Human Intestinal Flora." *Proceedings of the Society for Experimental Biology and Medicine* 28, no. 3 (December 1930): 295–296.

"Trans Fatty Acids and Risk of Myocardial Infarction." Toxicology Forum Annual Summer Meeting, July 11–15, 1994.

"Trial of Clofibrate in the Treatment of Ischaemic Heart Disease. Five-year Study by a Group of Physicians of the Newcastle Upon Tyne Region." *British Medical Journal* 4, no. 5790 (December 25, 1971): 767–775.

Trichopoulos, Dimitrios, Letter to the Editor. "In Defense of the Mediterranean Diet." *European Journal of Clinical Nutrition* 56, no. 9 (September 2002): 928–929.

Trichopoulos, Antonia, Tina Costacou, Christina Bamia, and Dimitrios Trichopoulos. "Adherence to a Mediterranean Diet and Survival in a Greek Population." *New England Journal of Medicine* 348, no. 26 (June 26, 2003): 2599–2608.

Trichopoulos, Antonia, Antigone Kouris-Blazos, Mark L. Wahlqvist, et al. "Diet and Overall Survival in Elderly People." *British Medical Journal* 311, no. 7018 (December 2, 1995): 1457–1460.

Trichopoulos, Antonia, and Pagona Lagiou. "Healthy Traditional Mediterranean Diet: An Expression of Culture, History, and Lifestyle." *Nutrition Reviews* 55, no. 11 pt 1 (November 1997): 383–389.

Trichopoulos, Antonia, Philippos Orfanos, Teresa Norat, et al. "Modified Mediterranean Diet and Survival: EPIC-Elderly Prospective Cohort Study." *British Medical Journal* 330, no. 7498 (April 28, 2005): 991.

Troiano, Richard P., Ronette R. Briefel, Margaret D. Carroll, and Karil Bialostosky. "Energy and Fat Intakes of Children and Adolescents in the United States: Data from the National

Health and Nutrition Examination Surveys." *American Journal of Clinical Nutrition*

72, no. 5 suppl. (2000): 1343S–1353S.

Trowell, H. C., and D. P. Burkitt, eds. *Western Diseases: Their Emergence and Prevention*. London:Edward Arnold, 1981.

Truswell, A. Stewart. "Diet and Plasma Lipids—A Reappraisal." *American Journal of Clinical Nutrition* 31, no. 6 (June

1978): 977–989.
———. "Evolution of Dietary Recommendations, Goals, and Guidelines." *American Journal of Clinical Nutrition* 45, no. 5 suppl. (May 1987): 1060–1072.
———. "Problems with Red Meat in the WCRF2." *American Journal of Clinical Nutrition* 89, no. 4 (April 2009): 1274–1275.
Tunstall-Pedoe, Hugh, Kari Kuulasmaa, Markku Mahonen, Hanna Tolonen, Esa Ruokokski, and Phillippe Amouyel. "Contribution of Trends in Survival and Coronary-Event Rates to Changes in Coronary Heart Disease Mortality: 10-Year Results from 37 WHO MONICA Project Populations. Monitoring Trends and Determinants in Cardiovascular Disease." *Lancet* 353, no. 9164 (May 8, 1999): 1547–1557.
Turpeinen, Osmo, Martti Karvonen, Maija Pekkarinen, Matti Miettinen, Reino Elosuo, and Erkki Paavilainen. "Dietary Prevention of Coronary Heart Disease: The Finnish Mental Hospital Study." *International Journal of Epidemiology* 8, no. 2 (1979): 99–118.
Twain, Mark. *Life on the Mississippi.*. 1883. Reprinted, Hollywood, CA: Simon & Brown, 2011.
Uauy, Ricardo, Charles E. Mize, and Carlos Castillo-Duran. "Fat Intake During Childhood: Metabolic Responses and Effects on Growth." *American Journal of Clinical Nutrition* 72, no. 5 suppl. (Nov 2000): 1345S–1360S.
Ueshima, Hirotsuga, Minoru Iida, and Yoshio Komachi. Letter to the Editor. "Is it Desirable to Reduce Total Serum Cholesterol Level as Low as Possible?" *Preventive Medicine* 8, no. 1 (January 1979): 104–111.
Ueshima, Hirotsugu, Kozo Tatara, and Shintaro Asakura. "Declining Mortality From Ischemic Heart Disease and Changes in Coronary Risk Factors in Japan, 1956–1980." *American Journal of Epidemiology* 125, no. 1 (1987): 62–72.
US Census Office. *Census Reports II: Twelfth Census of the United States, Taken in the Year 1900. Population. Part II.* Washington, DC: US Census Office, 1902.
US Department of Agriculture. *Nutrition and Your Health: Dietary Guidelines for Americans Home and Garden Bulletin* 228. Washington, DC: Science and Education Administration, 1980.
———. House. Committee on Appropriations. *Dietary Guidelines for Americans: Hearings before the House Subcommittee on Agriculture, Rural Development and Related Agencies.* 96th Congress, 2nd Session, 1980.
———. Senate. Commmittee on Nutrition and Human Needs. *Diet Related to Killer Diseases.* 94th Congress, July 27 and 28, 1976.
———. Senate. Committee on Nutrition and Human Needs. *Obesity and Fad Diets: Hearings Before the Select Committee on Nutrition and Human Needs of the US Senate.* 93rd Congress. Washington, DC: US Government Printing Office, April 12, 1973.
US Department of Agriculture. *Nutrition and Your Health: Dietary Guidelines for Americans Home and Garden Bulletin* 228. Washington, DC: Science and Education Administration, 1980.
———. "Profiling Food Consumption in America." In *Agricultural Fact Book 2001–2002.* 13–21. Washington, DC: US Government Printing Office, 2003.
US Department of Agriculture and US Department of Health and Human Services. *Dietary Guidelines for Americans, 2010.* 7th Edition, Washington, DC: US Government Printing Office, December 2010.
Van Deventer, Hendrick, W. Greg Miller, Gary L. Meyers, et al. "Non-HDL Cholesterol Shows Improved Accuracy for Cardiovascular Risk Score Classification Compared to Direct or Calculated LDL Cholesterol in Dyslipidemic Population." *Clinical Chemistry* 57, No. 3 (2011): 490–501.
Vernon, Mary C., John Mavropoulos, Melissa Transue, William S. Yancy, and Eric C. Westman. "Clinical Experience of a Carbohydrate-Restricted Diet: Effect on Diabetes Mellitus." *Metabolic Syndrome and Related Disorders* 1, no. 3 (September 2003): 233–237.
Volek, Jeff S., Kevin D. Ballard, Ricardo Silvestre, et al. "Effects of Dietary Carbohydrate Restriction Versus Low-Fat Diet on Flow-Mediated Dilation." *Metabolism* 58, no. 12 (December 2009): 1769–1777.
Volek, Jeff S., Stephen D. Phinney, Cassandra E. Forsythe, et al. "Carbohydrate Restriction Has a More Favorable

Impact on the Metabolic Syndrome than a Low Fat Diet." *Lipids* 44, no. 4 (April 2009): 297–309.

Volek, Jeff S., Matthew J. Sharman, and Cassandra E. Forsythe. "Modification of Lipoproteins by Very Low-Carbohydrate Diets." *Journal of Nutrition* 135, no. 6 (June 2005): 1339–1342.

Volek, Jeff S., Matthew Sharman, Ana Gomez, et al. "Comparison of Energy-Restricted Very Low-Carbohydrate and Low-Fat Diets on Weight Loss and Body Composition in Overweight Men and Women." *Nutrition & Metabolism* 1, no. 13 (2004): 1–32.

Volek, Jeff S., Matthew J. Sharman, et al. "Comparison of a Very Low-Carbohydrate and Low-Fat Diet on Fasting Lipids, LDL Subclasses, Insulin Resistance, and Postprandial Lipemic Responses in Overweight Women." *Journal of the American College of Nutrition* 23, no. 2 (April 2004): 177–184.

Von Noorden, C. *Clinical Treatises on Pathology and Therapy of Disorders of Metabolism and Nutrition, Part VIII. Diabetes Mellitus.* New York: E. B. Treat, 1907.

Vos, Eddie. "Modified Mediterranean Diet and Survival: Key Confounder Was Missed." *British Medical Journal* 330, no. 7503 (June 4, 2005): 1329.

Wade, Nicholas. "Food Board's Fat Report Hits Fire." *Science* 209, no. 4453 (July 11, 1980): 248–250.

Walden, Carolyn E., Barbara M. Retzlaff, Brenda L. Buck, Shari Wallick, Barbara S. McCann, and Robert H. Knopp. "Differential Effect of National Cholesterol Education Program (NCEP) Step II Diet on HDL Cholesterol, Its Subfractions, and Apoprotein AI Levels in Hypercholesterolemic Women and Men After 1 Year: The beFIT Study." *Arteriosclerosis, Thrombosis, and Vascular Biology* 20, no. 6 (June 2000): 1580–1587.

Wallace, A. J., W. H. F. Sutherland, J. I. Mann, and S. M. Williams. "The Effects of Meals Rich in Thermally Stressed Olive and Safflower Oils on Postprandial Serum Paraoxonase Activity in Patients with Diabetes." *European Journal of Clinical Nutrition* 55, no. 11 (November 2001): 951–958.

Wallace, Lance, and Wayne Ott. "Personal Exposure to Ultrafine Particles." *Journal of Exposure Science and Environmental Epidemiology* 21 (January-February 2011): 20–30.

Wallis, Claudia. "Hold the Eggs and Butter." *Time*, March 26, 1984.

Walvin, James. *Fruits of Empire: Exotic Produce and British Taste, 1660–1800.* New York: New York University Press, 1997.

Waterlow, John C. "Diet of the Classical Period of Greece and Rome." *European Journal of Clinical Nutrition* 43, suppl. 2 (1989): 3–12.

Wears, Robert L., Richelle J. Cooper, and David J. Magid. "Subgroups, Reanalyses, and Other Dangerous Things." *Annals of Emergency Medicine* 46, no. 3 (September 2005): 253–255.

Weld, Isaac. *Travels Through the States of North America, and the Provinces of Upper and Lower Canada, During the Years 1795, 1796, and 1797.* London: printed for John Stockdale, Piccadilly, 1799.

Werdelin, Lars. "King of Beasts." *Scientific American* 309, no. 5 (November 2013): 34–39.

Werko, Lars. "Risk Factors and Coronary Heart Disease—Facts or Fancy?" *American Heart Journal* 91, no. 1 (January 1976): 87–98.

Wertheimer, E., and B. Shapiro. "The Physiology of Adipose Tissue." *Physiology Reviews* 28, no. 4 (October 1948): 451–464.

Westman, Eric C. "Rethinking Dietary Saturated Fat." *Food Technology* 63, no. 2 (2009): 30.

Westman, Eric C., Richard D. Feinman, John C. Mavropoulos, et al. "Low-Carbohydrate Nutrition and Metabolism." *American Journal of Clinical Nutrition* 86, no. 2 (August 2007): 276–284.

Westman, Eric C., John C. Mavropoulos, William S. Yancy, and Jeff S. Volek. "A Review of Low-Carbohydrate Ketogenic Diets." *Current Atherosclerosis Reports* 5, no. 6 (November 2003): 476–483.

Westman, Eric C., Jeff S. Volek, and Richard D. Feinman. "Carbohydrate Restriction Is Effective in Improving Atherogenic Dyslipidemia even in the Absence of Weight Loss." *American Journal of Clinical Nutrition* 84, no. 6 (December 2006): 1549.

Westman, Eric C., William S. Yancy, Joel S. Edman, Keith F. Tomlin, and Christine E. Perkins. "Effect of 6-month

Adherence to a Very Low Carbohydrate Diet Program." *American Journal of Medicine* 113, no. 1 (2002): 30–36.

Westman, Eric C., William S. Yancy, and Margaret Humphreys. "Dietary Treatment of Diabetes Mellitus in the Pre-Insulin Era (1914–1922)." *Perspectives in Biology and Medicine* 49, no. 1 (Winter 2006): 77–83.

White, Caroline. "Suspected Research Fraud: Difficulties Getting at the Truth." *British Medical Journal* 331, no. 7511 (July 30, 2005): 281–288.

White, Paul Dudley. "Heart Ills and Presidency: Dr. White's Views." *New York Times*, October 30, 1955.

Willett, Walter C. *Eat, Drink and Be Healthy: The Harvard Medical School Guide to Healthy Eating.* New York: Simon & Schuster, 2001.

Willett, Walter C. "The Great Fat Debate: Total Fat and Health," *Journal of the American Dietetic Association* 111, no. 5 (May 2011): 660–662.

Willett, Walter C., and Alberto Ascherio. "Trans Fatty Acids: Are the Effects Only Marginal?" *American Journal of Public Health* 84, no. 5 (May 1994): 722–724.

Willett, Walter C., and David J. Hunter. "Prospective Studies of Diet and Breast Cancer." *Cancer* 74, no. 3 suppl. (August 1, 1994): 1085–1089.

Willett, Walter C., Frank Sacks, Antonia Trichopoulos, et al. "Mediterranean Diet Pyramid: A Cultural Model for Healthy Eating." *American Journal of Clinical Nutrition* 61, no. 6 (June 1995): 1402S–1406S.

Willett, Walter C., Meir J. Stampfer, Graham A. Colditz, et al. "Dietary Fat and the Risk of Breast Cancer." *New England Journal of Medicine* 316, no. 1 (January 1, 1987): 22–28.

Willett, Walter C., Meir J. Stampfer, JoAnn E. Manson, et al. "Intake of Trans Fatty Acids and Risk of Coronary Heart Disease Among Women." *Lancet* 341, no. 8845 (March 6, 1993): 581–585.

Williams, Roger R., Paul D. Sorlie, Manning Feinleib, et al. "Cancer Incidence by Levels of Cholesterol." *Journal of the American Medical Association* 245, no. 3 (January 16, 1981): 247–252.

Wood, Randall, Fred Chumbler, and Rex Wiegand. "Incorporation of Dietary *cis* and *trans* Isomers of Octadecenoate in Lipid Classes of Liver and Hepatoma." *Journal of Biological Chemistry* 252, no. 6 (March 25, 1977): 1965–1970.

Wood, Randall, Karen Kubena, Barbara O'Brien, Stephen Tseng, and Gail Martin. "Effect of Butter, Mono- and Polyunsaturated Fatty Acid-Enriched Butter, Trans Fatty Acid Margarine, and Zero Trans Fatty Acid Margarine on Serum Lipids and Lipoproteins in Healthy Men." *Journal of Lipid Research* 34, no. 1 (January 1993): 1–11.

Wood, Randall, Karen Kubena, Stephen Tseng, Gail Martin, and Robin Crook. "Effect of Palm Oil, Margarine, Butter and Sunflower Oil on Serum Lipids and Lipoproteins of Normocholesterolemic Middle-Aged Men." *Journal of Nutritional Biochemistry* 4, no. 5 (May 1993): 286–297.

Woodhill, J. M., A. L. Palmer, B. Leelarthaepin, C. McGilchrist, and R. B. Blacket. "Low Fat, Low Cholesterol Diet in Secondary Prevention of Coronary Heart Disease." *Advances in Experimental Medicine and Biology* 109 (1978): 317–330.

Wootan, Margo, Bonnie Liebman, and Wendie Rosofsky. "Trans: The Phantom Fat." *Nutrition Action Healthletter* 23, no. 7 (1996): 10–14.

World Cancer Research Fund and the American Institute for Cancer Research. *Food, Nutrition, Physical Activity, and the Prevention of Cancer: A Global Perspective.* Washington, DC: American Institute for Cancer Research, 2007.

World Health Organization. "Diet, Nutrition, and the Prevention of Chronic Diseases: Joint WHO/FAO Expert Consultation." *World Health Organization Technical Report Series* 916. Geneva, Switzerland: WHO, 2003.

Worth, Robert M., Hiroo Kato, George G. Rhoads, Abraham Kagan, and Sherman Leonard Syme. "Epidemiologic Studies of Coronary Heart Disease and Stroke in Japanese Men Living in Japan, Hawaii and California: Mortality." *American Journal of Epidemiology* 102, no. 6 (December 1975): 481–490.

Wrangham, Richard. *Catching Fire: How Cooking Made Us Human.* Philadelphia: Basic Books, 2009.

The Writing Group for the DISC Collaborative Research Group. "Efficacy and Safety of Lowering Dietary Intake of Fat and Cholesterol in Children with Elevated Low-Density Lipoprotein Cholesterol." *Journal of the American Medical Association* 273, no. 18 (May 10, 1995): 1429–1435.

Wu, She-Ching, and Gow-Chin Yen. "Effects of Cooking Oil Fumes on the Genotoxicity and Oxidative Stress in Human Lung Carcinoma (A-549) Cells." *Toxicology in Vitro* 18, no. 5 (October 2004): 571–580.

Yancy, William S., Maren K. Olsen, John R. Guyton, Ronna P. Bakst, and Eric C. Westman. "A Low-Carbohydrate, Ketogenic Diet Versus a Low-Fat Diet to Treat Obesity and Hyperlipidemia: A Randomized, Controlled Trial." *Annals of Internal Medicine* 140, no. 10(May 18, 2004): 769–777.

Yancy, William S., Eric C. Westman, J. R. McDuffie, et al. "A Randomized Trial of a Lowcarbohydrate diet vs Orlistat Plus a Low-fat Diet for Weight Loss." *Archive of Internal Medicine* 170, no. 2 (January 2010): 136–145.

Yang, Mei-Uih, and Theodore B. Van Itallie. "Composition of Weight Lost During Short-Term Weight Reduction. Metabolic Responses of Obese Subjects to Starvation and Low-Calorie Ketogenic and Nonketogenic Diets." *Journal of Clinical Investigation* 58, no. 3 (September 1976): 722–730.

Yano, Katsuhiko, George G. Rhoads, Abraham Kagan, and Jeanne Tillotson. "Dietary Intake and the Risk of Coronary Heart Disease in Japanese Men Living in Hawaii." *American Journal of Clinical Nutrition* 31, no. 7 (July 1978): 1270–1279.

Yellowlees, Walter W. "Sir James Mackenzie and the History of Myocardial Infarction." *Journal of the Royal College of General Practitioners* 32, no. 235 (February 1982): 109–112.

Yerushalmy, Jacob, and Herman E. Hilleboe. "Fat in the Diet and Mortality from Heart Disease; A Methodologic Note." *New York State Journal of Medicine* 57, no. 14 (July 1957): 2343–2354.

Yngve, Agneta, Leif Hambraeus, Lauren Lissner, et al. "Invited Commentary: The Women's Health Initiative. What Is on Trial: Nutrition and Chronic Disease? Or Misinterpreted Science, Media Havoc and the Sound of Silence from Peers?" *Public Health Nutrition* 9, no. 2 (2006): 269–272.

Yonge, C. D., editor and translator. *The Deipnosophists, or, Banquet of the Learned, of Athenaus.* London: Henry G. Bohn, 1854.

Young, S. Stanley. "Gaming the System: Chaos from Multiple Testing." *IMS Bulletin* 36, no. 10 (2007): 13.

Young, Shun-Chieh, Louis W. Chang, Hui-Ling Lee, Lung-Hung Tsai, Yin-Chang Liu, and Pinpin Lin. "DNA Damages Induced by Trans, Trans-2, 4-Decadienal (tt-DDE), a Component of Cooking Oil Fume, in Human Bronchial Epithelial Cells." *Environmental and Molecular Mutagenesis* 51, no. 4 (February 2010): 315–321.

Yudkin, John. *Pure, White and Deadly.* New York: Penguin, 1972.

Zarkovic, Neven. "4-Hydroxynonenal as a Bioactive Marker of Pathophysiological Processes." *Molecular Aspects of Medicine* 24, no. 4–5 (August-October 2003): 281–291.

Zhang, Quing, Ahmed S. M. Saleh, Jing Chen, and Qun Shen. "Chemical Alterations Taken Place During Deep-Fat Frying Based on Certain Reaction Products: A Review." *Chemistry and Physics of Lipids* 165, no. 6 (September 2012): 662–681.

Zhong, Lijie, Mark S. Goldberg, Yu-Tang Gao, and Fan Jin. "Lung Cancer and Indoor Air Pollution Arising from Chinese-Style Cooking among Nonsmoking Women Living in Shanghai, China." *Epidemiology* 10, no. 5 (September 1999): 488–494.

Zhong, Lijie, Mark S. Goldberg, Marie-Elise Parent, and James A. Hanley. "Risk of Developing Lung Cancer in Relation to Exposure to Fumes from Chinese-Style Cooking." *Scandinavian Journal of Work, Environment and Health* 25, no. 4 (August 1999): 309–316.

Zimetbaum, Peter, William H. Frishman, Wee Lock Ooi, et al. "Plasma Lipids and Lipoproteins and the Incidence of Cardiovascular Disease in the Very Elderly. The Bronx Aging Study." *Arteriosclerosis, Thrombosis, and Vascular Biology* 12, no. 4 (April 1992): 416–423.

Zock, Peter L., and Martijn B. Katan. "Hydrogenation Alternatives: Effects of Trans Fatty Acids and Stearic Acid Versus Linoleic Acid on Serum Lipids and Lipoproteins in Humans." *Journal of Lipid Research* 33, no. 3 (March 1992): 399–410.

Zukel, William J., Robert H. Lewis, Philip E. Enterline, et al. "A Short-Term Community Study of the Epidemiology of Coronary Heart Disease: A Preliminary Report on the North Dakota Study." *American Journal of Public Health and the Nation's Health* 49, no. 12 (1959): 1630–1639.

醫藥新知 015

令人大感意外的脂肪

——為什麼奶油、肉類、乳酪應該是健康飲食

作者｜妮娜．泰柯茲　譯者｜王奕婷
封面設計｜井十二設計研究室　內頁設計｜季曉彤 Shana Chi　特約編輯｜蔡明雲

副總編輯｜郭玢玢　總編輯｜林淑雯
社長｜郭重興　發行人兼出版總監｜曾大福
出版者｜方舟文化出版/遠足文化事業股份有限公司
發行｜遠足文化事業股份有限公司 231 新北市新店區民權路 108-2 號 9 樓
電話｜（02）2218-1417　傳真｜（02）2218-8057
劃撥帳號｜19504465　戶名｜遠足文化事業股份有限公司
客服專線｜0800-221-029　E-MAIL｜service@bookrep.com.tw　網站｜www.bookrep.com.tw
印製｜通南彩印股份有限公司　電話｜（02）2221-3532　法律顧問｜華洋法律事務所 蘇文生律師

定價｜450 元　初版五刷｜2020 年 2 月

缺頁或裝訂錯誤請寄回本社更換。
歡迎團體訂購，另有優惠，請洽業務部（02）22181417#1121、1124

國家圖書館出版品預行編目（CIP）資料

令人大感意外的脂肪：為什麼奶油、肉類、乳酪應該是健康飲食 /
妮娜．泰柯茲著；王奕婷譯．
-- 初版．-- 新北市：方舟文化出版：遠足文化發行，2016.07
面；　公分．--（醫藥新知；15）

譯自：The big fat surprise : why butter, meat, and cheese belong in a healthy diet
ISBN 978-986-92689-5-0（平裝）

1. 營養學　2. 健康飲食

411.3　　105010461

特別聲明：有關本書中的言論內容，不代表本公司／出版集團的立場及意見，由作者自行承擔文責。